ANATOMIE DE L'APPAREIL LOCOMOTEUR

TOME 3

TÊTE ET TRONC

Chez le même éditeur

Du même auteur :

Biomécanique fonctionnelle, membres, tête, tronc, par M. Dufour et M. Pillu, 2017, 568 pages.

Anatomie de l'appareil locomoteur, tome 2 : membre supérieur, 3e édition, 2016, 536 pages.

Anatomie de l'appareil locomoteur, tome 1 : membre inférieur, 3e édition, 2015, 512 pages.

Anatomie des organes et viscères, tête, cou et tronc, 2013, 256 pages.

Masso-kinésithérapie et thérapie manuelle pratiques, tome 1 : bases fondamentales, applications et techniques, 2009, 336 pages.

Masso-kinésithérapie et thérapie manuelle pratiques, tome 2 : applications régionales, membre supérieur, tronc supérieur, 2012, 424 pages.

Masso-kinésithérapie et thérapie manuelle pratiques, tome 3 : applications régionales, membre inférieur, tronc inférieur, 2012, 392 pages.

Anatomie, physiologie, biomécanique en STAPS, par P. Delamarche, M. Dufour, F. Multon et L. Perlemuter, 2002, 304 pages.

Collection « Le point en rééducation » :

Comprendre la kinésithérapie respiratoire, du diagnostic au projet thérapeutique, 3e édition, par M. Antonello et D. Delpanque, 2009, 384 pages.

Comprendre la kinésithérapie en rhumatologie, par P. Gouilly et B. Petitdant, 2006, 336 pages.

Rééducation périnéale, par D. Grosse et J. Sengler, 2005, 144 pages.

Autres collections :

Atlas d'anatomie palpatoire, tome 1 : cou, tronc, membre supérieur, par S. Tixa, 2016, 352 pages.

Atlas d'anatomie palpatoire, tome 2 : membre inférieur, par S. Tixa, 2016, 304 pages.

Pratique de la rééducation neurologique, 2e édition, par A. de Morand, 2014, 328 pages.

ANATOMIE DE L'APPAREIL LOCOMOTEUR

TOME 3

TÊTE ET TRONC

Textes et dessins de

Michel Dufour

Cadre de santé en kinésithérapie,
enseignant aux IFMK de Paris à l'EFOM et à l'AP-HP,
à Berck, à Casablanca et à Paris 13

3e édition

Elsevier Masson

La colorisation des illustrations a été réalisée par Carole Fumat.
Les planches anatomiques des pages 386 à 396 sont extraites de *Atlas of Human Anatomy* by Franck Netter M.D.

ISBN : 978-2-294-75259-9
e-ISBN : 978-2-294-75329-9

Elsevier Masson SAS, 65 rue Camille-Desmoulins, 92442 Issy-les-Moulineaux cedex
www.elsevier-masson.fr

Avant-propos

Je dédie ce document pédagogique à tous les étudiants conscients de devoir mettre leurs connaissances techniques au service de l'humain et non l'inverse.

Ce tome fait suite aux deux précédents, qui concernent les membres. Le tome 1 comporte une partie « Généralités » présentant les bases élémentaires du discours anatomique (références, nomenclature, termes consacrés, etc.) et soulignant les moyens pédagogiques les mieux adaptés. Il est utile de le consulter, pour une compréhension plus rapide et plus efficace du tome 3.

En effet, trois éléments caractérisent cet ouvrage :

- d'une part, son but n'est pas de fournir au chercheur une base exhaustive de connaissances. Il est de répondre à l'attente de l'étudiant, comme à celle du professionnel qui cherche à se ressourcer : savoir dégager l'essentiel de l'accessoire, cerner la finalité des structures afin d'asseoir ses connaissances sur une approche tangible, logique, et non sur la mémorisation d'un « par cœur » livresque ;
- d'autre part, dans un but de clarté pédagogique, les plans suivis sont toujours simples, identiques, parfois construits sous forme de tableaux (Myologie, Neurologie, etc.). L'étudiant doit être libéré du souci de la forme, afin de garder son attention pour le fond ;
- enfin, le choix des croquis est fondé avant tout sur une finalité précise : la justesse de la compréhension, plus que sur l'esthétique. Le réalisme doit être pragmatique et fonctionnel.

Par ailleurs, un tome consacré au **tronc** se heurte toujours à un problème de découpage vis-à-vis des membres. Il est certain que la liaison fonctionnelle du membre inclut des muscles du tronc comme le grand dorsal, le rhomboïde ou l'élévateur de la scapula. Cependant, tant pour des raisons de classification anatomique (ces muscles appartiennent au tronc), que pour des raisons d'équilibre entre les tomes, ces muscles sont traités ici, dans le tome 3.

L'ensemble est plus un instrument de travail qu'un livre de bibliothèque : chaque tome est complété par une autoévaluation (QROC et chrono-QROC), des photos de dissection sur sujet frais, des planches de synthèse.

Michel Dufour

Table des matières

7 MORPHOLOGIE TOPOGRAPHIE 311

8 CHRONO-QROC 341

9 CORRIGÉS DES QROC 375

ANNEXES 381

BIBLIOGRAPHIE 399

INDEX 401

Abréviations

ant.	Antérieur
arr.	Arrière
ATM	Articulation temporo-mandibulaire
avt	Avant
CC	Costo-corporéale (articulation)
CCS	Costo-chondro-sternale (articulation)
CP	Centre phrénique
CT	Costo-transversaire (articulation)
CTP	Centre tendineux du périnée
dd	Dedans
dh	Dehors
DIV	Disque intervertébral
DPI	Dentelé postéro-inférieur
DPS	Dentelé postérosupérieur
EIAS	Épine iliaque antérosupérieure
EIPS	Épine iliaque postérosupérieure
ext.	Externe
FUG	Fente urogénitale
GG	Grand glutéal
GP	Grand pectoral
GR	Grand rond
ht	Haut
inf.	Inférieur
int.	Interne
l/ll.	Ligament/s
lat.	Latéral
LCL	Ligament collatéral latéral
LCM	Ligament collatéral médial
LLA	Ligament longitudinal antérieur
LLP	Ligament longitudinal postérieur
LSE	Ligament sacro-épineux
LST	Ligament sacro-tubéral
méd.	Médial
moy.	Moyen(ne)
MS	Membre supérieur
n/nn.	Nerf/s
OB	Ouverture de la bouche
OE	Oblique externe
OI	Oblique interne
OMS	Organisation mondiale de la santé
PAP	Processus articulaire postérieur
post.	Postérieur
PVN	Paquet vasculonerveux
SCM	Sterno-cléido-mastoïdien (muscle)
SI	Sacro-iliaques
SP	Symphyse pubienne
sup.	Supérieur
TBC	Tronc brachio-céphalique
TLS	Tronc lombo-sacral
v/vv.	Veine/s
VCI	Veine cave inférieure
VCS	Veine cave supérieure

INTRODUCTION

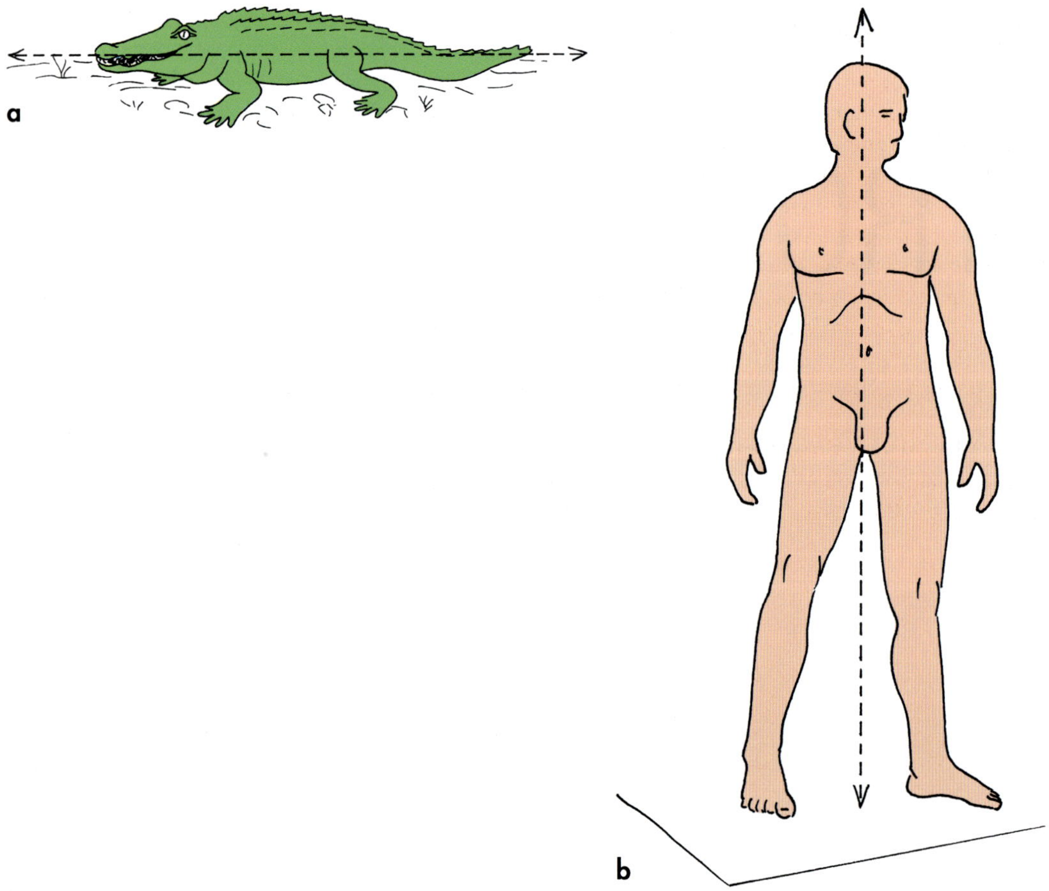

▶ 1
Changement de fonction du rachis avec l'évolution bipédique.

Présentation de l'axe tête-cou-tronc

Les membres représentent des appendices de l'appareil locomoteur ayant une fonction clairement définie : appui et locomotion pour le membre pelvien, ou inférieur, préhension pour le membre thoracique, ou supérieur. L'appareil axial se distingue des membres par la présence des viscères et sa situation centrale. La liaison cranio-coccygienne associe :

- *le sommet céphalique*, avec la présence du système nerveux central et des organes de la face ;
- *la courte jonction cervicale*, avec ses grands axes aéro-digestif et nerveux ;
- *le caisson thoracique*, avec un contenant musculo-squelettique et son contenu cardio-pulmonaire ;
- *le caisson abdominal*, avec un contenant musculo-squelettique et son contenu viscérodigestif ;
- *le bassin*, grand et petit, prolongeant inférieurement la cavité abdominale par les organes recto-urogénitaux.

Notre propos se limite à la partie musculo-squelettique de cet ensemble, incluant un bref rappel des organes du petit bassin.

La triade tête-cou-tronc se place schématiquement dans un alignement vertical chez l'humain, qui résulte de la bipédie (fig. 1). L'axe corporel est passé d'une fonction locomotrice au ras du sol, à un équilibre gravitaire vertical plaçant les organes sensoriels majeurs en position haute.

OSTÉOLOGIE

1

VERTÈBRES

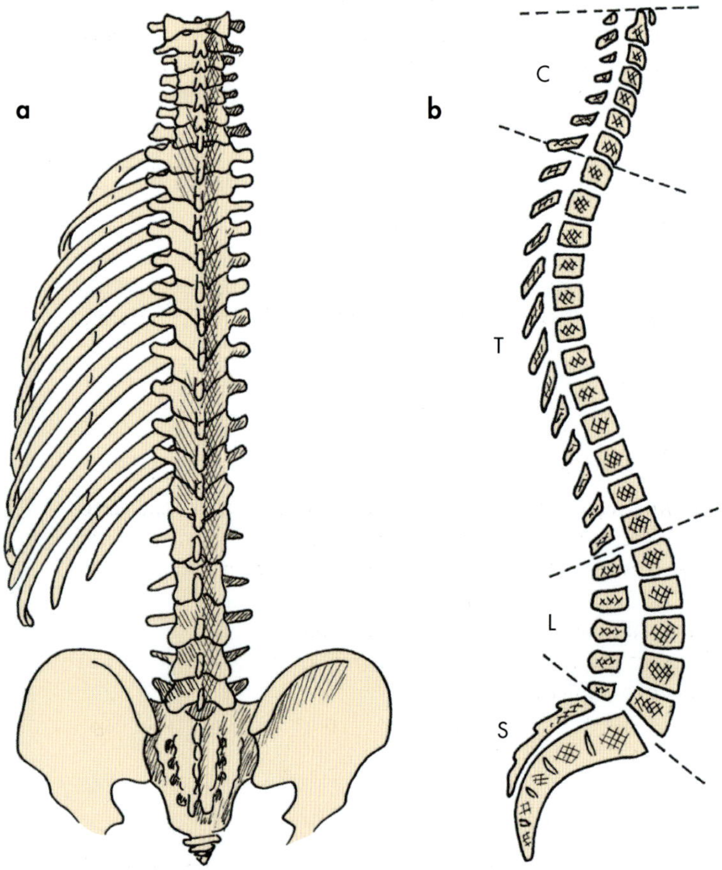

▶ 1-1
Empilement vertébral, en vue postérieure (a) et en coupe sagittale (b).

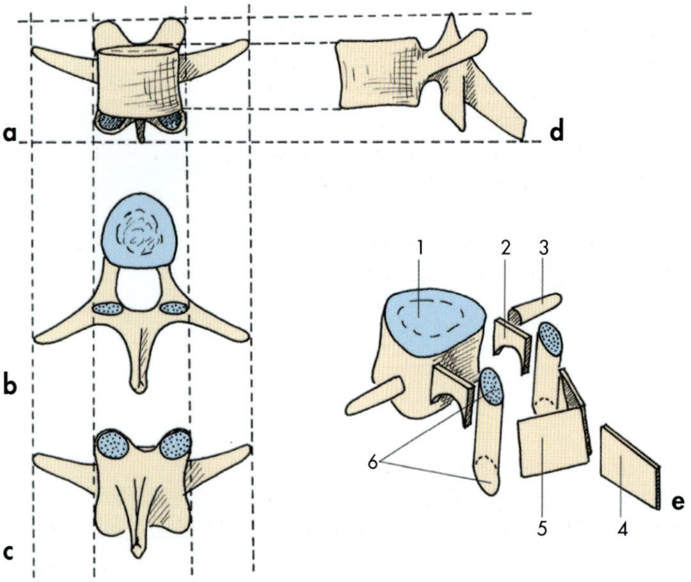

▶ 1-2
Vertèbre type en vues antérieure (a), supérieure (b), postérieure (c), latérale (d) et postéro-latéro-supérieure en vue oblique éclatée (e).

1. Corps
2. Pédicule
3. Processus transverse
4. Processus épineux
5. Lame
6. PAP

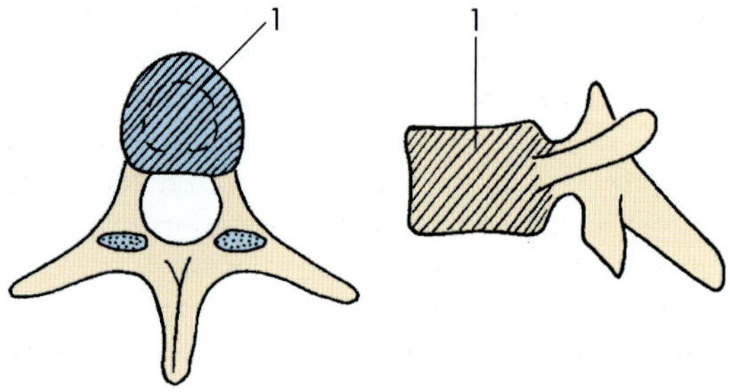

▶ 1-3
Corps vertébral (1) en vues supérieure (a) et latérale (b).

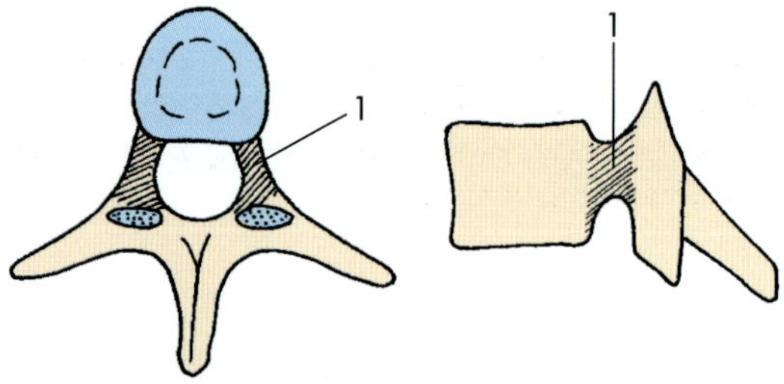

▶ 1-4
Pédicules (1) en vues supérieure (a) et latérale (b).

Présentation

Les vertèbres[1] mobiles sont au nombre de 24 : 7 cervicales, 12 thoraciques et 5 lombales. Elles constituent l'axe rachidien, c'est-à-dire la partie mobile de l'axe du tronc (fig. 1-1). La description osseuse mentionne les principales insertions ligamentaires, mais non les musculaires, très variables selon les étages et donc plus faciles à intégrer en myologie qu'en ostéologie.

Organisation du rachis

Le rachis se présente comme un axe mobile, du fait de ses nombreux segments, mais capable de rigidité, avec l'aide des caissons thoracique et abdominal (*cf.* Incidences mécaniques). De plus, l'axe rachidien contient l'axe nerveux médullaire et, du fait de ses disques et des ligaments intercalés entre les arcs postérieurs, il constitue un long tunnel ostéofibreux. Cet axe relie la base pelvienne à l'extrémité crâniale et ses organes des sens.
La vertèbre se présente comme un maillon de cette chaîne.

Description d'une vertèbre type

La vertèbre est un os court, impair et symétrique (fig. 1-2). Elle contribue à former la colonne vertébrale avec les disques intervertébraux, elle est articulée avec eux et les vertèbres adjacentes. La vertèbre a une particularité : elle est trouée en son centre pour le passage du système nerveux.
On se réfère à ce **foramen vertébral** pour diviser l'os en 2 parties :

- un arc antérieur, ou corps, massif, transmettant l'essentiel du poids corporel ;
- un arc postérieur, plus fin, d'où dépassent des processus allongés représentant les bras de levier de muscles rachidiens ainsi que des facettes articulaires.

On oriente cet os en plaçant le corps en avant et la pointe du processus épineux vers le bas. L'imagerie médicale permet de visualiser tous les aspects morphologiques [1].

Arc antérieur ou corps

Il a une forme grossièrement cylindrique, à grand axe vertical. Pour des raisons de commodité, et comme pour tout os court, on l'assimile à un cube de façon à lui distinguer 6 faces :

- *les faces supérieure et inférieure* sont identiques et parallèles entre elles (fig. 1-3). On les nomme **plateaux vertébraux**. Grossièrement circulaires, elles sont formées d'une partie centrale, d'os spongieux, et d'une partie périphérique ou corticale, d'os compact formant le listel marginal. Elles sont encroûtées de cartilage hyalin et reçoivent les disques intervertébraux correspondants ;
- *les faces antérieure et latérales* sont en continuité. Elles forment une paroi légèrement concave verticalement et convexe transversalement[2]. La face antérieure donne insertion au **ligament longitudinal antérieur** (LLA) près des bords supérieur et inférieur ;
- *la face postérieure* est plane et forme la paroi antérieure du foramen vertébral. Elle est criblée de trous vasculaires et donne verticalement insertion au **ligament longitudinal postérieur** (LLP).

Arc postérieur

Il est composé de plusieurs parties.

Pédicules

Situés de part et d'autre du foramen vertébral, ce sont de petites lames osseuses, implantées à la moitié supérieure de la jonction des faces latérale et postérieure du corps (fig. 1-4). Le bord supérieur est légèrement concave, l'inférieur l'est fortement. Les pédicules de 2 vertèbres consécutives forment le **foramen intervertébral**.

[1] Du latin « *vertere* » qui veut dire « *tourner* », car ce sont de petits os qui animent le tronc en torsion en tous sens.

[2] Cette morphologie, avec un rétrécissement de la partie moyenne, correspond à une précontrainte de l'os face aux compressions axiales auxquelles il est soumis.

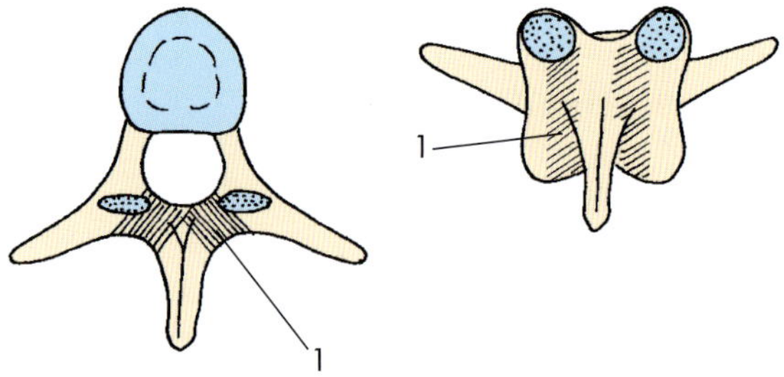

1-5
Lames (1) en vues supérieure (a) et postérieure (b).

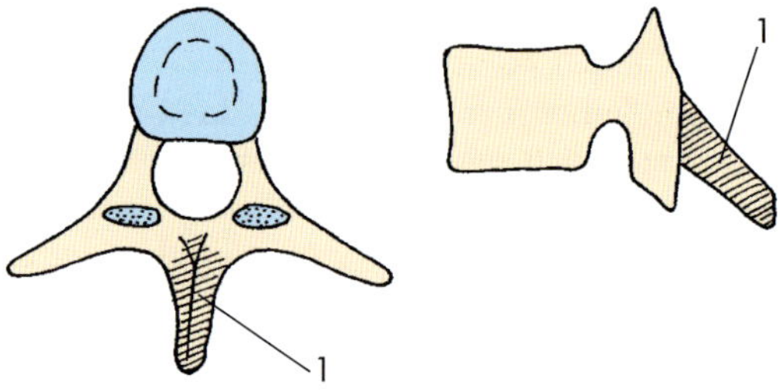

1-6
Processus épineux (1) en vues supérieure (a) et latérale (b).

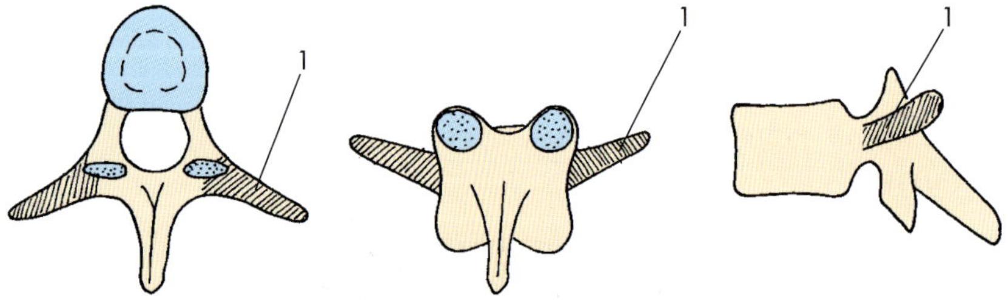

1-7
Processus transverse (1) en vues supérieure (a), postérieure (b) et latérale (c).

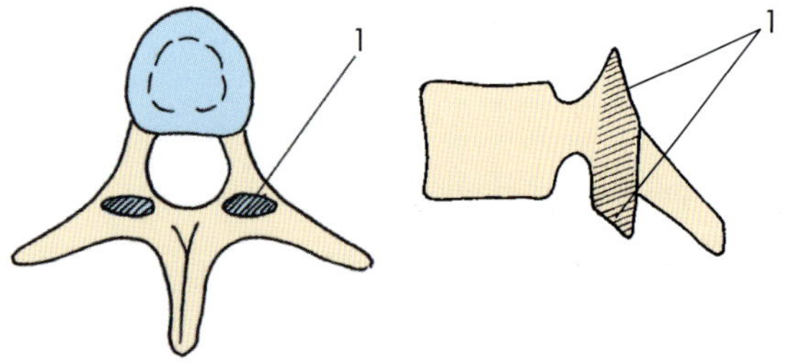

1-8
PAP (1) en vues supérieure (a) et latérale (b).

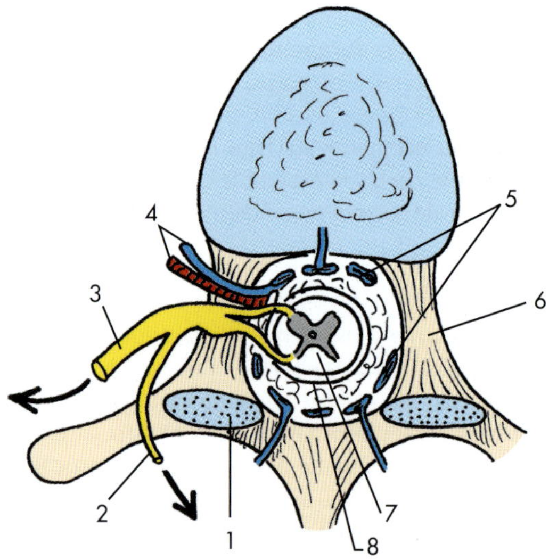

1-9
Foramen vertébral et son contenu.
1. PAP supérieurs
2. Branche postérieure du nerf spinal
3. Branche antérieure du nerf spinal
4. Artère et veine spinales
5. Plexus veineux intrarachidien
6. Pédicule
7. Moelle épinière
8. Méninges

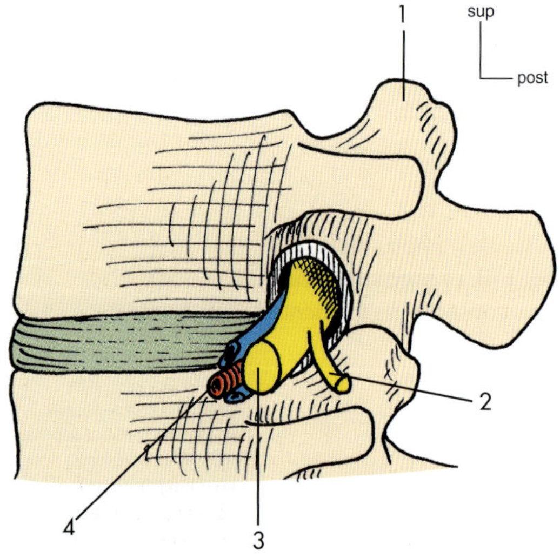

1-10
Foramen intervertébral et son contenu, processus articulaires postérieurs (PAP).
1. PAP supérieurs
2. Branche postérieure du nerf spinal
3. Branche antérieure du nerf spinal
4. Artère et veine spinales

Lames

Comme leur nom l'indique, ce sont des lames osseuses très aplaties qui prolongent les pédicules vers l'arrière et le dedans, s'unissant l'une à l'autre et fermant ainsi postérieurement le foramen vertébral (fig. 1-5). Leurs bords supérieur et inférieur[3] donnent insertion au **ligament jaune**[4].

Processus épineux

Il prend naissance à l'union des lames et les prolonge vers l'arrière et le bas (fig. 1-6). C'est un processus allongé dont l'apex donne insertion au **ligament supra-épineux**. Entre 2 épineux, l'espace est occupé par un **ligament interépineux** qui s'insère sur les bords supérieur et inférieur des épineux de 2 vertèbres consécutives.

Processus transverses

Ce sont les saillies transversales très proéminentes, prenant naissance à l'union des pédicules et des lames et se dirigeant en dehors (fig. 1-7). Outre des muscles, ils donnent insertion à des **ligaments intertransversaires**.

Processus transarticulaires postérieurs (PAP)

Ils sont au nombre de 2 paires par vertèbre : 2 supérieurs et 2 inférieurs, situés de part et d'autre de l'axe de symétrie (fig. 1-8). Par convention et parce qu'ils sont plus faciles à observer, on décrit les processus supérieurs (les inférieurs étant inversement conformés). Les PAP (processus articulaires postérieurs) supérieurs répondent aux inférieurs de la vertèbre sus-jacente, ce sont des surfaces planes[5] de forme grossièrement ovalaire. Ils regardent en haut et en arrière et sont encroûtés de cartilage hyalin.

Foramens

Ils sont au nombre de deux, sauf au niveau cervical.

- *Le foramen vertébral* est délimité en avant par les corps des vertèbres et les disques intervertébraux, sur les côtés par les pédicules et les foramens intervertébraux, en arrière par les lames et les PAP (fig. 1-9). Il livre passage à la moelle et ses enveloppes méningées, au-dessus de L2, et à la queue de cheval à partir de L2, ainsi qu'à un paquet vasculaire, notamment à un riche plexus veineux, ainsi qu'à du tissu cellulograisseux[6].
- *Le foramen intervertébral*, bilatéral, est délimité par 2 pédicules successifs ainsi que par le disque intervertébral, en avant, et les PAP, en arrière[7] (fig. 1-10). Il livre passage au nerf spinal de l'étage et son rameau méningé, aux vaisseaux radiculaires, à du tissu cellulograisseux.

[3] Ces lames étant disposées à la manière des tuiles d'un toit, l'insertion se fait très exactement au bord supérieur et à la face antérieure près du bord inférieur de la lame sus-jacente.

[4] Ce qualificatif tient à la couleur de ce ligament particulièrement élastique. Il s'insère plus précisément sur le bord supérieur de la lame sous-jacente et sur la face antérieure de la lame sus-jacente près de son bord inférieur.

[5] Sauf au niveau lombal, où ce sont des trochoïdes.

[6] Ses dimensions sont en rapport avec la mobilité du segment concerné.

[7] Cette disposition fait comprendre qu'une protrusion (saillie) discale (ou des ostéophytes articulaires) puisse venir irriter ou comprimer le contenu du foramen.

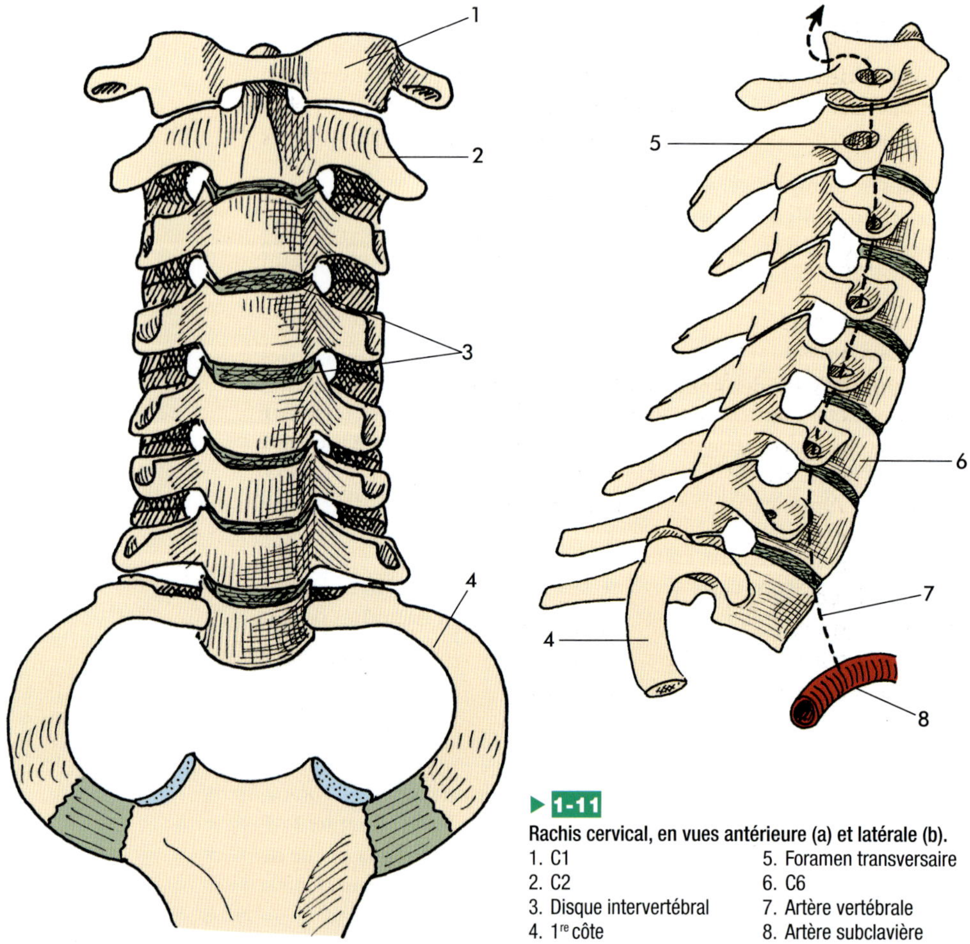

▶ **1-11**

Rachis cervical, en vues antérieure (a) et latérale (b).

1. C1
2. C2
3. Disque intervertébral
4. 1re côte
5. Foramen transversaire
6. C6
7. Artère vertébrale
8. Artère subclavière

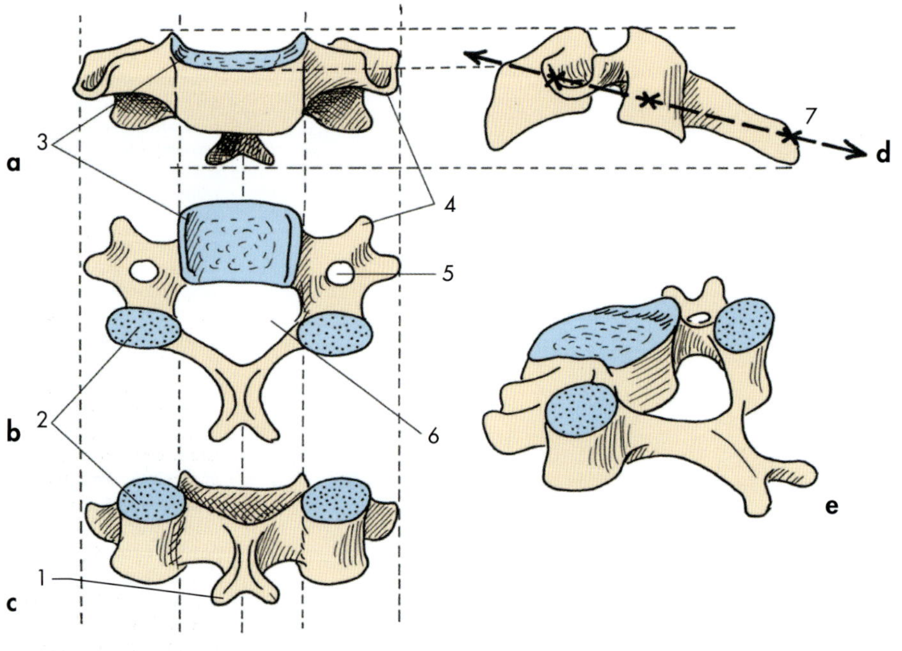

▶ **1-12**

Vertèbre cervicale en vues antérieure (a), supérieure (b), postérieure (c), latérale (d) et postéro-latéro-supérieure en vue oblique éclatée (e).

1. Processus épineux
2. PAP supérieurs
3. Uncus
4. Processus transverse
5. Foramen transversaire
6. Foramen vertébral
7. Axe des 3 processus

Description d'une vertèbre cervicale

Les vertèbres cervicales sont au nombre de 7 (fig. 1-11) et s'inscrivent dans une courbure à concavité postérieure. Les 2 premières sont particulières et font l'objet d'une description spéciale. La vertèbre cervicale moyenne se distingue de la vertèbre type par le fait qu'elle est très aplatie et présente les caractères suivants.

- *Le corps* est parallélépipédique. Ses faces supérieure et inférieure sont inclinées vers l'avant et limitées latéralement par des saillies ou **uncus**, pour les supérieures, et les biseaux qui leur correspondent, pour les inférieures (fig. 1-12). La partie inférieure de la face antérieure du corps forme un bec légèrement saillant en bas.
- *Les pédicules* sont obliques en arrière et en dehors.
- *Les lames* sont nettement plus larges que hautes.
- *Le processus épineux* est court, large, triangulaire à la coupe. Son apex est **bifide**.
- *Les processus transverses* sont particuliers. Larges et peu longs, ils sont dirigés en dehors, en **avant** et en bas, déprimés axialement en gouttière[8]. De plus, le transverse prend naissance par **2 racines**[9], une antérieure, implantée à la face latérale du corps (partie postérieure), et une postérieure, implantée à la face latérale du pédicule. Avant de se réunir pour former un apex bifide, les racines délimitent un orifice : le **foramen transversaire**.
- *Les PAP supérieurs* regardent en haut et en arrière.
- *Le foramen vertébral* forme un triangle isocèle, large.
- *Le foramen intervertébral* est quadrangulaire à grand axe vertical, il regarde en dehors et en avant[10].
- *Le foramen transversaire* est propre au niveau cervical. C'est un trou qui transperce verticalement le processus transverse et livre passage à l'**artère vertébrale**[11] et sa veine.

[8] Sur cette gouttière repose la racine spinale de l'étage correspondant.

[9] Embryologiquement, la racine antérieure correspond à une ébauche costale, la postérieure au processus transverse proprement dit.

[10] Les radiographies de ces foramens sont des clichés antéro-latéraux (en oblique de 3/4).

[11] Compte tenu de la position du cœur, l'aorte dessert les étages thoracique et lombal, mais pas le cervical, où elle est remplacée par les 2 artères vertébrales.

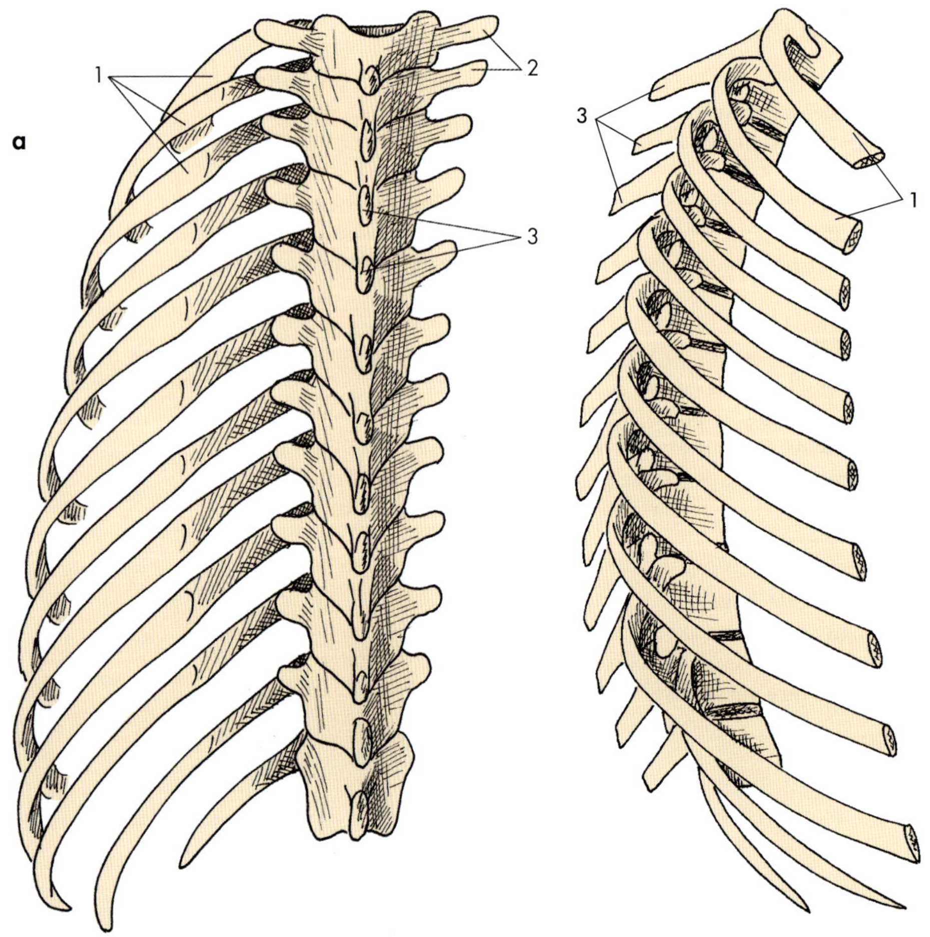

▶ **1-13**

Rachis thoracique, en vues postérieure (a) et latérale (b).

1. Côtes
2. Processus transverses
3. Processus épineux

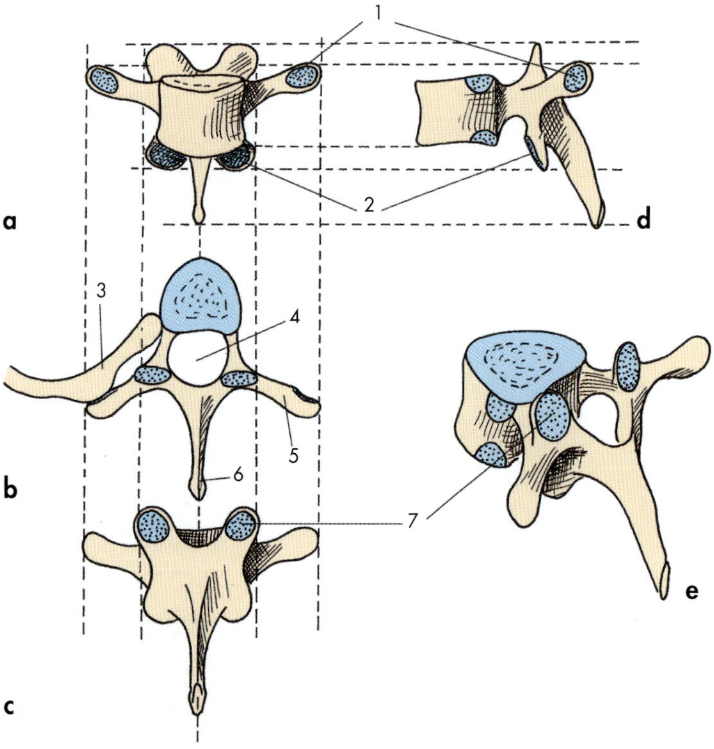

▶ **1-14**

Vertèbre thoracique en vues antérieure (a), supérieure (b), postérieure (c), latérale (d) et postéro-latéro-supérieure en vue oblique éclatée (e).

1. Facette costale
2. PAP inférieurs
3. Côte
4. Foramen vertébral
5. Processus transverse
6. Processus épineux
7. PAP supérieurs

Description d'une vertèbre thoracique[12]

Les vertèbres thoraciques sont au nombre de 12, elles s'inscrivent dans une courbure à convexité postérieure (fig. 1-13). La vertèbre thoracique moyenne[13] se distingue peu de la vertèbre type pour laquelle elle sert de modèle, elle s'en différencie surtout par la présence des côtes (fig. 1-14).

- *Le corps* forme un cylindre légèrement déformé. Ses faces latérales convergent vers l'avant, à la manière d'un triangle. À leur jonction avec la face postérieure, elles comportent 2 demi-surfaces articulaires pour les côtes situées : l'une en haut pour la côte de même numéro, c'est la **fossette costale supérieure**, l'autre en bas pour la côte suivante, c'est la **fossette costale inférieure**.
- *Les pédicules* sont sagittaux.
- *Les lames* sont aussi hautes que larges.
- *Le processus épineux* est très long, fortement oblique en arrière et en bas.
- *Les processus transverses* sont dirigés en dehors, en arrière et en haut. L'apex est nettement renflé, en effet sa face antérieure présente une **facette articulaire** pour le tubercule de la côte de même numéro que la vertèbre. C'est une surface plane[14], grossièrement ovalaire et regardant en avant et en dehors, encroûtée de cartilage hyalin.
- *Les PAP supérieurs* regardent en haut, en arrière et légèrement en dehors.
- *Le foramen vertébral* est circulaire.
- *Le foramen intervertébral* est en forme de virgule à grosse extrémité supérieure et concavité antérieure, il regarde en dehors.

[12] Anciennement dorsale (or toutes les vertèbres sont dorsales, 12 seulement sont thoraciques).

[13] Les caractéristiques moyennes sont moins valables pour les vertèbres extrêmes, qui se rapprochent du type voisin.

[14] Pour les thoraciques supérieures, le type est plutôt trochoïde.

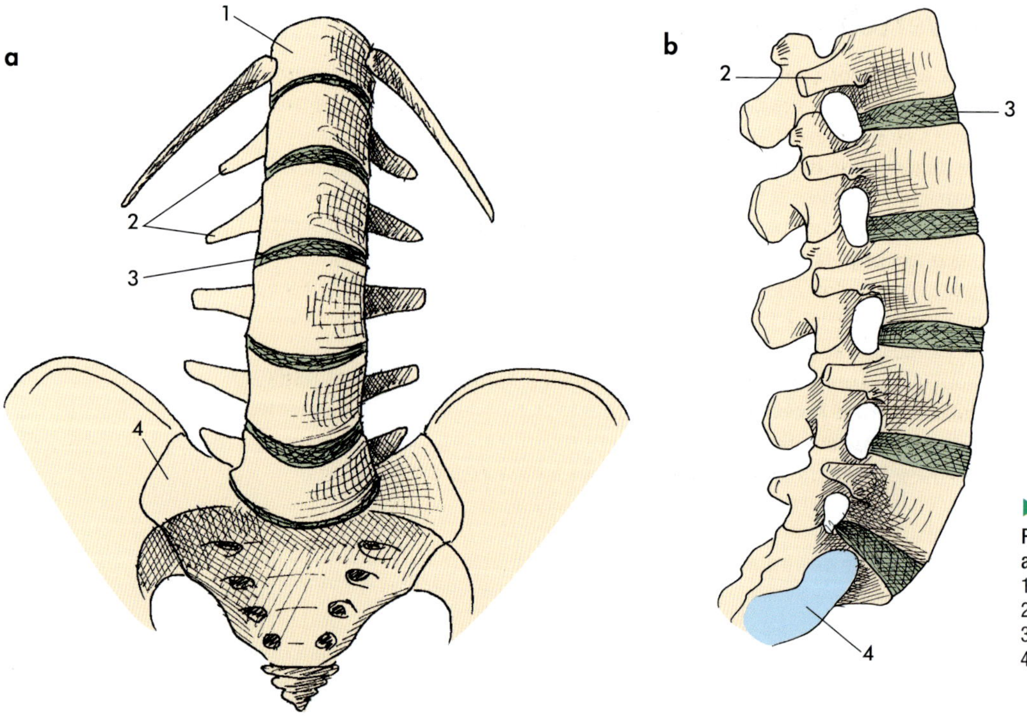

▶ **1-15**

Rachis lombal, en vues antérieure (a) et latérale (b).
1. T12
2. Processus transverses
3. Disque intervertébral
4. Sacrum

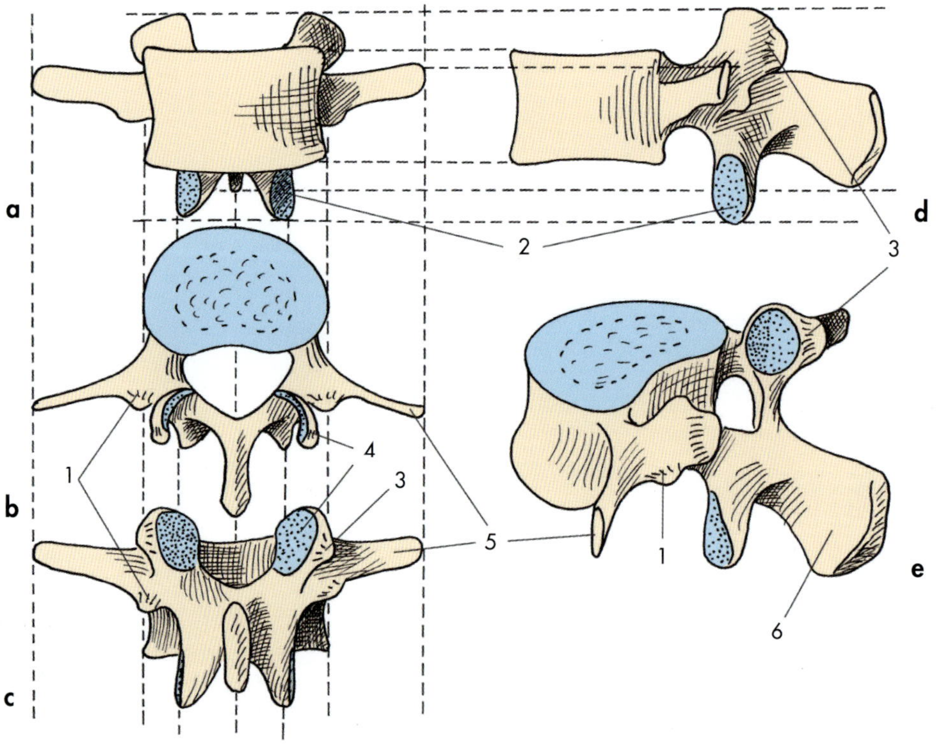

▶ **1-16**

Vertèbre lombale en vues antérieure (a), supérieure (b), postérieure (c), latérale (d) et postéro-latéro-supérieure en vue oblique éclatée (e).
1. Processus accessoire
2. PAP inférieurs
3. Processus mamillaire
4. PAP supérieurs
5. Processus transverse
6. Processus épineux

Description d'une vertèbre lombale[15]

Les vertèbres lombales sont au nombre de 5, elles s'inscrivent dans une courbure à concavité postérieure (fig. 1-15) [2]. La vertèbre lombale moyenne se distingue de la vertèbre type par le fait qu'elle est plus massive (fig. 1-16) et par les caractères suivants.

- *Le corps* est volumineux, sa section transversale est dite réniforme à hile postérieur.
- *Les pédicules* sont épais et sagittaux.
- *Les lames* sont plus hautes que larges mais s'élargissent au fur et à mesure que l'on descend.
- *Le processus épineux* est trapu, de forme grossièrement quadrangulaire.
- *Les processus transverses* sont fins et allongés. Ils sont surtout dirigés vers le dehors et légèrement vers l'arrière, ils convergent vers le niveau de L3. À la partie postéro-inférieure de leur base, on trouve une petite saillie : le **processus accessoire**[16].
- *Les PAP supérieurs* regardent en arrière et en dedans, formant des **trochoïdes**[17]. Leur partie postérosupérieure forme une saillie nommée **processus mamillaire**.
- *Le foramen vertébral* forme un triangle équilatéral.
- *Le foramen intervertébral* est de forme auriculaire à concavité antérieure, il regarde en dehors.

[15] Anciennement lombaire. L'adjectif de lombaire est aussi employé dans certains termes (ligaments iliolombaires).

[16] Embryologiquement, le processus transverse est une ébauche de côte, soudée au corps (d'où le terme de processus costiforme), et le processus accessoire (ou styloïde de Broca) représente le reliquat du transverse originel.

[17] Leur morphologie exacte varie non seulement d'une vertèbre à l'autre, mais n'est pas forcément symétrique entre les 2 côtés, voire n'est pas concordante au sein du même interligne [3, 4].

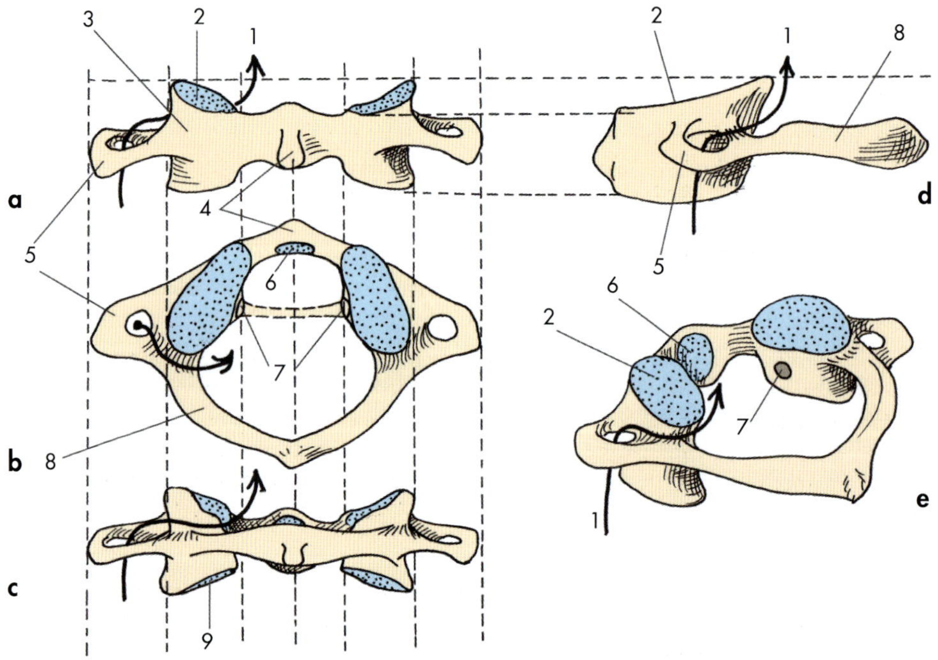

▶ **1-17**

1re cervicale (atlas) en vues antérieure (a), supérieure (b), postérieure (c), latérale (d) et postéro-latéro-supérieure en vue oblique éclatée (e).

1. Artère vertébrale
2. Fossette articulaire supérieure
3. Masse latérale
4. Tubercule antérieur
5. Processus transverse
6. Facette pour l'odontoïde
7. Tubercule du ligament transverse
8. Arc postérieur
9. Fossette articulaire inférieure

Vertèbres particulières

1re cervicale ou atlas[18]

C'est une vertèbre sans corps ou, plus exactement, dont le corps a été capté par C2 sous forme de processus odontoïde. Les 2 arcs vertébraux forment un anneau horizontal. Celui-ci vient se plaquer, en haut, autour du foramen magnum de l'occipital grâce à 2 facettes articulaires, équivalentes des PAP. Cet os est considéré fonctionnellement comme un ménisque osseux intercalé entre le crâne et le rachis : il faut noter qu'il n'y a **pas de disque intervertébral**, ni au-dessus ni au-dessous. On décrit 5 éléments (fig. 1-17).

Arc antérieur

Il est situé dans un plan horizontal, court et convexe en avant. La partie moyenne présente : à sa face antérieure un petit tubercule donnant insertion au ligament longitudinal antérieur et, à sa face postérieure, une petite **facette articulaire** pour l'odontoïde de l'axis, ovalaire à grand axe transversal, regardant en arrière et encroûtée de cartilage hyalin. Les bords supérieur et inférieur de cet arc donnent insertion aux membranes atlanto-occipitale (C0-C1) antérieure et atlanto-axoïdienne (C1-C2) antérieure.

Arc postérieur

Il est situé dans un plan horizontal, plus long que l'antérieur et convexe en arrière. La partie moyenne de sa face postérieure présente un petit tubercule, correspondant à un processus épineux non développé et donnant insertion au **ligament nucal** (ou nuchal, les deux orthographes étant acceptées). À la face supérieure de la jonction de cet arc avec les masses latérales, on trouve un petit sillon transversal correspondant au passage de l'artère vertébrale, qui se coude pour pénétrer dans le foramen magnum de l'occipital[19].

Masses latérales

Elles sont grossièrement cylindriques et aplaties transversalement. De ce fait on leur décrit 6 faces.

- *La face supérieure* forme la **fossette articulaire supérieure** répondant au condyle occipital correspondant, c'est une bicondylaire. Elle est de forme ovalaire à grand axe oblique en avant et en dedans, concave selon ce grand axe et transversalement. Son rayon de courbure est plus petit à la partie antérieure. Elle regarde en haut, en dedans et légèrement en avant, elle est encroûtée de cartilage hyalin.
- *La face inférieure* forme la **fossette articulaire inférieure** répondant aux facettes supérieures de l'axis. De type surface plane[20], elle est de forme ovalaire à grand axe oblique en avant et en dedans. Elle regarde en bas et en dedans et est encroûtée de cartilage hyalin.
- *La face médiale* présente un tubercule, à sa partie moyenne, sur lequel s'insère le **ligament transverse** de l'atlas (*cf.* Foramen vertébral).
- *La face latérale* est plus haute que la médiale et reçoit l'implantation des 2 racines du processus transverse.
- *La face antérieure* est étroite et donne naissance à l'arc antérieur.
- *La face postérieure* est étroite et donne naissance à l'arc postérieur.

Processus transverse

Il se distingue des autres transverses cervicaux par le fait qu'il est **unituberculeux**, et par sa relative longueur (la largeur totale de la vertèbre est la plus grande du rachis cervical). Il donne parfois insertion au scalène moyen, et se palpe en dessous et un peu en profondeur du processus mastoïde du temporal.

Foramen vertébral

Il est de grand diamètre et divisé en 2 compartiments par le ligament transverse :

- *le compartiment antérieur*, plus petit, loge le processus odontoïde de l'axis ;
- *le compartiment postérieur*, large, loge le système nerveux, en l'occurrence la moelle allongée.

[18] Du nom du géant de la mythologie grecque antique qui supportait le globe céleste, reposant sur sa nuque, avec ses 2 mains.

[19] Pour participer à la formation du cercle artériel du cerveau (ancien polygone de Willis).

[20] Elle est effectivement plane, voire très légèrement convexe d'avant en arrière (ce qui explique le très léger débattement dans ce plan).

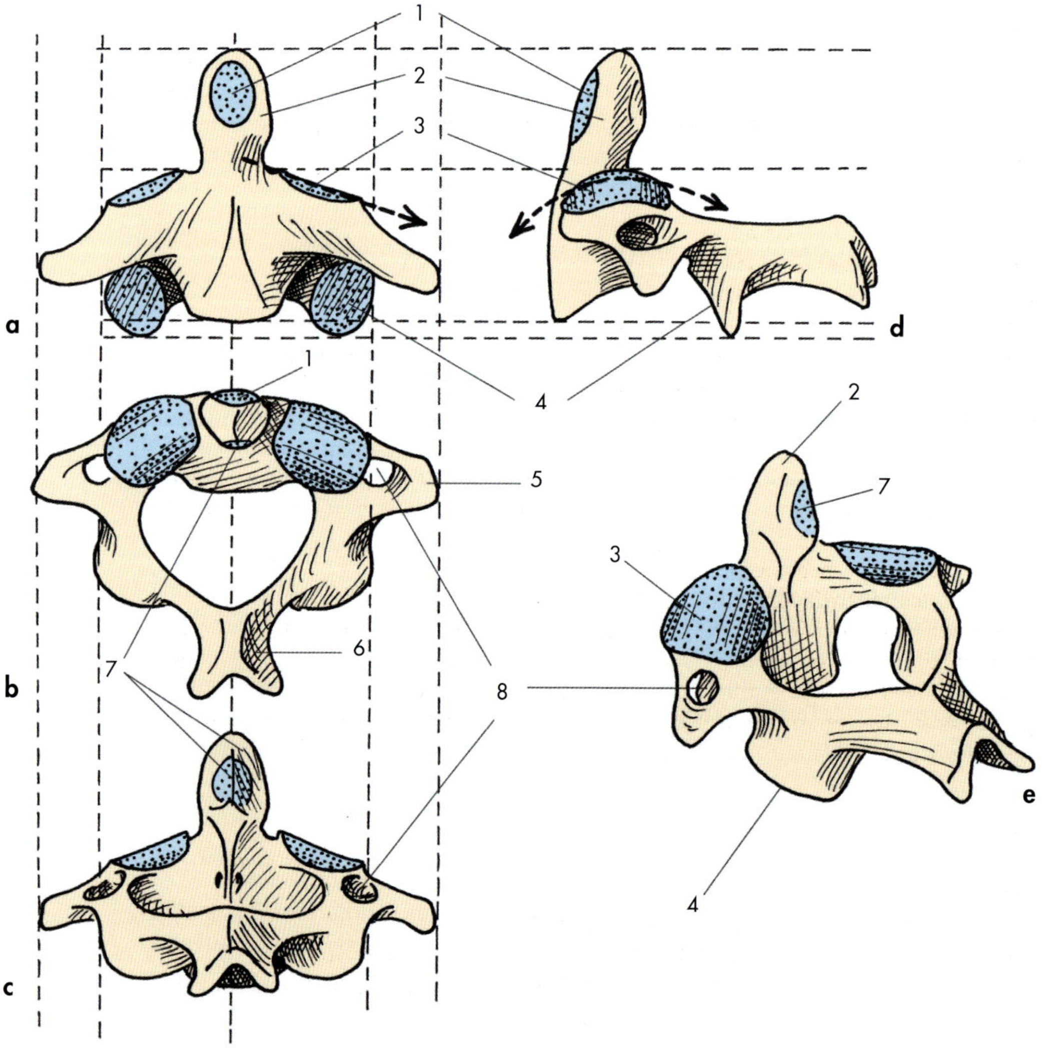

▶ 1-18

2e cervicale (axis) en vues antérieure (a), supérieure (b), postérieure (c), latérale (d) et postéro-latéro-supérieure, en vue oblique (e).

1. Facette pour C1
2. Odontoïde
3. Facettes articulaires supérieures
4. PAP inférieurs
5. Processus transverse
6. Processus épineux
7. Facette pour le ligament transverse
8. Foramen transversaire

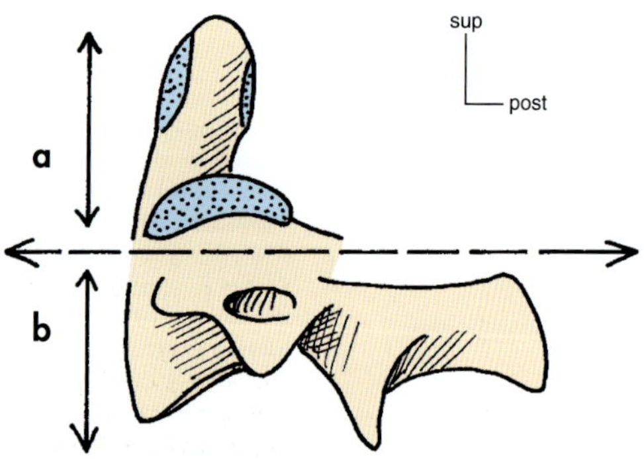

▶ 1-19

Morphologie de C2, de profil.

a) Moitié supérieure originale

b) Moitié inférieure cervicale type

2e cervicale ou axis

C'est une vertèbre (fig. 1-18) dont la particularité est qu'on peut la diviser horizontalement en **2 moitiés** (fig. 1-19) : une supérieure répondant à la morphologie de l'atlas, donc spéciale, et une inférieure répondant à la morphologie de C3, donc cervicale classique. Ainsi, on trouve un disque intervertébral en dessous, mais pas au-dessus.

Corps

Il est plus haut que pour une autre cervicale. Son bec antéro-inférieur est particulièrement marqué. La face la plus caractéristique de C2 est la supérieure, elle présente 3 parties :

- *la partie centrale* présente un processus vertical et proéminent : l'**odontoïde** ou dent de l'axis. C'est une saillie cylindro-conique à sommet supérieur, très légèrement oblique vers l'arrière. Son extrémité ne dépasse que de très peu l'arc antérieur de C1 et donne insertion à 3 ligaments :
  - un médian : le ligament de l'apex de la dent (ligament dit « suspenseur »),
  - deux ligaments latéraux : les ligaments alaires[21].

  Elle présente :
  - une surface articulaire antérieure médiane, ovalaire, de type trochoïde (plane ou légèrement convexe verticalement; fortement convexe transversalement), qui répond à l'arc antérieur de l'atlas,
  - une facette postérieure et médiane, plus petite, qui répond au ligament transverse de l'atlas.

  Elles sont toutes deux encroûtées de cartilage hyalin;
- *les parties latérales* sont occupées par des **facettes articulaires**, équivalent des PAP supérieurs d'une vertèbre type. Ce sont des surfaces planes, répondant aux facettes inférieures des masses latérales de C1. Elles en ont le même grand axe : obliques en avant et en dedans, mais sont convexes selon ce grand axe et planes transversalement. Situées dans un plan oblique en bas et en dehors, elles regardent en haut et en dehors et sont encroûtées de cartilage hyalin[22].

Arc postérieur

- *Les pédicules* sont épais et les lames assez hautes.
- *Le processus épineux* est massif, triangulaire à la coupe et se termine par un apex bifide extrêmement développé, facilement palpable.
- *Les transverses* sont unituberculeux (insertion du scalène moyen).
- *Les processus articulaires* supérieurs ne sont pas au-dessus des inférieurs, mais ont migré sur le corps, de part et d'autre de l'odontoïde (*cf.* Corps). Les PAP inférieurs sont semblables à ceux des cervicales.

Foramen vertébral

Il est en forme de cœur à pointe postérieure.

[21] Anciens ligaments occipito-odontoïdiens latéraux, le précédent étant médian.

[22] La morphologie de cet interligne, sans disque, est à noter : avec la jonction occipito-atloïdienne, il forme 2 diagonales dont le croisement a pour effet d'assurer une bonne stabilité transversale.

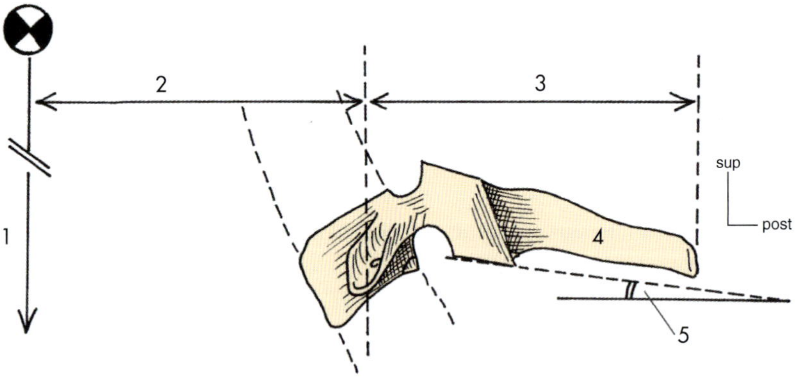

▶ **1-20**

C7, de profil.

1. Ligne gravitaire de la tête
2. Bras de levier gravitaire
3. Bras de levier des muscles postérieurs
4. Processus épineux
5. Inclinaison faible des PAP inférieurs sur l'horizontale

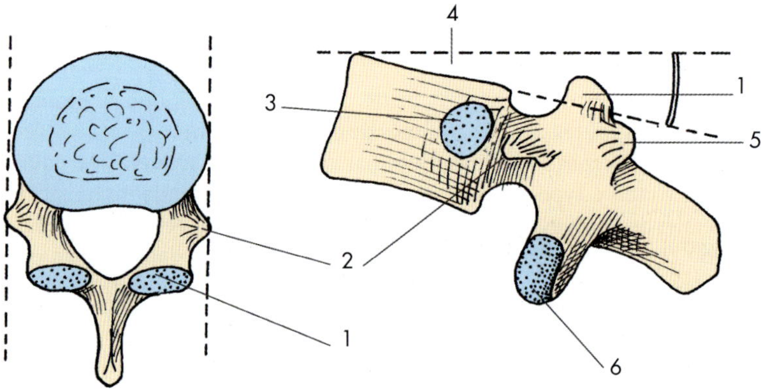

▶ **1-21**

T12, en vues supérieure (a) et latérale (b).

1. PAP supérieurs
2. Tubercule transverse
3. Fossette costale unique
4. Inclinaison postérieure de T12
5. Tubercule mamillaire
6. PAP inférieurs

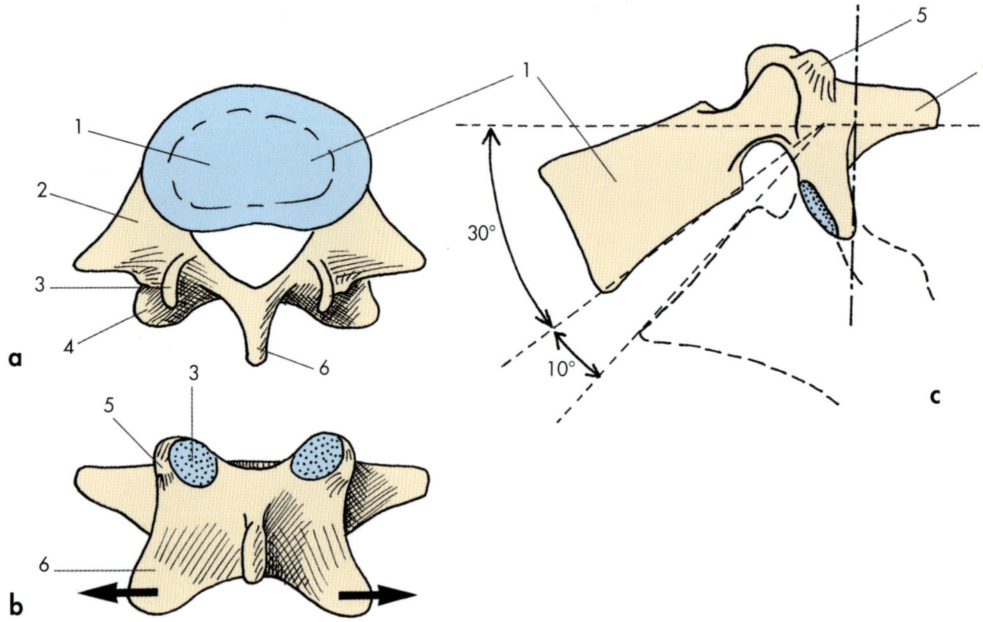

▶ **1-22**

L5, en vues supérieure (a), postérieure (b) et latérale (c).

1. Corps cunéiforme
2. Processus transverse trapu
3. PAP supérieurs
4. PAP inférieurs écartés
5. Tubercule mamillaire
6. Processus épineux court

7e cervicale (C7)[23]

Elle présente 3 caractéristiques (fig. 1-20) :

- elle peut parfois comporter une petite **facette costale** pour la 1re côte[24] ;
- elle possède un **processus épineux** particulièrement long[25] et unituberculeux ;
- ses **foramens transversaires** ne donnent pas passage aux artères vertébrales[26].

1re thoracique (T1)

Elle possède des uncus à la face supérieure de son corps et une facette costale entière pour la 1re côte. Son épineux est assez horizontal.

11e et 12e thoraciques (T11, T12)

Ce sont des vertèbres de la charnière thoraco-lombale (fig. 1-21). Leurs côtes sont flottantes et ne s'articulent qu'à une facette unique sur leur corps, sans articulation costo-transversaire car ces processus sont très peu développés, notamment sur T12 où ils sont **inexistants**. Cette dernière vertèbre est proche du type lombal : son corps est beaucoup plus massif, réniforme et incliné vers l'arrière. Son épineux est court et presque horizontal, ses PAP inférieurs sont **trochoïdes**, c'est-à-dire de type lombal.

5e lombale (L5)

C'est la vertèbre centrale de la charnière lombo-sacrale (de L4 au sacrum). Elle a une situation mécanique très particulière (fig. 1-22) et des caractéristiques en rapport :

- *le corps* est le plus gros de toutes les vertèbres. Fortement réniforme, il est sagittalement **cunéiforme** : moins haut en arrière qu'en avant. Il est situé dans un plan **oblique en bas et en avant**[27] ;
- *les transverses* sont courts et trapus[28], de forme **triangulaire** à base médiale. Leur apex donne insertion au faisceau inférieur du **ligament iliolombaire**[29]. De plus, ce transverse est relié au corps par le ligament corporéo-transversaire [5], reliquat de la liaison des 2 plans du psoas[30] ;
- *l'épineux* est plus **petit**, court et horizontal[31] ;
- *les PAP inférieurs* sont particulièrement **écartés** et **frontalisés**[32].

La 4e lombale reçoit également un faisceau du ligament iliolombaire (le supérieur) sur l'apex de ses transverses.

[23] La 6e cervicale n'appelle pas de remarque. Son processus transverse comporte un tubercule postérieur plus marqué, nommé tubercule carotidien (ancien tubercule de Chassaignac).

[24] Indépendamment du fait qu'il peut exister, rarement, une côte cervicale, souvent à l'origine de compressions nerveuses.

[25] C'est la cervicale la plus éloignée de l'axe gravitaire de la tête et ce processus offre ainsi un bras de levier compensatoire plus important pour la musculature postérieure.

[26] L'origine au niveau de l'artère subclavière, assez antérieure, la fait passer un peu en avant de cette vertèbre et la place dans l'axe de la 6e, voire de la 5e cervicale.

[27] Ce qui explique les pathologies de type spondylolisthésis (glissement vers l'avant de L5 par rapport à S1).

[28] Ils sont gênés par la proéminence des ailes iliaques toutes proches. Ils peuvent être développés en mégatransverses, voire réaliser une sacralisation de L5 (soudure de L5 au sacrum).

[29] Ce ligament n'apparaît que chez l'enfant de 7 ou 8 ans, c'est une fibrose des fibres les plus basses du muscle carré des lombes et donc les plus encaissées dans le resserrement sacro-iliaque.

[30] Il peut favoriser un conflit radiculaire avec la racine spinale L5.

[31] On le décrit parfois comme oblique en bas et en arrière, mais en fait c'est le corps qui est fortement oblique en bas et en avant.

[32] Ils regardent plus en avant et moins en dehors (*cf.* les PAP du sacrum).

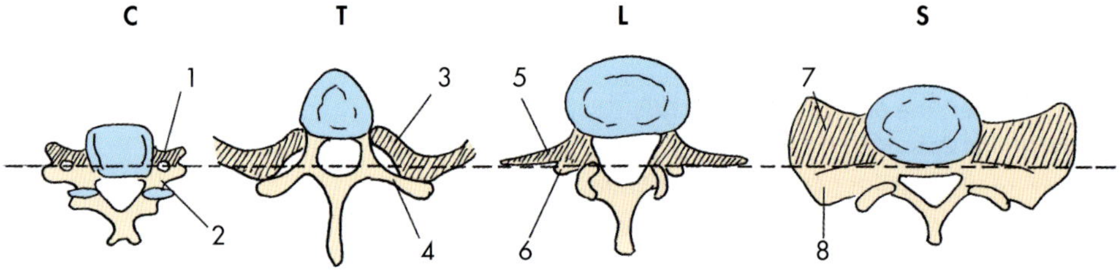

1-23

Homologie des pièces vertébrales : cervicale (C), thoracique (T), lombale (L), sacrale (S).

1. Racine antérieure
2. Racine postérieure
3. Côte
4. Processus transverse
5. Processus costiforme
6. Processus accessoire
7. Aile du sacrum
8. Tubercule transversaire

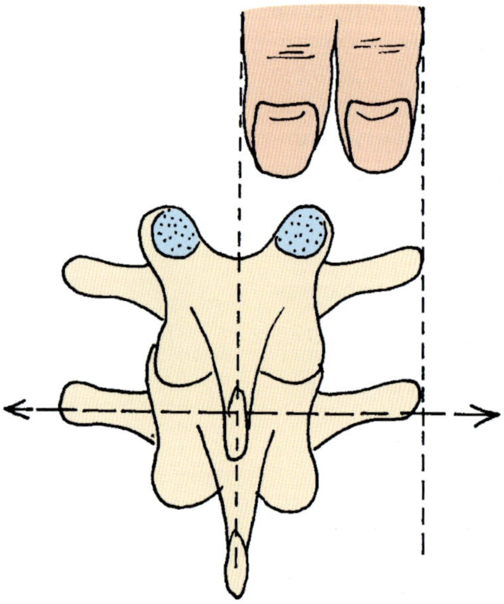

1-24

Repérage des processus transverses thoraciques.

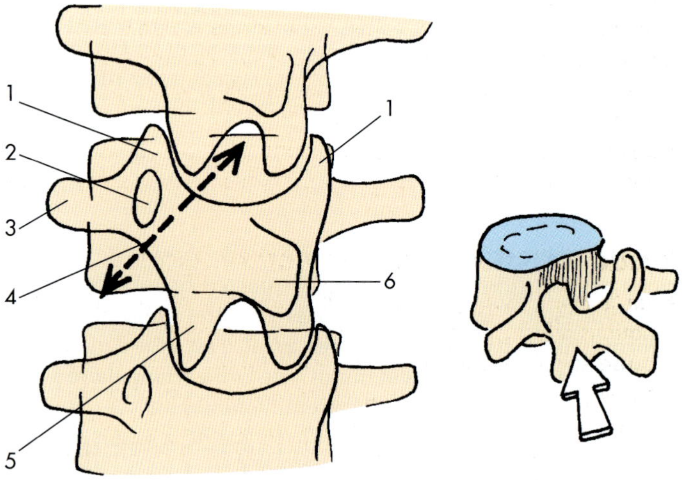

1-25

Image radiologique du « petit chien » (a) et angle de prise de vue (b).

1. PAP supérieurs
2. Pédicule
3. Processus transverse
4. Isthme (collier du chien)
5. PAP inférieurs
6. Processus épineux

Incidences pratiques

Incidences morphologiques et palpatoires

La morphologie vertébrale s'exprime par une rectitude dans le plan frontal, 3 **courbures** mobiles dans le plan sagittal et une absence de torsion dans le plan transversal. Les courbures varient, très schématiquement, en fonction de l'âge, du sexe, de la morphologie (longiligne ou bréviligne) et du comportement (asthénique ou tonique).

L'**homologie** vertébrale permet de retrouver le processus transverse sous différents aspects selon le niveau (fig. 1-23).

Les points de **repère** les plus usuels, guidant la palpation, sont les processus épineux. Selon les étages, on en ajoute d'autres :

- *au niveau cervical* : l'épineux, l'articulaire et le transverse sont sur la même ligne et dans cet ordre (*cf.* fig. 1-12). On peut repérer 6 épineux (C1 n'en ayant pas[33]), celui de C7 est très saillant (surtout en flexion du cou), C3, C4 et C5 sont courts et difficiles à repérer ;
- *au niveau thoracique*, les épineux sont situés un étage plus bas que la vertèbre, situés sur la ligne joignant les transverses de la vertèbre sous-jacente (fig. 1-24). L'interligne costo-transversaire se situe à 2 travers de doigt de la ligne des épineux, ce qui permet d'être sur le transverse à 1 doigt et demi et sur la côte à 2 doigts et demi ;
- *au niveau lombal*, seuls les épineux sont repérables. Ils sont hauts et presque au contact les uns des autres. Celui de L4 se situe sur la ligne bi-iliaque réunissant le sommet des crêtes.

Incidences mécaniques et pathologiques

- *Sur le plan mécanique*, les vertèbres forment un **axe** qui doit assurer souplesse et rigidité, deux notions difficilement conciliables. Ce dilemme est résolu par le fait que le rachis n'est pas seul en cause, sa mécanique intègre le caisson thoracique et le caisson abdominal, lesquels sont à géométrie et pression variables, ce qui permet d'étendre le maintien à des zones larges et puissantes.
  La rectitude frontale et les courbures sagittales peuvent être modifiées dans des troubles orthopédiques dont l'importance varie de la simple modification sans gravité jusqu'à des déviations et déformations monstrueuses aux lourdes conséquences fonctionnelles. Entre les extrêmes existent tous les stades, d'où la surveillance particulière durant la croissance.
  La mécanique vertébrale ne doit pas être assimilée à celle d'une simple grue que l'on utiliserait pour les efforts : l'ensemble fonctionnel des **caissons thoracique** et **abdominal** absorbe une partie des contraintes rachidiennes.
  Certaines zones ont des fonctionnements mécaniques particuliers :
  - la charnière cranio-cervicale, sans disque ni bras de levier pénible, fonctionne comme un cardan aux variations courtes et rapides pour les organes céphaliques (les sens, la bouche, etc.) ;
  - la zone cervicale, frêle et mobile, assure les mobilités de la tête sous plus large amplitude ;
  - la zone thoracique, moins mobile du fait des côtes, est en rapport avec le contenu thoracique et ses variations respiratoires ;
  - la zone lombale, en rapport avec le caisson abdominal, a une vocation de stabilité devant conférer la force et le maintien à la base rachidienne ;
  - la charnière lombo-sacrale assure une jonction particulière entre la colonne et le bassin. Sa stabilité est parfois délicate et la qualité de l'arc postérieur de L5 est objectivée radiologiquement par l'image dite « en petit chien » (fig. 1-25)[34] [6].
- *Sur le plan pathologique*, les troubles orthopédiques les plus courants sont les redressements de courbure (dos plat) et les exagérations (**cyphose** de la courbure convexitaire ou **lordose** des courbures concavitaires). Il existe aussi des déviations frontales (**scolioses**) avec souvent des modifications rotatoires associées formant une gibbosité (bosse latérale formée par les côtes du côté convexitaire). Par ailleurs, il existe aussi des **anomalies transitionnelles**, dont les plus fréquentes sont, au niveau de la charnière lombo-sacrale, la sacralisation complète ou non (hémi-), la lombalisation complète ou non (hémi-)[35].

La notion de squelette porteur est souvent à l'origine d'une **rhumatologie** d'usure (arthrose). Les **dysfonctionnements** segmentaires responsables de souffrances régionales (cervicalgies, dorsalgies, lombalgies), d'atteintes discales (lumbagos) et leurs répercussions radiculaires (névralgies cervico-brachiales, intercostales, radiculalgies sciatiques) sont également fréquents.

[33] Chez les gens minces et longilignes, laxes, on peut parfois palper l'arc postérieur de C1.

[34] Le collier du chien correspond à la jonction entre un pédicule et les PAP, une lyse (séparation) peut être la cause d'un glissement pathologique (spondylolisthésis).

[35] Dans la lombalisation, c'est S1 qui, désolidarisée du sacrum, forme une 6e vertèbre lombale (contre 4 sacrales) ; dans la sacralisation, c'est L5 qui est soudée au sacrum, laissant 4 vertèbres lombales (contre 6 sacrales). Ces anomalies peuvent entraîner des dysfonctionnements des zones voisines, notamment quand elles sont asymétriques (hémilombalisation, hémisacralisation).

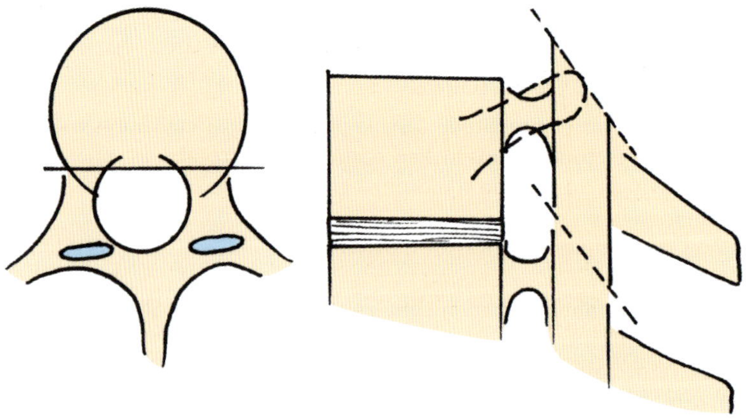

▶ **1-26**
Vertèbre type en vues supérieure (a) et latérale (c).

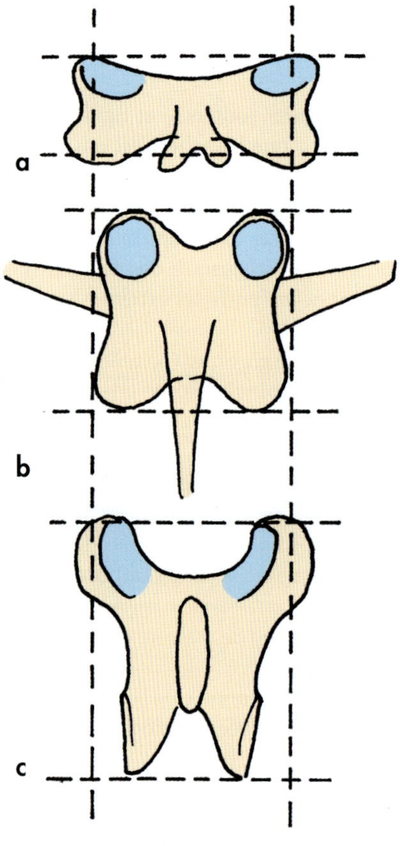

▶ **1-27**
Vertèbres cervicale (a), thoracique (b) et lombale (c) en vue postérieure.

La gravité des atteintes rachidiennes est le fait des **complications neurologiques** qui peuvent en découler : soit suite à des malformations (spina-bifida), soit suite à des traumatismes (paraplégie, voire tétraplégie), soit suite à des syndromes canalaires (canal lombaire dit « étroit » ou, plus exactement, conflit entre contenant et contenu [7]).

Comment schématiser la vertèbre

Trois vues sont à mentionner :

- *la vue supérieure* (fig. 1-26a). C'est la plus caractéristique. Il suffit de dessiner un cercle (plus ou moins élargi pour une lombale ou plus quadrangulaire pour une cervicale) (1), et d'y ajouter, postérieurement un cercle plus petit (2) pour le foramen vertébral (plus triangulaire aux niveaux cervical et lombal), puis la saillie des processus en fonction de leur orientation : transverse (3) et épineux (4). Les articulaires (5) sont à leur jonction ;
- *la vue latérale* (fig. 1-26b). Elle permet surtout de représenter l'arthron, c'est-à-dire l'unité fonctionnelle formée par 2 vertèbres consécutives, avec la présence du disque et la vision du foramen intervertébral. Dessiner, d'avant en arrière : un cube, pour le corps vertébral (1), une petite lame biconcave pour le pédicule (2), un trapèze allongé pour la colonne osseuse supportant les articulations postérieures (3), enfin une saillie allongée pour l'épineux (4) et le disque intervertébral (5). Le processus transverse se projette en regard des pédicules (6) ;
- *la vue postérieure* (fig. 1-27). Elle n'est intéressante que pour représenter l'arc postérieur. Dessiner un carré, pour le corps d'une thoracique (b), y superposer une surface en forme de papillon, pour les processus articulaires et les lames, avec, au centre, la projection de l'épineux. Le carré devient un rectangle aplati au niveau cervical (a) et allongé verticalement au niveau lombal (c).

QROC sur les vertèbres

Corrigés p. 376

1. Donnez l'orientation des processus transverses des vertèbres.
2. Donnez l'orientation des processus articulaires supérieurs des vertèbres.
3. Donnez les caractéristiques propres à L5.
4. Indiquez le contenu du foramen vertébral.
5. Indiquez les parties composant l'atlas.
6. Comment peut-on résumer l'aspect de l'axis ?
7. Indiquez le contenu des foramens des vertèbres cervicales.

SACRUM

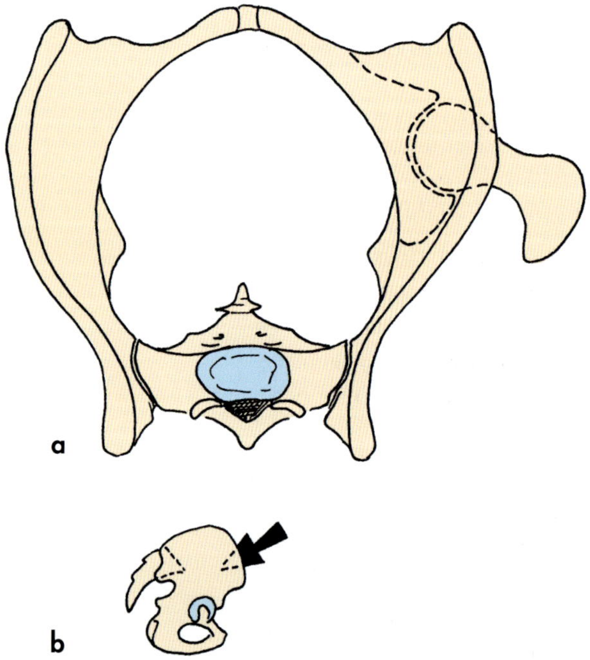

▶ 1-28
Ceinture pelvienne en vue antérosupérieure (a) et incidence de cette vue (b).

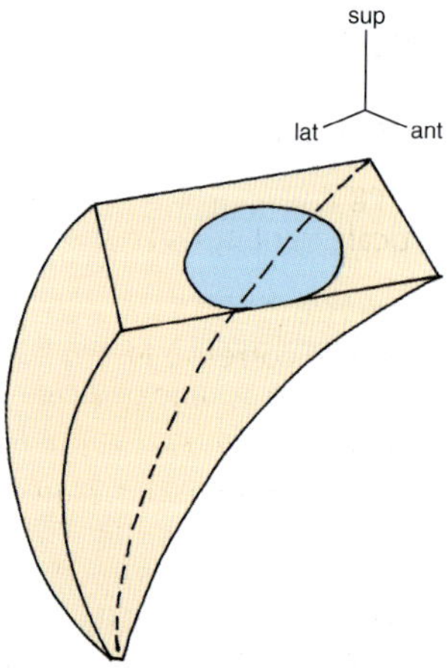

▶ 1-29
Schématisation du sacrum en vue antérolatérale.

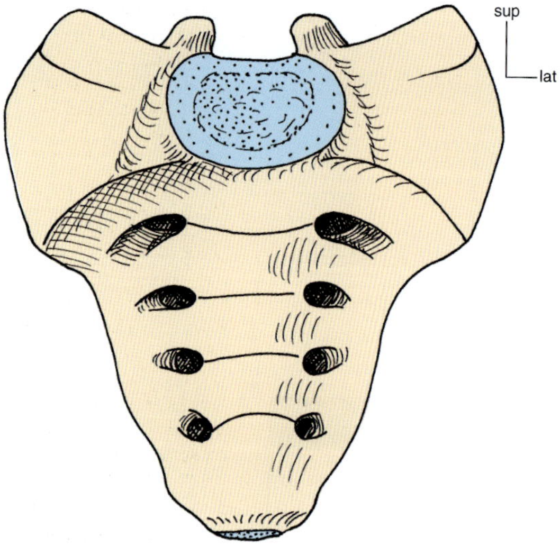

▶ 1-30
Sacrum en vue antérieure stricte.

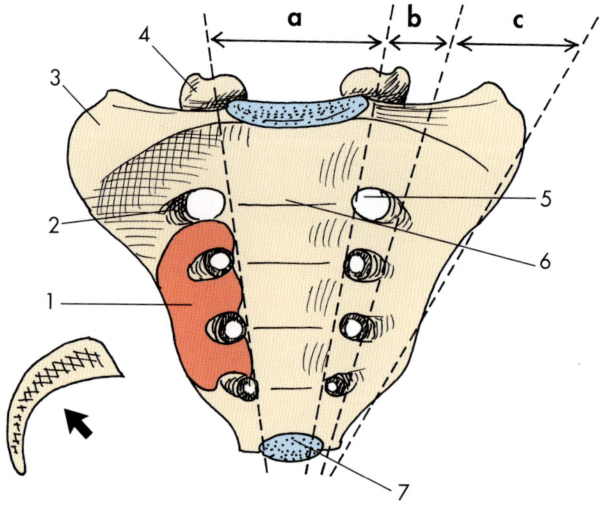

▶ 1-31
Face antérieure en vue antéro-inférieure (incidence montrée par la flèche).

a) Partie médiale
b) Zone des foramens antérieurs
c) Partie latérale
1. Piriforme
2. Sillon du foramen
3. Aile du sacrum
4. PAP supérieurs de S1
5. Foramen sacral antérieur
6. Crête transversale
7. Facette pour le coccyx

Présentation

Le sacrum est un os impair et symétrique. Il forme la partie terminale du rachis tout en contribuant à former la ceinture pelvienne (fig. 1-28). Il est constitué de 5 vertèbres soudées[36] et s'articule avec la 5e vertèbre lombale et son disque ainsi qu'avec les 2 os coxaux.
Il a la forme d'un prisme quadrangulaire à base supérieure inclinée vers l'avant (fig. 1-29). On l'oriente de cette façon.

Description

Face antérieure

Elle regarde en avant et en bas (fig. 1-30). Elle est triangulaire à base supérieure, fortement concave verticalement et légèrement transversalement. On lui décrit 3 parties (fig. 1-31).

Zone médiane

Large, elle correspond à la fusion des corps vertébraux (de moins en moins hauts en descendant). Entre chacun, la soudure, visible, se traduit par une crête transversale correspondant à l'ossification de la portion discale ; elles sont au nombre de 4.
Cette face est libre et répond à la face postérieure du rectum.

Zone des foramens sacraux antérieurs

De part et d'autre de chaque crête, on trouve un foramen répondant au passage de la branche antérieure d'une racine spinale sacrale. Ces foramens sont le reste de l'espace compris entre 2 processus transverses consécutifs. Ils sont plus grands que leurs homologues dorsaux.
En allant vers le bas, ils sont de taille décroissante et convergent vers le dedans. Ils sont prolongés en dehors par 4 **sillons**[37].

Zone latérale

Plus large en haut qu'en bas, elle correspond à la fusion des processus transverses sacraux. Entre le niveau du 1er et du 4e foramen, on trouve l'insertion du muscle **piriforme**[38]. Cette insertion se prolonge entre les foramens sacraux[39].

[36] Il existe des anomalies transitionnelles : L5 peut être totalement ou partiellement soudée au sacrum (sacralisation, hémisacralisation), ce qui donne 4 vertèbres lombales et 6 sacrales, ou S1 peut être détachée, totalement ou partiellement, du sacrum (lombalisation, hémilombalisation), ce qui donne 6 vertèbres lombales et 4 sacrales. Ces anomalies peuvent avoir des répercussions fonctionnelles péjorantes.

[37] Ils convergent en dehors vers le niveau du 2e sillon, qui est horizontal. Ils livrent passage aux branches antérieures des racines sacrées.

[38] Ancien pyramidal du bassin.

[39] Ce qui explique que les racines du nerf sciatique se situent dans l'aponévrose du piriforme et que l'on peut voir des radiculalgies sciatiques causées par une inflammation de ce muscle.

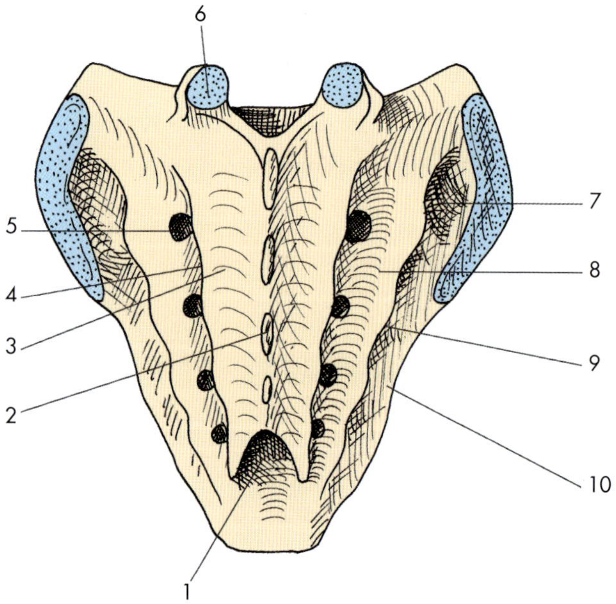

▶ **1-32**

Face postérieure.

1. Hiatus sacral
2. Crête sacrale médiane
3. Sillon sacral postérieur
4. Crête sacrale intermédiaire
5. Foramen sacral postérieur
6. PAP supérieurs de S1
7. Fosse criblée
8. Zone des foramens postérieurs
9. Crête sacrale latérale
10. Face latérale du sacrum

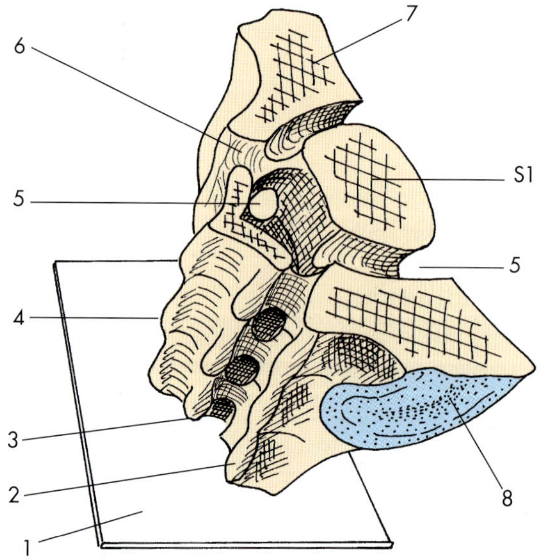

▶ **1-33**

Fusion des vertèbres sacrales.

1. Plan transversal au grand axe du sacrum
2. Crête sacrale latérale
3. Crête sacrale intermédiaire
4. Crête sacrale médiale
5. Foramen sacral antérieur
6. Foramen sacral postérieur
7. Aile du sacrum
8. Surface auriculaire

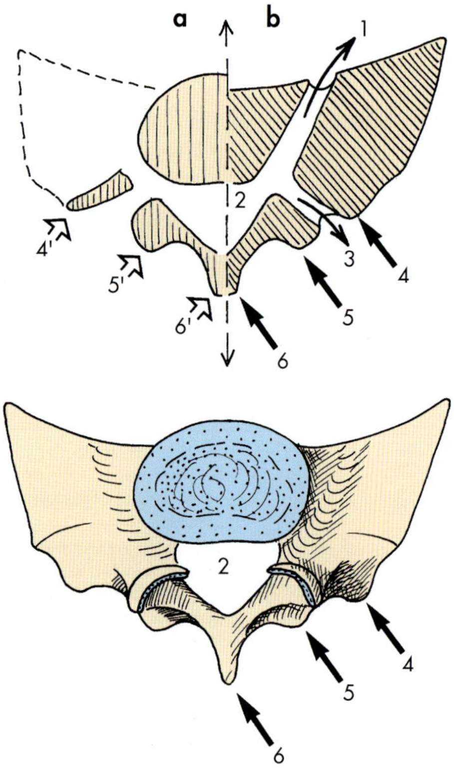

▶ **1-34**

Correspondance des processus lombaux (a) et des crêtes sacrales (b).

1. Foramen sacral antérieur
2. Canal sacral
3. Foramen sacral postérieur
4. Crête sacrale latérale
5. Crête sacrale intermédiaire
6. Crête sacrale médiane

4'. Processus transverse

5'. PAP

6'. Processus épineux

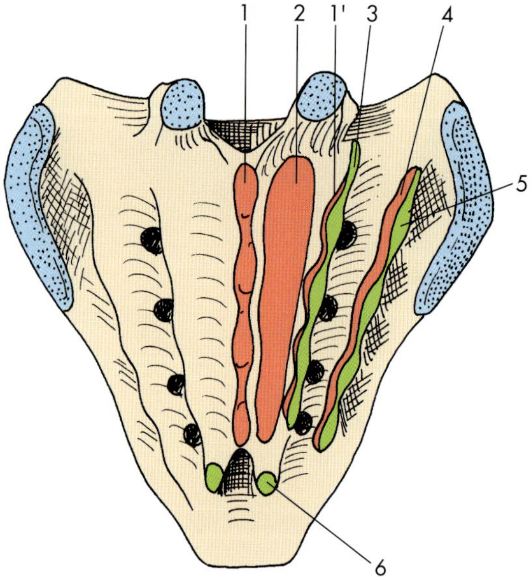

▶ **1-35**

Insertions de la face postérieure.

1. Aponévrose lombo-sacrale (grand fessier superficiel et grand dorsal)

1'. Grand fessier superficiel

2. Partie caudale des érecteurs
3. Ligament ilio-articulaire
4. Grand fessier profond
5. Ligaments sacro-iliaques
6. Ligaments sacro-coccygiens postérieurs

Face postérieure

Également triangulaire à base supérieure, convexe verticalement et légèrement transversalement, elle offre un relief irrégulier (fig. 1-32). On lui décrit 5 zones, de dedans en dehors, qui sont le reflet de la fusion des vertèbres sacrales (fig. 1-33 et 1-34). On trouve ainsi une succession de 3 crêtes (traduisant la fusion des processus épineux, puis articulaires, puis transverses), convergentes en bas, et de 2 sillons (traduisant la fusion des lames, puis de la base des transverses).

Crête sacrale médiane

Verticale, elle résulte de la fusion des processus épineux, ce qui lui donne un aspect crénelé[40]. Elle donne insertion (fig. 1-35) à l'**aponévrose lombo-sacrale** (fibres entrecroisées du grand dorsal et du grand fessier superficiel). Sa partie inférieure se termine par un évasement appelé **hiatus** et limité sur les côtés par 2 petites **cornes** donnant insertion aux ligaments sacro-coccygiens postérieurs.

Sillon sacral postérieur

Il est vertical et lisse, résultant de la fusion des lames. Il donne insertion à la **portion caudale des érecteurs du rachis**[41].

Crête sacrale intermédiaire[42]

Elle porte ce nom car intermédiaire entre la crête médiane et la latérale. Elle résulte de la fusion des processus articulaires et donne insertion au plan **ligamentaire ilio-articulaire** décrit par Rouvière, ainsi qu'à quelques fibres du faisceau superficiel du grand fessier (fig. 1-35).

Foramens sacraux postérieurs

Ils résultent de ce qui reste des espaces intertransversaires. Plus petits que les antérieurs, ils livrent passage aux branches postérieures des racines spinales sacrales correspondantes.

Crête sacrale latérale[43]

Elle résulte de la fusion des sommets des processus transverses et, de ce fait, est irrégulière. Elle donne insertion au faisceau profond du **grand fessier** ainsi qu'au plan des **ligaments sacro-iliaques postérieurs**[44]. En dehors de cette crête, on trouve une petite zone verticale, irrégulière, criblée, faisant jonction avec la face latérale de l'os.

[40] La fusion peut être incomplète en haut ou en bas, réalisant un spina bifida occulta, c'est-à-dire une déhiscence entre les lames, mais insuffisante pour entraîner une anomalie neurologique.

[41] Ancienne masse commune ou masse sacro-lombaire.

[42] Ancienne succession des tubercules sacrés postéro-internes.

[43] Ancienne succession des tubercules sacrés postéro-externes.

[44] Anciens ligaments ilioconjugués sacrés (*cf.* Arthrologie).

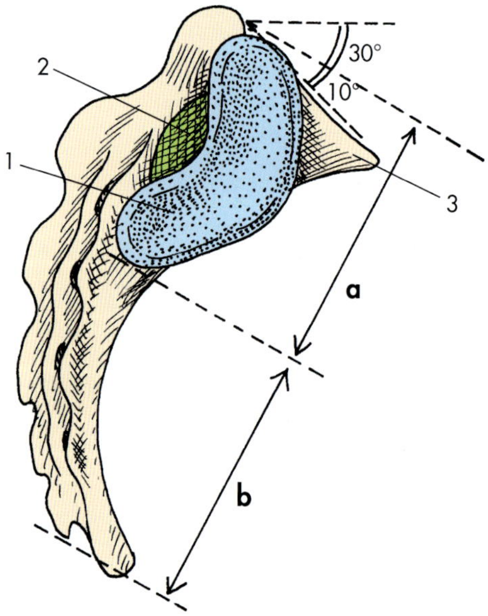

▶ **1-36**

Face latérale : moitié supérieure (a) et moitié inférieure (b).
1. Surface auriculaire
2. Fosse criblée (ligament interosseux)
3. Promontoire

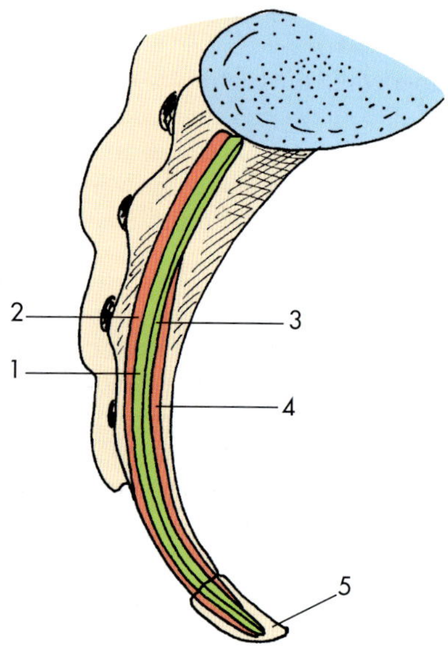

▶ **1-37**

Moitié inférieure de la face latérale.
1. LST
2. Grand fessier (profond)
3. LSE
4. Coccygien
5. Coccyx

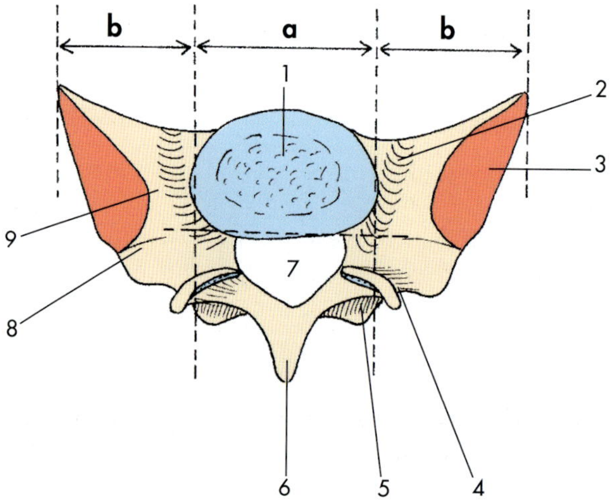

▶ **1-38**

Face supérieure : parties médiale (a) et latérale (b).
1. Corps de S1
2. Sillon du TLS
3. Muscle iliaque
4. PAP supérieurs
5. Crête sacrale intermédiaire (équivalent PAP inférieurs)
6. Crête sacrale médiale
7. Canal sacral
8. Processus transversaire de l'aile du sacrum
9. Partie costale de l'aile du sacrum

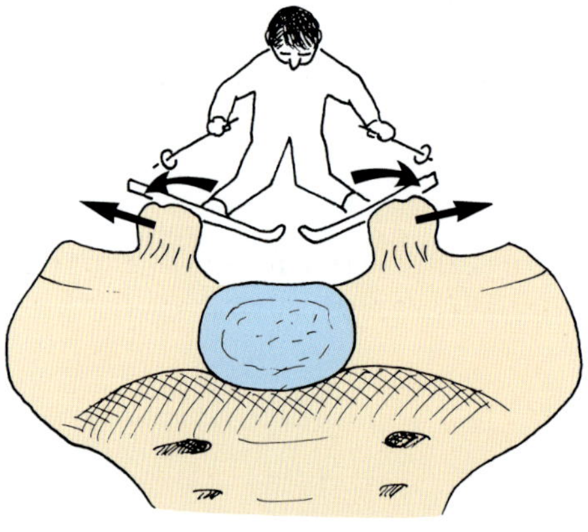

▶ **1-39**

Position écartée et frontalisée des PAP inférieurs de L5 sur S1 (retenue de L5).

Face latérale

Elle est triangulaire à base supérieure incurvée vers l'avant. On la divise en 2 parties bien distinctes (fig. 1-36).

Moitié supérieure

Elle répond aux 2 premières vertèbres sacrales (S1 et S2), les plus grosses et mécaniquement les plus solides[45] [8]. C'est sur elles que repose la surface articulaire sacro-iliaque. Elle répond à la surface auriculaire de l'os coxal. Son type articulaire est discuté : on peut la classer en articulation à synoviale du fait de ces composants, mais d'autres aspects et sa fonction sont en faveur d'un type spécifique, mixte : **mi-synoviale mi-symphyse** (*cf.* chapitre 2). Comme pour l'os coxal, sa forme est dite auriculaire ou en forme de L renversé, avec un segment supérieur, oblique en haut et en arrière, et un inférieur, oblique en bas et en arrière[46]. Son relief est irrégulier[47], tourmenté, n'évoquant pas le glissement propre à une articulation à synoviale. Elle regarde en dehors, et légèrement en bas et en arrière. Elle est encroûtée de cartilage hyalin. Dans la concavité de cette surface se trouve une zone criblée donnant insertion au puissant **ligament interosseux**.

Moitié inférieure

Elle répond aux 3 dernières vertèbres sacrales (S3, S4, S5) et se résume à un bord épais, concave en avant (fig. 1-37). On y trouve 4 insertions, d'avant en arrière :

- le muscle **coccygien** (accolé au LSE) ;
- le **ligament sacro-épineux** ou LSE (qui, en éventail, s'étend sur toute la hauteur) ;
- le **ligament sacro-tubéral** ou LST (qui remonte jusqu'à l'EIPS) ;
- le muscle **grand fessier** profond (accolé au LST).

Base

Elle correspond à la face supérieure de S1, on la divise en 3 parties (fig. 1-38).

Partie médiane ou centrale

C'est la zone qui entoure le **canal sacral** qui fait suite au foramen vertébral. On la subdivise en 2 parties :

- *la partie antérieure*, représentée par le plateau supérieur de S1, large et réniforme. Il est incliné de 30 à 40° vers le bas et l'avant[48] (*cf.* fig. 1-36). Son bord antérieur, ou **promontoire**, surplombe le petit bassin, dont il forme la limite postérosupérieure[49] ;
- *la partie postérieure* correspond à l'arc postérieur de S1. À sa partie antérolatérale, on trouve les PAP supérieurs de S1, dont les caractéristiques sont qu'ils sont très **écartés** (*cf.* L5) et relativement **frontalisés**[50] (fig. 1-39).

Parties latérales

Chacune est l'équivalent d'un mégatransverse, appelé **aile du sacrum**. Cette partie est de forme trapézoïdale à grande base latérale plus ou moins relevée[51]. L'aile est convexe sagittalement et concave transversalement.

En fait, cette partie est embryologiquement subdivisée en deux : la partie antérieure ou aile proprement dite (2/3), qui correspond à la partie costale de S1, et la partie postérieure ou tubercule transversaire (1/3), qui correspond au processus transverse de cette vertèbre.

L'aile du sacrum donne latéralement insertion au débordement du muscle **iliaque**[52]. Près de la limite médiale, elle présente un léger **sillon** oblique en avant et en dehors, répondant au passage du **tronc lombo-sacral** (TLS)[53].

Apex

L'apex, ou sommet, est de taille réduite et aplati d'avant en arrière (fig. 1-31). Il supporte une **facette articulaire** pour la 1re pièce coccygienne[54], plane, ovalaire à grand axe transversal, regardant en bas et en avant, encroûtée de cartilage hyalin.

[45] C'est à ce niveau que peuvent être fixées des vis d'arthrodèse.

[46] Ces 2 directions représentent celles des contraintes auxquelles est soumis le sacrum : tassement et glissement (décomposition de la pression rachidienne).

[47] Ancien rail creux de Farabeuf.

[48] Ce fait est à rapprocher des pathologies de type spondylolisthésis dans lesquelles L5 glisse vers l'avant, entraînant des perturbations orthopédiques.

[49] Ce point est pris en compte dans la mesure des diamètres obstétricaux, c'est le plus court, il se nomme « diamètre conjugué » : entre le promontoire et la symphyse pubienne.

[50] Ces 2 caractéristiques permettent un meilleur ancrage de L5 sur S1, s'opposant à son glissement antérieur.

[51] Cette morphologie varie : il existe des sacrums de type hyperbasal, hypobasal ou intermédiaire, ce qui peut avoir des conséquences fonctionnelles sur la plus ou moins grande mobilité de la charnière lombo-sacrale.

[52] Ce muscle chevauche donc la capsule, qu'il renforce, assurant un lien entre les 2 os.

[53] Il s'agit de l'anastomose entre les branches antérieures des racines L5 et S1.

[54] Il peut y avoir soudure de cette jonction.

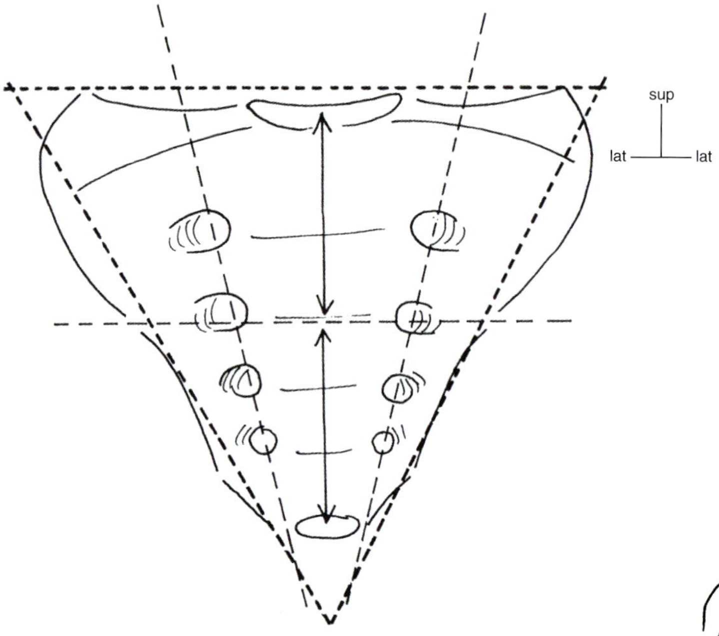

▶ 1-40
Schématisation de la face antérieure.

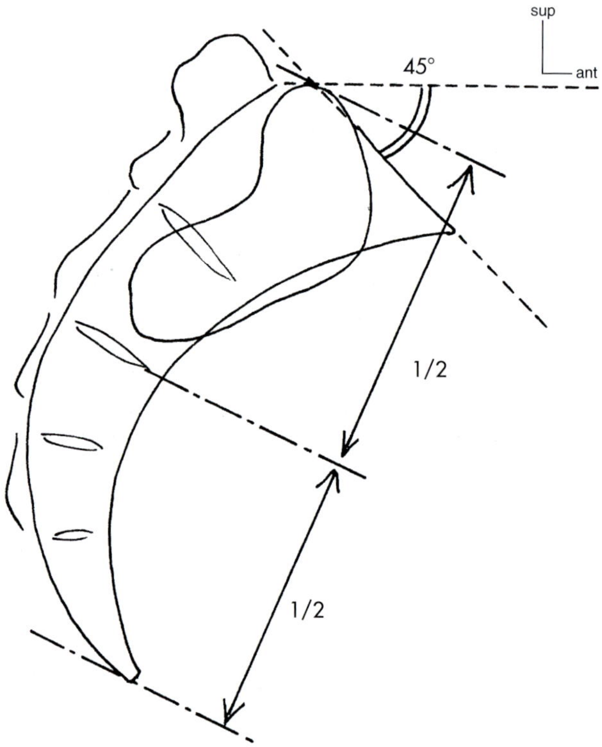

▶ 1-41
Schématisation de la face latérale.

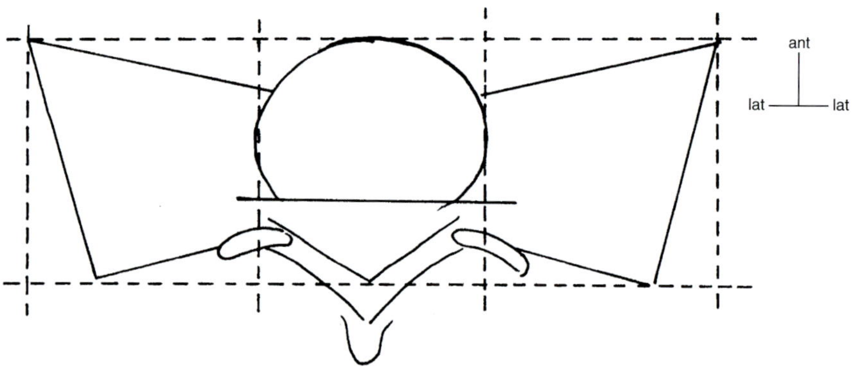

▶ 1-42
Schématisation de la face supérieure (base).

Incidences pratiques

Incidences morphologiques et palpatoires

La crête sacrale médiane est palpable, surtout chez les personnes maigres. Elle peut devenir une zone de compression chez le sujet alité et siège d'escarres.

Incidences mécaniques et pathologiques

Les caractéristiques des PAP supérieurs de S1 s'opposent au glissement antérieur de L5 qui se trouve retenu, à la manière d'un skieur en position « chasse-neige » (écartement des skis dirigés en dedans) (fig. 1-39).

Comment schématiser le sacrum

Trois croquis sont intéressants :

- *la vue des faces :* tracer un triangle isocèle à pointe inférieure, dont les 2 côtés présentent une partie supérieure légèrement convexe, une partie inférieure légèrement concave, puis un rétrécissement (fig. 1-40). La moitié supérieure de l'os répond aux 2 premières vertèbres sacrales. Les 4 foramens sacraux sont à situer sur 2 lignes convergentes en bas et en dedans. À la face antérieure, ils sont plus grands et prolongés en dehors par un petit sillon. La face postérieure reprend le même schéma, il suffit d'y représenter 5 crêtes : 1 médiane, plus 1 intermédiaire et 1 latérale de chaque côté, les foramens étant situés entre ces 2 dernières crêtes ;
- *la vue latérale :* dessiner un triangle effilé, à pointe inférieure et incurvée vers l'avant (vers la droite du croquis pour une face latérale droite). La base du triangle doit être oblique d'environ 40° vers l'avant et le bas (fig. 1-41). La moitié supérieure de la face correspond à S1 et S2 : y porter la surface en forme de L à concavité postérosupérieure. Le bord convexe est irrégulier (crête médiane) ;
- *la vue supérieure :* dessiner un rectangle, formé de 3 carrés côte à côte (fig. 1-42). L'avant est en haut du croquis, l'arrière en bas :
  - dans le tiers moyen, diviser en 2 parties, antérieure et postérieure. En avant dessiner un ovale, sectionné en arrière, limiter la partie postérieure par un V très ouvert. La pointe du V supporte le processus épineux de S1, donc l'extrémité supérieure de la crête médiane, et les limites latérales du V comportent les facettes articulaires,
  - dans le tiers latéral, dessiner une surface trapézoïdale à grande base latérale.

COCCYX

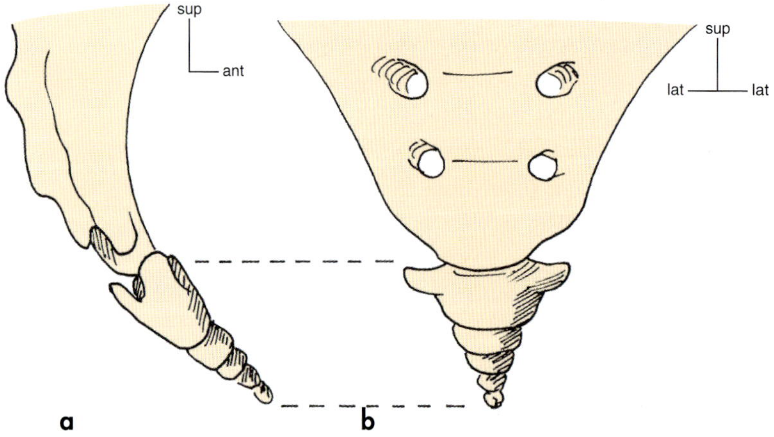

▶ 1-43
Coccyx en vues latérale droite (a) et antérieure (b).

▶ 1-44
Situation centrale du coccyx, par rapport au plancher pelvien (vue supérieure).
1. Fente urogénitale
2. Centre tendineux du périnée
3. Anus
4. Coccyx
5. LST
6. Muscle coccygien recouvrant le LSE
7. Élévateur de l'anus (idiorectal)
8. Élévateur de l'anus (puborectal)

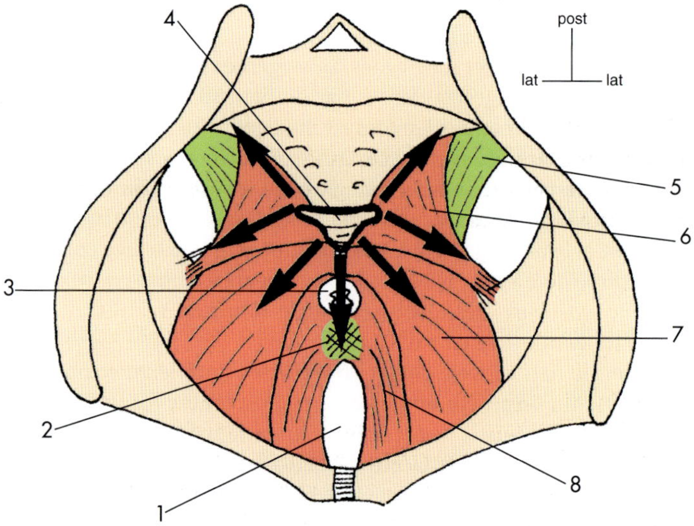

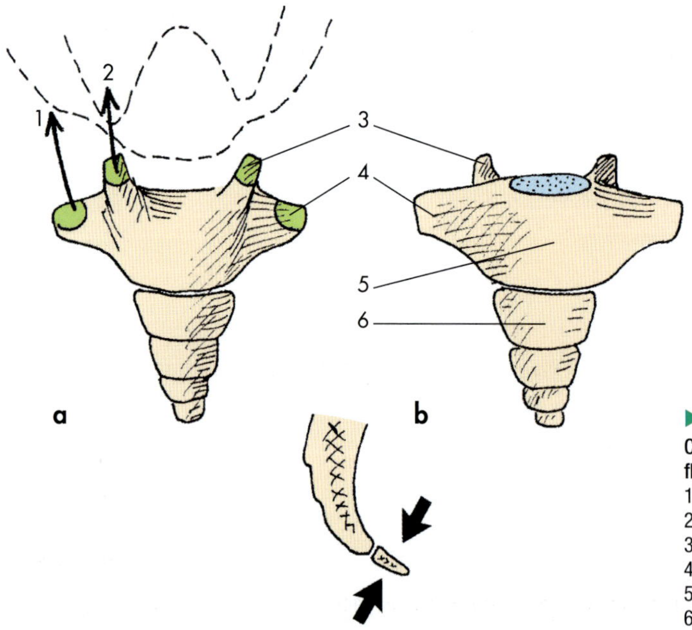

▶ 1-45
Coccyx en vues postérieure (a) et antérieure (b) obliques (selon les flèches).
1. Ligament sacro-coccygien latéral
2. Ligament sacro-coccygien postérieur
3. Corne
4. Processus transverse
5. 1re vertèbre coccygienne
6. 2e vertèbre coccygienne et suivantes

Présentation

Le coccyx[55] est un os impair et symétrique. Il constitue la partie terminale du sacrum (fig. 1-43). Composé de 4 à 6 pièces osseuses atrophiées et soudées chez l'humain, il peut en comporter davantage chez l'animal, constituant alors la queue. Il est souvent divisé en 2 par une articulation entre les 1re et 2e vertèbres coccygiennes. Ce petit os ne doit pas surprendre par sa taille : prolongeant le sacrum, il en forme une extrémité puissante, fortement haubanée par le système musculo-ligamentaire environnant et se trouve situé au milieu d'une zone stratégique : le plancher périnéal, dont il assure l'arrimage central (*cf.* Incidences mécaniques) (fig. 1-44).

Description

Le coccyx est aplati d'avant en arrière, triangulaire à base supérieure.

Faces antérieure et postérieure

Elles présentent des sillons transversaux, correspondant à la fusion des pièces coccygiennes (fig. 1-45). La face antérieure donne insertion à l'**élévateur de l'anus**, les 2 faces donnent insertion aux ligaments sacro-coccygiens antérieurs et postérieurs.

Bords latéraux

Ils sont irréguliers, on y retrouve les mêmes insertions que sur les bords du sacrum, à savoir, d'avant en arrière : le muscle **coccygien**, le ligament **sacro-épineux**, le ligament **sacro-tubéral**, le **grand fessier** (faisceau profond) (fig. 1-46).

Base

Elle correspond à la 1re vertèbre coccygienne et présente 3 parties (fig. 1-47) :

- *au milieu* : une facette plane, ovalaire à grand axe transversal, répondant à l'apex du sacrum et encroûtée de cartilage hyalin ;
- *sur les côtés* : 2 processus latéraux forment les **processus transverses**[56] du coccyx et donnent insertion aux ligaments sacro-coccygiens latéraux. À la jonction entre les parties médiane et latérales : une paire de processus verticaux forme les **cornes**[57] et donne insertion aux ligaments sacro-coccygiens postérieurs (prolongements de la face postérieure).

Apex

En position centrale dans le détroit inférieur du bassin, il participe à la stabilité du plancher pelvien. Il donne insertion au **ligament anococcygien**[58] (*cf.* fig. 1-44).

QROC sur le sacrum et le coccyx

Corrigés p. 376

1. À quoi correspondent les crêtes postérieures du sacrum ?
2. Citez, sans les décrire, les insertions musculaires du sacrum.
3. Présentez, sans la décrire, la face latérale du sacrum.
4. Donnez l'orientation des surfaces articulaires du sacrum.
5. Quelles sont les insertions ligamentaires du coccyx ?
6. Présentez, sans la décrire, la base du sacrum.
7. Comment se nomme le point le plus proéminent de la partie antérosupérieure du sacrum ?

[55] En raison de sa forme, l'étymologie compare cet os à un bec de coucou.
[56] Anciennes grandes cornes du coccyx.
[57] Anciennes petites cornes du coccyx.
[58] Ancien raphé anal.

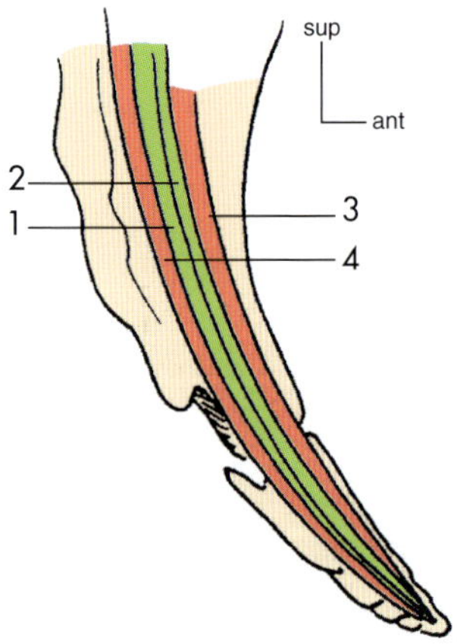

▶ 1-46

Coccyx en vue latérale droite.

1. LST
2. LSE
3. Coccygien
4. Grand fessier

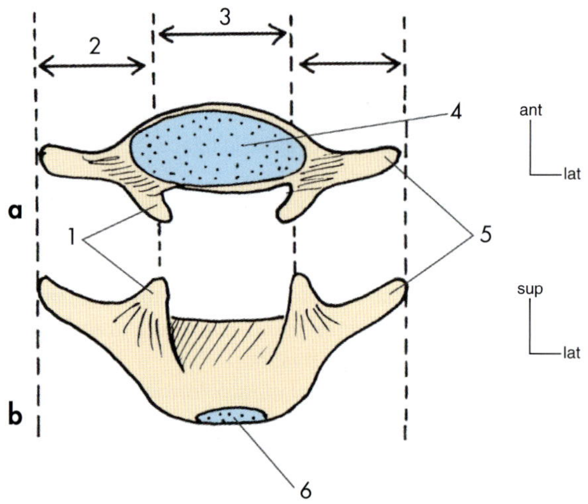

▶ 1-47

1re vertèbre coccygienne en vues supérieure (a) et postérieure (b).

1. Corne
2. Partie latérale
3. Partie médiane
4. Facette pour le sacrum
5. Processus transverse
6. Facette pour la 2e coccygienne

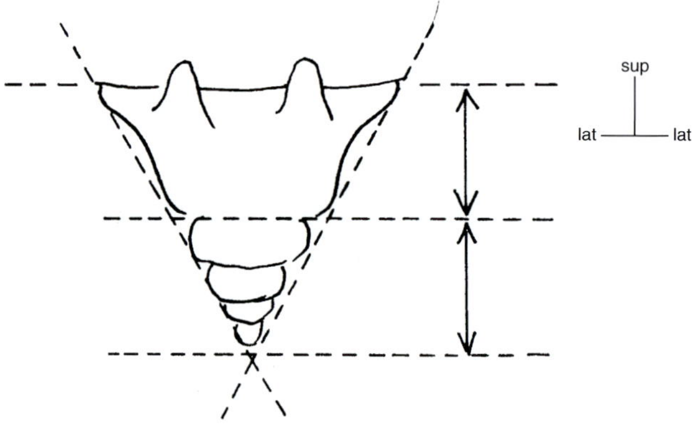

▶ 1-48

Schématisation du coccyx.

Incidences pratiques

Incidences morphologiques et palpatoires

Le coccyx n'est pas situé « en arrière », mais « en dessous ». Sa palpation est donc proche de l'anus et explique que, pour atteindre les 2 côtés de l'interligne sacrococcygien, il faille faire un toucher rectal : index côté interne, pouce côté externe.

Incidences mécaniques et pathologiques

Les chocs directs sur le coccyx (chute sur les fesses, contre un objet saillant, coup de pied, etc.), même en l'absence de lésion objective, sont douloureux et irradient sur toute la zone voisine. Il faut se méfier d'interprétations radiologiques hâtives, non faites par un radiologue, sachant que cet os peut avoir une morphologie non symétrique, être déformé, articulé en deux, sans compter qu'il peut être le siège de lésions anciennes. Sa petite pointe osseuse, isolée au centre du détroit inférieur, ne doit pas faire oublier la puissance des attaches ligamentaires et musculaires environnantes, qui assurent la bonne tenue du plancher pelvien.

Comment schématiser le coccyx

Trois vues simples sont possibles.

- *la vue postérieure* : dessiner un triangle équilatéral à sommet inférieur (fig. 1-48) dont les angles supérieurs sont accentués par les processus transverses. Ajouter les cornes débordant légèrement du bord supérieur. Le corps de la 1re pièce coccygienne fait 50 % de la taille de l'os ;
- *la vue latérale* : tracer un petit triangle aplati à sommet inférieur et à grand axe oblique en bas et en avant ;
- *la vue supérieure* : elle est accessoire, elle montre l'ellipse de la surface sacrale du coccyx et la proéminence des transverses.

CÔTES

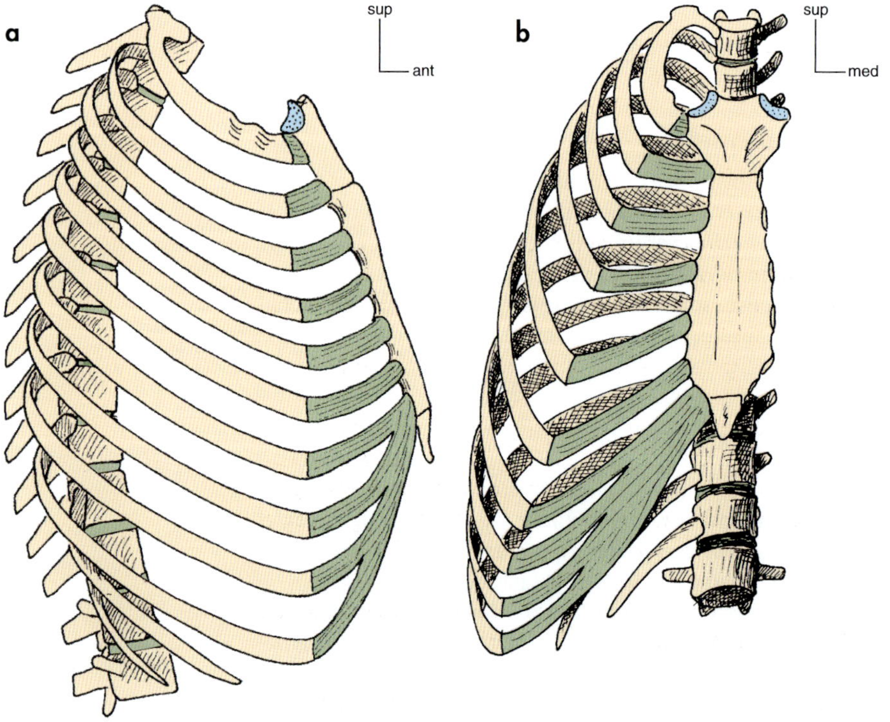

▶ **1-49**
Cage thoracique.
a. Vue latérale
b. Vue antérieure

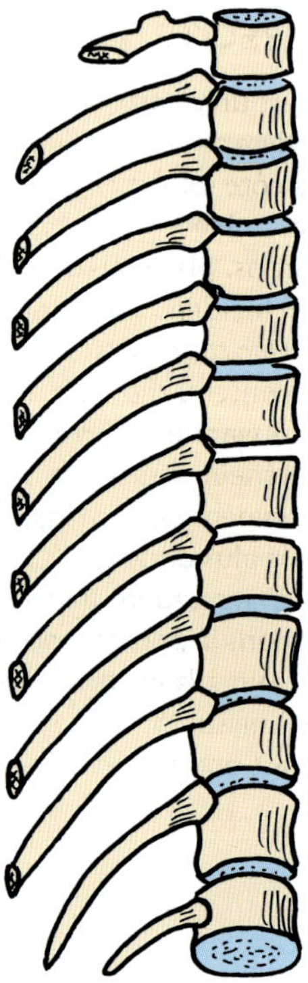

▶ **1-50**
Correspondance entre côtes et vertèbres.

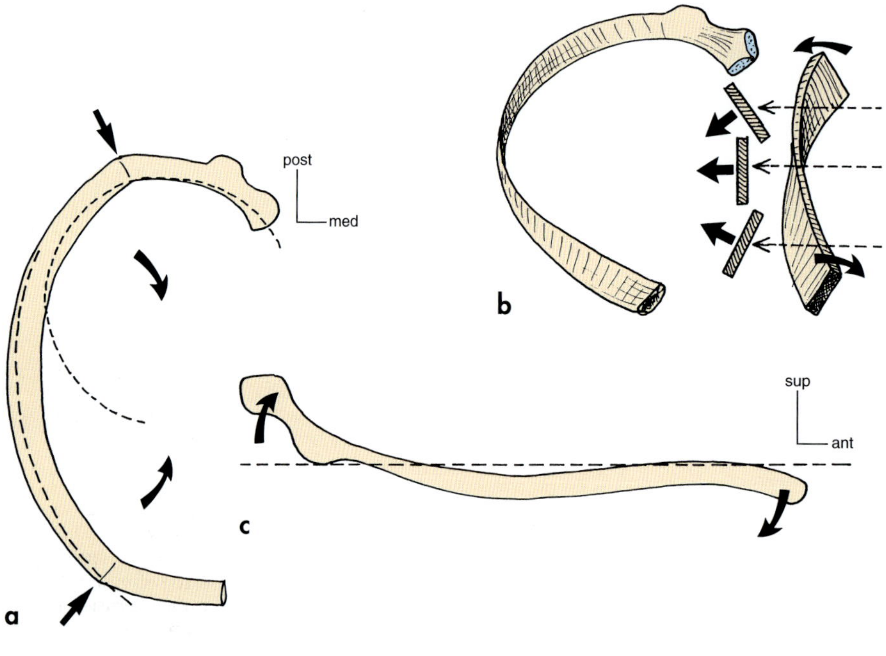

▶ **1-51**
Courbures costales selon les faces (a), l'axe (b), les bords (c).

Présentation

Les côtes sont au nombre de 12 paires, réparties en 7 paires de vraies côtes (c.-à-d. possédant chacune un cartilage articulé avec le sternum), 3 paires de fausses côtes (l'expression traduit le fait que leur cartilage n'est pas isolé mais rejoint celui de la 7e côte), enfin 2 paires de côtes dites flottantes, en raison de l'absence de cartilage antérieur de liaison avec le sternum (fig. 1-49)[59]. Les côtes sont globalement inclinées vers l'avant et légèrement divergentes entre elles. Elles s'articulent avec 2 vertèbres, sauf la 1re et les 2 dernières (fig. 1-50).

Description d'une côte type

C'est un os plat, pair et non symétrique, qui contribue à former la paroi thoracique. Il est articulé en arrière avec le rachis et en avant avec le sternum par l'intermédiaire d'un cartilage.
La côte est curviligne, on l'oriente en plaçant en dedans sa face concave, en arrière l'extrémité la plus volumineuse et en bas le sillon longeant l'un des bords.
Cet os, plat mais allongé et fin, possède 3 courbures, ce qui lui confère une extrême compliance (*cf.* Incidences pratiques).

- *Une courbure selon les faces*, dite de **cintrage** ou d'enroulement, lui permet de s'enrouler autour du contenu thoracique (fig. 1-51a). Cette courbure n'est pas régulière : d'une part, son rayon décroît d'avant en arrière, d'autre part elle connaît 2 petites cassures : l'une en arrière, appelée angle postérieur, l'autre très peu marquée, tout en avant, appelé angle antérieur. Ces 2 petits angles déterminent donc 3 segments : arc postérieur, arc moyen (le plus étendu), arc antérieur (le plus petit et le plus discret)[60].
- *Une courbure selon l'axe*, dite de **torsion**, se traduit par le fait que la face externe regarde vers le bas, dans la portion postérieure de la côte, horizontalement en dehors à la portion moyenne, et vers le haut à la portion antérieure (fig. 1-51b).
- *Une courbure selon les bords*, dite de **cisaillement**, se traduit par le fait que l'extrémité postérieure est plus haut située que l'antérieure, par rapport à un axe longitudinal (fig. 1-51c).

[59] Le terme de côtes flottantes est celui de l'ancienne terminologie. La nomenclature officielle l'a abandonné, et considère donc 7 paires de vraies côtes et 5 paires de fausses, sans faire de distinction entre elles, ce qui est regrettable.

[60] Les déformations thoraciques modifient ces caractères.

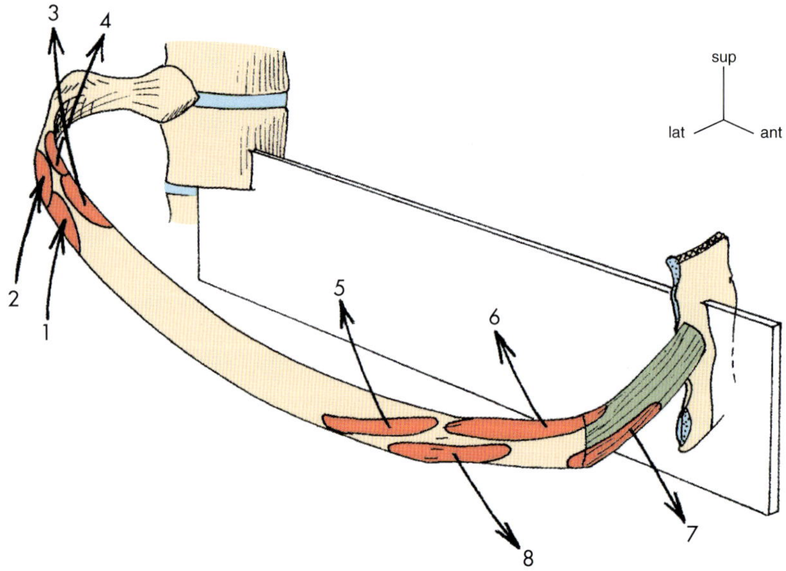

▶ **1-52**

Face externe d'une côte moyenne.
1. Longissimus
2. Iliocostal
3. DPS
4. Élévateur des côtes
5. Dentelé antérieur
6. Grand pectoral
7. Droit de l'abdomen
8. Oblique externe

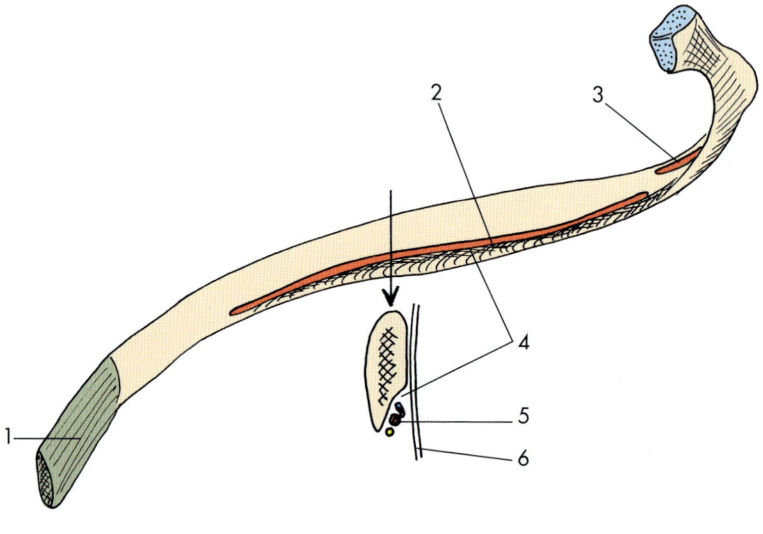

▶ **1-53**

Face interne d'une côte moyenne.
1. Cartilage costal
2. Intercostal intime
3. Subcostal
4. Sillon costal
5. PVN intercostal
6. Plèvre

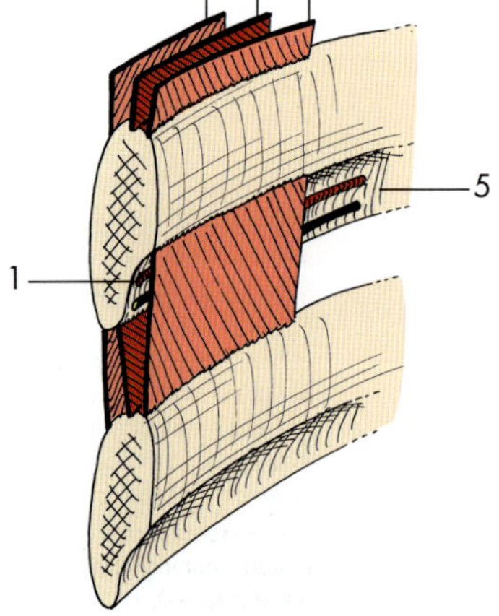

▶ **1-54**

Insertion des muscles intercostaux.
1. PVN intercostal
2. Intercostal externe
3. Intercostal interne
4. Intercostal intime
5. Sillon costal

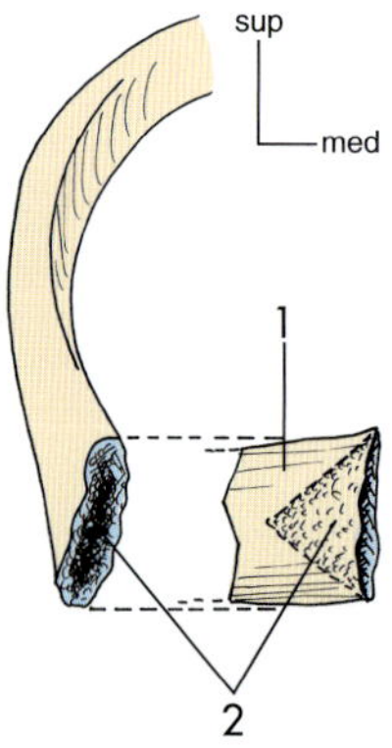

▶ **1-55**

Extrémité antérieure (1) et zone d'insertion du cartilage (2).

Face externe

Elle est dite externe et non latérale, car sa surface est périphérique et regarde successivement en arrière, puis en dehors et enfin en avant au fur et à mesure que l'on décrit l'arc costal du rachis vers l'avant. Elle est convexe d'avant en arrière et légèrement verticalement, elle est lisse. On peut lui décrire schématiquement 3 zones ou arcs[61] (fig. 1-52) :

- *1 arc postérieur*, où s'insèrent des muscles postérieurs (érecteurs du rachis);
- *1 arc antérieur*, où s'insèrent des muscles antérieurs (abdominaux, dentelé antérieur), débordant sur l'arc intermédiaire;
- *1 arc intermédiaire*, libre, où glissent les fibres du dentelé antérieur.

Entre ces 3 arcs, on trouve 2 angles dont seul le postérieur est un peu marqué.

Face interne

Concave d'avant en arrière et légèrement convexe verticalement, on la divise en 2 parties (fig. 1-53) :

- *partie supérieure* : lisse et libre, répond au feuillet pariétal de la plèvre;
- *partie inférieure* : déprimée en sillon axial (surtout visible à la moitié postérieure) dit **sillon costal**, livrant passage au PVN intercostal. Ce sillon présente 2 lèvres :
  - la supérieure donne insertion à l'**intercostal intime**,
  - l'inférieure est confondue avec le bord inférieur de l'os.

Bords

Supérieur et inférieur (fig. 1-54), ils délimitent l'espace intercostal.

- *Le supérieur* est mousse et donne insertion, de la superficie à la profondeur, à l'**intercostal externe**, puis à l'**interne**, enfin à l'**intime**[62].
- *L'inférieur* est plus saillant, il donne insertion, de la superficie à la profondeur, à l'**intercostal externe** puis à l'**interne**.

Extrémité antérieure

Elle est très courte, un peu élargie. Elle se limite à une dépression ovalaire, creusée dans l'os spongieux et aux contours corticaux plus ou moins réguliers. Elle reçoit l'extrémité latérale du cartilage costal correspondant (fig. 1-55). Elle forme avec lui une articulation de type synchondrose.

[61] La notion d'arc permet de localiser un endroit de la côte, notamment pour situer un trait de fracture.

[62] Anciennement intercostal externe, puis moyen, puis interne (attention donc à ne pas confondre les nomenclatures).

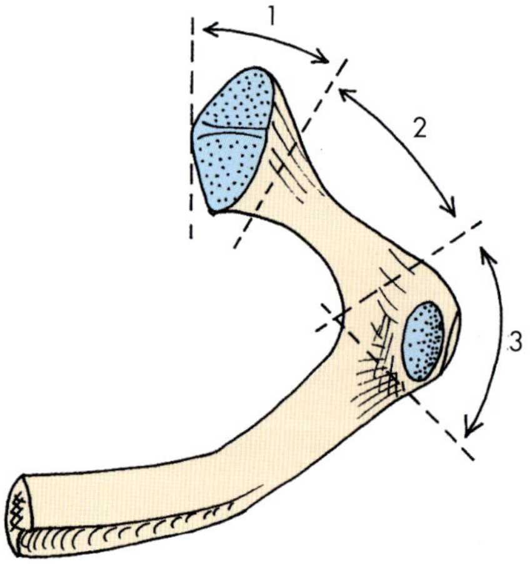

▶ **1-56**

Extrémité postérieure (vue postéro-inférieure).

1. Tête
2. Col
3. Tubercule costal

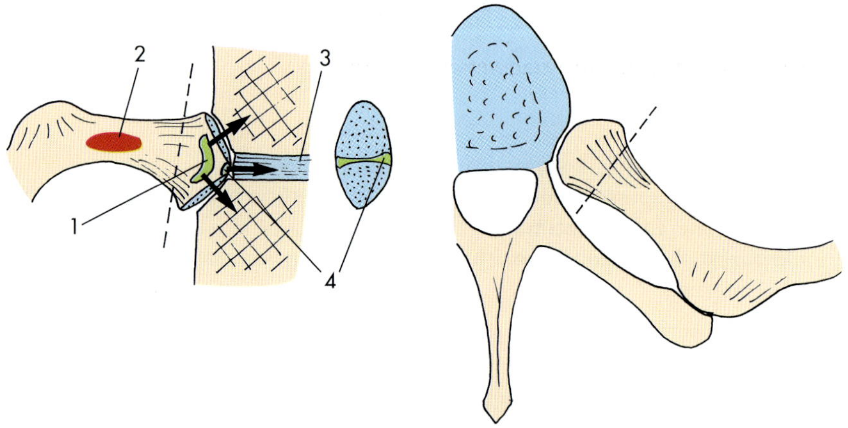

▶ **1-57**

Tête en vues antérieure (a), médiale (b) et supérieure (c).

1. Ligament radié de la tête (antérieur)
2. Subcostal
3. Disque intervertébral
4. Ligament interosseux

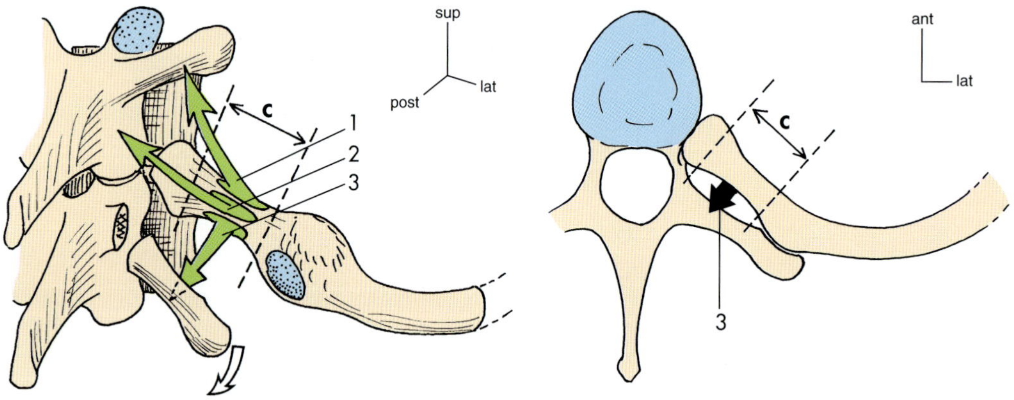

▶ **1-58**

Col costal : processus transverse écarté (a) et vue supérieure (b).

1. Ligament costo-transversaire supérieur
2. Ligament costo-lamellaire
3. Ligament costo-transversaire interosseux

c. Col

Extrémité postérieure

Elle est plus volumineuse et comporte 3 parties (fig. 1-56).

Tête

C'est une partie élargie formant un angle dièdre qui vient s'encastrer, en quelque sorte, entre 2 vertèbres thoraciques (fig. 1-57). Ce dièdre forme une **articulation** de type plane, encroûtée de cartilage hyalin, avec 2 facettes et une arête intermédiaire. La facette inférieure répond à la demi-facette costale de la vertèbre thoracique de même numéro que la côte, la supérieure répond à celle de la vertèbre sus-jacente, l'arête répond au disque intervertébral, auquel elle est unie par un petit ligament interosseux. La face antérieure de la tête donne insertion au ligament costo-corporéal antérieur appelé radié de la tête, la postérieure au ligament costo-corporéal postérieur.

Col

C'est une portion rétrécie, ovalaire à la coupe (fig. 1-58).

- *La face antérieure* est lisse, répond à la plèvre et donne insertion au petit muscle **subcostal**.
- *La face postérieure* donne un certain nombre d'insertions ligamentaires en rapport avec le rachis (*cf.* chapitre 2) :
  - en haut : le ligament costo-transversaire supérieur,
  - au milieu : le ligament costo-lamellaire,
  - en bas : le ligament costo-transversaire (interosseux).

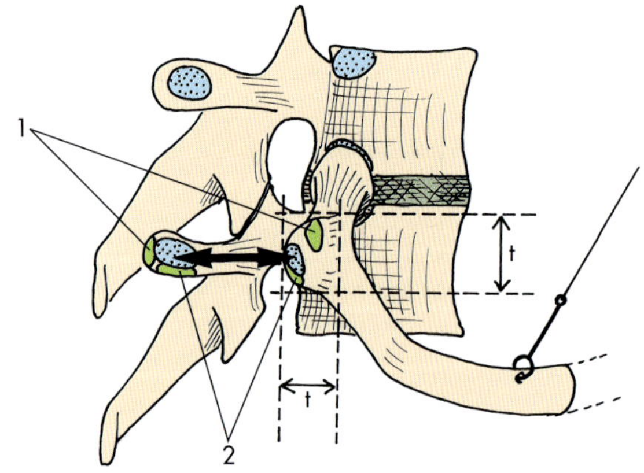

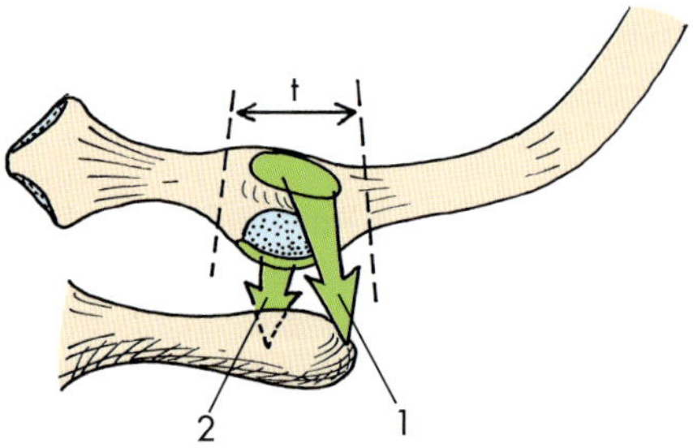

1-59

Tubercule costal (t) (côte écartée vers l'avant) en vues latérale (a) et postérieure (b).

1. Ligament costo-transversaire latéral
2. Ligament costo-transversaire inférieur

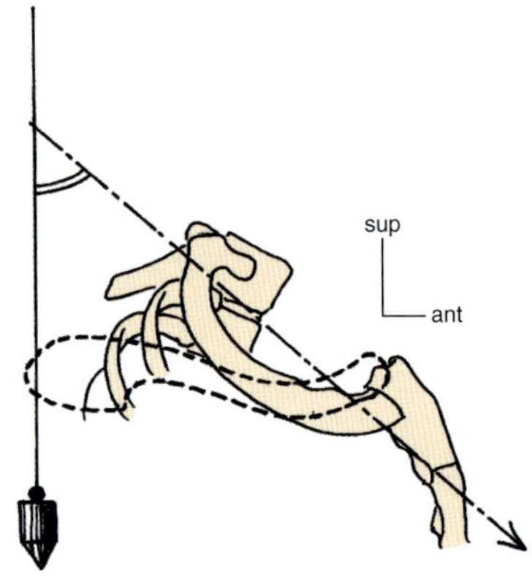

1-60

Situation oblique de la 1re côte.

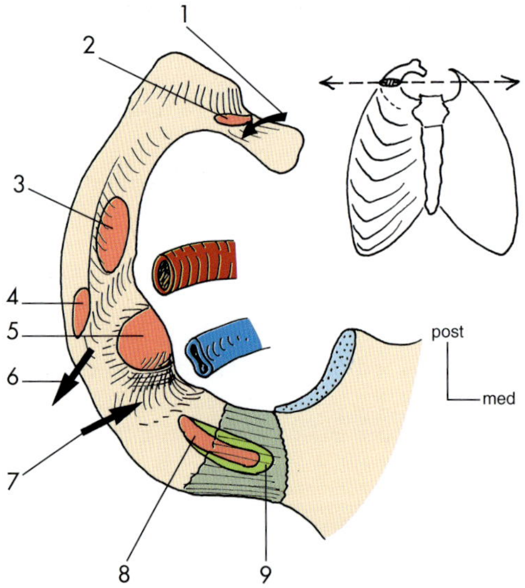

1-61

Face supérieure de la 1re côte.

1. Sillon du 8e nerf cervical
2. 1er élévateur des côtes
3. Scalène moyen
4. Dentelé antérieur
5. Scalène antérieur
6. Sillon de l'artère subclavière
7. Sillon de la veine subclavière
8. Subclavier
9. Ligament costo-claviculaire

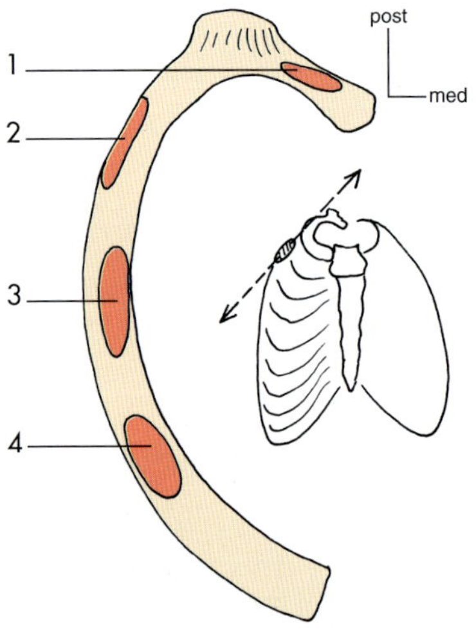

1-62

2e côte.

1. 2e élévateur des côtes
2. DPS
3. Scalène postérieur
4. Dentelé antérieur

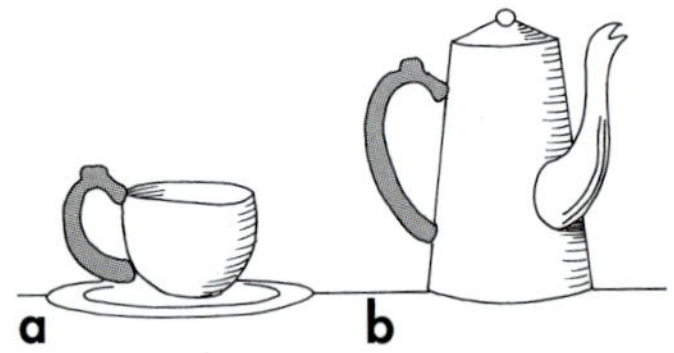

1-63

Rapports morphologiques, imagés, des 1re (a) et 2e (b) côtes.

Tubercule costal

Il est situé à l'union du col et du corps de la côte (fig. 1-59). Il n'est présent qu'en face postérieure puisqu'en rapport avec le processus transverse des vertèbres. On lui décrit 2 versants séparés par un petit sillon :

- *versant supérieur :* occupé par l'insertion du ligament costo-transversaire latéral ;
- *versant inférieur :* occupé par une **facette articulaire** pour le processus transverse de la vertèbre thoracique de même numéro. Globalement c'est une articulation plane (et plutôt trochoïde à grand axe transversal pour les côtes supérieures), grossièrement ovalaire, regardant en arrière[63] et encroûtée de cartilage hyalin. Le long du bord inférieur de la facette se trouve l'insertion du ligament costo-transversaire inférieur.

Caractères propres à certaines côtes

1re côte

Elle est très remarquable. Elle délimite l'orifice supérieur du thorax et se situe dans un plan transversal basculé en avant et en bas (fig. 1-60), présentant donc une face supérieure et une inférieure. De ce fait, elle ne comporte pas de sillon costal. Elle est très enroulée sur elle-même, courte et large.

La face supérieure est la plus intéressante (fig. 1-61). On lui décrit 2 parties :

- *une antérieure*, qui présente un tubercule, dit du **scalène antérieur** (ancien « tubercule de Lisfranc ») en raison de l'insertion de ce muscle, près du bord médial. De part et d'autre du tubercule se trouvent 2 sillons : l'antérieur répond au passage de la veine subclavière, le postérieur à celui de l'artère de même nom[64]. À l'extrémité antérieure s'insère le **subclavier**, encadré par l'insertion du **ligament costo-claviculaire**, qu'il renforce ;
- *une postérieure*, divisée en 2 par une petite crête axiale en dedans de laquelle se trouve l'insertion du **scalène moyen**. En dehors d'elle, on trouve celle du dentelé antérieur. Le col donne insertion au 1er muscle élévateur des côtes.

2e côte

Elle a une position et des caractères intermédiaires entre la 1re côte et les suivantes (fig. 1-62). Elle possède une face supéro-externe et une inféro-interne. Sa particularité est l'insertion du **scalène postérieur** à la partie moyenne de sa face supéro-externe. Au total, 1re et 2e côtes sont marquées par leur courbure prononcée et leur taille plus réduite (fig. 1-63).

[63] Elle regarde en arrière, mais d'autant plus en dedans que l'on descend dans le rachis.

[64] Les artères occupent toujours une position plus protégée, donc plus profonde, que les veines.

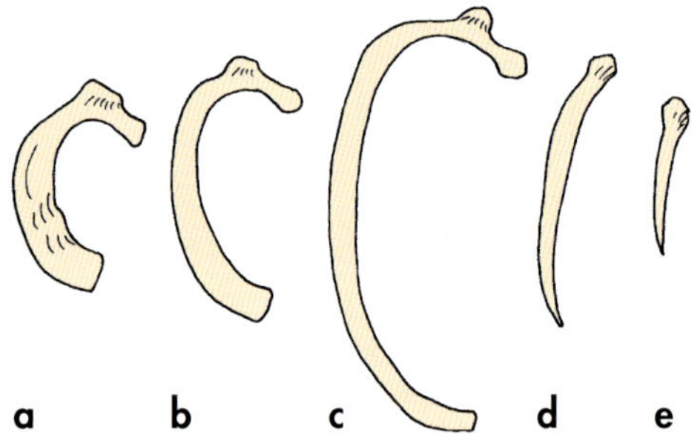

1-64
Morphologie des côtes 1 (a), 2 (b), moyenne (c), 11 (d), 12 (e).

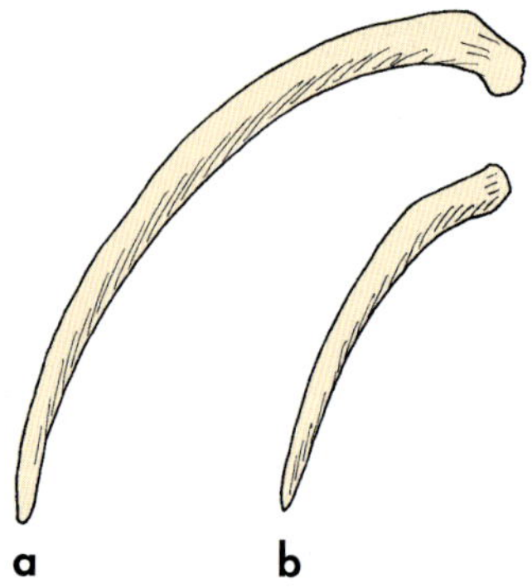

1-65
11e (a) et 12e (b) côtes, en vue antérosupérieure.

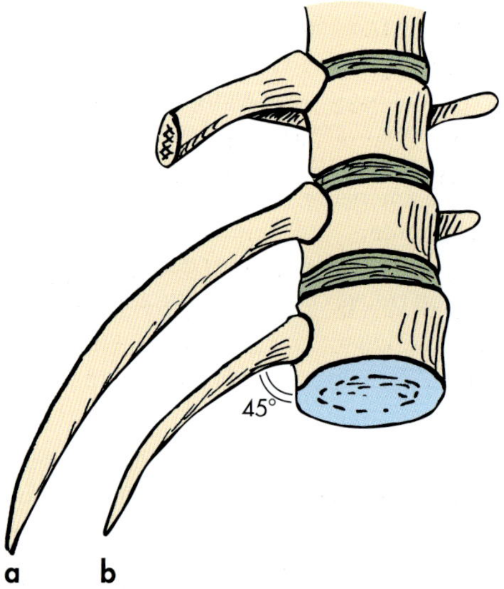

1-66
11e et 12e côtes

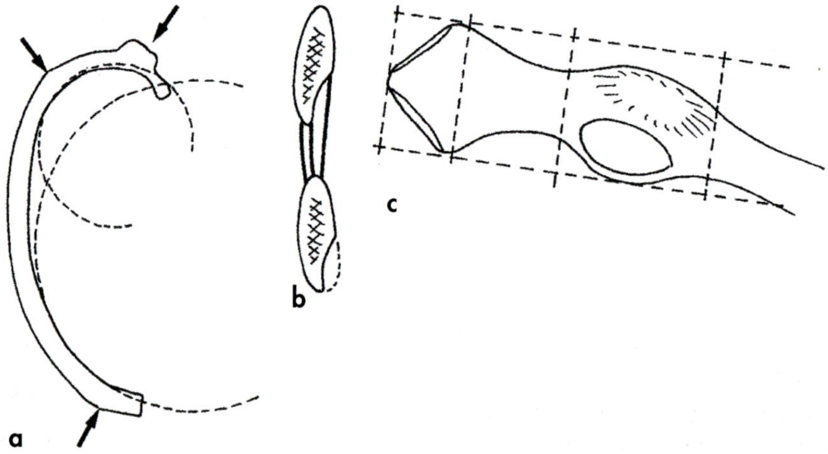

1-67
Schématisation d'une côte en vue supérieure (a), en coupe (b) et en vue postérieure de l'extrémité postérieure (c).

11e et 12e côtes

Les côtes sont de moins en moins incurvées au fur et à mesure qu'elles sont plus basses (fig. 1-64). Les deux dernières sont très peu courbées, de plus elles sont flottantes (fig. 1-65), c'est-à-dire que le cartilage de l'extrémité antérieure est atrophié et ne rejoint ni les autres, ni le sternum. Leur extrémité postérieure ne comporte pas de tubercule (pas d'articulation costo-transversaire). Leur tête ne possède qu'une seule facette (pour la vertèbre de même numéro). La 12e ne présente pas de sillon costal et le PVN qui passe à son bord inférieur n'est pas dit intercostal, mais sous-costal. Elle est oblique à près de 45° en bas et dehors (fig. 1-66).

Incidences pratiques

Sur le plan morphologique et palpatoire

Le gril costal forme une enveloppe très souple, donc déformable. En dehors de toute pathologie, il existe des types morphologiques variés. Sa palpation est superficielle donc aisée.

Sur le plan mécanique et pathologique

La souplesse du gril thoracique lui confère une certaine capacité de compliance dans les petits traumatismes, mais le rend plus vulnérable dans les troubles orthopédiques (gibbosité dans les scolioses) et les affections respiratoires (asthme). La partie antéro-inférieure, ouverte et large au niveau xiphoïdien, à grosse dominante cartilagineuse, est particulièrement sensible aux variations, par exemple lors d'une grossesse.
Avec ses 3 courbures, la côte réalise un véritable matériau à mémoire, capable de restituer l'énergie emmagasinée lors d'une déformation, notamment dans la respiration, ce qui permet de bénéficier d'un mouvement passif sur les deux temps de la respiration en mode normal.
Malgré la souplesse évoquée, la position exposée des côtes et leur minceur expliquent la fréquence des fractures costales, généralement sans gravité, sauf s'il y a atteinte des organes sous-jacents ou réalisation d'un volet costal[65].

Comment schématiser une côte

Trois vues sont utiles.

- *la vue supérieure* : dessiner un arc de cercle dont le rayon de courbure décroît vers l'arrière (fig. 1-67a). Y porter les 3 arcs, qui forment des « cassures » dans la continuité du trait (1 et 2). À la partie postérieure, porter le tubercule costal, qui dépasse en arrière, et la tête, qui élargit l'extrémité (3) ;
- *la coupe transversale* : tracer un ovale très aplati. L'échancrer à sa partie inféro-interne (sillon costal) (fig. 1-67b). Il est intéressant de figurer 2 coupes superposées afin de mieux comprendre la disposition des muscles intercostaux ;
- *l'extrémité postérieure* (en vue postérieure) : sur un rectangle à grand axe oblique en bas et en dehors, porter 3 parties (fig. 1-67c). La plus médiale, petite et taillée en double biseau, forme la tête (1). La partie moyenne, rétrécie, forme le col (2), et la latérale, élargie, forme le tubercule costal (3).

QROC sur les côtes Corrigés p. 376

1. Citez les courbures costales.
2. Comment se décompose, ostéologiquement, une côte ?
3. Quelles sont les surfaces articulaires d'une côte ?
4. Décrivez le sillon costal.
5. Énumérez les ligaments s'insérant sur une côte.

[65] Interruption d'un même arc costal en 2 endroits, ce qui libère un segment osseux qui ne répond plus aux mouvements physiologiques du thorax lors de la respiration et est alors le siège d'une respiration dite paradoxale.

STERNUM

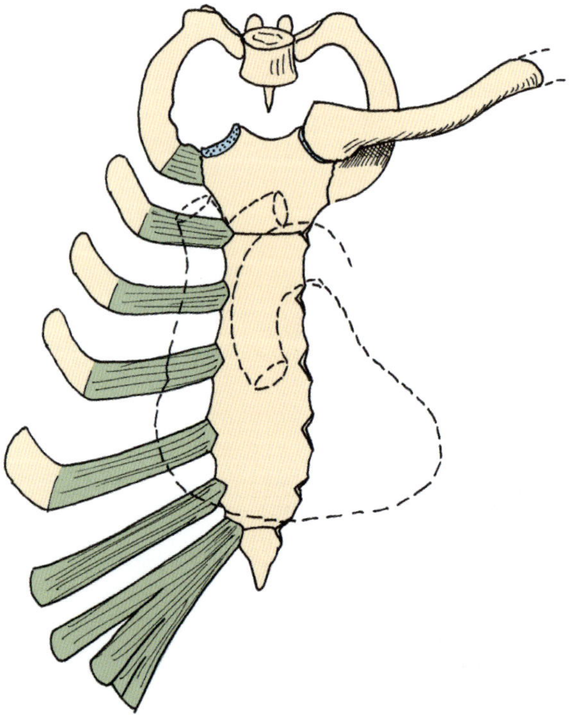

▶ 1-68
Situation du sternum, vue de face (le cœur est en pointillé).

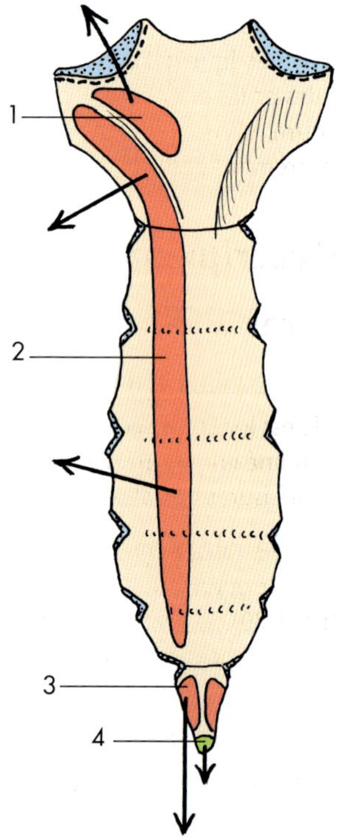

▶ 1-69
Face antérieure.
1. SCM
2. Grand pectoral
3. Droit de l'abdomen
4. Ligne blanche

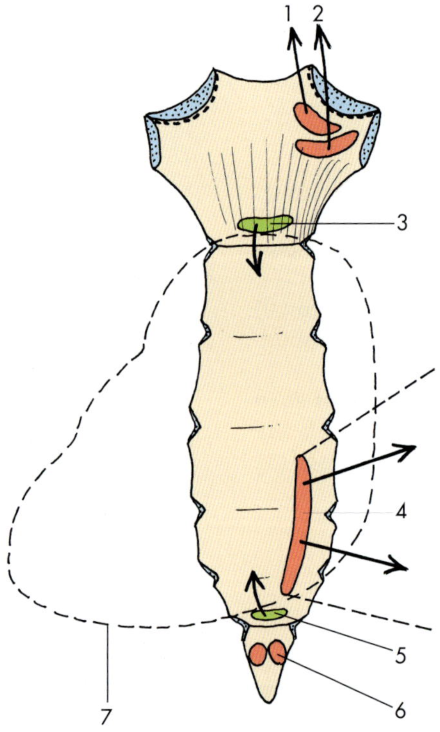

▶ 1-70
Face postérieure.
1. Sterno-hyoïdien
2. Sterno-thyroïdien
3. Ligament sterno-péricardique supérieur
4. Transverse du thorax
5. Ligament sterno-péricardique inférieur
6. Diaphragme
7. Projection du cœur

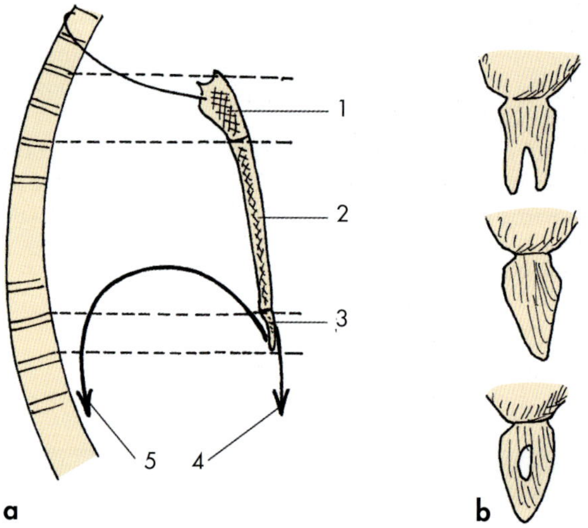

▶ 1-71
Processus xiphoïde en coupe (a), en vue antérieure avec différentes morphologies (b).
1. Manubrium
2. Corps du sternum
3. Processus xiphoïde
4. Droit de l'abdomen
5. Diaphragme

Présentation

Le sternum[66] est primitivement constitué de sternèbres qui s'ossifient ensuite. C'est un os plat, impair et symétrique qui constitue la partie antérieure de la cage thoracique et qui est articulé avec les clavicules et les arcs costaux. Il est allongé verticalement et formé de 3 parties, de haut en bas : manubrium, corps et processus xiphoïde (fig. 1-68). On l'oriente en plaçant la pointe en bas et la face légèrement convexe en avant.

Description

Corps

Face antérieure

Elle est longue et étroite, plane (fig. 1-69). De part et d'autre de la ligne médiane, elle présente l'insertion linéaire du **grand pectoral**. Elle est traversée transversalement par de petites crêtes, réunissant les incisures costales, témoins de la division primitive en sternèbres.

Face postérieure

Longue et étroite, comme l'antérieure, elle est lisse et répond au médiastin (principalement au cœur) (fig. 1-70). Sa partie inférieure donne insertion au ligament sterno-péricardique inférieur et, de part et d'autre de la ligne médiane, au **transverse du thorax**[67].

Manubrium[68]

Partie large et aplatie, le manubrium est triangulaire à base supérieure et à sommet inférieur tronqué. On lui décrit 2 faces. Le manubrium est parfois soudé au corps, parfois articulé avec lui par une facette de type synchondrose (articulation à cartilage), cette jonction forme l'angle manubrio-sternal (environ 170°)[69].

Face antérieure

Elle prolonge la face antérieure de l'os en s'élargissant vers le haut (fig. 1-71). Elle présente 2 crêtes divergentes en haut. Au-dessous d'elle s'insère le prolongement du **grand pectoral**, au-dessus d'elle s'insère le chef sternal du **sterno-cléido-mastoïdien**.

Face postérieure

Elle est lisse et donne insertion, en haut, au **sterno-hyoïdien**, et, en dessous de lui, au sterno-thyroïdien. À sa partie inférieure, elle donne insertion au **ligament sterno-péricardique supérieur** (*cf.* fig. 1-70).

Processus (appendice) xiphoïde[70]

Il est petit et pointu, avec des formes variables : triangulaire, ou bifide, percé ou entièrement cartilagineux, parfois dévié de la ligne médiane (*cf.* fig. 1-71). On lui décrit 2 faces, 1 base et 1 apex.

- *Face antérieure :* de chaque côté de la ligne médiane, elle donne insertion au muscle **droit de l'abdomen**.
- *Face postérieure :* elle donne insertion aux fibres les plus antérieures du **diaphragme**.
- *Base :* elle forme l'**articulation** sterno-xiphoïdienne, synchondrose parfois ossifiée ou inexistante du fait d'un appendice cartilagineux.
- *Apex :* il donne insertion à la **ligne blanche**[71].

[66] Du latin *sternuo* : « j'éternue », cet os étant fortement secoué dans l'éternuement.

[67] Ancien triangulaire du sternum. Ce muscle est placé en « verrou » de maintien au centre de la partie souple de la circonférence inférieure du thorax.

[68] Manubrium se rapporte au mot « main » et désigne la partie que l'on saisit à la main (manche, anse, etc.), ici il se rapporte à cette seule partie du sternum que l'on peut saisir.

[69] Ancien angle de Louis.

[70] Du grec *xiphos* : poignard, lame d'épée, etc., ce qu'évoque bien cette partie pointue de l'os.

[71] C'est la ligne d'union des aponévroses des muscles larges de l'abdomen, tendue du xiphoïde au pubis. C'est une zone qui peut présenter des faiblesses et être le siège de hernies.

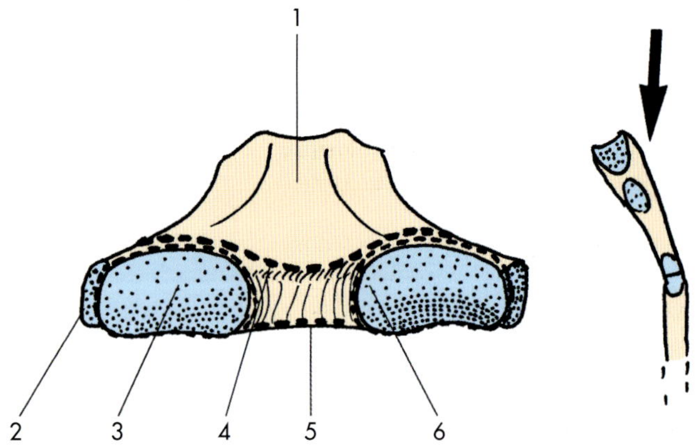

▶ **1-72**
Bord supérieur du manubrium.
1. Face antérieure
2. 1re incisure costale
3. Incisure claviculaire
4. Fascia cervical superficiel
5. Fascia cervical moyen
6. Capsule sterno-claviculaire

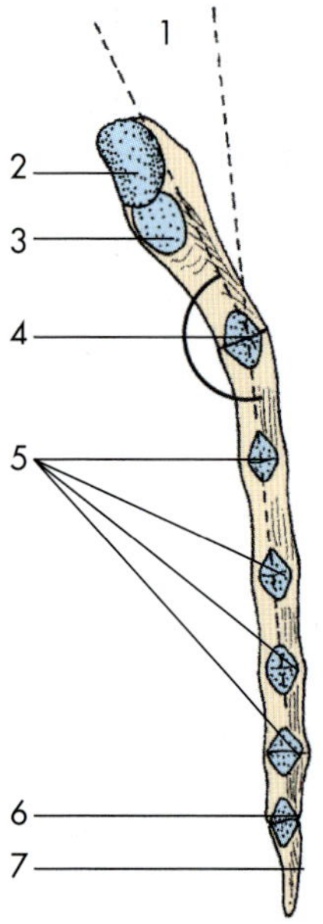

▶ **1-73**
Bord latéral.
1. Angle manubrio-sternal
2. Incisure claviculaire
3. 1re incisure costale
4. 2e incisure costale
5. Incisures des 3e, 4e, 5e et 6e côtes
6. 7e incisure costale
7. Processus xiphoïde

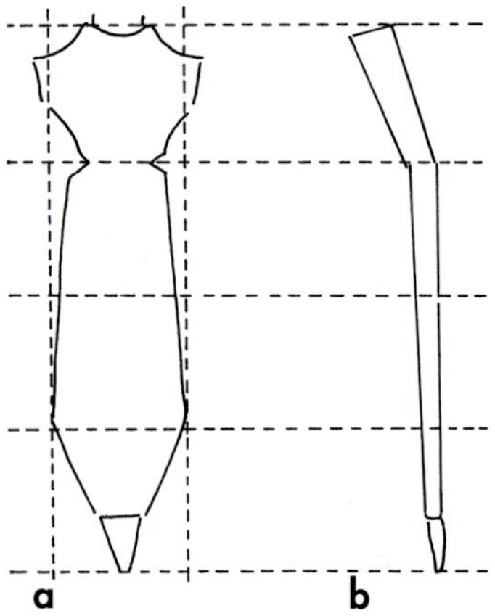

▶ **1-74**
Schématisation du sternum en vues antérieure (a) et latérale (b).

Bords de l'os

Bord supérieur

On le divise en 1 partie médiane et 2 latérales (fig. 1-72) :

- *médianement*, il est épais, convexe d'avant en arrière et concave transversalement, surplombé par la saillie des 2 clavicules. Palpable, il donne insertion à 2 fascias : en avant au fascia cervical superficiel et en arrière de lui au fascia cervical moyen ;
- *sur les côtés*, on trouve l'incisure claviculaire, **surface articulaire** répondant au segment vertical de l'extrémité médiale de la clavicule par l'intermédiaire de son disque (ménisque). De type en selle, cette surface est concave verticalement et convexe sagittalement, elle regarde en dehors et en haut et est encroûtée de cartilage hyalin.

Bords latéraux

Ils sont épais et irréguliers, d'abord obliques en bas et en dedans, ils deviennent parallèles puis se rapprochent l'un de l'autre à la partie tout inférieure (fig. 1-73). On leur décrit une succession de zones articulaires et d'échancrures intercalées entre elles :

- *les incisures costales.* Elles sont au nombre de 7 et placées comme suit : la 1re est accolée en dessous de l'incisure claviculaire, la 2e est à cheval sur la jonction manubrio-sternale, la 7e est à cheval sur la jonction sterno-xiphoïdienne, les 4 autres (3e, 4e, 5e et 6e) sont réparties entre les précédentes. Ces incisures répondent aux cartilages costaux, elles possèdent une capsule et une synoviale. Elles ont la forme d'une encoche, formant un angle dièdre ouvert en dehors, elles sont cependant classées comme des surfaces planes ;
- *les échancrures intercostales.* Ce sont les parties intercalées entre les incisures, répondant à l'espace intercostal antérieur.

Incidences pratiques

Incidences morphologiques et palpatoires

La palpation sous-cutanée est aisée.

Incidences mécaniques et pathologiques

Cet os est fortement mobilisé par la respiration, mouvement lié à celui des arcs costaux. Il forme aussi une protection et une zone d'appui.

Le sternum a parfois un relief concave, comprimant le médiastin et formant ce que l'on nomme un thorax « en entonnoir »[72].

Comment schématiser le sternum

Deux vues simples sont utiles :

- *la vue antérieure ou postérieure* (fig. 1-74a). Dessiner un rectangle vertical formé de 4 carrés empilés. Pour celui du haut, porter un bord supérieur en 3 parties concaves et diviser également ses bords latéraux en 3 comme indiqué. Pour les 2 carrés suivants, dessiner des bords latéraux légèrement divergents, et pour celui du bas, les rendre convergents, se terminant inférieurement par un petit triangle ;
- *la vue latérale* : dans les mêmes proportions (fig. 1-74b), porter un axe vertical pour les 3/4 inférieurs et un autre oblique en haut et en arrière pour le quart supérieur, en le dessinant plus large.

[72] Car, primitivement, la mesure était faite sur un patient allongé sur le dos et dont on remplissait la dépression sternale pour mesurer la quantité de liquide et objectiver l'importance du trouble orthopédique. Actuellement, cette mesure est réalisée par radiographie de profil, sujet toujours couché, en plaçant une chaînette axiale sur le thorax.

QROC sur le sternum Corrigés p. 376

1. Donnez les caractéristiques essentielles du manubrium.
2. Citez les insertions musculaires du sternum.
3. Citez les ligaments du sternum.
4. Donnez l'orientation des surfaces articulaires du sternum.
5. Qu'est-ce que l'angle de Louis ?

OS HYOÏDE

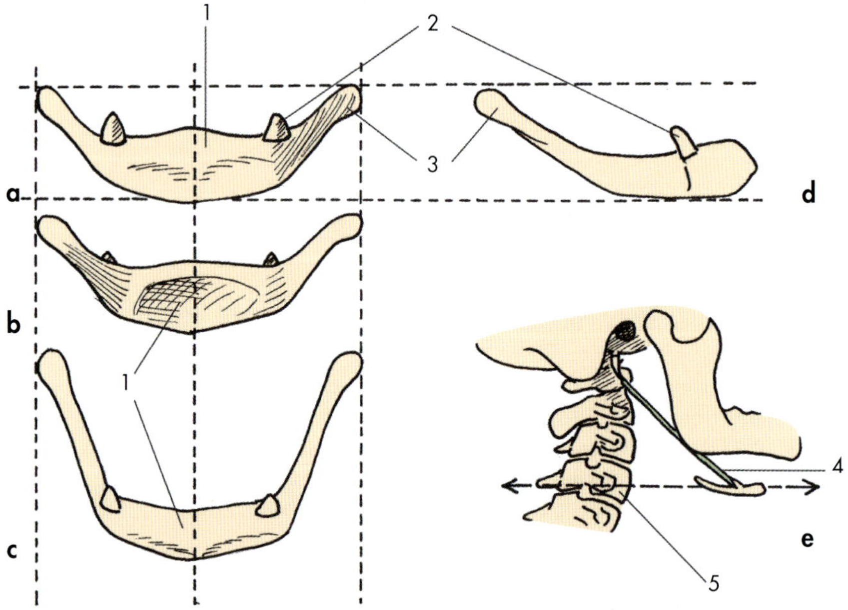

▶ **1-75**

Os hyoïde, en vues antérieure (a), postérieure (b), supérieure (c), latérale (d) et en position (e).

1. Corps
2. Petite corne
3. Grande corne
4. Ligament stylo-hyoïdien
5. C4

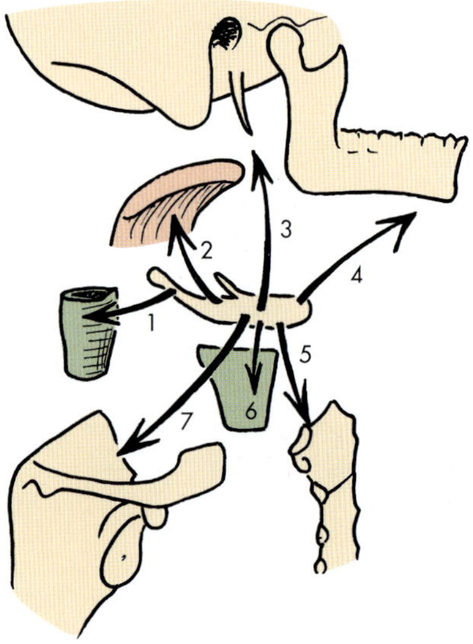

▶ **1-76**

Liaisons musculaires de l'os hyoïde.

1. Muscle pour le pharynx
2. Muscles pour la langue

3 et 4. Muscles pour le crâne

5. Muscle pour le sternum
6. Muscle pour le cartilage thyroïdien
7. Muscle pour la scapula

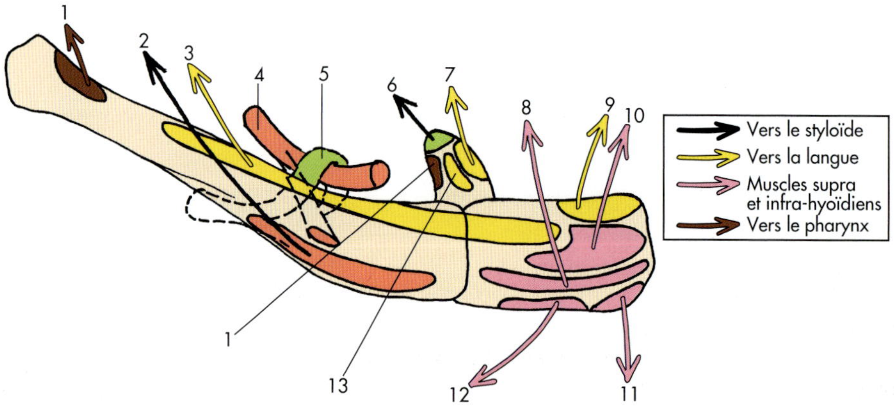

▶ **1-77**

Vue latérale de l'os hyoïde.

1. Constricteur moyen du pharynx
2. Stylo-hyoïdien
3. Hyo-glosse
4. Digastrique
5. Poulie de réflexion
6. Ligament stylo-hyoïdien
7. Longitudinal supérieur
8. Mylo-hyoïdien
9. Génio-glosse
10. Génio-hyoïdien
11. Sterno-hyoïdien
12. Omo-hyoïdien
13. Longitudinal inférieur

Présentation

Il s'agit d'un petit os situé en avant de la 4e vertèbre cervicale, juste au-dessus du cartilage thyroïdien (fig. 1-75). Il n'est pas articulé avec le reste du squelette, mais en rapport musculo-ligamentaire avec lui. Il forme un relais entre des muscles de la tête, de la langue et du pharynx et des muscles du cou supra- et infrahyoïdiens (fig. 1-76).
Il a la forme d'un U[73] posé à plat et à concavité postérieure.

Description

Cet os est divisé en une partie médiane, ou corps, et deux parties latérales, ou grandes cornes (fig. 1-77). À leur jonction se situent deux petites aspérités dirigées vers le haut : les petites cornes.

Corps

Il est situé transversalement, convexe en avant. Il donne insertion à des muscles du cou, supra- et infrahyoïdiens, et à des muscles de la langue :

- *suprahyoïdiens* : mylo-hyoïdien, génio-hyoïdien ;
- *infrahyoïdiens* : omo-hyoïdien et sterno-hyoïdien en avant, thyro-hyoïdien en arrière ;
- *pour la langue* : génio-glosse.

Grandes cornes

Elles prolongent le corps sur ses côtés et se dirigent en arrière et en haut. Elles donnent insertion à des muscles pour la langue et le pharynx (hyo-glosse et constricteur du pharynx), elles donnent aussi insertion à la poulie fibreuse du digastrique (qui laisse une expansion à la grande corne) et au muscle stylo-hyoïdien.

Petites cornes

Elles sont situées à la jonction du corps et des grandes cornes, dirigées vers le haut. Elles donnent insertion à deux muscles de la langue : les longitudinaux supérieur et inférieur, et au ligament stylo-hyoïdien (venant du temporal).

Incidences pratiques

Cet os est situé à la limite entre le plan horizontal du plancher de la bouche et le plan vertical de la face antérieure du cou. Situé juste au-dessus du cartilage thyroïdien (pomme d'Adam), il est facilement palpable et mobilisable. Il subit des déplacements verticaux lors de la déglutition.

QROC sur l'os hyoïde Corrigés p. 377

1. Donnez le nom des processus de l'os hyoïde.
2. Citez le nom des muscles s'insérant sur l'os hyoïde et la ceinture scapulaire.
3. Où se situe l'os hyoïde ?

[73] « Hyoïdes » signifie « en forme de U », en grec.

TÊTE : FACE

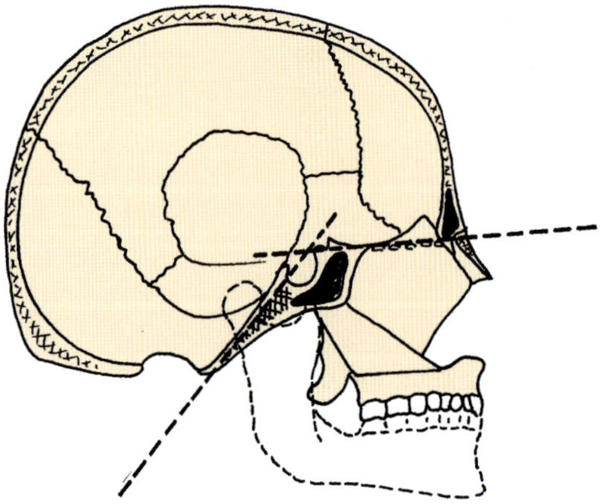

▶ **1-78**

Angle craniofacial du sphénoïde.

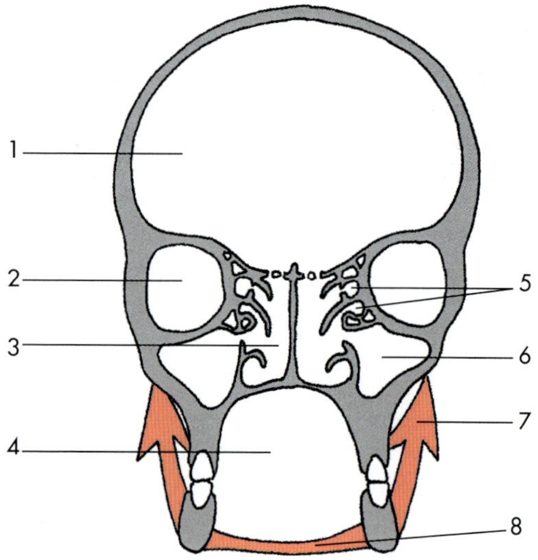

▶ **1-79**

Coupe frontale de la tête.

1. Cavité cérébrale
2. Cavité orbitaire
3. Cavité nasale
4. Cavité orale
5. Sinus ethmoïdaux
6. Sinus maxillaire
7. Masséter
8. Mylo-hyoïdien

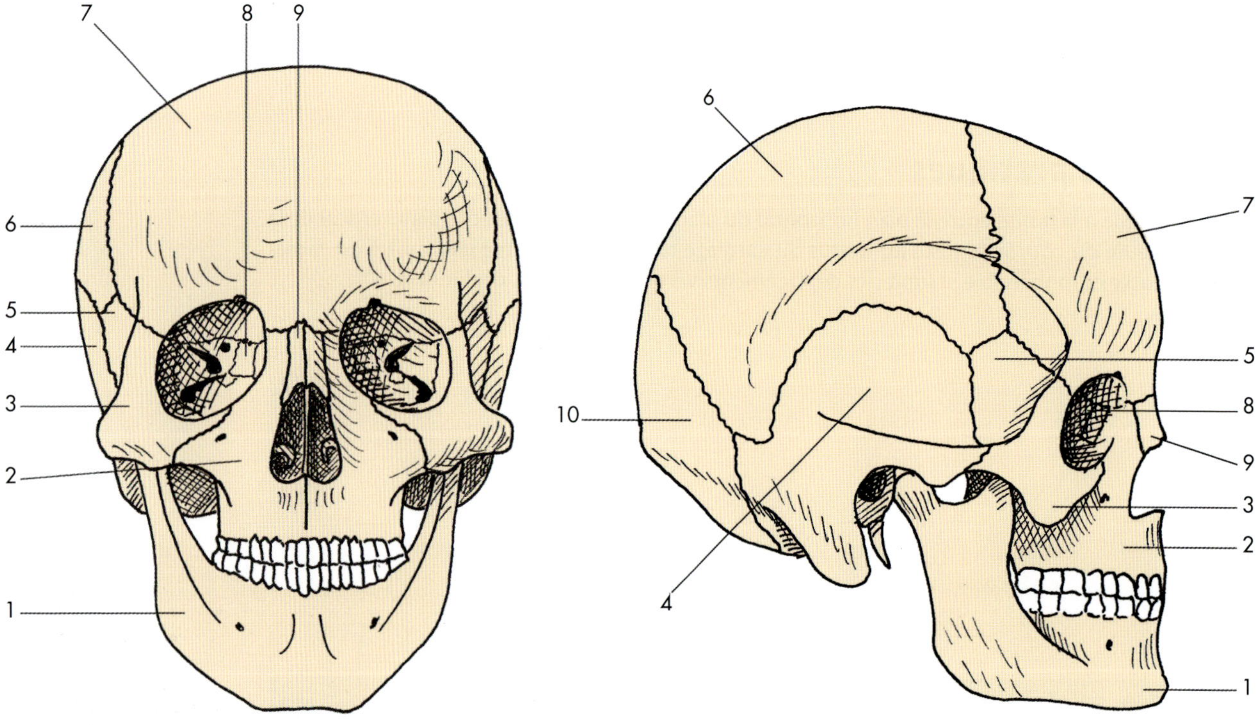

▶ **1-80**

Crâne en vues antérieure (a) et latérale (b).

1. Mandibule
2. Maxillaire
3. Zygomatique
4. Temporal
5. Sphénoïde
6. Pariétal
7. Frontal
8. Lacrymal
9. Nasal
10. Occipital

Présentation de la tête

La tête se singularise du reste du corps à tous points de vue. Elle n'est pas orientée vers le support et la locomotion, comme les membres ou le tronc, mais surplombe l'ensemble du corps, formant une boîte qui renferme la partie centrale du système nerveux et les principaux organes des sens[74], ainsi que l'appareil manducateur[75].
Elle comporte 2 parties bien distinctes anatomiquement, embryologiquement et fonctionnellement : la face, ou splanchnocrâne, et la boîte crânienne, ou neurocrâne. Ces 2 parties sont délimitées par l'angle craniofacial du sphénoïde (115 à 120°) (fig. 1-78).

Face

Elle est formée de plusieurs os et possède une structure double : une renforcée au niveau des zones de transmission d'appuis, et une dite papyracée (c.-à-d. fine comme du papyrus), ailleurs. Ces dernières structures délimitent des cavités, les sinus, qui allègent d'autant le massif facial (fig. 1-79). On dénombre 6 os pairs et 2 os impairs (fig. 1-80).

[74] Seul le toucher n'est pas spécifique à cette zone qui possède la vue, l'ouïe, l'odorat et le goût.

[75] C'est-à-dire l'appareil masticateur, dont le rôle est aussi la phonation, l'expression par le faciès et, dans une certaine mesure, la préhension (bien que rôle infime par rapport à l'animal).

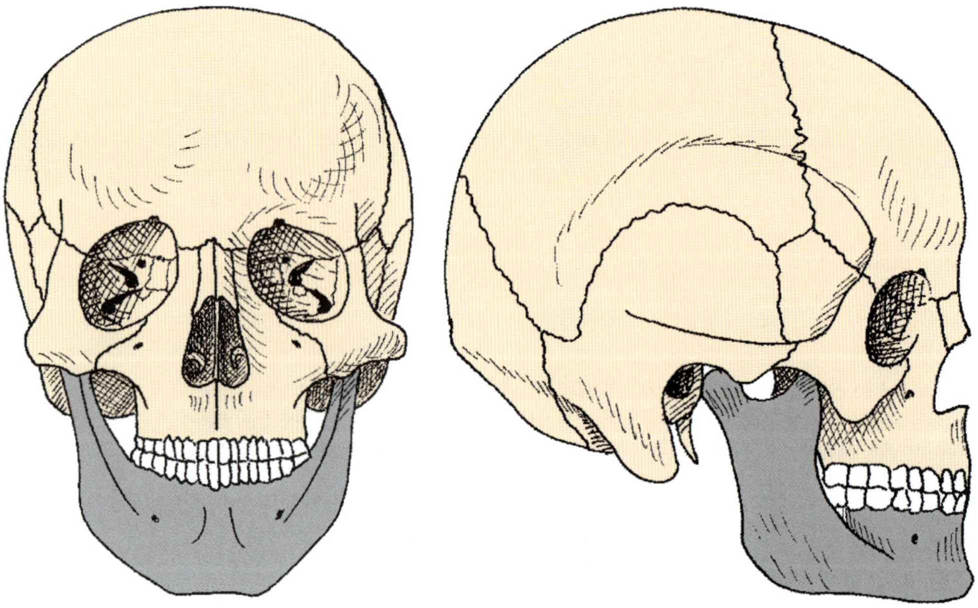

▶ **1-81**
Mandibule, de face (a) et de profil (b).

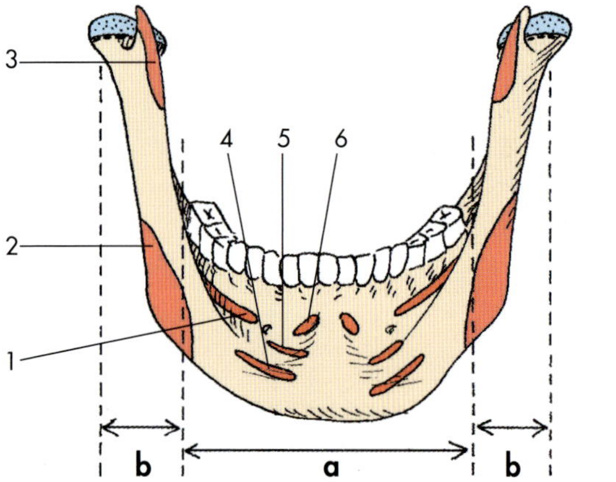

▶ **1-82**
Insertions de la mandibule, en vue antérieure : corps (a) et branches (b).

1. Buccinateur
2. Masséter
3. Temporal
4. Abaisseur de l'angle de la bouche
5. Abaisseur de la lèvre inférieure
6. Mentonnier

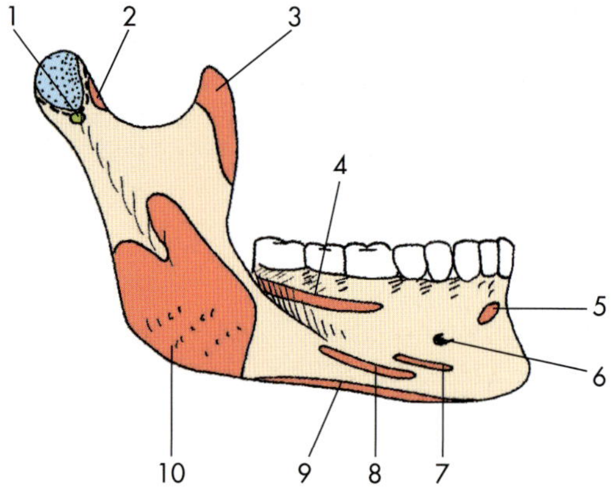

▶ **1-83**
Face externe de la mandibule.

1. Ligament collatéral latéral
2. Ptérygoïdien latéral
3. Temporal
4. Buccinateur
5. Mentonnier
6. Foramen mentonnier
7. Abaisseur de lèvre inférieure
8. Abaisseur de l'angle de la bouche
9. Platysma
10. Masséter

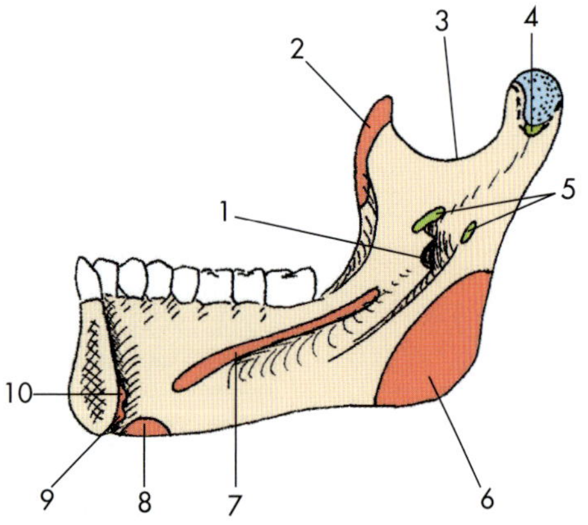

▶ **1-84**
Face interne de la mandibule.

1. Foramen mandibulaire
2. Temporal
3. Incisure mandibulaire
4. Ligament collatéral médial
5. Ligament sphéno-mandibulaire
6. Ptérygoïdien médial
7. Mylo-hyoïdien
8. Digastrique
9. Génio-hyoïdien
10. Génio-glosse

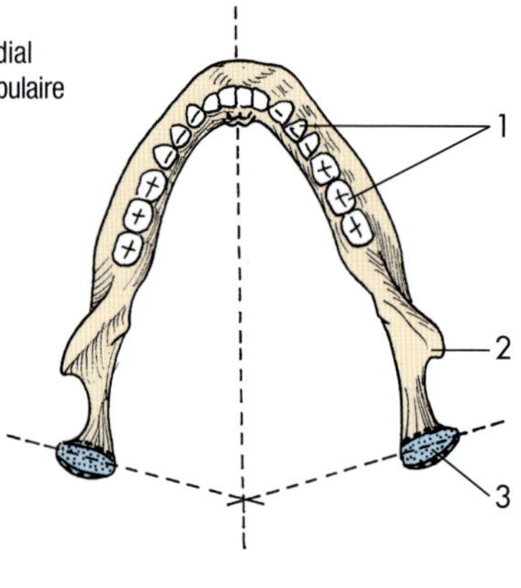

▶ **1-85**
Bord supérieur de la mandibule.

1. Dents
2. Processus coronoïde
3. Condyle mandibulaire

Mandibule[76]

Impair, c'est le seul os mobile du crâne (si l'on excepte les osselets du tympan). Il est volumineux et situé à la partie inférieure de la face (fig. 1-81), assurant l'ouverture de la bouche. On lui décrit 2 parties (fig. 1-82).

Corps

Il forme le segment horizontal de l'os, aplati de l'extérieur vers l'intérieur, c'est-à-dire présentant 2 faces et 2 bords.

- *La face externe* est peu haute, à grand axe transversal (fig. 1-83). Elle est convexe selon le grand axe et légèrement concave verticalement. De chaque côté, elle présente de dedans en dehors :
  - la symphyse mentonnière (fusion des 2 demi-mandibules primitives) ;
  - l'éminence mentonnière ;
  - la fossette mentonnière, qui donne insertion au **mentonnier** ;
  - la ligne oblique externe, qui est dirigée en arrière et en haut, depuis l'éminence mentonnière jusqu'au bord antérieur de la branche mandibulaire. Elle donne insertion à l'**abaisseur de la lèvre inférieure** et à l'**abaisseur de l'angle de la bouche** ;
  - au-dessus de la ligne, sur une zone déprimée, se trouve l'insertion du **buccinateur** ;
  - le foramen mentonnier[77], qui donne passage à la branche mandibulaire du nerf trijumeau ;
  - les dépressions alvéolaires, qui moulent le relief des racines dentaires.
- *La face interne* est concave transversalement (fig. 1-84). De chaque côté, elle présente, de dedans en dehors :
  - les épines mentonnières[78], 1 supérieure donnant insertion au **génio-glosse**, 1 inférieure donnant insertion au **génio-hyoïdien** ;
  - la ligne oblique interne, qui est dirigée en arrière et en haut, donnant insertion au **mylo-hyoïdien** et, en arrière, au **constricteur du pharynx** ainsi qu'au ligament ptérygoïdo-mandibulaire ;
  - au-dessus de la ligne oblique, une dépression logeant la glande sublinguale ;
  - au-dessous de la ligne, une dépression logeant le ventre antérieur du digastrique ;
  - le sillon mylo-hyoïdien qui livre passage au PVN mylo-hyoïdien.
- *Le bord supérieur*, ou alvéolaire, est concave en arrière, large et irrégulier, il est creusé par 8 alvéoles dentaires de chaque côté de la ligne médiane (fig. 1-85).
- *Le bord inférieur* est épais, mousse. Il donne insertion au **platysma**.

[76] Ancien maxillaire inférieur.

[77] En regard de la 1re molaire.

[78] Anciennes apophyses geni (jumelles), puisqu'elles sont 2 paires (2 supérieures et 2 inférieures).

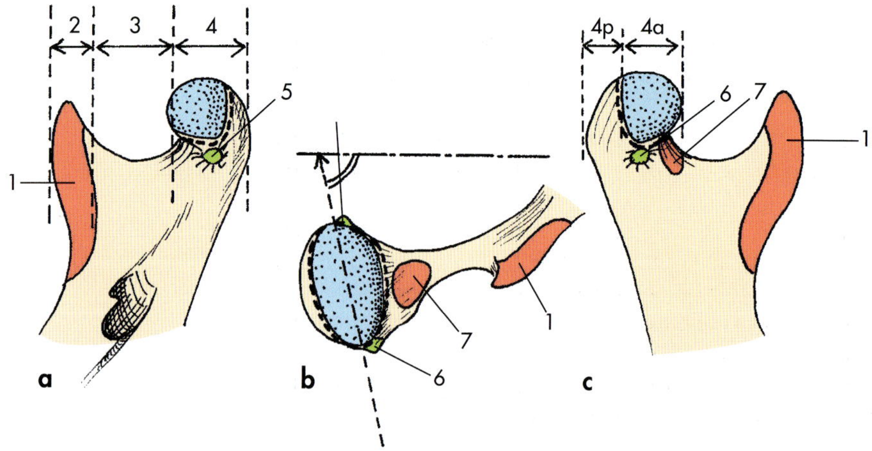

▶ **1-86**

Extrémité supérieure de la branche, en vues interne (a), supérieure (b) et externe (c).

1. Temporal
2. Processus coronoïde
3. Incisure mandibulaire
4. Condyle mandibulaire

4a. Partie antérieure de la tête

4p. Partie postérieure de la tête

5. Ligament collatéral médial
6. Ligament collatéral latéral
7. Ptérygoïdien latéral

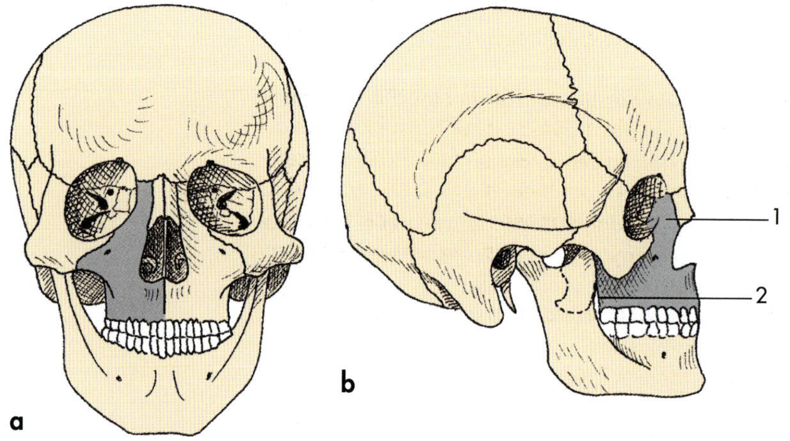

▶ **1-87**

Maxillaire, en vues antérieure (a) et latérale (b).

1. Maxillaire
2. Fissure ptérygoïdo-maxillaire

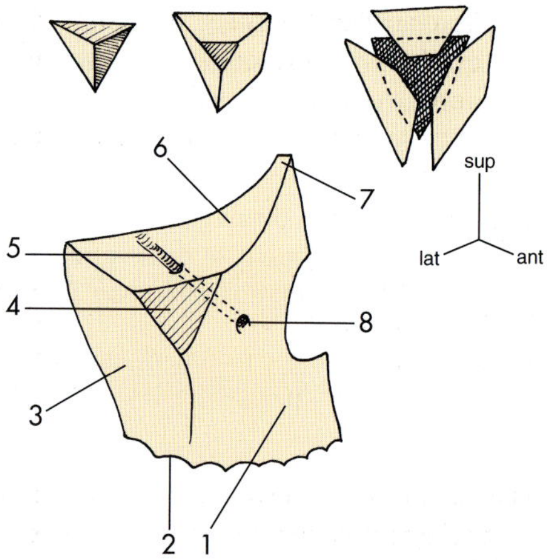

▶ **1-88**

Morphologie du maxillaire en vue antérolatérale.

1. Face jugale
2. Processus alvéolaire
3. Face infratemporale
4. Processus zygomatique
5. Sillon infra-orbitaire
6. Face orbitaire
7. Processus frontal
8. Foramen infra-orbitaire

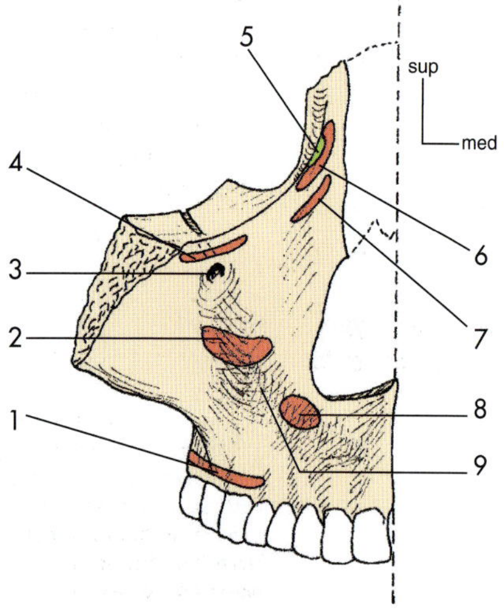

▶ **1-89**

Maxillaire en vue antérieure.

1. Buccinateur
2. Élévateur de l'angle de la bouche
3. Foramen infra-orbitaire
4. Élévateur de la lèvre supérieure
5. Ligament palpébral médial
6. Orbiculaire de l'œil
7. Nasolabial
8. Abaisseur du septum nasal
9. Fosse canine

Branche de la mandibule[79]

C'est une lame osseuse située de part et d'autre du corps, aplatie transversalement et dirigée vers le haut, c'est-à-dire vers la région temporale, pour former l'articulation temporo-mandibulaire (ATM). On lui décrit 2 faces et 3 bords.

- *La face externe*, plane, présente une crête oblique en avant et en bas (fig. 1-83). Au-dessus et en avant d'elle s'insère le chef profond du **masséter**, au-dessous et en arrière s'insère son chef superficiel.
- *La face interne* présente le **foramen mandibulaire** (entrée du canal mandibulaire[80], oblique en bas et en dedans) bordé par l'insertion du ligament sphéno-mandibulaire (fig. 1-84). Au-dessus de cet orifice se situe la crête temporale, au-dessous s'insère le **ptérygoïdien médial**.
- *Le bord antérieur* est mince, en forme de S italique, convexe à sa partie supérieure et concave en dessous. Il se continue avec la ligne oblique externe du corps.
- *Le bord postérieur* est épais, légèrement concave. À sa partie inférieure, il donne insertion au ligament stylo-mandibulaire. Sa partie tout inférieure se coude pour s'unir au bord inférieur du corps, formant ainsi le **gonion**.
- *Le bord supérieur* est composé de 2 processus séparés par une échancrure (fig. 1-86) :
  - en avant : le **processus coronoïde**, situé à l'angle antérosupérieur de la branche montante, est une lame aplatie et triangulaire à sommet supérieur donnant insertion au **temporal**, qui déborde sur le bord antérieur ;
  - en arrière : le **condyle mandibulaire**, situé à l'angle postérosupérieur de la branche, forme une saillie ovoïde à grand axe oblique en dedans et en arrière (fig. 1-86b) : la **tête**, surmontant un col plus étroit. La tête est composée de 2 versants (fig. 1-86c) : un antérieur, **articulaire** avec le temporal par l'intermédiaire d'un **disque** articulaire et regardant en haut et en avant, encroûté de fibrocartilage[81], et un versant postérieur **non articulaire.** À sa périphérie s'insère la capsule, ainsi que les ligaments collatéraux (latéral et médial) de part et d'autre, et le **ptérygoïdien latéral** au bord antérieur du condyle ;
  - entre les 2 processus : l'**incisure mandibulaire**[82], concave, livre passage au PVN massétérin.

Maxillaire[83]

C'est un os pair (fig. 1-87), important par sa taille et sa position : il limite une partie de l'orbite, de l'orifice nasal et de la bouche. De plus, il donne passage à une branche du nerf **trijumeau** et renferme un sinus important. Le maxillaire est en forme de pyramide triangulaire tronquée, on lui distingue donc 4 faces ainsi que des processus (fig. 1-88).

Face jugale

Elle est antérieure et sous-cutanée. Elle est de forme grossièrement quadrilatère, légèrement concave verticalement et convexe transversalement. On lui décrit 4 reliefs et 4 bords (fig. 1-89) :

- *à la partie supérieure*, on trouve un orifice : le **foramen infra-orbitaire**, livrant passage au PVN infra-orbitaire (du nerf maxillaire, issu du nerf trijumeau) ;
- *à la partie inféro-antérieure*, on trouve une dépression : la **fosse canine**[84], où s'insèrent le muscle **abaisseur du septum nasal** et le muscle **élévateur de l'angle de la bouche**[85] ;
- *en bas et en dedans de cette fosse* se trouve le **jugum de la canine**[86], saillie correspondant à la racine de cette dent ;
- *un bord supérieur*, ou **infra-orbitaire** car limitant l'orbite inféro-médialement. Il est concave ;
- *un bord inférieur* ou arcade **alvéolaire**, irrégulier car limitant les alvéoles dentaires ;
- *un bord médial*, ou **nasal** car présentant essentiellement l'incisure nasale, échancrure marquée surtout à sa partie basse. Au-dessus d'elle s'étend le processus frontal, au-dessous d'elle se trouve la suture intermaxillaire[87] ;
- *un bord latéral*, divisé en 2 parties. La supérieure est proéminente et correspond au processus zygomatique. L'inférieure est mousse, concave verticalement, formant la limite entre la face jugale et la face infratemporale.

[79] Ancienne branche montante.

[80] Ancien canal dentaire.

[81] Ce cartilage est donc différent de l'habituel cartilage hyalin [9].

[82] Ancienne échancrure sigmoïdienne.

[83] Ancien maxillaire supérieur.

[84] Ancienne fossette myrtiforme (le muscle portait également ce nom).
À ne pas confondre avec la fosse incisive, située derrière les incisives, à la partie antérieure du palais dur (endobuccal) où s'ouvre le canal incisif (nerf incisif).

[85] Ancien muscle canin.

[86] Ancienne éminence canine.

[87] Elle répond, en surface, au philtrum (sillon sous-nasal) limité par 2 crêtes verticales. La non-fermeture à ce niveau réalise la malformation dite en « bec de lièvre ».

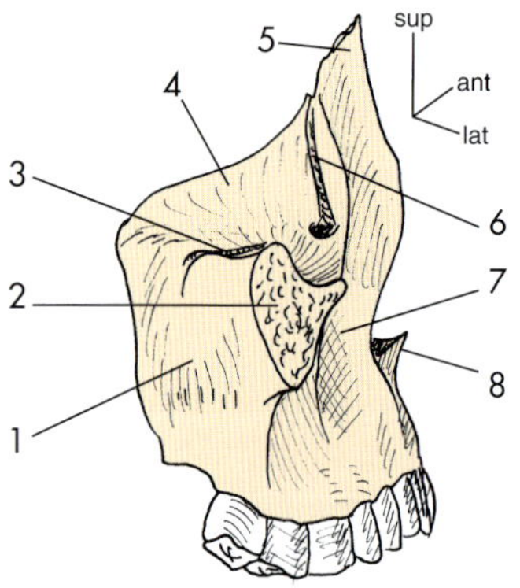

▶ 1-90

Maxillaire en vue postérolatérale.

1. Face infratemporale
2. Processus zygomatique
3. Sillon infra-orbitaire
4. Face orbitaire
5. Processus frontal
6. Sillon lacrymal
7. Face jugale
8. Épine nasale antérieure

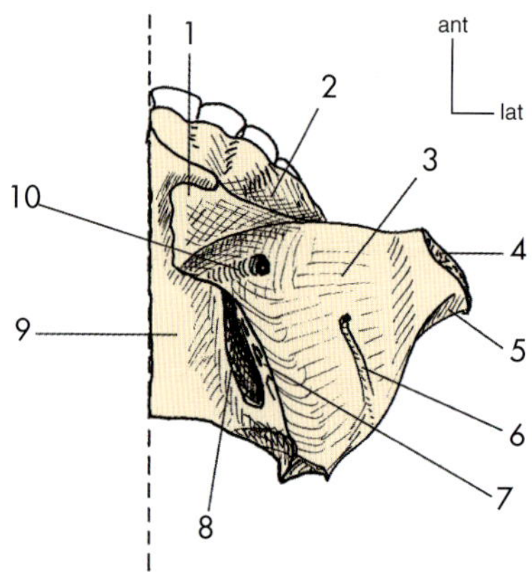

▶ 1-91

Maxillaire en vue supérieure.

1. Processus frontal
2. Face jugale
3. Face orbitaire
4. Processus zygomatique
5. Face infratemporale
6. Sillon infra-orbitaire
7. Demi-cellules ethmoïdo-maxillaires
8. Hiatus du sinus maxillaire
9. Processus palatin
10. Sillon lacrymal

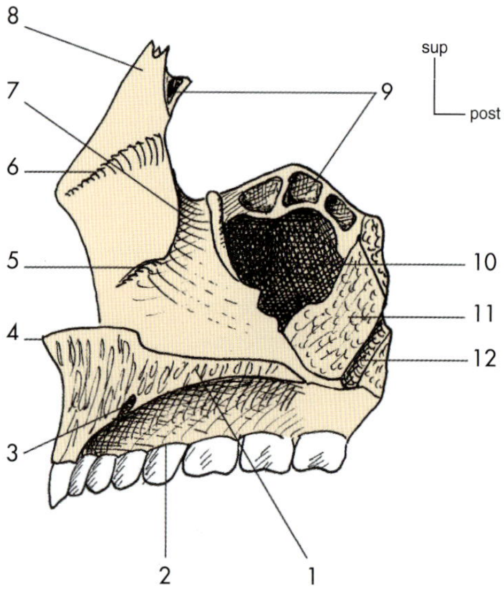

▶ 1-92

Maxillaire en vue médiale.

1. Processus palatin
2. Processus alvéolaire
3. Canal incisif
4. Épine nasale antérieure
5. Crête conchale
6. Crête ethmoïdale
7. Sillon lacrymal
8. Processus frontal
9. Demi-cellules ethmoïdo-maxillaires
10. Hiatus du sinus maxillaire
11. Surface pour le palatin
12. Sillon grand palatin

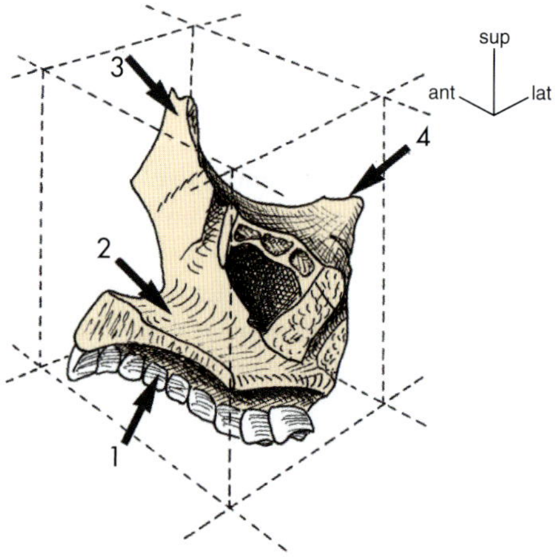

▶ 1-93

Maxillaire en vue postéro-supéro-médiale.

1. Processus alvéolaire
2. Processus palatin
3. Processus frontal
4. Processus zygomatique

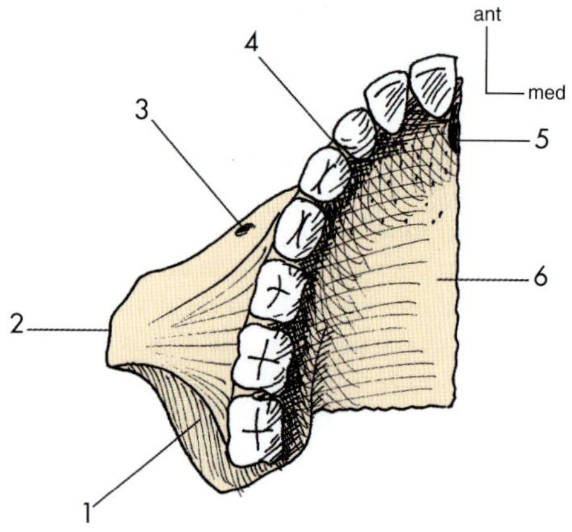

▶ 1-94

Maxillaire en vue inférieure.

1. Face infratemporale
2. Processus zygomatique
3. Foramen infra-orbitaire
4. Processus alvéolaire
5. Foramen incisif
6. Processus palatin

Face infratemporale

Elle continue postérieurement la face jugale (fig. 1-90). Son bord postérieur est saillant et forme la tubérosité maxillaire, qui, en haut, s'articule avec le palatin et, en bas, limite antérieurement la **fissure ptérygoïdo-maxillaire** (fig. 1-87b).

Face orbitaire

Elle forme la majeure partie du plancher de l'orbite (fig. 1-91). Lisse et légèrement concave, elle est triangulaire :

- *son bord antérieur*, ou **infra-orbitaire** est mousse;
- *son bord médial* présente, d'avant en arrière : l'**incisure lacrymale**, une partie articulaire avec l'ethmoïde[88], puis une partie plus réduite s'articulant avec le palatin[89];
- *son bord postérieur* délimite la fissure orbitaire inférieure, qui donne naissance au **sillon infra-orbitaire**, oblique en avant et en bas[90].

Face nasale

Large, elle présente 4 parties, d'avant en arrière (fig. 1-92) :

- *une partie antérieure*, présentant une crête antéropostérieure : la **crête conchale**, répondant au cornet nasal inférieur (osseux);
- *le sillon lacrymal*, grossièrement vertical;
- *le hiatus maxillaire*, qui s'ouvre largement sur le **sinus** maxillaire;
- *le sillon grand palatin*, qui répond à son homologue sur le palatin et livre passage au PVN de même nom.

Processus du maxillaire

Ils sont au nombre de 4 et correspondent à des saillies particulièrement marquées (fig. 1-93) :

- *processus zygomatique*. C'est le sommet tronqué de la pyramide triangulaire formée par l'os. Ses 3 faces correspondent aux 3 faces de la pyramide (jugale, infratemporale, orbitaire). Sa surface est irrégulière et s'articule avec le zygoma;
- *processus frontal*. C'est un éperon osseux qui dépasse au-dessus de l'incisure nasale. Il présente 2 faces et 3 bords (*cf.* fig. 1-90) :
  - la face latérale, qui est divisée en 2 par une crête verticale (crête lacrymale antérieure). En avant d'elle, s'insèrent les muscles **nasolabial** et **orbiculaire de l'œil**, ainsi que le ligament palpébral médial. En arrière d'elle se trouve la dépression du **sillon lacrymal**,
  - la face médiale, qui s'articule, en haut, avec l'**ethmoïde**. Elle est limitée inférieurement par une crête antéropostérieure[91] : la crête ethmoïdale, qui répond au cornet nasal moyen,
  - le bord supérieur, qui s'articule avec le **frontal**,
  - le bord antérieur, qui s'articule avec l'os **nasal**,
  - le bord postérieur, qui s'articule avec l'os **lacrymal**;
- *processus alvéolaire*. Il est formé par l'épaisseur du bord inférieur de l'os (fig. 1-94). Il est percé de 8 cavités, ou **alvéoles dentaires** (2 incisives, 1 canine, 2 prémolaires, 3 molaires).
- *processus palatin*. Il se détache perpendiculairement à la partie basse de la face nasale (fig. 1-93). Il présente :
  - une face supérieure, lisse, limitant inférieurement la fosse nasale,
  - une face inférieure, rugueuse, formant la partie antérieure de la voûte du palais. À sa partie antéromédiale, débouche le foramen incisif (n. nasopalatin),
  - un bord postérieur, qui s'articule avec la lame horizontale du palatin,
  - un bord médial, médian, qui s'articule avec le maxillaire controlatéral[92] et avec le bord inférieur du vomer.

[88] Sa lame orbitaire.

[89] Son processus orbitaire.

[90] Il traverse la face et se prolonge en canal osseux dans la profondeur de l'os. Il émerge à la face jugale par le foramen infra-orbitaire.

[91] Crête que l'on retrouve sur la lame verticale du palatin.

[92] La partie antérieure de cette jonction est percée par le foramen incisif.

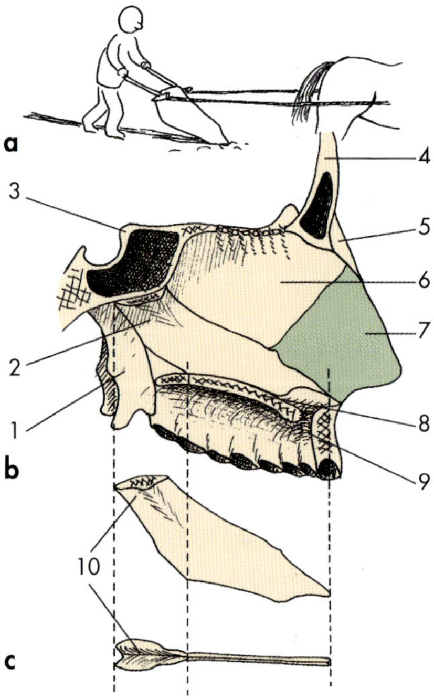

▶ **1-95**

Vomer, en caricature imagée (a), en position (b), en vue latérale (c) et en vue supérieure (d).

1. Processus ptérygoïde
2. Vomer
3. Sphénoïde
4. Frontal
5. Nasal
6. Lame perpendiculaire de l'ethmoïde
7. Cartilage de la cloison
8. Processus palatin du maxillaire
9. Canal incisif
10. Aile du vomer

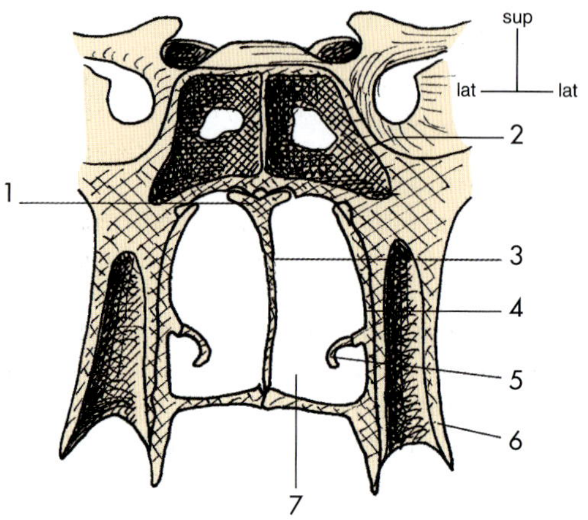

▶ **1-96**

Vomer en position et en coupe frontale vue de l'arrière.

1. Aile du vomer
2. Sinus sphénoïdal
3. Vomer
4. Palatin
5. Cornet inférieur
6. Processus ptérygoïde
7. Fosse nasale

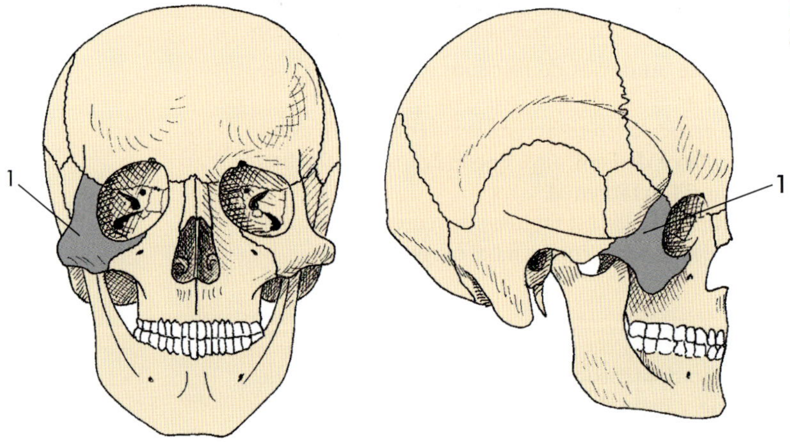

▶ **1-97**

Zygoma (1).

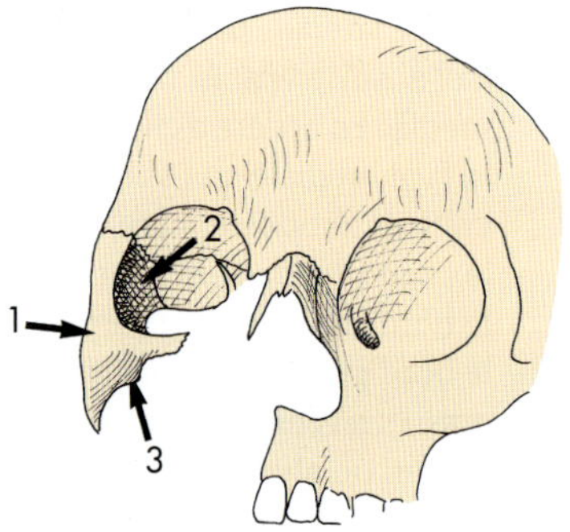

▶ **1-98**

Zygomatique en vue antéro-inféro-médiale (maxillaire retiré).

1. Face jugale
2. Face orbitaire
3. Face temporale

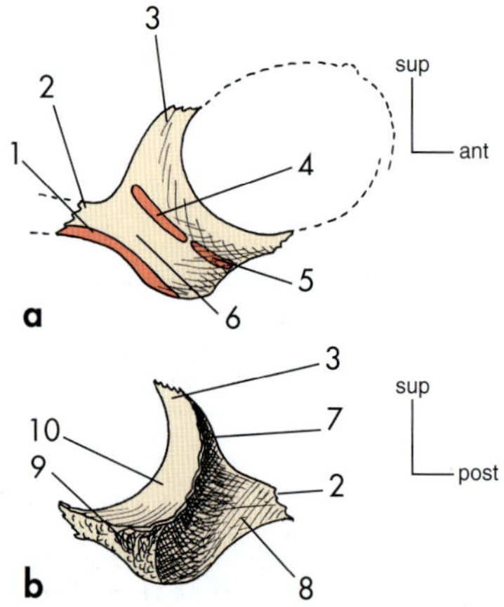

▶ **1-99**

Zygomatique en vues antérieure (a) et postérieure (b).

1. Masséter
2. Processus zygomatique
3. Processus frontal
4. Grand zygomatique
5. Petit zygomatique
6. Face jugale
7. Bord pour le sphénoïde
8. Face temporale
9. Surface pour le maxillaire
10. Face orbitaire

Vomer[93]

Second os impair, il forme la partie osseuse de la **cloison nasale**, en arrière du septum cartilagineux (fig. 1-95). Il est sagittal, plat et quadrilatère, présentant 2 faces et 4 bords :

- *les faces latérales* sont planes et délimitent médialement la partie postéro-inférieure des fosses nasales;
- *le bord supérieur* est creusé en sillon axial (limité latéralement par 2 ailes de petite taille) et articulé, par contact osseux direct[94], avec une crête sagittale située à la face inférieure du corps du sphénoïde (fig. 1-96);
- *le bord inférieur* est mince et s'articule avec la crête nasale du maxillaire et du palatin;
- *le bord antérieur* est oblique en bas et en avant, tranchant, il s'articule avec la lame perpendiculaire de l'ethmoïde et, en bas, avec le cartilage du septum nasal;
- *le bord postérieur* est mince et libre.

Zygoma[95]

C'est un os pair, très palpable car formant le relief de la pommette[96] (fig. 1-97). Il présente à décrire 3 faces et 4 angles (fig. 1-98) :

- *la face jugale* ou externe est antérolatérale, saillante, sous-cutanée. Elle est libre, percée d'un petit orifice : le **foramen zygomatico-facial**, pour un rameau du nerf zygomatique. On y trouve les insertions musculaires du **masséter**, le long du bord inférieur, et des petit et grand **zygomatiques** au-dessus de lui (fig. 1-99a);
- *la face orbitaire* ou antéromédiale, est concave en tous sens et lisse. Elle contribue à former la cavité orbitaire (fig. 1-99b). Elle est percée d'un petit orifice : le **foramen zygomatico-orbitaire**, pour le nerf zygomatique;
- *la face temporale* ou postéromédiale, est concave et divisée en 2 parties (fig. 1-99b). La partie antérieure présente une surface articulaire avec le maxillaire, la postérieure limite antérieurement la fosse temporale;
- *l'angle supérieur* forme le **processus frontal** et s'articule avec cet os;
- *l'angle postérieur* forme le **processus temporal** et s'articule avec cet os (arcade zygomatique);
- *les angles antérieur et inférieur* encadrent la surface articulaire avec le **maxillaire**.

[93] Ce terme, latin, signifie « soc de charrue » et répond à la forme caractéristique de cet os.

[94] Ce qui forme une articulation d'un type unique : une schyndilèse.

[95] Ancien os malaire.

[96] De ce fait il est très exposé aux chocs directs (chutes, coups). Il sert en quelque sorte de « pare-chocs » pour l'œil.

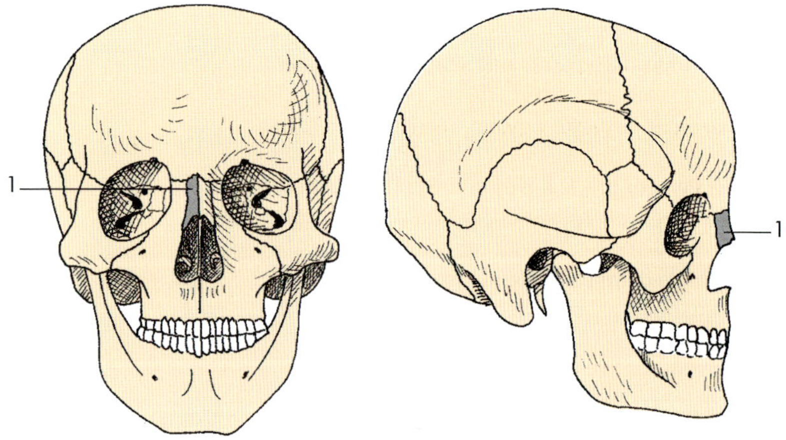

▶ 1-100
Os nasal (1).

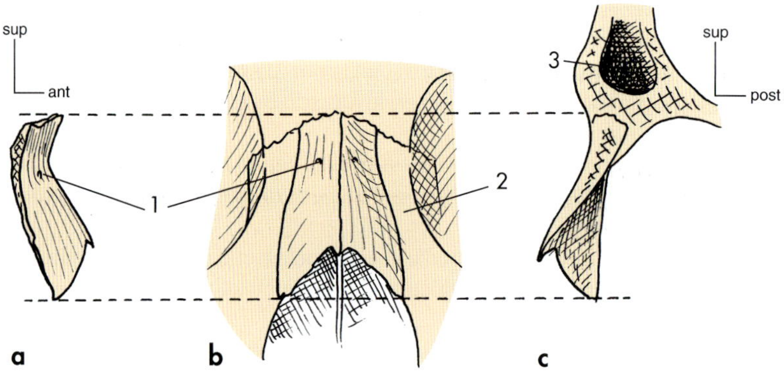

▶ 1-101
Nasal en vues latérale (a), antérieure (b) et médiale (c).
1. Foramen nasal
2. Processus frontal du maxillaire
3. Sinus frontal

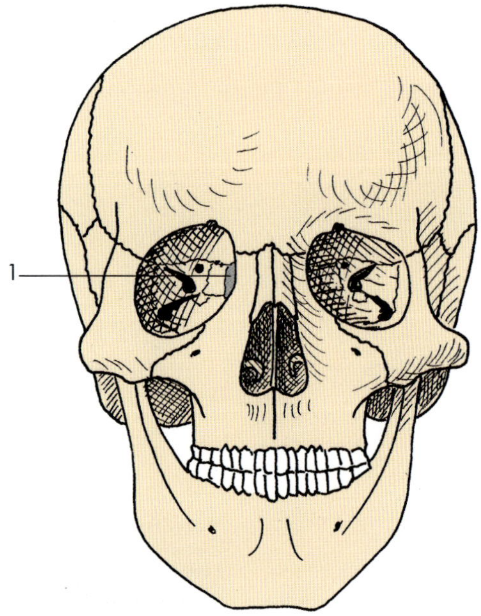

▶ 1-102
Os lacrymal (1) en situation.

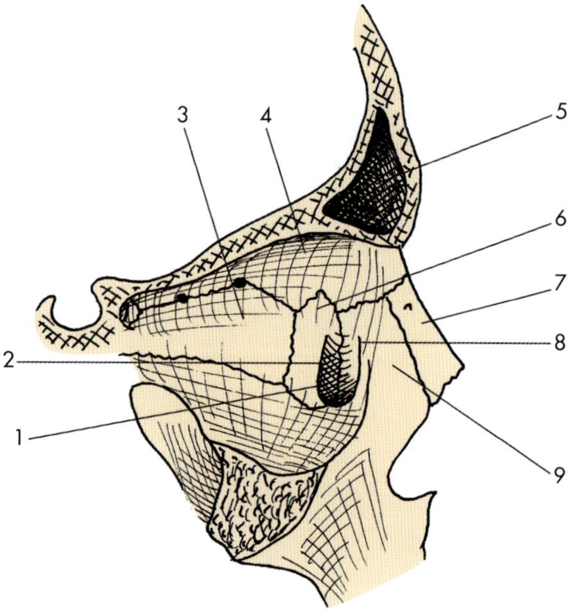

▶ 1-103
Os lacrymal en vue latérale.
1. Sillon lacrymal
2. Crête lacrymale postérieure
3. Ethmoïde
4. Frontal
5. Sinus frontal
6. Lacrymal
7. Nasal
8. Crête lacrymale antérieure
9. Maxillaire

Nasal[97]

C'est un petit os pair (fig. 1-100), situé à la racine du nez, dont il forme le dos[98]. Plat et quadrilatère, il présente 2 faces et 4 bords (fig. 1-101).

- *La face externe* est sous-cutanée, concave verticalement et convexe transversalement. Elle donne insertion aux muscles **procérus** et **nasal**.
- *La face interne* est inversement conformée, par rapport à la précédente.
- *Le bord médial* est médian et s'articule avec son homologue controlatéral[99].
- *Le bord latéral* s'articule avec le maxillaire (processus frontal).
- *Le bord supérieur* s'articule avec le frontal.
- *Le bord inférieur* se prolonge par l'aile du nez.

Lacrymal[100]

C'est un os pair, situé à la partie médiale de la cavité orbitaire (fig. 1-102). Il est de petite taille, aplati, et présente 2 faces et 4 bords (fig. 1-103) :

- *la face latérale ou orbitaire* est divisée verticalement en 2 parties, séparées par la crête lacrymale postérieure. La partie antérieure est déprimée verticalement, contribuant à former le **sillon lacrymal**, avec le maxillaire. La partie postérieure répond à l'**orbite**;
- *la face médiale* est articulée, en arrière, avec l'**ethmoïde** et, en avant, répond à la partie latérale des fosses nasales;
- *le bord supérieur* s'articule avec le **frontal**;
- *le bord inférieur* s'articule avec le **maxillaire** et le **cornet** inférieur;
- *le bord antérieur* s'articule avec le processus frontal du **maxillaire**;
- *le bord postérieur* s'articule avec l'**ethmoïde** (lame orbitaire).

[97] Ancien os propre du nez.

[98] C'est une partie exposée aux traumatismes.

[99] Il s'articule aussi en haut, avec l'épine nasale de frontal et, en bas, avec la lame perpendiculaire de l'ethmoïde.

[100] Ancien unguis (c.-à-d. en forme d'ongle).

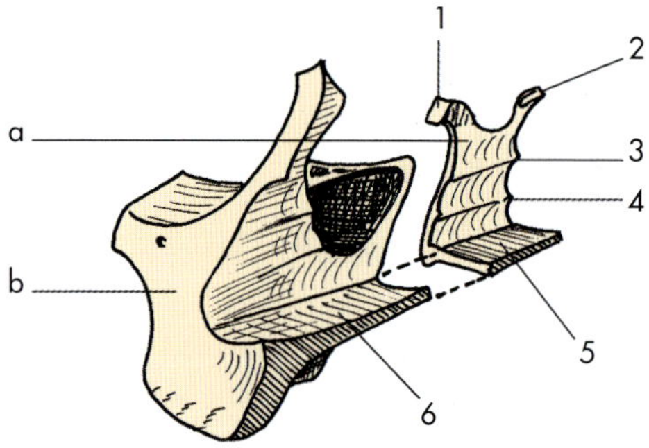

▶ **1-104**

Le palatin (a) prolonge le maxillaire (b) vers l'arrière.

1. Processus orbitaire
2. Processus sphénoïdal
3. Crête ethmoïdale
4. Crête conchale
5. Lame horizontale
6. Processus palatin

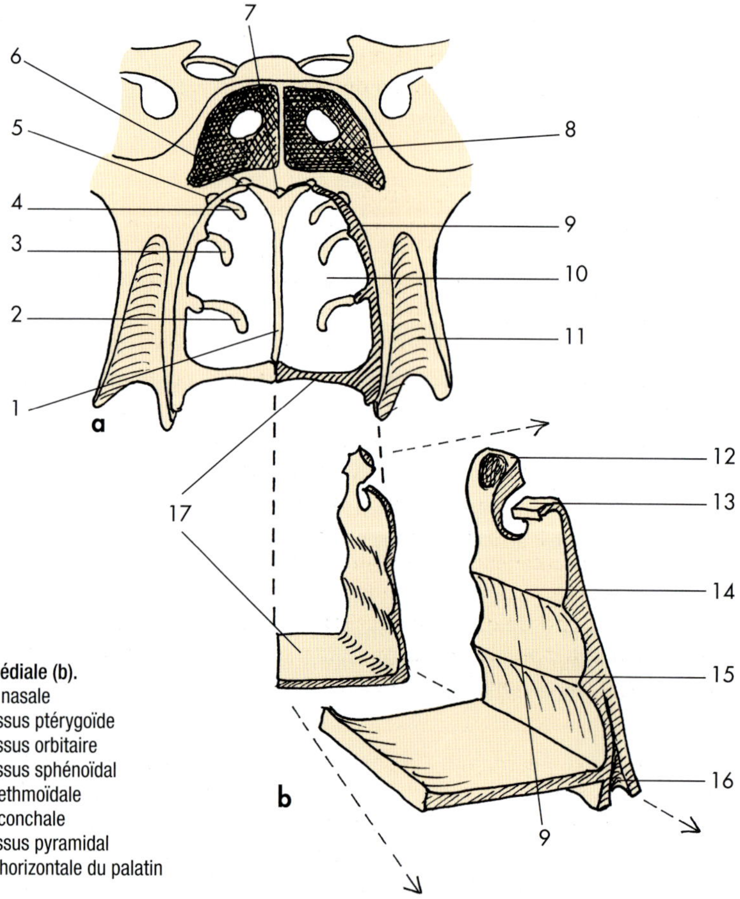

▶ **1-105**

Palatin en coupe frontale (a) et en vue postéro-médiale (b).

1. Vomer
2. Cornet inférieur
3. Cornet moyen
4. Cornet supérieur
5. Canal palato-glosse
6. Canal vomer-vaginal
7. Canal vdroméro-rostral
8. Sinus sphénoïdal
9. Lame perpendiculaire du palatin
10. Fosse nasale
11. Processus ptérygoïde
12. Processus orbitaire
13. Processus sphénoïdal
14. Crête ethmoïdale
15. Crête conchale
16. Processus pyramidal
17. Lame horizontale du palatin

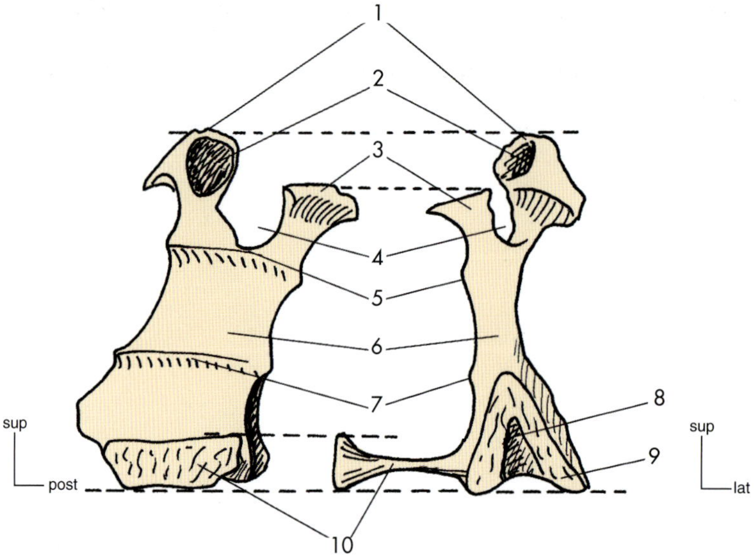

▶ **1-106**

Palatin en vues médiale (a) et postérieure (b).

1. Processus orbitaire
2. Demi-cellules palato-ethmoïdales
3. Processus sphénoïdal
4. Incisure sphéno-palatine
5. Crête ethmoïdale
6. Lame perpendiculaire
7. Crête conchale
8. Sillon grand palatin
9. Processus pyramidal
10. Lame horizontale

Palatin

Cet os, pair, prolonge le maxillaire vers l'arrière (fig. 1-104). Il forme les parois inférieure et latérale de la partie postérieure des fosses nasales. Il a donc la forme d'un angle dièdre ouvert en haut et en dedans (fig. 1-105). De ce fait, on lui décrit 2 parties perpendiculaires, formées chacune d'une lame osseuse aplatie.

Lame perpendiculaire (verticale)

Quadrilatère, elle présente 2 faces et 4 bords :

- *la face nasale*, ou médiale, forme la face latérale de la fosse nasale (fig. 1-105 et 1-106). Elle présente 2 crêtes antéropostérieures : la supérieure, dite **ethmoïdale**, répond au cornet moyen (muqueux), l'inférieure, dite **conchale**[101], s'articule avec le cornet inférieur (osseux);
- *la face maxillaire*, ou latérale, présente 3 éléments, d'avant en arrière :
  - une surface lisse surplombant le hiatus du sinus maxillaire,
  - une zone articulaire, en haut avec le processus ptérygoïde du sphénoïde, en bas avec le maxillaire,
  - le sillon grand palatin qui, avec le maxillaire, délimite le canal de même nom et livre passage au nerf grand palatin et à l'artère palatine descendante;
- *le bord antérieur* est oblique en bas et légèrement en avant, il croise le **hiatus maxillaire**,
- *le bord postérieur* est accolé au processus **ptérygoïde** du sphénoïde, avec lequel il s'articule,
- *le bord supérieur* présente 2 processus séparés par une incisure :
  - le processus antérieur ou orbitaire forme une petite portion du fond de l'orbite, articulée à sa périphérie avec les os voisins : ethmoïde, sphénoïde et maxillaire,
  - le processus postérieur ou sphénoïdal s'articule avec cet os,
  - l'incisure sphéno-palatine délimite le foramen de même nom avec le sphénoïde[102];
- *le bord inférieur* est jointif avec la lame horizontale.

Lame horizontale

Plus petite que la précédente, elle présente aussi 2 faces et 4 bords (fig. 1-105 et 1-106) :

- *la face nasale, ou supérieure,* est lisse et forme la partie postérieure de la fosse nasale;
- *la face palatine, ou inférieure,* est lisse et forme la partie postérieure du palais osseux;
- *le bord antérieur* s'articule avec le processus palatin du maxillaire;
- *le bord postérieur,* avec son homologue controlatéral, décrit une concavité postérieure et donne insertion à l'aponévrose palatine;
- *le bord médial* s'articule avec son homologue controlatéral et avec le bord inférieur du vomer (partie postérieure);
- *le bord latéral* s'unit à la lame perpendiculaire ou verticale et s'articule avec le maxillaire, délimitant la partie basse du sillon grand palatin.

[101] *Concha*, en latin, signifie coquille, ce qui est la forme du cornet avec lequel elle s'articule.

[102] Il livre passage au PVN sphéno-palatin.

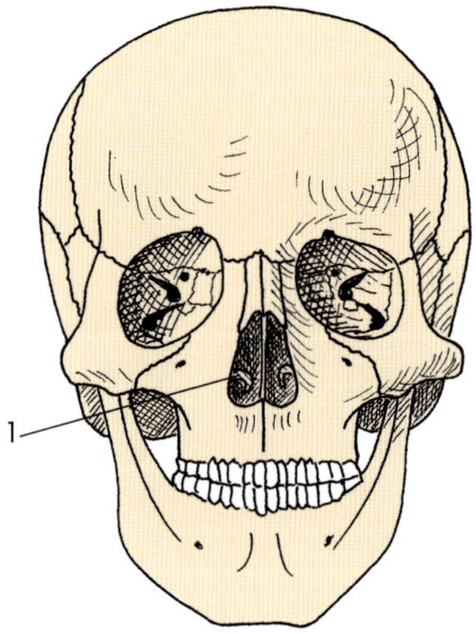

▶ **1-107**

Cornet inférieur (1) en situation.

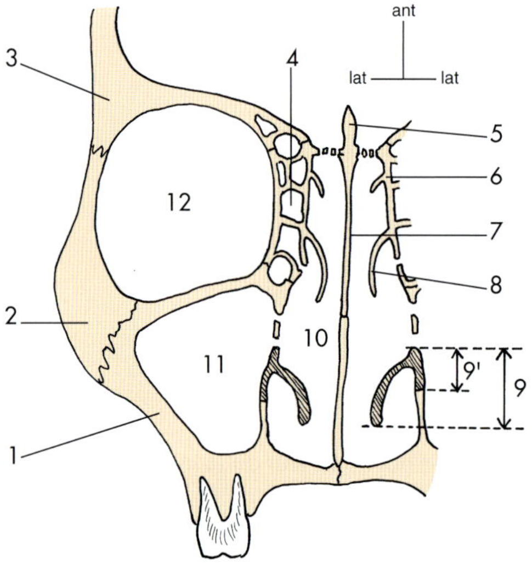

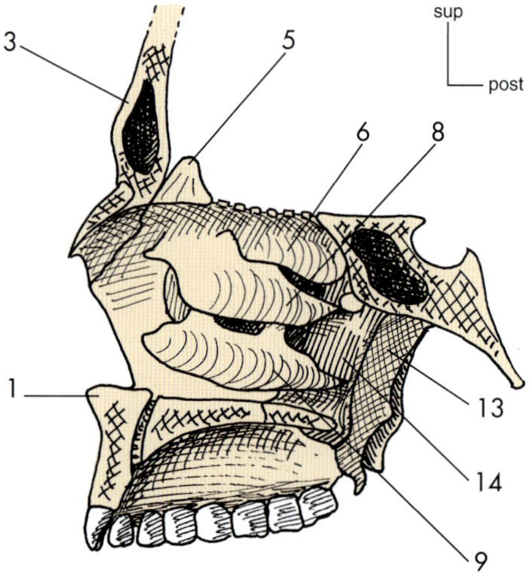

▶ **1-108**

Cornets en coupe frontale (a) et en vue médiale (b).

1. Maxillaire
2. Zygomatique
3. Frontal
4. Labyrinthe de l'ethmoïde
5. Processus crista galli
6. Cornet supérieur
7. Lame perpendiculaire
8. Cornet moyen
9. Cornet inférieur

9'. Processus maxillaire du cornet inférieur

10. Fosse nasale
11. Sinus maxillaire
12. Orbite
13. Processus ptérygoïde
14. Palatin

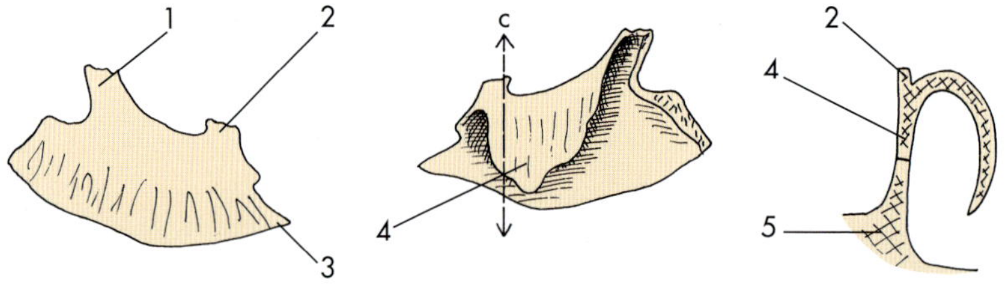

▶ **1-109**

Cornet inférieur en vues médiale (a), latérale (b) et en coupe (c).

1. Processus lacrymal
2. Processus ethmoïdal
3. Queue
4. Processus maxillaire
5. Maxillaire

Cornet inférieur

C'est une sorte de repli osseux disposé dans l'axe de la fosse nasale (fig. 1-107). Chaque fosse nasale est tapissée d'une muqueuse richement vascularisée[103] et porteuse de pilosité. La paroi latérale de chaque fosse présente 3 replis ou cornets[104] disposés en importance croissante de haut en bas (fig. 1-108). Les 2 premiers sont de simples petites excroissances osseuses attenantes à l'ethmoïde (cornets ethmoïdaux). Le plus bas est plus gros, indépendant, il forme le cornet inférieur (cornet maxillaire). Il est composé d'une mince lame osseuse enroulée à la manière d'un copeau de bois, vers le bas et le dedans (fig. 1-109). Elle est antéropostérieure et à concavité inférieure et s'articule à sa partie latérale avec la crête **conchale** du maxillaire et du palatin.

[103] Afin de réchauffer l'air extérieur pénétrant par le nez (d'où l'importance des saignements de nez en cas de choc). L'humidité de la muqueuse et sa pilosité retiennent les poussières.

[104] Ces cornets augmentent ainsi le lit vasculaire de la fosse nasale et donc son pouvoir réchauffant, à la manière des replis des radiateurs de chauffage.

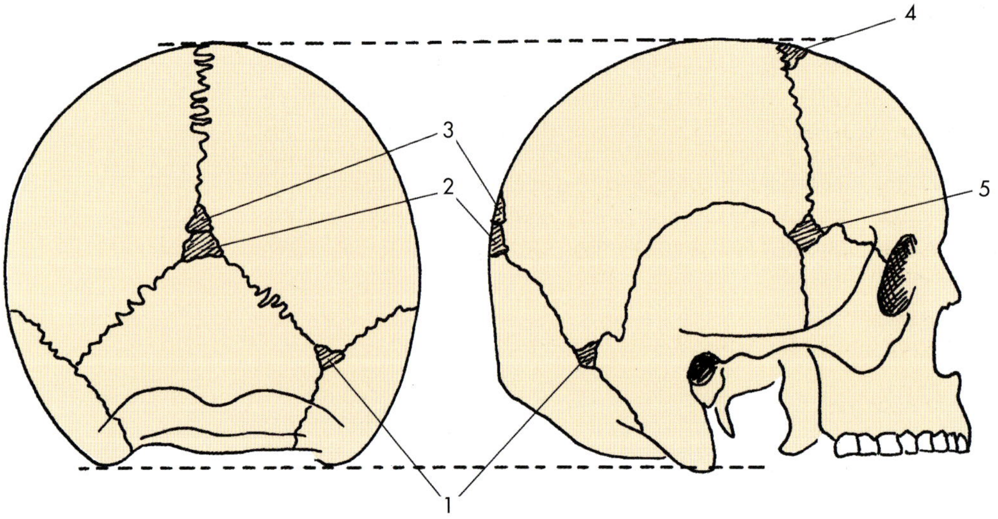

▶ **1-110**

Os de suture en vues postérieure (a) et latérale (b).

1. Os astérique
2. Os lambdatique
3. Os interpariétal
4. Os bregmatique
5. Os ptérique

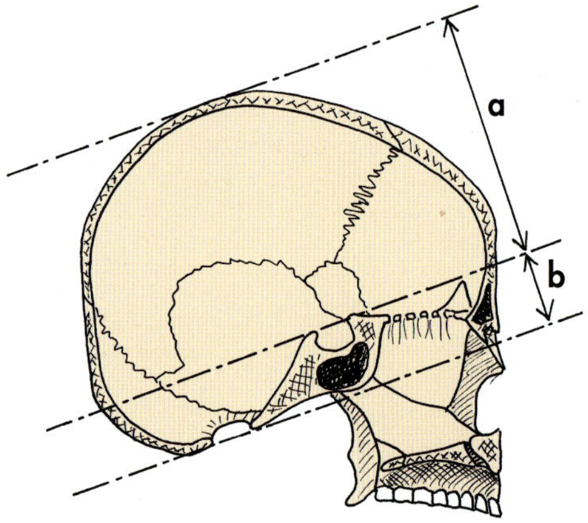

▶ **1-111**

Constitution de la boîte crânienne.

a) Partie squameuse
b) Partie basilaire

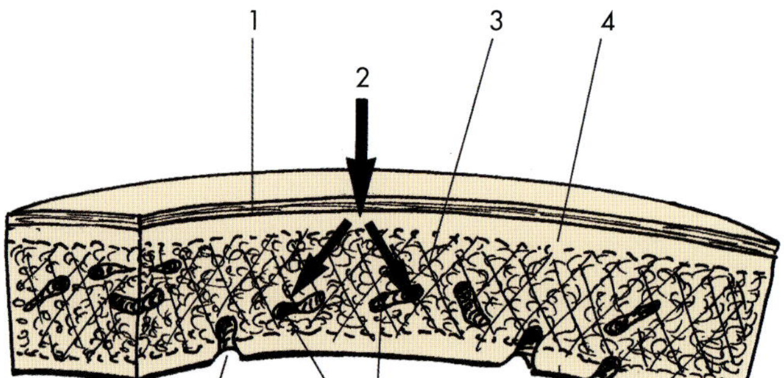

▶ **1-112**

Coupe d'une partie squameuse.

1. Péricrâne
2. Dispersion des forces d'appui
3. Diploé
4. Lame externe
5. Lame interne
6. Veines du diploé
7. Fossette granulaire

Configuration générale

Le crâne est une boîte, fermée et sans mobilité décelable chez l'adulte, dont les seules issues rigides[105] correspondent à des afférences et efférences vasculo-nerveuses. La boîte crânienne est formée de 2 os pairs et 4 os impairs. Il existe parfois de petits os surnuméraires, dits **os de suture**[106], situés près des zones de jonction entre les os (fig. 1-110).

Le crâne est formé de 2 zones embryologiquement différentes (fig. 1-111) : la calotte, ou voûte, et la base du crâne. La première est d'origine membraneuse[107] et mince[108], la seconde est d'origine cartilagineuse, épaisse et puissante, elle est percée de trous de communication avec le dessous de cette base.

Les pièces osseuses constituant la **voûte** sont :

- la partie squameuse (ou écaille) du frontal, de l'occipital et du temporal ;
- les pariétaux.

Les pièces osseuses constituant la **base** sont :

- l'ethmoïde et le sphénoïde ;
- les parties pétreuse et tympanique du temporal ;
- les parties basilaires de l'occipital et du frontal.

Morphologie

Voûte du crâne ou calvaria

Il s'agit d'un dôme, formé d'un os relativement mince, par rapport à la base, mais configuré de façon particulière. Une corticale forme la **lame externe**, légèrement déformable sous les chocs et capable de les transmettre à la partie sous-jacente : le **diploé** (fig. 1-112) constitué d'os trabéculaire disposé en croisillons et afin de diffuser les contraintes reçues en un point à une surface plus large, limitant ainsi les risques de rupture. Enfin, une **lame interne** termine la calvaria en profondeur, c'est sur elle que s'insère la dure-mère[109].

[105] Ce qui diffère d'avec les tunnels ostéofibreux des membres, comme le canal carpien, par exemple.

[106] Anciens os wormiens, du nom du danois Worm qui les a décrits au XVIIe siècle. Ils siègent au niveau des fontanelles ou des sutures. Variables, ils peuvent exister ailleurs : en plein centre d'un os, ou n'exister qu'au niveau de la lame externe ou de la lame interne.

[107] Ces membranes subsistent quelque temps après la naissance sous forme des fontanelles. L'enfant franchit les détroits pelviens de sa mère grâce au pouvoir de la calotte crânienne d'être ramassée sur elle-même et de s'expanser ensuite largement avant de s'ossifier progressivement. Cela explique la grande capacité de modelage du crâne, même après un accouchement difficile.

[108] Elle peut être ouverte lors de trépanations.

[109] Sauf, toutefois, au niveau de « l'espace décollable de Gérard Marchant », situé latéralement à la voûte, et dans lequel peuvent se développer facilement des hématomes extra-dure-mériens.

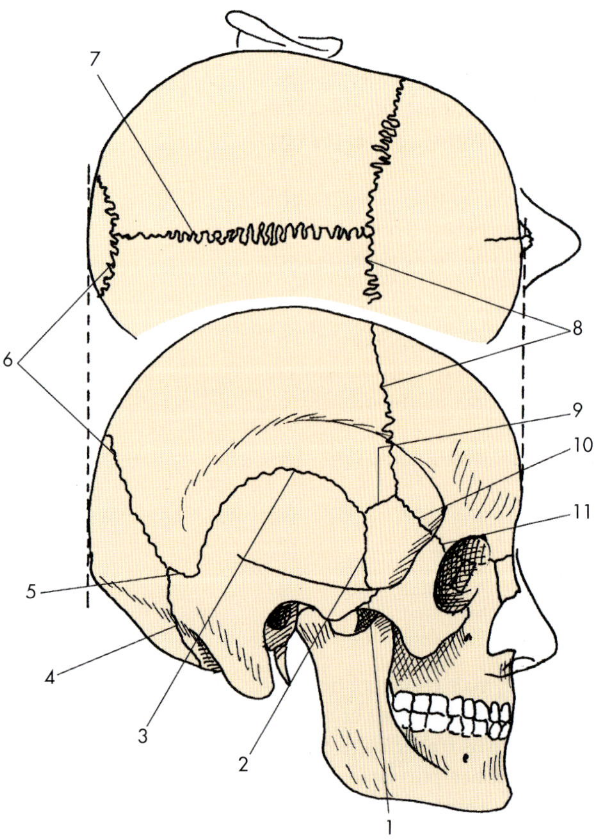

▶ **1-113**

Sutures du crâne.

1. Suture temporo-zygomatique
2. Suture sphéno-squameuse
3. Suture squameuse
4. Suture occipito-mastoïdienne
5. Suture pariéto-mastoïdienne
6. Suture lambdoïde
7. Suture sagittale
8. Suture coronale
9. Suture sphéno-pariétale
10. Suture sphéno-frontale
11. Suture fronto-zygomatique

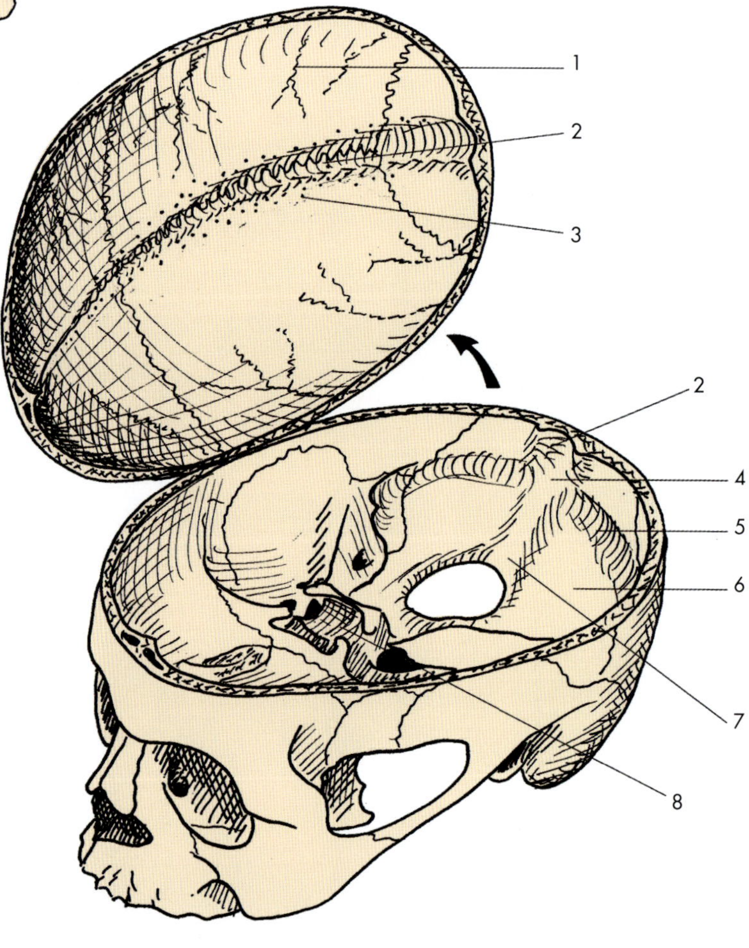

▶ **1-114**

Vue endocrânienne de la voûte.

1. Sillons des artères méningées
2. Sinus sagittal supérieur
3. Fossettes granulaires
4. Protubérance occipitale interne
5. Sinus transverse
6. Fosse crânienne postérieure
7. Crête occipitale interne
8. Selle turcique

Coupe sagittale

Elle montre l'étendue de la voûte, depuis l'épine nasale du frontal, en avant, jusqu'au foramen magnum de l'occipital, en arrière (*cf.* fig. 1-111). Sa forme exocrânienne est globalement convexe, un peu moins à sa partie moyenne, avec, pour reliefs, le méplat de la **glabelle** du frontal, en avant, encadré par les deux éminences frontales, et la **protubérance occipitale externe**, en arrière. Le point culminant se nomme le **vertex**.

Vue exocrânienne

Elle est simple et situe les écailles des os suivants : en avant, le frontal, en arrière, l'occipital et, sur les côtés, les pariétaux (l'écaille des temporaux n'est visible que sur une vue latérale). L'articulation entre ces os forme les sutures : **coronale** en avant, **sagittale** au milieu et **lambdoïde** en arrière (fig. 1-113).
À la racine du nez, on trouve la suture frontale (ou métopique), en grande partie ossifiée et marquant la trace antérieure des 2 os hémifrontaux primitifs. Sur les côtés, on trouve les sutures : squameuse (temporo-pariétale), sphéno-pariétale, sphéno-frontale, sphéno-squameuse, occipito-mastoïdienne et pariéto-mastoïdienne[110].
L'ensemble est convexe en tous sens, les dimensions varient, suivant le type morphologique, entre les brachycéphales (crânes courts sagittalement) et dolichocéphales (crânes allongés).

Vue endocrânienne

Elle reprend les remarques précédemment énoncées, mais s'inscrivant dans une morphologie concave en tous sens. On y voit nettement (fig. 1-114) :

- *médianement*, le **sinus** sagittal supérieur, qui fait suite à la crête frontale ;
- *paramédianement*, les **fossettes** granulaires et, en arrière, le foramen pariétal ;
- *latéralement*, les **sillons** formés par les artères méningées.

[110] Toutes les autres sutures portent le nom des os qui la forment.

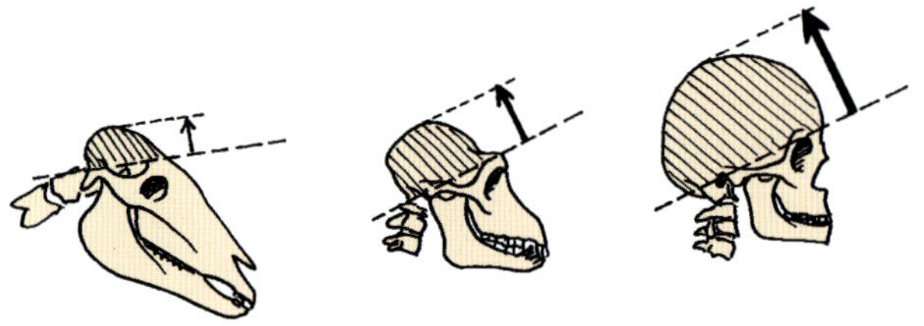

▶ **1-115**
Évolution du neurocrâne au détriment du massif facial : bovidé (a), singe (b), homme (c).

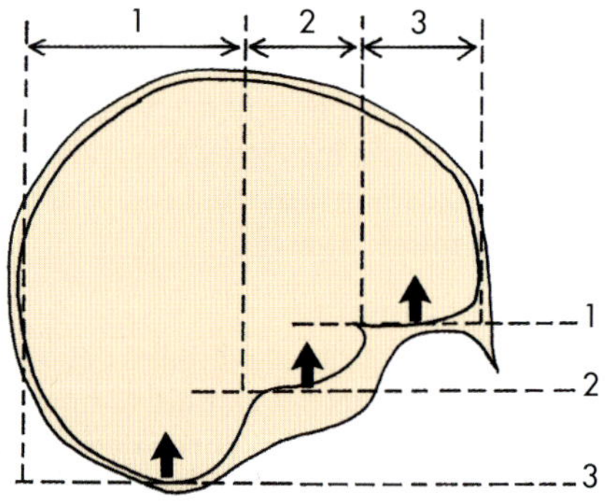

▶ **1-116**
Les 3 étages de la base du crâne.
1. Supérieur et antérieur
2. Moyen
3. Inférieur et postérieur

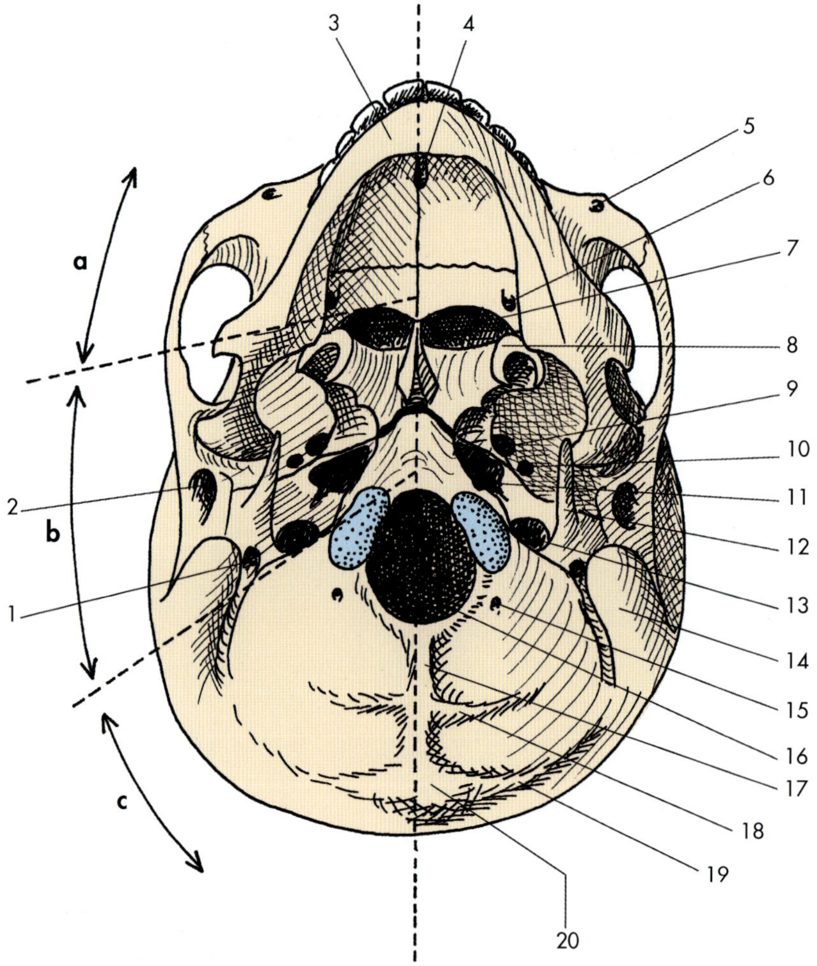

▶ **1-117**
Vue exocrânienne de la base (le foramen rond est caché par le processus ptérygoïde).
a) Partie antérieure
b) Partie moyenne
c) Partie postérieure
1. Foramen stylo-mastoïdien
2. Pore acoustique externe
3. Mandibule
4. Foramen incisif
5. Foramen infra-orbitaire
6. Foramen grand palatin
7. Choane
8. Processus ptérygoïde
9. Foramen ovale
10. Foramen épineux
11. Canal carotidien
12. Processus styloïde
13. Foramen jugulaire
14. Processus mastoïde
15. Canal condylaire
16. Foramen magnum
17. Crête occipitale externe
18. Ligne nucale inférieure
19. Ligne nucale supérieure
20. Protubérance occipitale externe

Base du crâne

Il s'agit d'une plate-forme à 3 niveaux et avec des correspondances diverses entre ses 2 faces. Elle est très résistante et épaisse (jusqu'à 2 à 3 cm au niveau du rocher), les os impairs formant un axe très rigide[111].

Coupe sagittale

Elle montre 2 éléments :

- *l'angle craniofacial du sphénoïde*, marquant la délimitation entre neurocrâne et viscérocrâne[112] (*cf.* fig. 1-78). Le rapport volumétrique entre ces 2 parties a évolué jusqu'à l'homme (fig. 1-115) ;
- *la face supérieure de la base* et ses 3 étages (fig. 1-116) :
  - en avant l'étage **supérieur**, formé par le frontal et la lame criblée de l'ethmoïde,
  - au milieu l'étage **moyen**, formé par la partie moyenne du sphénoïde et les pyramides pétreuses du temporal,
  - en arrière l'étage **inférieur**, formé par les parties basilaires du sphénoïde et de l'occipital.

Vue exocrânienne de la base

Elle reflète un relief tourmenté, centré autour de la jonction sphéno-occipitale (fig. 1-117).

Différentes parties

- *En avant*, c'est la zone buccale, avec la partie inférieure du **massif facial** et le relief inférieur de la **mandibule**.
- *En arrière*, c'est la zone cervicale avec le pourtour du **foramen magnum** et les lignes nucales.
- *À la partie moyenne*, c'est la zone des **orifices** de la base du crâne (*cf.* tableau p. 99), des articulations **temporo-mandibulaires** et de la jonction sphéno-occipitale.

Reliefs de la base

Ce sont, principalement, d'avant en arrière :

- le bord inférieur de la **mandibule** ;
- les processus **ptérygoïdes** du sphénoïde ;
- les processus zygomatiques des temporaux ;
- le **processus styloïde** des temporaux ;
- les condyles occipitaux.

[111] La jonction occipito-sphénoïdienne est même soudée chez l'adulte [10].

[112] Cet angle a évolué dans l'échelle animale, traduisant le développement du cerveau (la capacité endocrânienne du chimpanzé est de 450 cm3 et de 1 280 à 1 450 cm3 chez l'homme) et l'amoindrissement de la puissance mandibulaire.

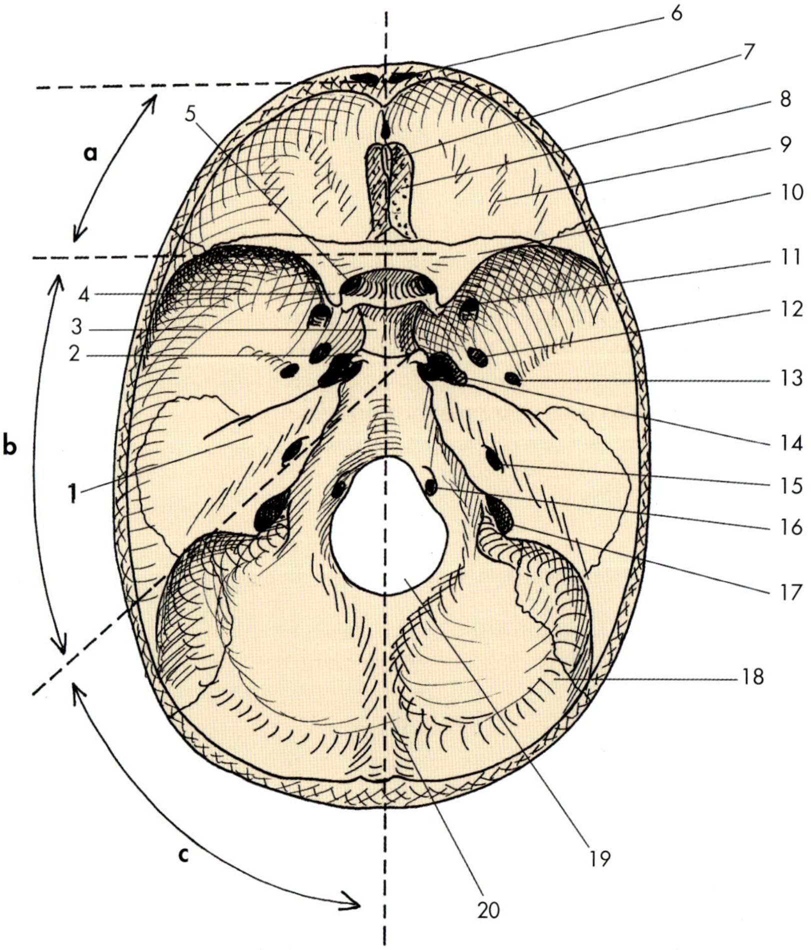

▶ **1-118**

Vue endocrânienne de la base.

a) Parties antérieure et supérieure
b) Partie moyenne
c) Parties postérieure et inférieure

1. Pyramide pétreuse
2. Processus clinoïde postérieur
3. Selle turcique
4. Processus clinoïde antérieur
5. Canal optique
6. Sinus frontaux
7. Processus crista galli
8. Lame criblée
9. Fosse antérieure
10. Petite aile du sphénoïde
11. Foramen rond
12. Foramen ovale
13. Foramen épineux
14. Foramen déchiré
15. Pore acoustique interne
16. Canal condylaire
17. Foramen jugulaire
18. Sinus transversal
19. Foramen magnum
20. Protubérance occipitale interne

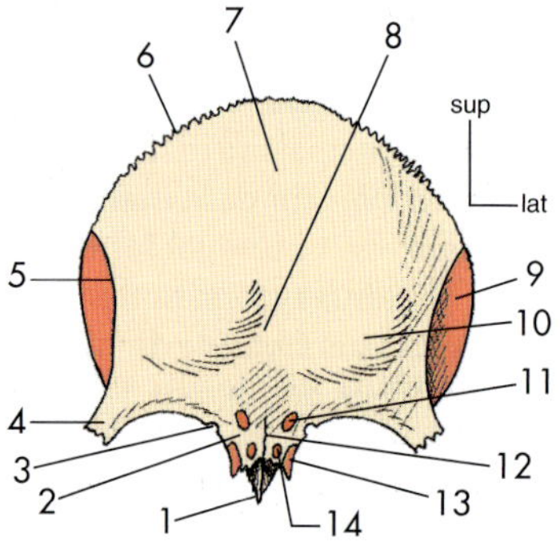

▶ **1-120**

Face externe du frontal, en vue antérieure.

1. Épine nasale
2. Processus nasal
3. Incisure supra-orbitaire
4. Processus zygomatique
5. Ligne temporale
6. Suture coronale
7. Écaille (squame)
8. Glabelle
9. Muscle temporal
10. Éminence frontale
11. Corrugateur
12. Suture frontale
13. Orbiculaire de l'œil
14. Nasolabial

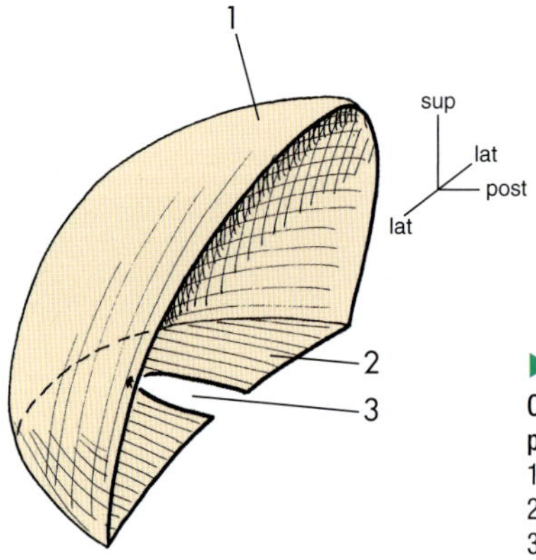

▶ **1-119**

Composition du frontal, en vue postéro-supéro-latérale gauche.

1. Écaille (squame)
2. Base
3. Incisure ethmoïdale

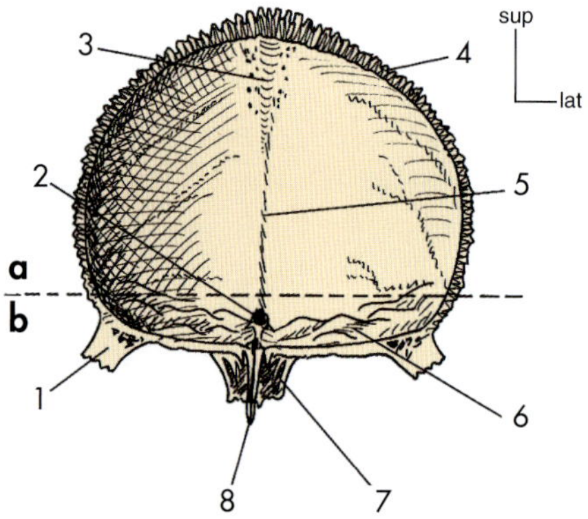

▶ **1-121**

Face interne du frontal, en vue postérieure.

a) Partie squameuse
b) Partie basilaire

1. Processus zygomatique
2. Foramen cæcum
3. Sinus sagittal supérieur
4. Suture coronale
5. Crête frontale
6. Bosses orbitaires
7. Processus frontal
8. Épine nasale

Vue endocrânienne de la base

Elle est sagittalement divisée en 3 étages (fig. 1-118).

- *La fosse antérieure* loge les lobes frontaux du cerveau. Elle est formée par la base du frontal, articulée en arrière avec les petites ailes du sphénoïde. On y distingue, au centre, le foramen cæcum, le processus **crista galli**[113], la **lame criblée** de l'ethmoïde et, à la partie postérieure des **petites ailes**, les **processus clinoïdes** antérieurs[114].
- *La fosse moyenne*, latéralement, loge les lobes temporaux et, au centre, l'hypophyse dans la **selle turcique** du sphénoïde[115]. Cette selle est longée, latéralement, par le **sillon carotidien**. On distingue la fosse sphéno-temporale, formée de la face postérieure des **grandes ailes** du sphénoïde, de la face interne de la squame du temporal et de la **pyramide pétreuse**.
- *La fosse postérieure* loge le tronc cérébral et le cervelet. Limitée en avant par le bord supérieur du **rocher**, elle comprend le **dos de la selle** (*dorsum sellae*) du sphénoïde et la partie basilaire de l'occipital, qui encadre le **foramen magnum**. En arrière de celui-ci, et médianement, s'étend la **crête occipitale interne**, qui sépare les 2 côtés de la fosse crânienne postérieure, puis la **protubérance occipitale interne**. Celle-ci est à la croisée de cette crête ainsi que des 2 **sinus transversaux** et du sinus sagittal supérieur. Ce croisement est nommé **éminence cruciforme**.

Os du crâne

Os frontal

C'est l'os antérieur qui forme le relief osseux du front. Il est composé d'une **écaille**, qui participe à la voûte crânienne, et d'une **base** (fig. 1-119).

Écaille ou squame

- *Sa face externe*, sous cutanée[116] (fig. 1-120), a grossièrement la forme d'une portion de sphère, convexe en tous sens. Elle présente :
  - en haut : la suture **coronale**, dont le milieu forme le **bregma** (à l'union des 2 pariétaux),
  - en bas et au milieu : l'**échancrure nasale**[117], qui laisse voir l'épine nasale, en retrait de l'os. Elle est surplombée par la **suture frontale**, trace des 2 hémifrontaux primitifs,
  - en bas et de chaque côté : une **arcade sourcilière**[118], concave en bas, limitée en dedans par le processus nasal et, en dehors, par le processus zygomatique. La partie médiale de l'arcade, épaisse, loge les sinus frontaux dans l'épaisseur de l'os (*cf.* fig. 1-118, 1-137 et 1-155),
  - au-dessus : la **glabelle** forme un méplat central encadré par les 2 **éminences frontales**, limitées latéralement par la ligne temporale.
- *Sa face interne* est concave en tous sens, abritant les lobes frontaux du cerveau. On peut y noter 3 éléments (fig. 1-121) :
  - médianement et en bas : le **foramen cæcum** démarre le sinus sagittal supérieur,
  - au-dessus de lui : une crête donne insertion à la **faux du cerveau** et se prolonge en haut par le sinus,
  - de part et d'autre : des **fossettes granulaires** correspondent aux expansions vasculaires des sinus[119].

[113] C'est-à-dire crête de coq, en raison de sa forme. Elle donne insertion à la faux du cerveau.

[114] Clinoïdes, c.-à-d. inclinés. Ils donnent insertion à la petite circonférence de la tente du cervelet.

[115] Ce repère est visible sur une radiographie de profil, mécaniquement il correspond à la localisation du centre de gravité de la tête.

[116] Le relief antérieur est plat au-dessus du nez (partie nommée glabelle).

[117] Cette échancrure est prolongée en haut par la suture frontale (anciennement métopique).

[118] Dans sa portion médiale, elle présente une encoche : l'incisure supra-orbitaire, où passe le PVN de même nom.

[119] Elles participent à la régulation de la pression intracrânienne en résorbant le liquide cérébrospinal.

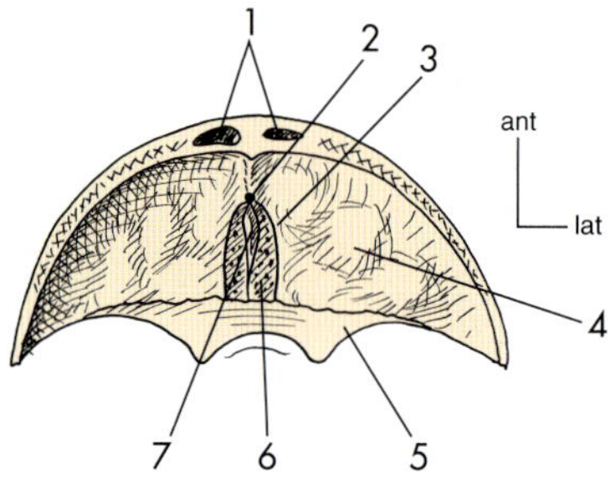

1-122

Face interne de la base, en vue supérieure.

1. Sinus frontaux
2. Foramen cæcum
3. Incisure ethmoïdale
4. Bosses frontales
5. Petite aile du sphénoïde
6. Lame criblée (ethmoïde)
7. Processus crista galli (ethmoïde)

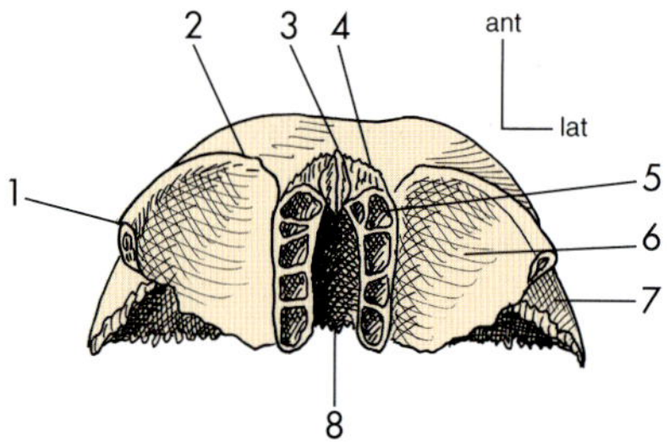

1-123

Face externe de la base, en vue inférieure.

1. Processus zygomatique
2. Incisure supra-orbitaire
3. Épine nasale
4. Processus nasal
5. Demi-cellules frontales
6. Partie orbitaire
7. Face temporale
8. Incisure ethmoïdale

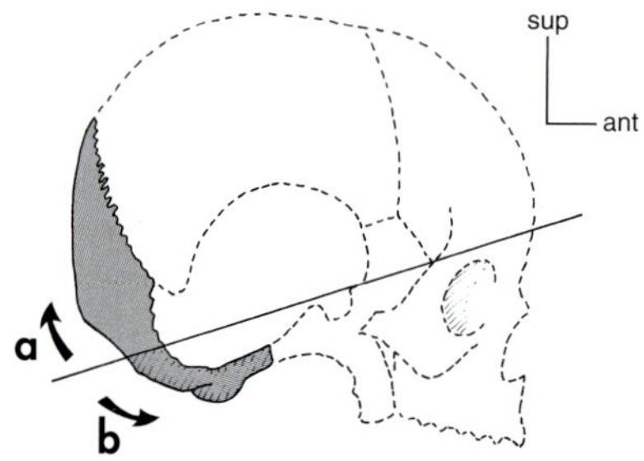

1-124

Composition de l'occipital.

a) Partie squameuse
b) Partie basilaire

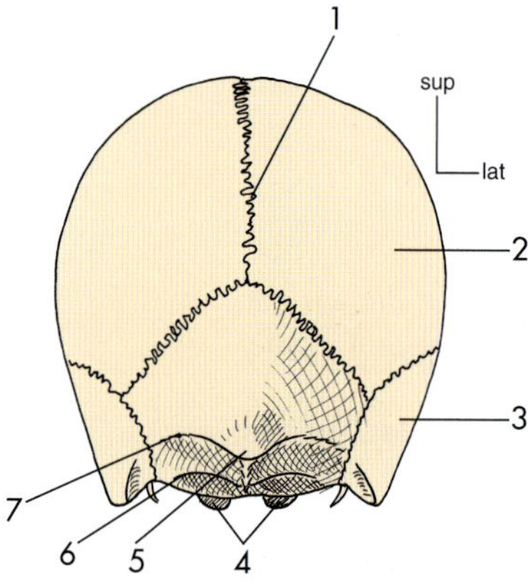

1-125

Occipital en position (vue postérieure).

1. Suture sagittale
2. Pariétal
3. Temporal
4. Condyles occipitaux
5. Protubérance occipitale externe
6. Ligne nucale inférieure
7. Ligne nucale supérieure

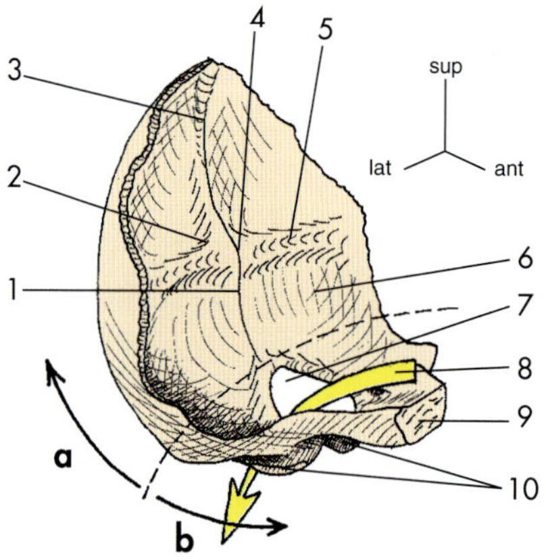

1-126

Occipital en vue antérolatérale droite.

a) Partie squameuse
b) Partie basilaire
1. Crête occipitale interne
2. Éminence cruciforme
3. Sinus sagittal supérieur
4. Protubérance interne
5. Sinus transverse
6. Face interne (fosse crânienne postérieure)
7. Foramen magnum
8. Passage du système nerveux central
9. Surface pour le sphénoïde
10. Condyles occipitaux

Base

- *Sa face endocrânienne* (fig. 1-122) présente une échancrure médiane et sagittale : l'**incisure ethmoïdale**, qui laisse apparaître la lame criblée de l'ethmoïde et sa crête crista galli. De part et d'autre de cette incisure, le relief est convexe (inverse de la face orbitaire) et bosselé des bosses orbitaires.
- *Sa face exocrânienne* est divisée en 2 parties (fig. 1-123) :
  - une centrale, ou **nasale**, qui repose sur l'ethmoïde. Elle est constituée de 2 reliefs irréguliers situés de part et d'autre de l'incisure ethmoïdale. Ces 2 reliefs sont irréguliers car comprenant chacun des demi-cellules frontales, articulées avec leurs homologues ethmoïdales et séparées par les foramens ethmoïdaux antérieurs et postérieurs. Le bord antérieur de l'incisure est prolongé par l'épine nasale[120], dirigée en bas;
  - une latérale, ou **orbitaire**, qui forme la voûte de l'orbite. Elle est lisse et concave en tous sens.

Os occipital

C'est l'os de la partie postérieure de la tête. Il est impair et médian, composé d'une partie appartenant à la voûte (calvaria) et d'une partie appartenant à la base du crâne (fig. 1-124).

Écaille ou squame

Elle remonte à l'arrière du crâne, ayant grossièrement la forme d'un as de pique et présente 2 faces.

Face externe ou exocrânienne

- *Forme :* elle est convexe en tous sens (fig. 1-125).
- *Limites :* elle est limitée en haut par les sutures lambdoïdes (avec les pariétaux), latéralement par les sutures occipito-mastoïdiennes (avec les temporaux), et en bas par la ligne nucale supérieure qui sépare l'écaille de la partie basilaire de l'occipital.
- *Composition :* 3 éléments sont à décrire :
  - la surface squameuse. Elle est séparée de la peau par une épaisse et résistante couche cellulograisseuse, comme toute la voûte crânienne;
  - la **protubérance occipitale externe** ou inion. Elle est l'aboutissement supérieur de la crête occipitale (*cf. infra*);
  - la **ligne nucale supérieure** (une droite et une gauche, de part et d'autre de la protubérance). Elle est palpable, concave en bas et se prolonge jusqu'au bord postérieur du processus mastoïde du temporal. Elle présente les insertions de muscles **superficiels**. Sur son versant supérieur : insertion du muscle **épicrânien**, sur son versant inférieur : insertion des muscles (de dedans en dehors) **trapèze supérieur** (partie médiale), **sterno-cléido-mastoïdien** (partie latérale).

Face interne ou endocrânienne

Elle est concave en tous sens (fig. 1-126). Elle est divisée en 4 parties : les 2 supérieures répondent aux lobes occipitaux du cerveau, les 2 inférieures aux hémisphères cérébelleux. La séparation entre ces 4 parties est le fait du sinus sagittal supérieur, en haut, de la crête occipitale interne, en bas, et des sinus transverses, bilatéralement. L'intersection, ou *confluent des sinus*[121] forme l'**éminence cruciforme**, le point de croisement correspondant à la **protubérance occipitale interne**.

[120] L'épine s'articule avec les os nasaux, leur offrant une certaine surface d'appui.

[121] Ancien pressoir d'Hérophile.

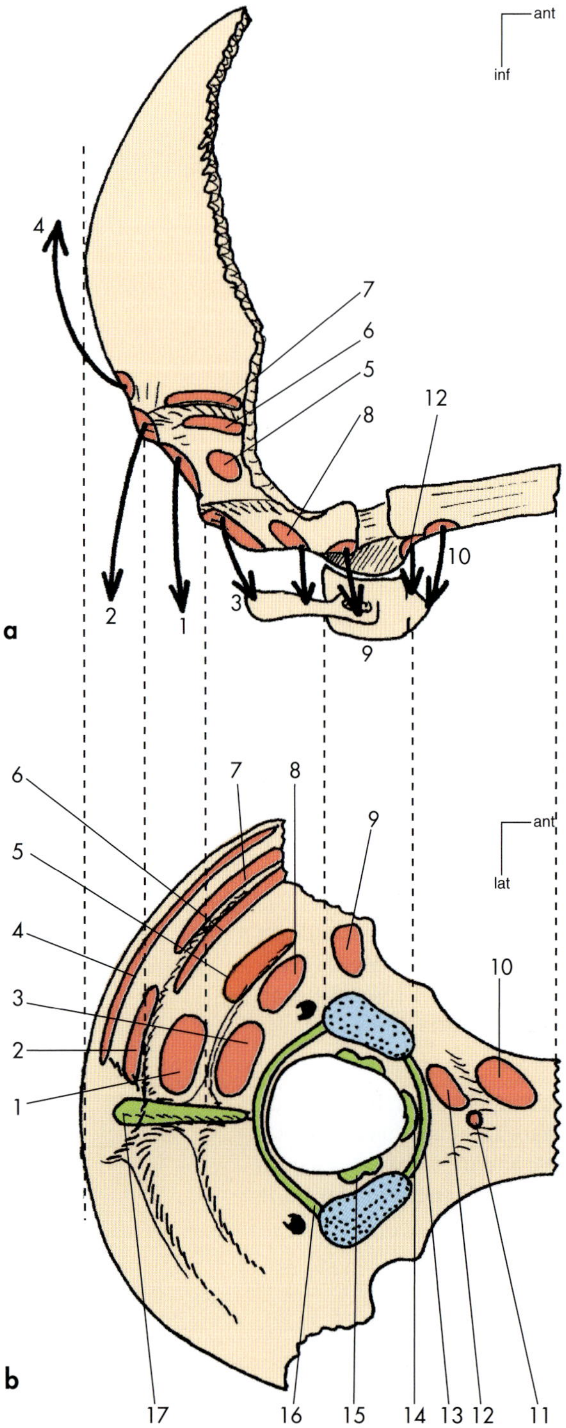

▶ **1-127**

Occipital en vues latérale (a) et inférieure (b).

1. Semi-épineux
2. Trapèze supérieur
3. Petit droit postérieur
4. Épicrânien (ventre occipital)
5. Oblique supérieur
6. Splénius de la tête
7. SCM
8. Grand droit postérieur
9. Droit latéral
10. Long de la tête
11. Constricteur supérieur du larynx
12. Droit antérieur
13. Membrane antérieure occipito-C1
14. Ligament de l'apex de la dent
15. Ligament alaire
16. Membrane postérieure occipito-C1
17. Ligament nucal

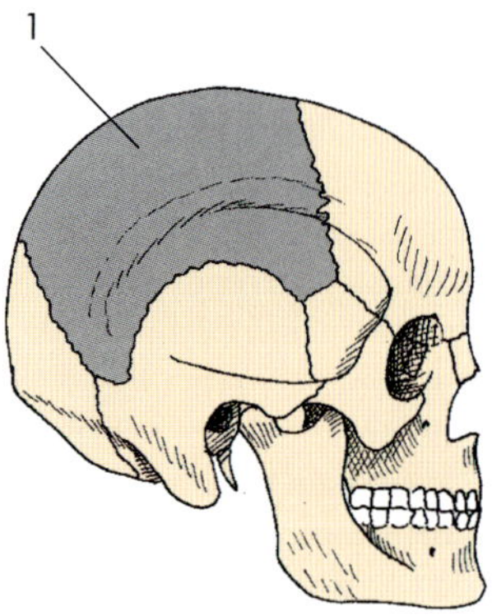

▶ **1-128**

Pariétal (1) en position.

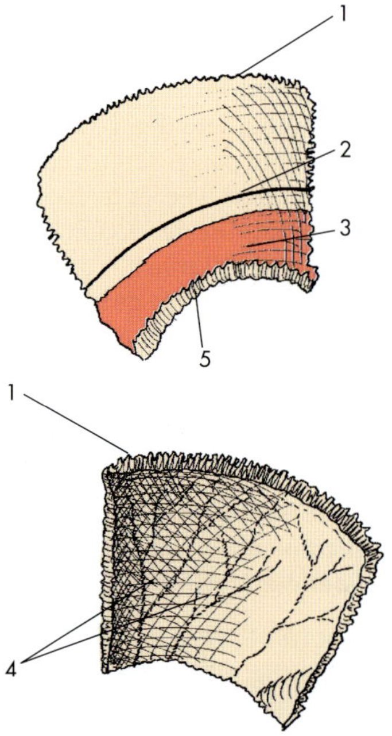

▶ **1-129**

Pariétal : faces externe (a) et interne (b).

1. Suture sagittale
2. Aponévrose temporale
3. Muscle temporal
4. Sillons des artères méningées
5. Suture squameuse

Base ou corps

Elle présente 2 faces.

Face externe ou exocrânienne

Elle prolonge l'écaille en dessous de la ligne nucale supérieure.

- *Forme.* Elle est grossièrement convexe en tous sens et triangulaire à sommet antérieur.
- *Limites.* Elle est limitée en avant par la jonction avec le corps du sphénoïde[122] et en arrière par la ligne nucale supérieure. Sur les côtés, elle est séparée de la pyramide pétreuse du temporal par le foramen jugulaire.
- *Composition.* On lui décrit (fig. 1-127) :
  - Une **zone intermédiaire**, entre la ligne nucale supérieure (appartenant à l'écaille) et l'inférieure. On y trouve les insertions des muscles du plan intermédiaire : **semi-épineux** de la tête (partie médiale), splénius de la tête (partie latérale et proche de la ligne nucale supérieure), **l'oblique supérieur** (partie latérale et proche de la ligne nucale inférieure).
  - La **ligne nucale inférieure** (une de chaque côté droit et gauche). On y trouve les insertions des muscles du plan profond, c'est à dure de la tête, de dedans en dehors :
    - **petit droit postérieur**
    - **grand droit postérieur**
    - (l'oblique supérieur est juste en dehors et en avant, cf ci-dessus)
  - le **foramen magnum**. Circulaire, il livre passage à la moelle allongée et ses enveloppes, ainsi qu'aux artères vertébrales et à la partie spinale du nerf accessoire. Du foramen magnum à la protubérance occipitale externe, la **crête occipitale** s'étend sagittalement, donnant insertion au ligament nucal ;
  - les parties latérales au foramen magnum. Elles comportent, juste à la limite du foramen magnum, les **condyles occipitaux** et, en dehors d'eux, l'insertion du **droit latéral** de la tête ;
  - la **partie basilaire**. Elle correspond au rétrécissement de l'os, qui se prolonge jusqu'au contact du sphénoïde. On trouve les insertions, d'avant en arrière :
    - **du long de la tête**, bilatéralement,
    - **du droit antérieur** de la tête, bilatéralement,
    - sur la ligne médiane, du constricteur du pharynx (supérieur) sur un tubercule,
    - tout le long du foramen magnum, de la membrane atlanto-occipitale antérieure et des autres ligaments antérieurs de cette jonction (*cf.* chapitre 2).

Face interne ou endocrânienne

La partie basilaire se prolonge jusqu'au contact du dorsum sellae du sphénoïde. Légèrement concave transversalement et inclinée en arrière et en bas, elle est en rapport avec le **tronc cérébral**.

Les bords du foramen magnum donnent insertion aux ligaments de la jonction avec l'atlas (*cf.* chapitre 2).

Os pariétal

C'est un os pair, non symétrique, appartenant uniquement à la voûte (il ne possède pas de partie basilaire). Globalement quadrangulaire, il présente 2 faces (fig. 1-128). Il est limité en haut et en dedans par son homologue controlatéral (suture sagittale), en avant par le frontal (suture coronale), en arrière par l'occipital (suture lambdoïde), en bas par le temporal (suture squameuse), et sur une courte portion en bas et en avant par la grande aile du sphénoïde (suture sphéno-pariétale).

Face externe

Elle est convexe en tous sens (fig. 1-129a). La partie moyenne est parcourue par 2 lignes concentriques antéropostérieures à concavité inférieure : la **ligne temporale supérieure** donne insertion au fascia temporal, **l'inférieure** est la limite supérieure de l'insertion du muscle **temporal** (se prolongeant sur l'os temporal).

Face interne

Elle est concave en tous sens et creusée par les sillons vasculaires des branches de l'artère méningée moyenne (fig. 1-129b). Son bord supérieur est parcouru par une dépression sagittale : le sinus veineux sagittal supérieur.

[122] Soudée chez l'adulte.

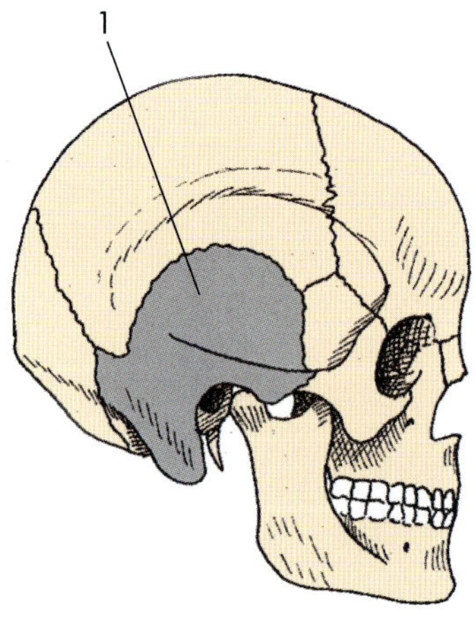

▶ **1-130**
Temporal (1) en position.

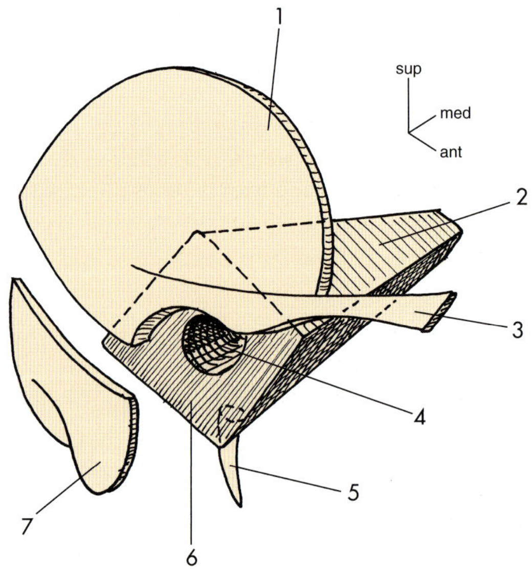

▶ **1-131**
Composition du temporal.
1. Écaille (squame)
2. Pyramide pétreuse
3. Processus zygomatique
4. Pore et méat acoustiques
5. Processus styloïde
6. Partie tympanique
7. Partie mastoïdienne

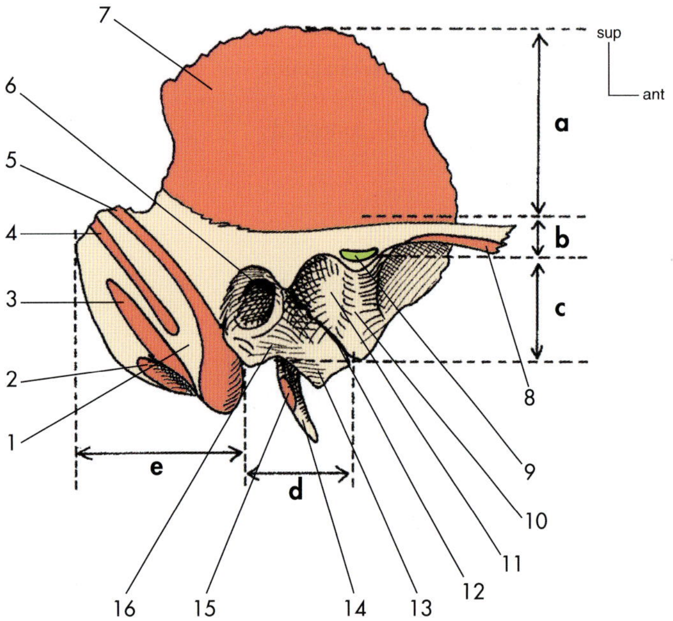

▶ **1-132**
Temporal, en vue latérale.
a) Partie suprazygomatique (squame)
b) Zygomatique
c) Partie infrazygomatique
d) Partie pétro-tympanique
e) Partie mastoïdienne
1. Processus mastoïde
2. Digastrique
3. Longissimus de la tête
4. Splénius de la tête
5. SCM
6. Pore et méat acoustiques externes
7. Temporal
8. Masséter
9. Ligament collatéral latéral
10. Condyle temporal
11. Fosse mandibulaire
12. Fissure tympano-squameuse
13. Processus vaginal
14. Processus styloïde
15. Stylo-mastoïdien
16. Partie tympanique

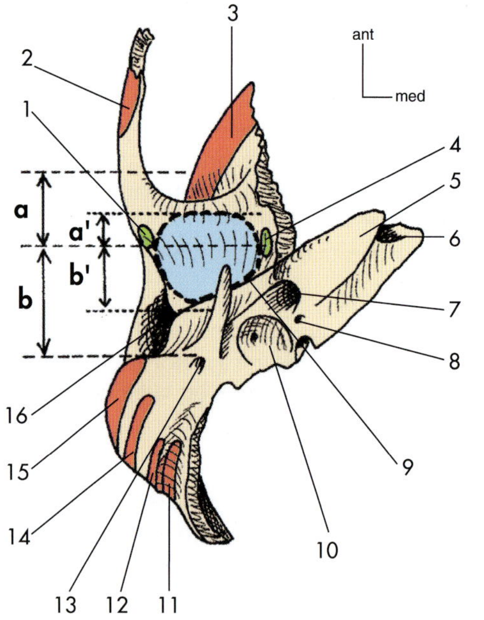

▶ **1-133**
Temporal, en vue inférieure.
a) Condyle (a' : partie articulaire)
b) Fosse mandibulaire (b' : partie articulaire)
1. Ligament collatéral latéral
2. Masséter
3. Temporal
4. Ligament collatéral médial
5. Pyramide pétreuse
6. Ostium interne du canal carotidien
7. Ostium externe du canal carotidien
8. Canalicule tympanique
9. Fissure tympano-squameuse
10. Fosse jugulaire
11. Digastrique
12. Longissimus de la tête
13. Foramen stylo-mastoïdien
14. Splénius de la tête
15. SCM
16. Pore acoustique externe

Os temporal

Il s'agit d'un os particulièrement important, du fait de 4 caractéristiques dont les 2 dernières lui sont propres (fig. 1-130) :

- il fait partie de la voûte, ou calvaria (partie squameuse ou écaille) ;
- il fait partie de la base (partie pétreuse ou rocher) ;
- il renferme les organes de l'équilibration et de l'audition (vestibulo-cochléaire) ;
- il possède une surface articulaire originale pour la mandibule (articulation temporo-mandibulaire).

Le temporal est formé de 3 parties : squameuse, pétro-tympanique et mastoïdienne (fig. 1-131).

Squame ou écaille

C'est la partie la plus visible car contribuant à former la partie latérale de la calvaria. Elle est verticale et sagittale, située en dessous du pariétal. On lui distingue 3 parties (fig. 1-132) :

- *partie supérieure ou suprazygomatique.* Plane, hémicirculaire, elle participe à la fosse temporale[123] et donne insertion au muscle **temporal** ;
- *partie moyenne ou zygomatique.* Elle présente une petite portion postérieure, ou **base**, plane étendue d'arrière en avant, qui forme la racine du processus zygomatique, puis une portion antérieure, allongée. Elle fait suite à la précédente et se détache du plan osseux pour former le processus zygomatique, dirigé vers l'avant (légèrement concave en dedans). Son extrémité, biseautée aux dépens du bord inférieur, s'articule avec le zygoma. Le bord inférieur est marqué par 2 tubercules surplombant la fosse mandibulaire (*cf.* ci-dessous) : en arrière, le tubercule zygomatique postérieur, et en avant le tubercule zygomatique antérieur[124] ;
- *partie inférieure ou infrazygomatique.* Elle présente 2 parties (fig. 1-132 et 1-133) :
  - en arrière, une surface concave en tous sens, dont la moitié antérieure forme la **fosse mandibulaire**, ou glène, seule partie qui soit articulaire avec la mandibule et encroûtée de cartilage[125] (*cf.* chapitre 2),
  - en avant, on trouve le **tubercule articulaire**, ou condyle temporal, concave transversalement et convexe sagittalement[126]. Sa **moitié postérieure** est encroûtée de cartilage et complète la surface articulaire pour le condyle mandibulaire.

[123] Qui déborde sur le pariétal et la face externe de la grande aile du sphénoïde.

[124] Sur lequel s'insère le ligament collatéral latéral de l'articulation temporo-mandibulaire.

[125] La partie postérieure fait partie de l'os tympanique, séparé de celle-ci par la fissure tympano-squameuse (ancienne scissure de Glaser).

[126] Sa partie latérale correspond au tubercule zygomatique antérieur.

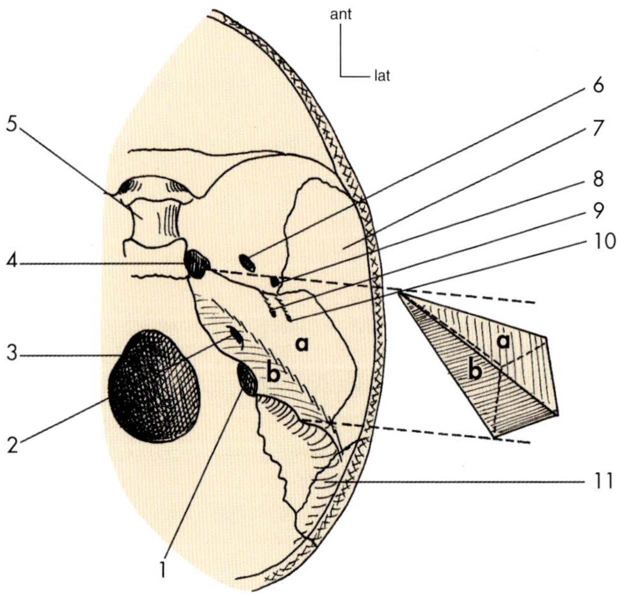

▶ **1-134**

Pyramide pétreuse en vue supérieure.

a) Face antérosupérieure
b) Face postérosupérieure
1. Foramen jugulaire
2. Pore acoustique interne
3. Foramen magnum
4. Foramen déchiré
5. Selle turcique
6. Foramen ovale
7. Écaille du temporal
8. Foramen épineux
9. Sillon du nerf grand pétreux
10. Sillon du nerf petit pétreux
11. Partie mastoïdienne

▶ **1-135**

Pyramide pétreuse en vue inférieure.

a) Face antéro-inférieure
b) Face postéro-inférieure
1. Incisure mastoïdienne
2. Processus styloïde
3. Partie tympanique
4. Ostium interne du canal carotidien
5. Fossette pétreuse
6. Canicule tympanique
7. Fosse jugulaire

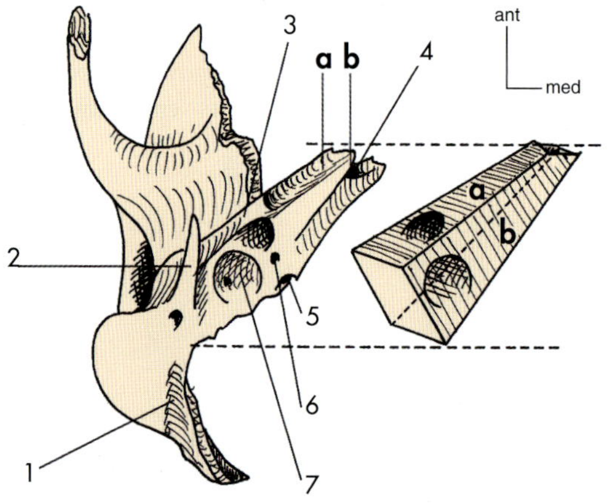

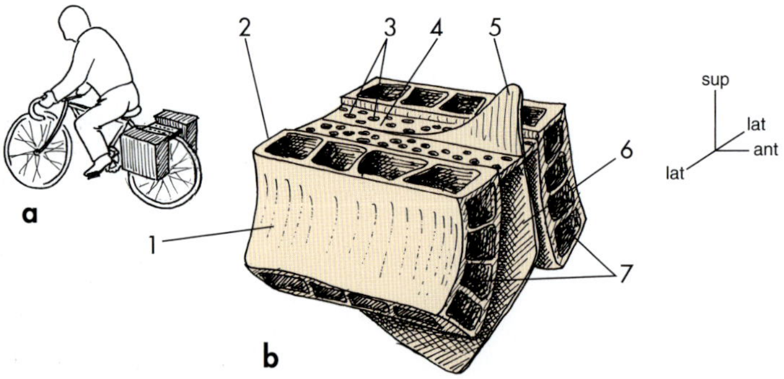

▶ **1-136**

Ethmoïde en vue antéro-supéro-latérale droite (b) et sa caricature morphologique (a).

1. Face latérale
2. Masse latérale ou labyrinthe
3. Fossettes (et trous olfactifs)
4. Lame criblée
5. Processus crista galli
6. Lame perpendiculaire
7. Demi-cellules ethmoïdales

Partie pétro-tympanique

La pyramide pétreuse, ou rocher, a la forme d'une pyramide quadrangulaire à sommet antéromédial tronqué. Elle présente donc à décrire 4 faces, une base et un apex.

- *Face antérosupérieure* (fig. 1-134). Triangulaire à base latérale, elle forme la majeure partie de la fosse crânienne moyenne et supporte le lobe temporal.
- *Face postérosupérieure* (*cf.* fig. 1-134). Elle forme la partie antérieure de la fosse crânienne postérieure et est en contact avec le lobe occipital. Elle présente 3 éléments, schématiquement, de dedans en dehors :
  - le **pore acoustique interne** (prolonge le **méat** de même nom) ;
  - la fossa subarcuata (passage du canal pétro-mastoïdien) ;
  - la fente de l'aqueduc du vestibule (veine et lymphatique).
- *Face antéro-inférieure* (fig. 1-135). Elle correspond à la partie **tympanique** du temporal (paroi du méat externe, caisse du tympan). Elle se prolonge en dedans par le sillon de la trompe auditive.
- *Face postéro-inférieure* (fig. 1-135). Elle est très irrégulière et présente 3 éléments principaux :
  - en avant : l'ostium (orifice) externe du **canal carotidien** (pour l'artère carotide interne) ;
  - en arrière et en dedans : la **fosse jugulaire** (pour le bulbe de la veine jugulaire interne)[127] ;
  - en arrière et en dehors : le **processus styloïde**, plus ou moins long[128], oblique en bas et en avant, qui donne insertion à des ligaments (stylo-hyoïdiens, stylo-mandibulaire) et à des muscles (stylo-hyoïdien, stylo-pharyngien, stylo-glosse). On y trouve le foramen stylo-mastoïdien du canal facial, pour le passage de ce nerf.
- *Base.* Elle est appliquée contre la partie externe de l'os et forme le pourtour du **pore acoustique externe** (orifice du méat).
- *Apex.* Situé à la partie la plus profonde de l'os, il est tronqué et présente l'ostium (orifice) interne du **canal carotidien**. Il contribue à former le **foramen déchiré**.

Partie mastoïdienne

C'est la portion située en arrière du pore acoustique externe (*cf.* fig. 1-132 et 1-133). Elle est limitée en haut par l'écaille, en avant par le pore et l'os tympanal, en arrière par l'occipital[129]. Le processus **mastoïde** est une saillie mamelonnée[130], donc à sommet arrondi :

- *sa face latérale* donne insertion, d'avant en arrière, au chef **sterno-mastoïdien** du muscle sterno-cléido-mastoïdien (SCM), au **splénius** de la tête, au **longissimus** de la tête (sur le bord postérieur) ;
- *sa face médiale* forme un sillon donnant insertion au digastrique du cou ;
- *son apex* donne insertion au SCM, chef cléido-mastoïdien.

Os ethmoïde[131]

C'est un os faisant partie à la fois de la base du crâne et du fond des fosses nasales. Médian, impair et symétrique, il est situé entre le septum nasal, en avant, et le sphénoïde, en arrière. Il est extrêmement léger, car plein de cavités séparées par de l'os mince. L'ensemble donne à l'os l'aspect de sacoches disposées de part et d'autre d'une roue de bicyclette (fig. 1-136).

[127] Dans la fosse se trouve le canalicule mastoïdien et en dedans d'elle l'orifice externe du canalicule cochléaire.

[128] De 1 à 3 cm, palpable. Il est embryologiquement lié à l'os hyoïde (appareil stylien).

[129] Elle est traversée obliquement, en bas et en avant, par la fissure pétro-squameuse (qui délimite 2 parties composant ce processus).

[130] Ce qui traduit son nom grec : *mastos* = sein, mastoïde = en mamelon.

[131] Du grec *ethmos* : crible, car c'est surtout un os criblé par les trous des nerfs olfactifs.

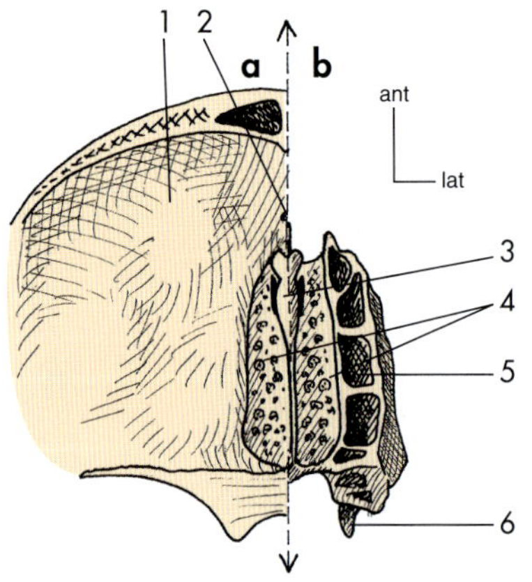

▶ **1-137**

Lame criblée en vue supérieure.

a) Frontal et petite aile du sphénoïde en place
b) Frontal et sphénoïde retirés (masse latérale visible)

1. Bosses oculaires
2. Foramen cæcum
3. Processus crista galli
4. Fossettes de la lame criblée
5. Labyrinthe ethmoïdal
6. Queue du cornet moyen

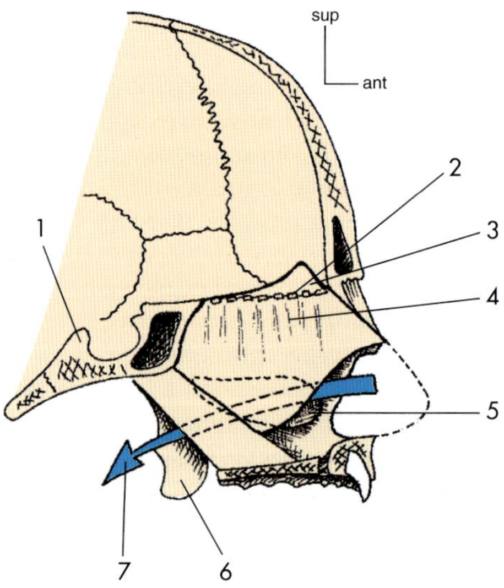

▶ **1-138**

Lame perpendiculaire en vue latérale (labyrinthe enlevé).

1. Sphénoïde
2. Lame criblée
3. Processus crista galli
4. Lame perpendiculaire
5. Cornet inférieur
6. Processus ptérygoïde
7. Voies aériennes

▶ **1-139**

Ethmoïde, en vue médiale avec les cornets supérieur et moyen en place (a), en coupe frontale (b) et en vue latérale (c).

1. Face médiale
2. Lame criblée
3. Processus crista galli
4. Face latérale
5. Demi-cellules ethmoïdales
6. Processus unciné
7. Sinus ethmoïdaux
8. Lame perpendiculaire
9. Cornet moyen
10. Cornet supérieur

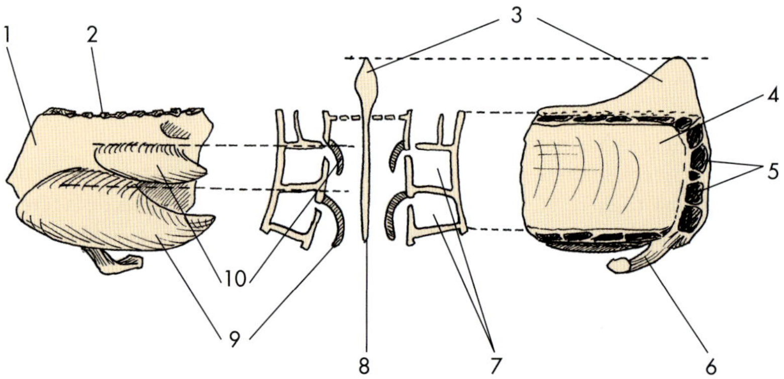

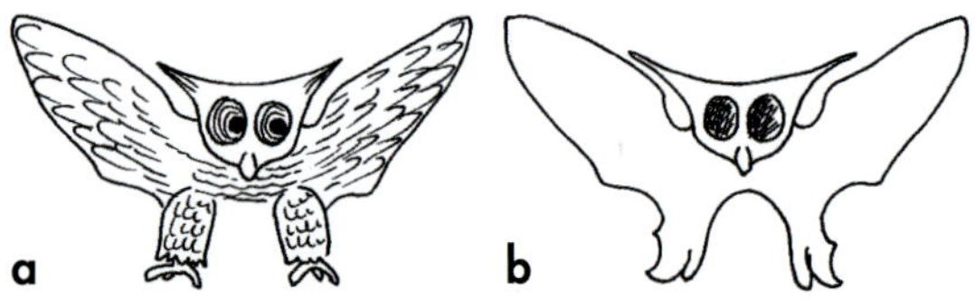

▶ **1-140**

Sphénoïde vu de face : en caricature (a) et en vue réelle (b).

▶ **1-141**

Les 4 parties du sphénoïde.

1. Grande aile
2. Petite aile
3. Corps
4. Processus ptérygoïde

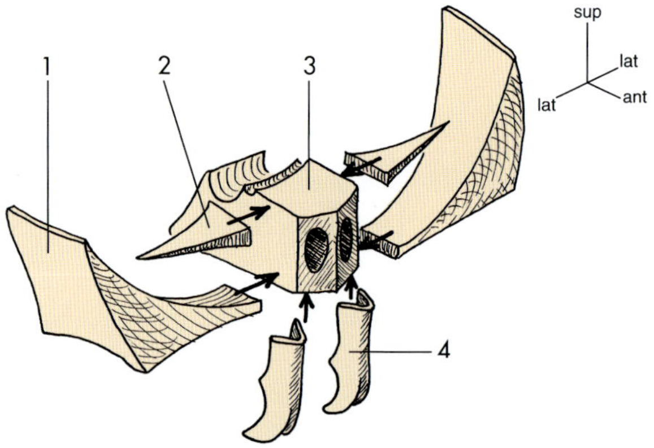

On lui décrit 4 parties :

- *la lame criblée.* C'est à elle que l'os doit son nom (fig. 1-137). C'est une lame osseuse horizontale et allongée d'avant en arrière. Elle sépare les bulbes olfactifs, en haut, des fosses nasales, en bas. De ce fait, elle est criblée de petits trous (foramens), percés dans des petites fossettes, et qui livrent passage aux filets du **nerf olfactif** (le plus court des nerfs crâniens) ;
- *la lame perpendiculaire.* Elle est implantée sagittalement[132] en dessous de la lame criblée (fig. 1-138 et *cf.* fig. 1-95). Située en arrière du cartilage nasal, elle forme la partie osseuse de la cloison nasale ;
- *la crête crista galli*[133]. Elle surplombe la partie antérieure et médiane de la lame criblée (fig. 1-136, 1-137, 1-138). Elle donne insertion à la faux du cerveau ;
- *les labyrinthes ethmoïdaux (ou masses latérales).* Ils sont disposés bilatéralement aux parties latérales de la lame criblée (fig. 1-139). Ce sont des volumes parallélépipédiques présentant 6 faces :
  - face médiale. Elle répond aux fosses nasales,
  - face latérale. Très mince (os papyracé), elle répond à l'orbite,
  - face supérieure. Elle s'articule, par des demi-cellules, avec celles du frontal,
  - face inférieure. Elle s'articule, par des demi-cellules, avec celles du maxillaire[134].
  - face antérieure. Elle s'articule, par des demi-cellules, avec celles du maxillaire et l'os lacrymal,
  - face postérieure. Elle s'articule, par des demi-cellules, avec celles du sphénoïde.

Os sphénoïde

L'os occupe la partie centrale de la base du crâne, placé en coin entre les autres os, d'où son nom[135]. Son aspect antérieur, caricatural, est celui d'une chouette (fig. 1-140). C'est un os aux contours très irréguliers, on le décompose donc en 4 parties (fig. 1-141).

[132] À noter qu'elle n'est jamais parfaitement axiale, généralement déviée vers un côté.

[133] Elle tient son nom à sa forme en crête de coq.

[134] Tout en arrière, elle s'articule avec le processus orbitaire du palatin.

[135] *Sphen*, en grec, signifie « coin ». Cet os est coincé au centre de la base du crâne.

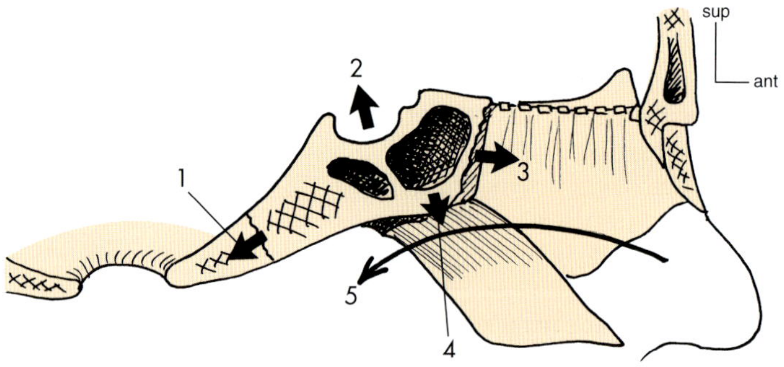

▶ **1-142**

Le corps et ses rapports.

1. Occipital
2. Cavité crânienne
3. Ethmoïde
4. Vomer
5. Voies aériennes

▶ **1-143**

Face antérieure du corps du sphénoïde (a).

1. Canal optique
2. Sinus sphénoïdaux
3. Petite aile
4. Face externe de la grande aile
5. Demi-cellules sphénoïdales
6. Rostre

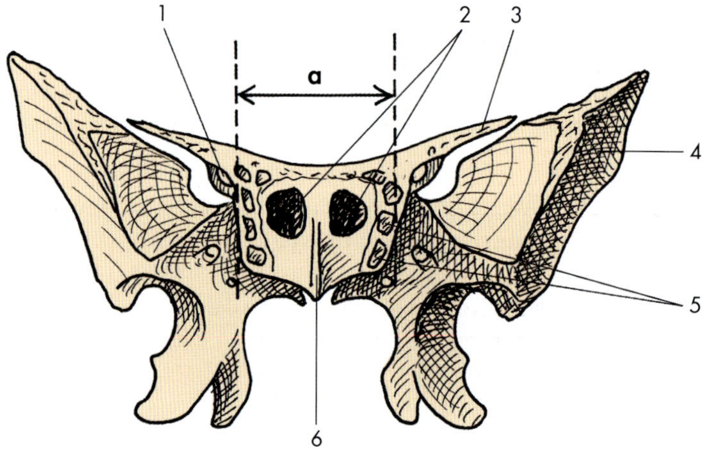

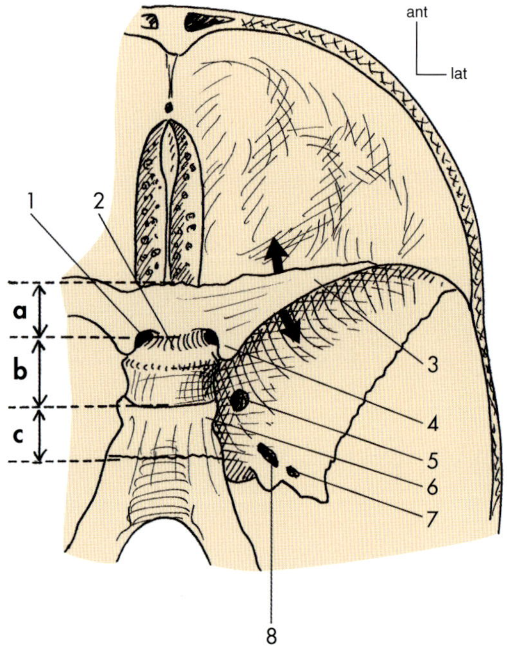

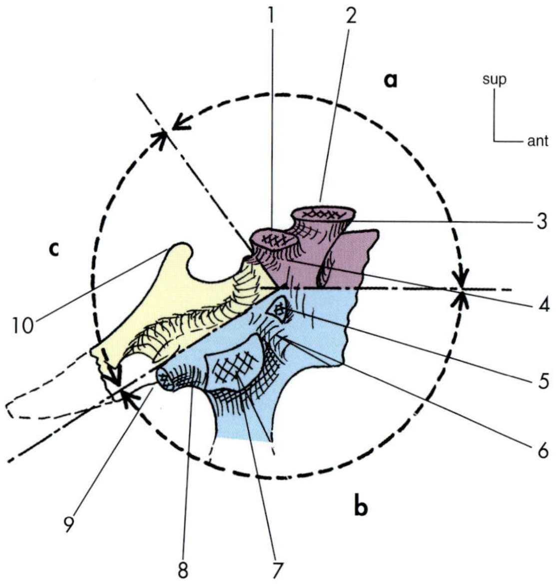

▶ **1-144**

Les 3 parties de la face supérieure (les flèches indiquent les bords antérieur et postérieur de la petite aile).

a) Partie antérieure (jugum)
b) Partie moyenne (selle)
c) Partie postérieure (dorsum sellae)
1. Canal optique
2. Sillon chiasmatique
3. Petite aile
4. Processus clinoïde antérieur
5. Foramen rond
6. Processus clinoïde postérieur
7. Foramen épineux
8. Foramen ovale

▶ **1-145**

Les 3 parties de la face latérale du corps.

a) Implantation de la petite aile
b) Implantation de la grande aile
c) Sinus carotidien
1. Racine inférieure de la petite aile
2. Racine supérieure de la petite aile
3. Canal optique
4. Fissure orbitaire supérieure
5. Racine supérieure de la grande aile
6. Foramen rond
7. Racine moyenne de la grande aile
8. Foramen ovale
9. Racine inférieure de la grande aile
10. Processus clinoïde postérieur

Corps

Il occupe la partie centrale, de forme cuboïde, présentant donc 6 faces (fig. 1-142).

- *La face antérieure* s'articule avec l'ethmoïde (fig. 1-143), c'est-à-dire présente une crête médiane répondant à la lame perpendiculaire de celui-ci. De part et d'autre se trouvent les orifices des sinus sphénoïdaux des parties latérales et des demi-cellules répondant à celles des labyrinthes ethmoïdaux.
- *La face postérieure* est plus réduite, quadrangulaire, située dans un plan oblique en bas et en avant, répondant à la partie basilaire de l'occipital (fig. 1-142 et 1-144).
- *La face supérieure* est composée de 3 parties d'avant en arrière (fig. 1-144) :
  - le **jugum sphénoïdal**, qui prolonge la lame quadrilatère de l'ethmoïde en arrière ;
  - la partie moyenne, limitée en avant et transversalement par le **sillon chiasmatique** (se prolongeant sur les côtés par le canal optique). En arrière de ce sillon se trouve la **selle turcique**, dépression tirant son nom de sa forme en selle turque. Elle loge la glande hypophyse. Elle est encadrée par 4 saillies osseuses : les 2 **processus clinoïdes antérieurs** (situés à la base des petites ailes) et les 2 postérieurs (situés à la partie antérieure du dorsum sellae) ;
  - le **dorsum sellae**, en forme de lame quadrilatère, qui se prolonge directement avec la partie basilaire de l'occipital. Il est situé dans un plan oblique en arrière et en bas, son bord antérieur présente, de chaque côté, les 2 **processus clinoïdes postérieurs**.
- *La face inférieure* forme le segment le plus postérieur et bas de la cavité nasale (*cf.* fig. 1-142). Elle présente une crête médiane, qui s'articule avec le rail creux du bord supérieur du vomer (articulation du type schyndilèse), et dont la partie la plus antérieure forme un bec : le **rostre**.
- *Les faces latérales* (fig. 1-145) présentent chacune :
  - à la partie antérosupérieure : les racines supérieure et inférieure de la **petite aile** ;
  - à la partie inférieure : les racines supérieure, moyenne et inférieure de la **grande aile** ;
  - à la partie postérosupérieure : le **sinus carotidien** (passage de la carotide interne), qui décrit une courbure en S se dirigeant vers le haut, puis l'avant et à nouveau en haut.

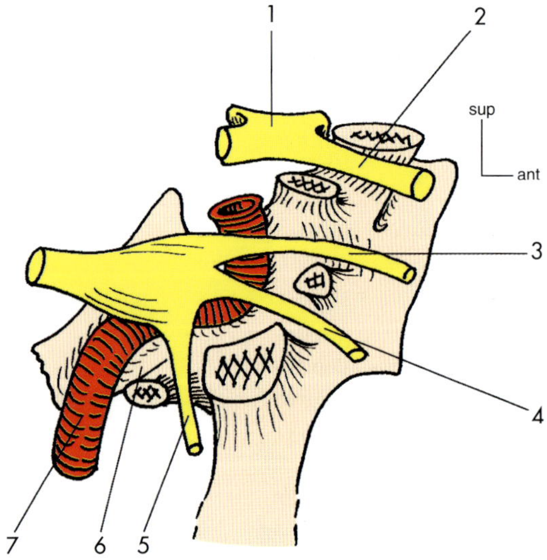

▶ 1-146

Orifices de la face latérale.

1. Chiasma optique
2. Canal optique et nerf optique
3. Fissure orbitaire supérieure et nerf ophtalmique (V1)
4. Foramen rond et nerf maxillaire (V2)
5. Foramen ovale et nerf mandibulaire (V3)
6. Foramen épineux
7. Artère carotide interne

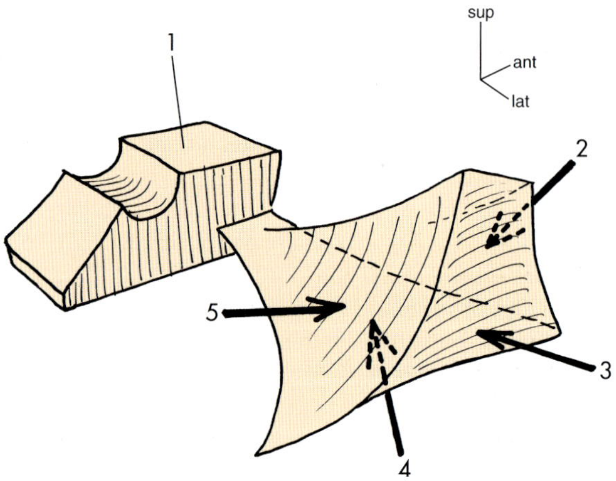

▶ 1-147

Morphologie de la grande aile.

1. Corps
2. Face antérieure (orbitaire)
3. Face externe (temporale)
4. Face inférieure (infratemporale)
5. Face interne (cérébrale)

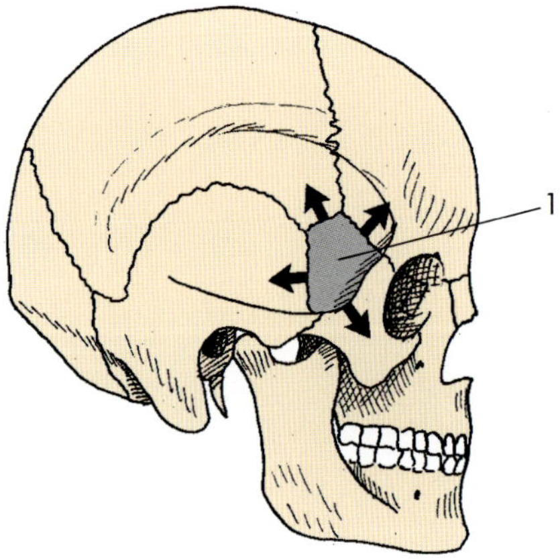

▶ 1-148

Face externe de la grande aile (1) et ses bords.

Petites ailes

Chacune est implantée à la face latérale du corps par 2 racines (*cf.* fig. 1-145) entre lesquelles se situe le **canal optique**, où passe le nerf (fig. 1-146). La petite aile est dirigée horizontalement en dehors, triangulaire à sommet latéral, aplatie verticalement (*cf.* fig. 1-144). Son bord antérieur s'articule avec le frontal, le postérieur est libre. Son angle postéromédial forme le **processus clinoïde antérieur**.

Grandes ailes

Chacune est implantée à la face latérale de l'os, dirigée en dehors, et est séparée de la petite aile par la **fissure orbitaire supérieure**, qui livre passage au nerf ophtalmique (1re branche du nerf trijumeau : V1). La grande aile naît par 3 racines : supérieure, moyenne et inférieure (*cf.* fig. 1-145). Ces racines délimitent 2 orifices (fig. 1-146) :

- *entre la supérieure et la moyenne :* le **foramen rond**, pour le nerf maxillaire (2e branche du trijumeau : V2 ;
- *entre la moyenne et l'inférieure :* le **foramen ovale**, pour le nerf mandibulaire (3e branche du trijumeau : V3).

En dehors et en arrière du foramen ovale se trouve le **foramen épineux**, pour l'artère méningée moyenne (*cf.* fig. 1-144).

Une grande aile a, très grossièrement, une forme de pyramide triangulaire déformée et présente 4 faces (fig. 1-147) :

- *face interne ou cérébrale.* Elle est fortement concave et regarde en arrière. Elle est lisse et répond à la partie antérieure du **lobe temporal** ;
- *face antérieure ou orbitaire.* Elle regarde en avant et dedans et contribue à former la **cavité orbitaire** (sa partie toute latérale répond au bord postéromédial de l'os zygomatique) ;
- *face externe ou temporale.* Elle est lisse, quadrangulaire, donne insertion au muscle **temporal**. La face externe de la grande aile présente 4 bords (fig. 1-148) :
  - *frontal*, qui est supéromédial, large, s'articule avec le frontal,
  - *pariétal*, qui est latéral et sagittal, s'articule avec le pariétal,
  - *temporal*, qui est postérolatéral et concave en arrière, s'articule avec l'écaille du temporal,
  - *zygomatique*, qui est antérieur et vertical, s'articule avec l'os zygomatique ;
- *face inférieure ou infratemporale*, séparée de la précédente par la crête infratemporale. Elle est plane et forme le plafond de la **fosse infratemporale**[136].

[136] Ancienne fosse ptérygo-maxillaire. Sa partie médiale forme la fosse ptérygo-palatine (ancienne arrière-fosse ptérygo-maxillaire).

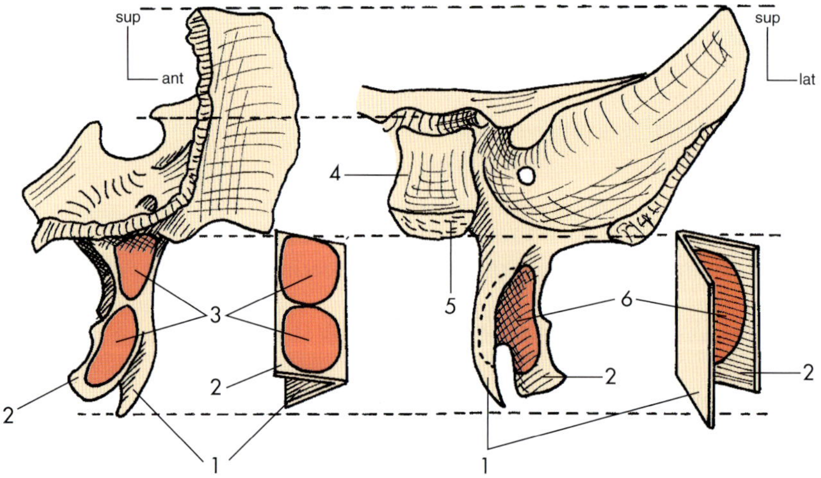

▶ 1-149

Processus ptérygoïde, en vues latérale (a) et postérieure (b).

1. Lame médiale
2. Lame latérale
3. Muscle ptérygoïdien latéral
4. Dorsum sellae
5. Surface pour l'occipital
6. Muscle ptérygoïdien médial

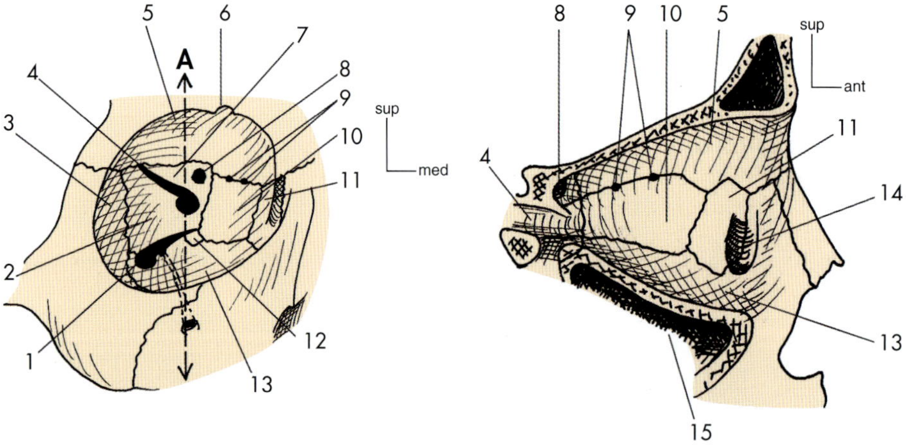

▶ 1-150

Cavité orbitaire, vue de face (a) et en coupe sagittale en A (b).

1. Fissure orbitaire inférieure
2. Grande aile du sphénoïde
3. Zygomatique
4. Fissure orbitaire supérieure
5. Frontal
6. Incisure supra-orbitaire
7. Petite aile du sphénoïde
8. Canal optique
9. Foramens ethmoïdaux
10. Ethmoïde
11. Lacrymal
12. Palatin
13. Maxillaire
14. Canal lacrymal
15. Sinus maxillaire

Processus ptérygoïdes[137]

Ce sont des saillies osseuses inférieures, implantées à l'union du corps et des grandes ailes[138] (fig. 1-149). Ces processus naissent par 2 racines (médiale sous le corps, latérale sous la grande aile correspondante). Chaque ptérygoïde se présente sous la forme de 2 lames verticales accolées en avant, c'est-à-dire formant un angle dièdre, ouvert en arrière (à la manière d'un livre ouvert). On décrit :

- *en haut* : une perforation antéropostérieure, le canal ptérygoïdien[139], qui livre passage au prolongement du nerf grand pétreux ;
- *une lame médiale* : verticale, sagittale, qui répond à la partie la plus postérieure des fosses nasales. Sa face latérale donne insertion au muscle **ptérygoïdien médial** ;
- *une lame latérale* : verticale, située dans un plan oblique en arrière et en dehors. Sa face médiale donne insertion au muscle ptérygoïdien médial, sa face latérale au **ptérygoïdien latéral**. Son bord postérieur est marqué par la présence de 2 petites saillies[140] (insertions ligamentaires en jonction avec le corps du sphénoïde pour des passages nerveux) ;
- *un espace entre les lames* : formé par l'écartement de l'angle dièdre, c'est la **fosse ptérygoïde**. Elle renferme le corps musculaire du **ptérygoïdien médial**.

Orbite

L'orbite est une cavité moulée sur le globe oculaire et ses voies vasculo-nerveuses postérieures. On le décrit comme une pyramide quadrangulaire aux arêtes très arrondies, à base antérieure et à sommet tronqué postérieur (fig. 1-150).

- *Paroi supérieure.* Elle représente la voûte. Concave en tous sens, elle est formée par le **frontal** et, en arrière, par la petite aile du **sphénoïde**.
- *Paroi inférieure.* Elle représente le plancher. Légèrement concave en tous sens, elle est formée par le **maxillaire**, au milieu, par le **zygoma**, latéralement, par une petite portion du **palatin**[141], postéro-médialement. Le plancher est traversé sagittalement par le sillon du nerf infra-orbitaire, (prolongement du nerf maxillaire).
- *Paroi latérale.* Elle est pratiquement plane, formée par le **zygoma**, en avant, et par la grande aile du **sphénoïde** en arrière.
- *Paroi médiale.* Elle est concave verticalement et plane d'avant en arrière, avec successivement le **maxillaire**, l'os **lacrymal**, **l'ethmoïde**, le **sphénoïde**[142]. Sa partie antérieure présente le canal lacrymal.
- *Base.* Elle représente l'orifice de la cavité. Ses bords, au nombre de 4, sont palpables :
  - *le bord supérieur* est épais et forme l'arcade sourcilière, il est échancré par l'incisure supra-orbitaire où passe le nerf de même nom[143] ;
  - *le bord inférieur,* oblique en dehors et en bas, surplombe le foramen infra-orbitaire du maxillaire, où passe le nerf de même nom ;
  - *le bord latéral* correspond à la jonction entre le frontal et le zygoma ;
  - *le bord médial* correspond au canal lacrymal du maxillaire.
- *Sommet.* Il présente un orifice circulaire et 2 fentes latérales :
  - *le canal optique* est logé entre les 2 racines de la petite aile du sphénoïde. Il livre passage au nerf **optique** (II) et à l'artère ophtalmique ;
  - *la fissure orbitaire supérieure*[144] est oblique en haut, en dehors et en avant. Elle a la forme d'une virgule à grosse extrémité inféromédiale. Elle est divisée en 2 par l'anneau tendineux commun[145] : un compartiment médial, dans l'anneau, livre passage au nerf oculomoteur (III), au nerf **abducens** (VI), au nerf **trochléaire** (VI) ainsi qu'au nerf **ophtalmique** (V, 1) et à la veine de même nom ;
  - *la fissure orbitaire inférieure*[146] est oblique en bas, en dehors et en avant. Elle est comblée par une membrane fibreuse qui laisse passer le nerf infra-orbitaire[147].

[137] Ptérygoïde signifie « en forme d'aile » en raison de la forme dièdre de chacun.

[138] Bouche ouverte, on peut deviner leur présence en palpant en arrière ses dernières dents supérieures.

[139] Ancien canal vidien.

[140] L'inférieure est plus marquée, c'est le processus ptérygo-épineux (ancienne épine de Civinini), insertion du ligament ptérygo-épineux.

[141] Par son processus orbitaire.

[142] Ce sont le processus frontal du maxillaire (canal lacrymal), la lame orbitaire de l'ethmoïde, la face latérale du corps du sphénoïde.

[143] Branche du nerf frontal, lui-même issu du trijumeau (V).

[144] Ancienne fente sphénoïdale.

[145] Ancien anneau de Zinn. Il donne insertion aux muscles droits de l'œil.

[146] Ancienne fente sphéno-maxillaire.

[147] Nerf prolongeant le nerf maxillaire (V2 : 2e branche du trijumeau).

TÊTE : CAVITÉS

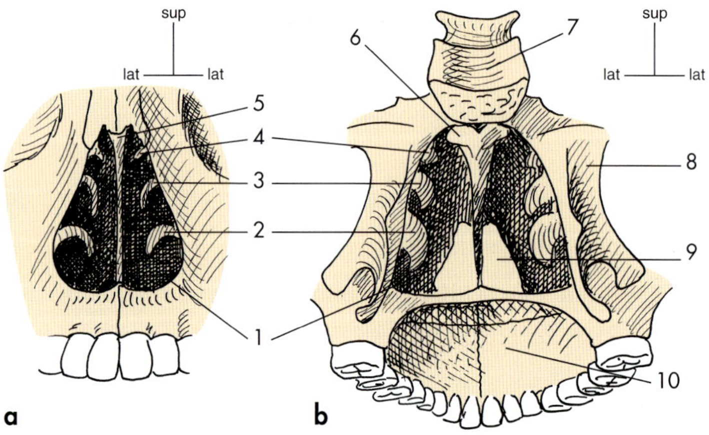

1-151

Orifices des fosses nasales : externe en vue antérieure (a) et interne en vue postérieure (b).

1. Fosses nasales
2. Cornet inférieur
3. Cornet moyen
4. Cornet supérieur
5. Vomer
6. Ailes du vomer
7. Dorsum sellae
8. Processus ptérygoïde
9. Orifice externe
10. Palais osseux

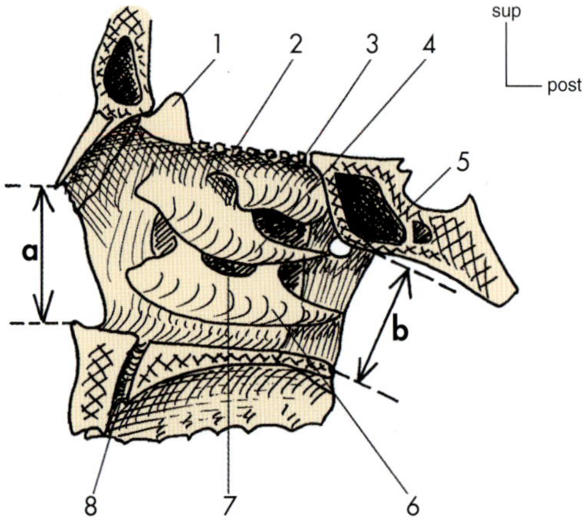

1-152

Fosse nasale droite en vue médiale, avec ses orifices externes (a) et choane (b) : ***cf.*** **fig. 1-151.**

1. Processus crista galli
2. Lame criblée
3. Cornet supérieur
4. Cornet moyen
5. Palatin
6. Cornet inférieur
7. Hiatus du sinus maxillaire
8. Canal incisif

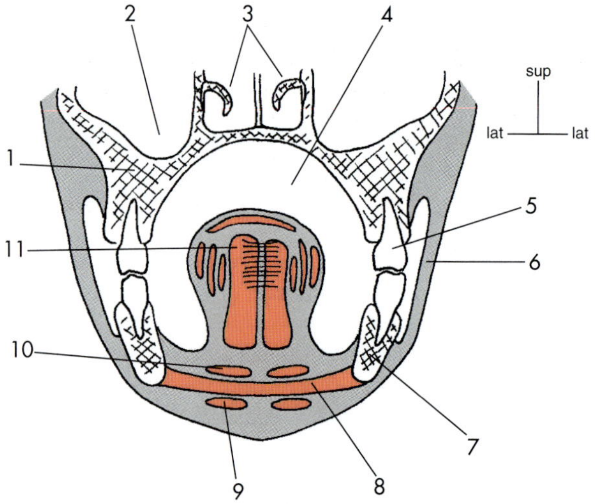

1-153

Cavité orale.

1. Maxillaire
2. Sinus maxillaire
3. Fosses nasales
4. Cavité orale
5. Dents
6. Joue
7. Mandibule
8. Mylo-hyoïdien
9. Digastrique
10. Génio-hyoïdien
11. Muscles de la langue (*cf.* chapitre 3)

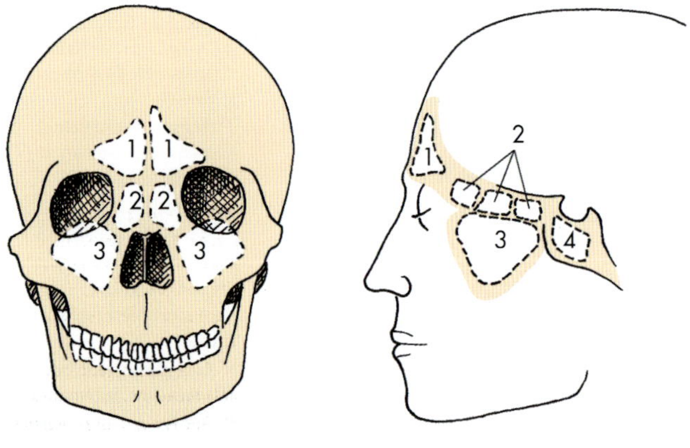

1-154

Sinus osseux de la tête.

1. Sinus frontaux
2. Sinus ethmoïdaux
3. Sinus maxillaires
4. Sinus sphénoïdaux

Cavité nasale

La cavité nasale est composée de 2 fosses séparées par un septum (fig. 1-151) et comprises entre un double orifice externe, circonscrit par les **narines**, et un double orifice interne : les **choanes** (fig. 1-152). Cette cavité débute les voies respiratoires et contient des récepteurs olfactifs, un système de réchauffement et d'humidification de l'air (par la muqueuse et les replis des cornets) et un système de protection contre les poussières (système pileux).

Cavité orale[148]

C'est une cavité à volume variable, puisqu'en rapport avec la mandibule. Tapissée de muqueuse, elle est délimitée par des éléments osseux et musculaires (fig. 1-153).

- *En haut :* elle est limitée par le palais osseux (maxillaires et palatins), en avant et par le palais membraneux, en arrière.
- *En bas :* elle est limitée par les muscles génio-hyoïdiens, mylo-hyoïdien, ventres antérieurs des digastriques. La langue occupe la partie inférieure et s'implante sur le septum lingual, la membrane hyoglossienne et, indirectement, l'os hyoïde.
- *Sur les côtés :* elle est limitée par les parties latérales des maxillaires et de la mandibule, ainsi que par les dents et la muqueuse des joues.
- *En avant :* elle est limitée par les parties antérieures des maxillaires et de la mandibule, ainsi que par les dents.
- *En arrière :* elle s'ouvre sur le pharynx.

Sinus paranasaux

Ce sont 4 cavités bilatérales, creusées dans le volume osseux et l'allégeant d'autant (fig. 1-154). Elles sont situées aux alentours de la cavité nasale et sont tapissées d'une muqueuse de type respiratoire[149].

- *Les sinus maxillaires*, en plein corps de ces os, sont les plus importants (*cf.* fig. 1-92 et 1-93).
- *Les sinus frontaux* sont situés à la base de l'écaille du frontal, entre l'orbite et la fosse crânienne antérieure, près de la ligne médiane (*cf.* fig. 1-103).
- *Les sinus ethmoïdaux* sont situés dans les labyrinthes ethmoïdaux[150] (*cf.* fig. 1-136 et 1-137).
- *Les sinus sphénoïdaux* sont situés en plein corps de l'os (*cf.* fig. 1-143).

[148] Ancienne cavité buccale. L'usage mêle souvent ces deux noms (encore qu'il ne faille pas confondre un examen oral avec un examen buccal).

[149] Celle-ci est sujette à des inflammations : les sinusites.

[150] Anciennes masses latérales.

TÊTE : TROUS DE LA BASE DU CRÂNE

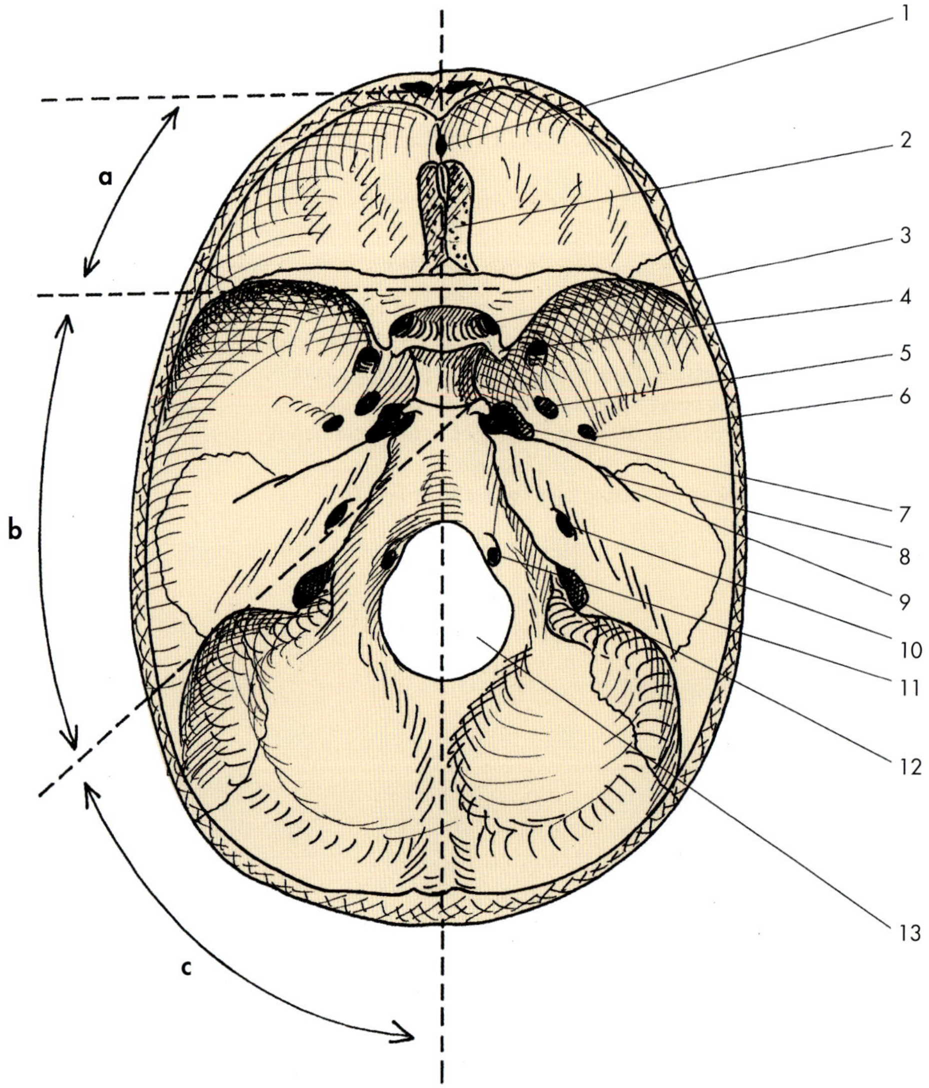

▶ **1-155**

Orifices de la base endocrânienne et des 3 étages de la base (a, b, c).

1. Foramen cæcum
2. Foramens de la lame criblée
3. Canal optique
4. Foramen rond
5. Foramen ovale
6. Foramen épineux
7. Foramen déchiré
8. Hiatus grand pétreux
9. Hiatus petit pétreux
10. Pore acoustique interne
11. Canal condylaire
12. Foramen jugulaire
13. Foramen magnum

Ce sont des orifices, soit forés dans les os, soit délimités par un espace entre deux os. On les trouve sur l'une ou l'autre des faces de la base, soit sur les deux. Les principaux sont :

Trous de la face interne (endocrânienne) de la base (fig. 1-155)			
Face interne	**Contenant**		**Contenus (principaux)**
	à gauche : orifices de la face interne	à droite : orifices communs aux faces int. et ext.	
Fosse antérieure	foramen cæcum		dure-mère
		foramens de la lame criblée	nerfs olfactifs (I)
		foramens ethmoïdaux ant. et post.	PVN ethmoïdaux ant. et post.
Fosse moyenne		canal optique	**nerf optique (II)** artère ophtalmique
		fissure orbitaire sup.	nerf oculomoteur (III) nerf abducens (VI) nerf trochléaire (IV) nerf ophtalmique (V, 1) veine ophtalmique rameau orbitaire de l'artère méningée moyenne
		foramen rond	**nerf maxillaire (V, 2)**
		foramen ovale	**nerf mandibulaire (V, 3)**
		foramen épineux	artère méningée moy.
		foramen déchiré	artère carotide interne (→ canal carotidien) plexus Σ sympathique carotidien veines émissaires
	hiatus grand et petit pétreux		nerfs grand et petit pétreux
Fosse postérieure		foramen magnum	moelle allongée + méninges **artères vertébrales** **nerf accessoire (XI)** rameaux Σ ascendants
	pore acoustique interne		**nerf facial (VII et VII bis)** nerf vestibulo-cochléaire (VIII) vaisseaux labyrinthiques
		canal condylaire	veine émissaire condylaire
		foramen jugulaire	**nerf glosso-pharyngien (IX)** nerf vague (X) nerf accessoire (XI) artère méningée post. sinus pétreux inf. veine jugulaire interne
		canal du nerf hypoglosse	nerf hypoglosse (XII)
		foramen mastoïdien	veine émissaire mastoïdienne

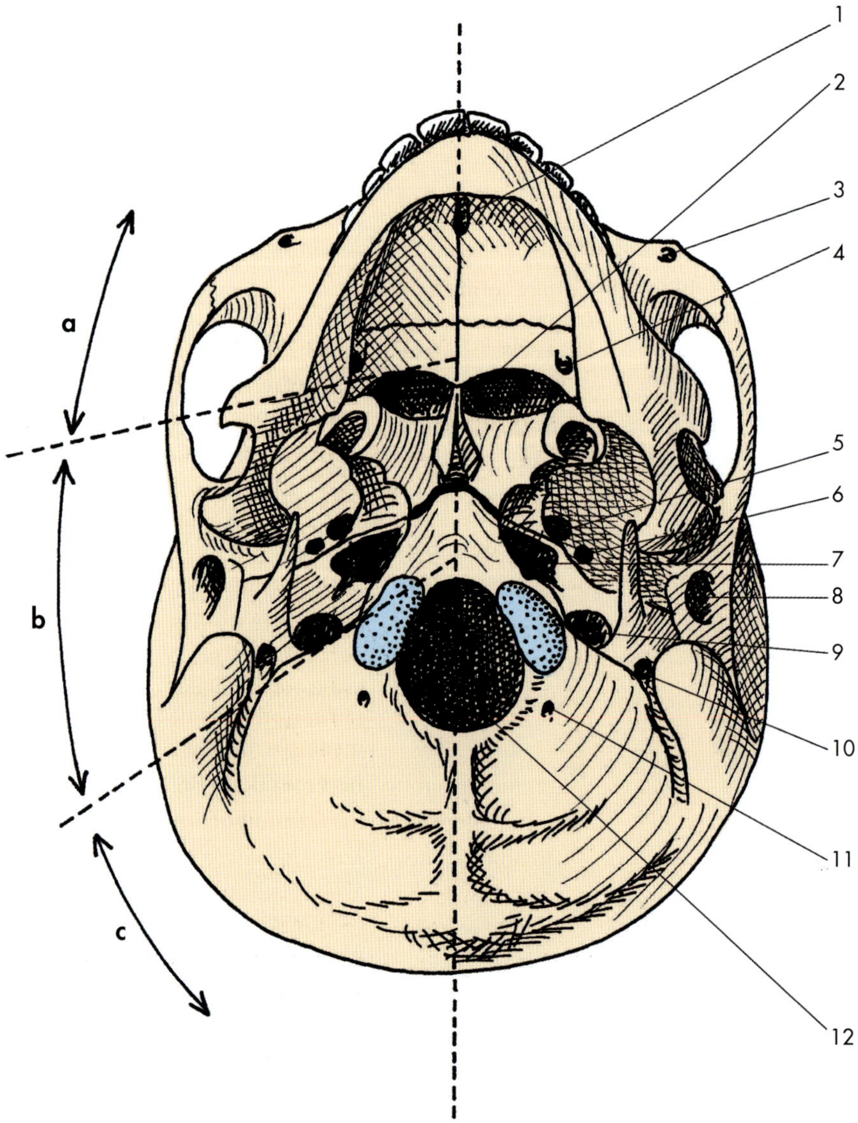

▶ **1-156**

Orifices de la base exocrânienne et les 3 zones antérieure (a), moyenne (b) et postérieure (c).

1. Foramen incisif
2. Choane
3. Foramen infra-orbitaire
4. Foramen grand palatin
5. Foramen ovale
6. Foramen épineux
7. Foramen déchiré
8. Pore acoustique externe
9. Foramen jugulaire
10. Foramen stylo-mastoïdien
11. Canal condylaire
12. Foramen magnum

Trous de la face externe (exocrânienne) de la base, et de la face (fig. 1-156)		
Face externe	**Contenant**	**Contenus (principaux)**
	à gauche : orifices de la face externe / à droite : orifices communs aux faces int. et ext.	
	Base	
Ethmoïde	foramens de la lame criblée	**nerfs olfactifs (I)**
Sphénoïde	foramen rond	**nerf maxillaire (V, 2)**
	foramen ovale	**nerf mandibulaire (V, 3)**
	foramen épineux	artère méningée moy.
Pyr. pétreuse	foramen déchiré	artère carotide interne plexus Σ sympathique carotidien veines émissaires
	pore acoustique externe	membrane du tympan
	canal carotidien	artère carotide interne
Mastoïde	foramen mastoïdien	veine émissaire mastoïdienne
	foramen stylo-mastoïdien	**nerf facial (VII)**
Temporo-occipital	foramen jugulaire	**nerf glosso-pharyngien (IX)** **nerf vague (X)** **nerf accessoire (XI)** artère méningée post. sinus pétreux inf. veine jugulaire interne
Occipital	canal condylaire	veine émissaire condylaire
	canal du nerf l'hypoglosse	**nerf hypoglosse (XII)**
	foramen magnum	**moelle allongée + méninges** **artères vertébrales** **nerf accessoire (XI)** rameaux Σ ascendants
	Face	
Orbite	incisure supra-orbitaire	PVN supra-orbitaire
	foramens ethmoïdaux ant. et post.	PVN ethmoïdaux ant. et post.
	canal optique	**nerf optique (II)** artère ophtalmique
	fissure orbitaire sup.	**nerf oculomoteur (III)** **nerf abducens (VI)** **nerf trochléaire (IV)** **nerf ophtalmique (V, 1)** veine ophtalmique rameau orbitaire de l'artère méningée moyenne
	fissure orbitaire inf.	PVN infra-orbitaire (du V, 2)
	canal nasolacrymal	conduit nasolacrymal
Nasomaxillaire	ouverture piriforme	orifice ant. des fosses nasales
Maxillaire	foramen infra-orbitaire	PVN infra-orbitaire (du V, 2)
Mandibule	foramen mentonnier	PVN mentonnier (du V, 3)
Sphénoïde	choanes	orifices post. des fosses nasales

TÊTE : SCHÉMATISATION

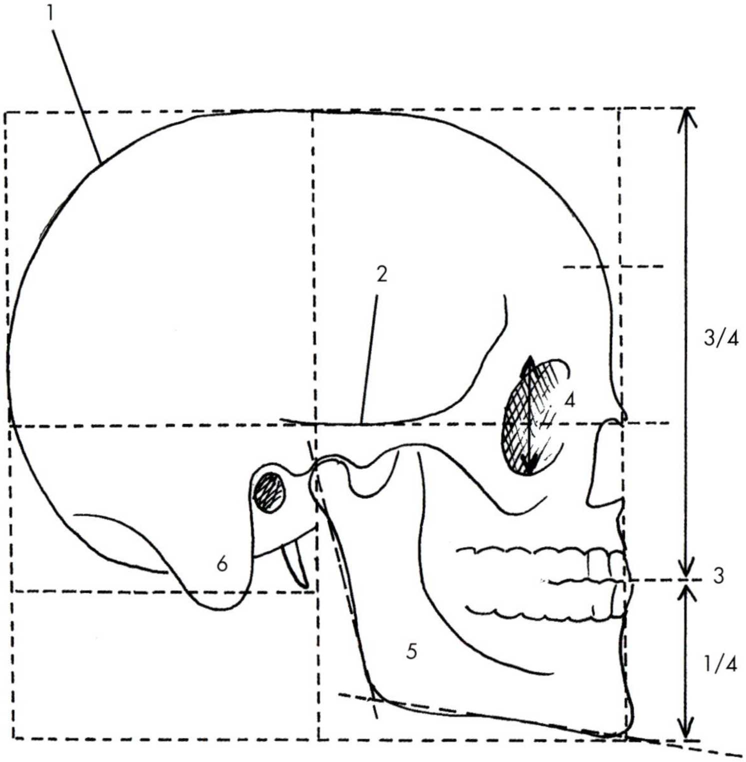

▶ **1-157**
Schématisation du crâne de profil (*cf.* texte).

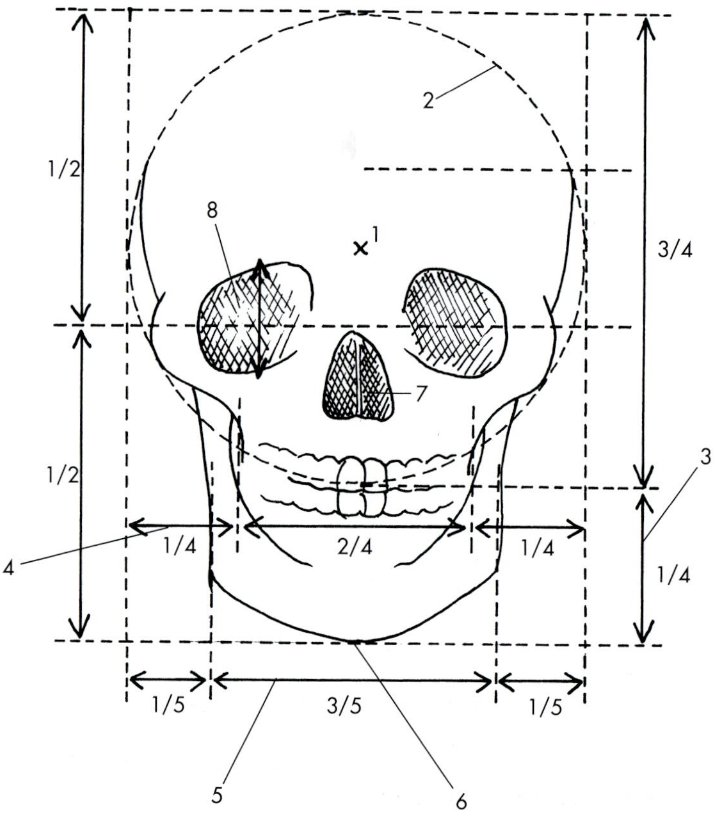

▶ **1-158**
Schématisation du crâne de face (*cf.* texte).

Comment dessiner le crâne

Deux vues sont utiles :

- *de profil* (fig. 1-157). Dessiner un carré et ses 4 quadrants. Dans la moitié supérieure, tracer un demi-cercle aplati (1). À la partie antérieure de la mi-hauteur se situent le début de l'arcade zygomatique et la partie basse de l'os nasal (2). Diviser la partie antérieure en 4 parties égales : la jonction 3/4 sup. – 1/4 inf. correspond grossièrement à celle des dents (3). L'orbite est à cheval sur la mi-hauteur, en avant (4). Maxillaire et mandibule occupent le quadrant antéro-inférieur (5). Les régions occipitale inférieure et mastoïdienne occupent la moitié sup. du quadrant postéro-inférieur (6) ;
- *de face* (fig. 1-158). Tracer un cercle : le centre (1) correspond grossièrement à la glabelle. Il inscrit la rotondité du crâne et la jonction des dents (2). Ajouter, en bas (3), une hauteur équivalente au quart de la hauteur totale de la tête (cercle = 3/4, partie inf. = 1/4). Les bords latéraux des maxillaires occupent une largeur égale à la moitié de celle de la tête (4), ceux de la mandibule occupent les 3/5 de cette largeur (5) et la partie médiane est légèrement pointue (6). La partie haute de l'orifice externe des fosses nasales affleure la mi-hauteur (7) et l'orbite est à cheval sur celle-ci (8).

QROC sur le crâne

Corrigés p. 377

1. Qu'est-ce que la calvaria ?
2. Citez le nom des os composant la base du crâne.
3. Citez le nom des os composant le massif facial.
4. Citez les différentes parties composant le temporal.
5. Qu'est-ce que la selle turcique ?
6. Citez les sinus formant des cavités dans les os du crâne.
7. Citez les insertions musculaires de la ligne nucale supérieure.
8. Combien d'os forme l'orbite ?
9. Énumérez les orifices du crâne en rapport avec le passage des nerfs crâniens.
10. Citez les os impairs de la tête.

ARTHROLOGIE

2

ARTICULATIONS DU RACHIS

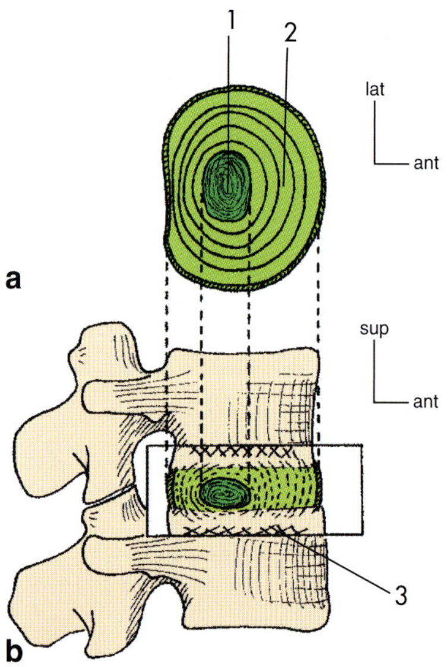

▶ 2-1

Articulation intercorporéale.

1. Nucleus pulposus
2. Annulus fibrosus
3. Plaque cartilagineuse

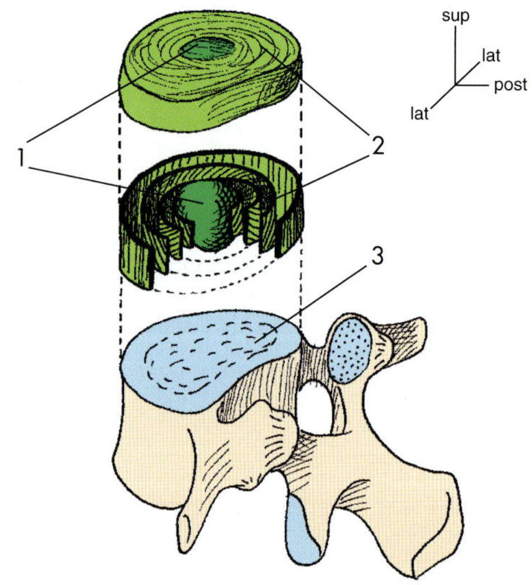

▶ 2-2

Disposition des fibres discales.

1. Nucleus pulposus
2. Annulus fibrosus
3. Plaque cartilagineuse

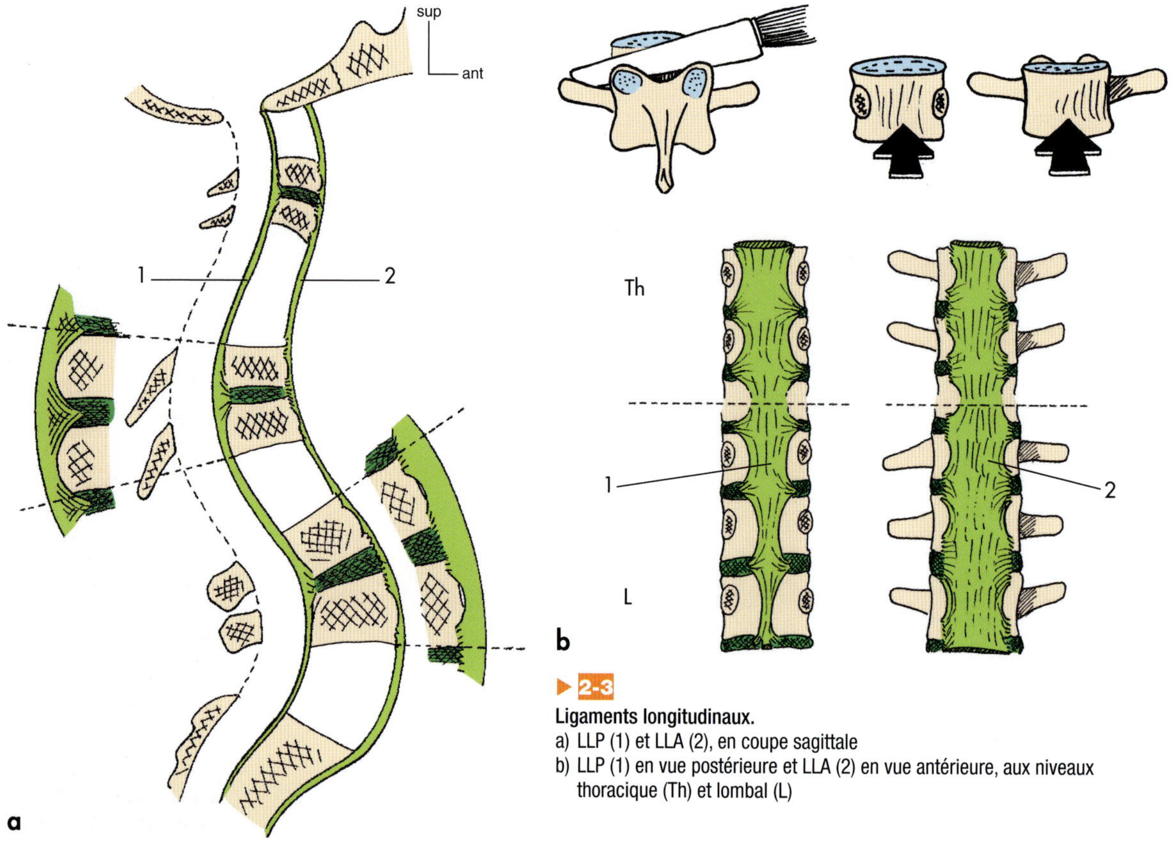

▶ 2-3

Ligaments longitudinaux.

a) LLP (1) et LLA (2), en coupe sagittale

b) LLP (1) en vue postérieure et LLA (2) en vue antérieure, aux niveaux thoracique (Th) et lombal (L)

Articulations intercorporéales

Éléments en présence

Les articulations intercorporéales sont comprises entre 2 vertèbres consécutives et intercalent un disque intervertébral entre 2 corps (fig. 2-1). Chaque plateau vertébral, grossièrement circulaire, est formé d'une partie centrale, spongieuse, et d'une périphérique, corticale. Le plateau supérieur regarde vers le haut, l'inférieur vers le bas. L'ensemble est encroûté d'une **plaque cartilagineuse** (hyalin) qui donne insertion aux fibres du disque intervertébral. Vertèbres et disque forment une articulation de type **symphyse**. Le disque est une structure fibrocartilagineuse en forme de lentille biconvexe, composée de 2 parties mal délimitées entre elles :

- *une partie centrale* formant le noyau, ou **nucleus pulposus**. Il est particulièrement dur, déformable mais incompressible et joue un rôle de pivot mobile sur lequel les vertèbres basculent en tous sens. Ce noyau est situé médianement, mais plus proche de la paroi postérieure que de l'antérieure. Il occupe 30% à 60% du volume du disque [11];
- *une partie périphérique* formant un anneau, ou **annulus fibrosus**, large, composée de lamelles concentriques à obliquité inverse entre 2 couches[1] (fig. 2-2).

Remarque

Au niveau cervical, en raison des uncus bordant le plateau vertébral supérieur et du biseau leur correspondant sur la vertèbre sus-jacente, le disque est limité latéralement par 2 petites articulations unco-vertébrales, planes, apparaissant à l'adolescence.

Moyens d'union

Ils sont au nombre de 3. Ce sont, d'une part, le disque, déjà mentionné, et, d'autre part, 2 ligaments s'étendant sur toute la hauteur du rachis (fig. 2-3) :

- *le ligament longitudinal antérieur*[2] s'insère sur la face antérieure des corps vertébraux et des disques, laissant libre la partie moyenne de l'os pour le passage des vaisseaux de l'étage. Il s'étend depuis la partie antérieure du foramen magnum, sur l'occipital, jusqu'à la face antérieure du sacrum;
- *le ligament longitudinal postérieur* s'insère sur la face postérieure des corps vertébraux et des disques. Il s'étend du bord antérieur du foramen magnum, sur l'occipital 0, jusqu'au sacrum. À partir de L2, où la moelle s'arrête, ce ligament devient moins large[3]. Il est formé de deux couches de fibres : une verticale et superficielle, et une profonde, formant des trousseaux fibreux obliques s'insérant sur le disque intervertébral[4].

[1] Cette obliquité varie de 40 à 70° : elle est d'autant plus proche de l'horizontale que l'on va vers le noyau et d'autant plus verticale que l'on va vers la périphérie.

[2] Ancien ligament vertébral commun antérieur (et postérieur, pour le suivant).

[3] Ce qui explique la plus grande possibilité de hernies discales à la partie basse du rachis, soit vers la droite, soit vers la gauche et non dans l'axe.

[4] Hofman a décrit des tractus fibreux reliant la dure-mère lombaire à la paroi antérieure du foramen vertébral [11].

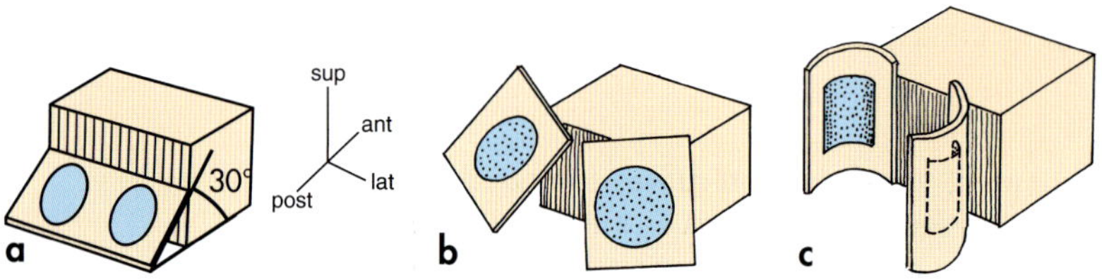

▶ 2-4

Orientation des facettes supérieures des processus articulaires postérieurs aux niveaux cervical (a), thoracique (b) et lombal (c).

▶ 2-5

Articulation des processus articulaires postérieurs.

1. Capsule
2. Récessus antérosupérieur
3. Foramen intervertéral
4. Cartilage
5. Inclusion méniscoïde
6. Récessus postéro-inférieur

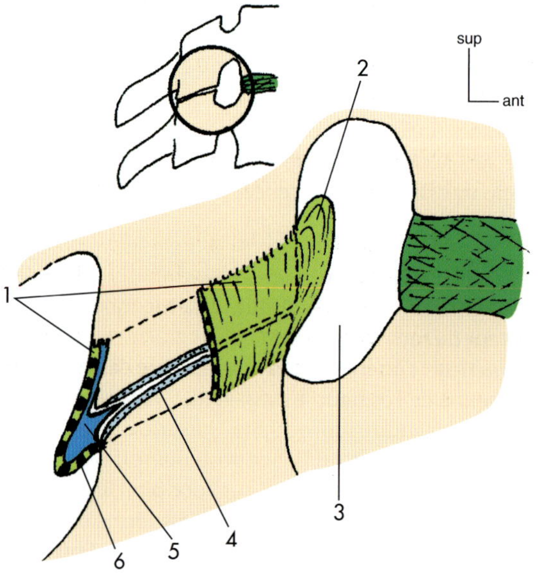

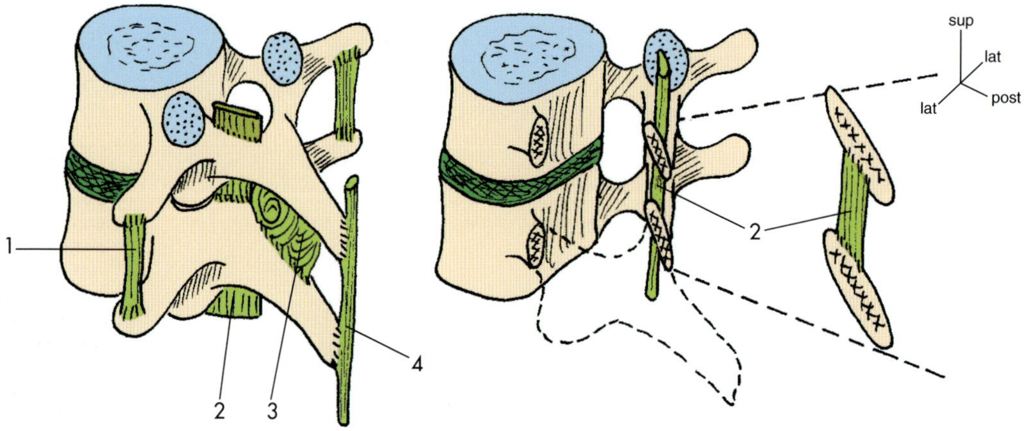

▶ 2-6

Ligaments postérieurs en vue postéro-supéro-latérale (a) et ligament jaune en coupe perpendiculaire aux lames (b).

1. Ligament intertransversaire
2. Ligament jaune
3. Ligament interépineux
4. Ligament supra-épineux

Articulations interfacettaires postérieures

Éléments en présence

Au nombre de 2 par étage, les articulations interfacettaires postérieures articulent les processus articulaires postérieurs inférieurs de la vertèbre sus-jacente et les supérieurs de la sous-jacente. Elles forment des articulations de type **surface plane**, sauf au niveau lombal où ce sont des **trochoïdes** (fig. 2-4). Leur forme est grossièrement ovalaire, les facettes supérieures regardent en haut et en arrière au niveau cervical, de même au niveau thoracique plus légèrement en dehors, mais au niveau lombal elles regardent en dedans et en arrière. Les facettes inférieures sont inversement orientées. Elles sont encroûtées de cartilage hyalin.

Moyens d'union

Ce sont les 2 capsules[5], leur synoviale[6] (fig. 2-5), de petits épaississements ligamentaires, plus des ligaments périphériques (fig. 2-6) :

- *les ligaments intertransversaires*, pairs, qui sont tendus entre 2 processus transverses successifs (au niveau cervical, ils sont absents ; au niveau thoracique, ils s'étendent de T2 à T10 ; au niveau lombal, ils réunissent 2 processus accessoires successifs) ;
- *les ligaments jaunes*, pairs, qui sont tendus entre 2 lames consécutives. Leur nom tient à leur coloration du fait de l'importance des fibres élastiques qui les composent. Ils sont plus épais et importants au niveau lombal[7] ;
- *le ligament interépineux*, impair, situé au fond de l'espace interépineux, tendu entre les bords des épineux limitant l'espace. Ses fibres sont plus ou moins obliques[8]. Solide, il est beaucoup plus épais et résistant au fur et à mesure que l'on est bas dans le rachis ;
- *le ligament supra épineux*, qui court sur l'ensemble des processus épineux d'un bout à l'autre du rachis[9]. Au niveau cervical cependant, il est remplacé par le **ligament nucal**, cloison résistante qui donne insertion aux muscles superficiels de la région[10].

[5] Chaque capsule forme 2 recessus (ou replis), l'un antéro-supérieur, l'autre postéro-inférieur [11]. La partie antérieure est très résistante.

[6] Les surfaces n'étant jamais parfaitement concordantes, la synoviale présente parfois des replis ou inclusions méniscoïdes (*cf.* Incidences mécaniques).

[7] Voire partiellement ossifiés à leur partie caudale.

[8] Paturet mentionne une disposition en éventail à sommet antérieur, ce qui favorise l'écartement postérieur des processus épineux dans la flexion.

[9] Il comprend des fibres aponévrotiques des muscles érecteurs du rachis.

[10] Très important chez certains quadrupèdes (il équilibre le poids de la tête), il semble en régression chez l'homme (bien qu'il y soit plus développé que chez les autres primates).

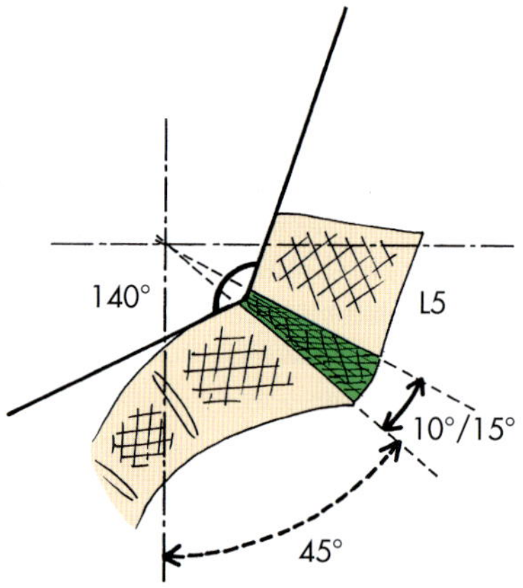

2-7
Articulation lombo-sacrale (en coupe sagittale).

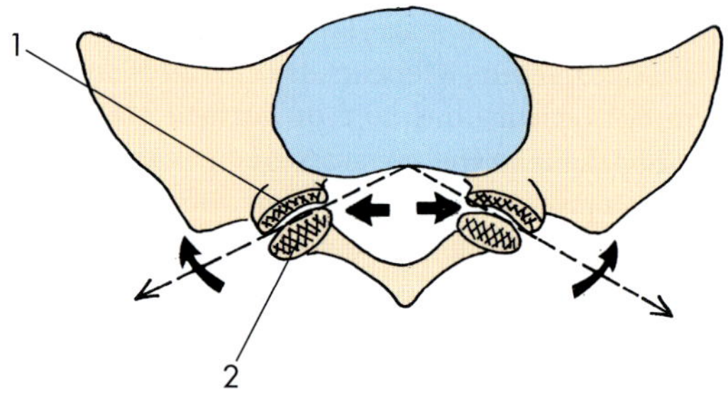

2-8
Position des PAP entre L5 et S1 (vue supérieure).
1. PAP supérieurs de S1
2. PAP inférieurs de L5

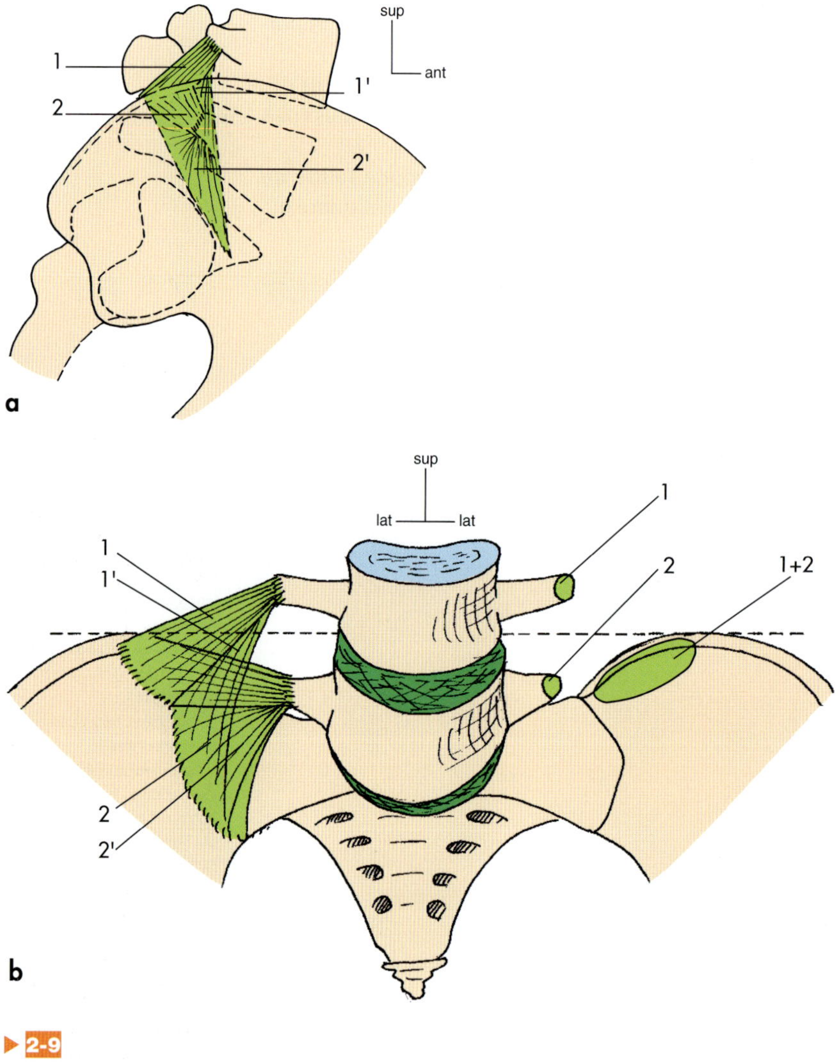

2-9
Ligaments iliolombaires en projection de profil (a) et vus de face (b).
1. Faisceau supérieur (L4) et son expansion à la capsule sacro-iliaque (1')
2. Faisceau inférieur (L5) et son expansion à la capsule sacro-iliaque (2')

Articulation lombo-sacrale

Elle reprend les caractéristiques de toute jonction intervertébrale. Cependant, il faut préciser 5 points (fig. 2-7) :

- *l'obliquité* importante de cette jonction [12]. La face supérieure de S1 est située dans un plan fortement oblique en bas et en avant, de ± 40°[11], et la face inférieure de L5 est oblique de ± 30°, soit 10 à 15° pour l'angle d'inscription du disque intervertébral ;
- *l'aspect cunéiforme* du disque L5-S1, qui est 2 fois moins haut en arrière qu'en avant[12] ;
- *l'écartement important des PAP* des vertèbres L5 et S1, ainsi que leur plus forte frontalisation que pour les autres vertèbres[13] (fig. 2-8) ;
- *la présence des ligaments iliolombaires*, intégrant L4 dans cette charnière lombo-sacrale (fig. 2-9). Ces ligaments ont leur origine à la face interne de l'os coxal, au-dessus de la tubérosité iliaque, débordant sur la crête iliaque[14]. Ils se dirigent vers le dedans en 2 faisceaux :
  - un supérieur, oblique en dedans, en haut et en avant, se termine sur l'apex du transverse de L4. Il est faible et inconstant,
  - un inférieur, oblique en dedans, en bas et en avant, se termine sur l'apex du transverse de L5[15]. Il est plus postérieur que le précédent ; il est constant et puissant.

  Chacun envoie des expansions, presque verticales, à la capsule sacro-iliaque ;
- *la quasi-absence* de ligament supra-épineux entre L5 et S1.

[11] Ce chiffre ne représente pas une valeur anatomique fixe. Il varie selon la morphologie osseuse et l'équilibre postural du sujet. Cette inclinaison explique les pathologies de type spondylolisthésis (glissement antérieur de L5).

[12] Ce qui ne doit donc pas être radiologiquement interprété comme un tassement postérieur, mais exprime l'état de précontrainte discale, plus marquée en arrière.

[13] Ce qui favorise l'amarrage de L5 sur S1, à la manière d'un skieur en position « chasse-neige » : pieds écartés avec frontalisation des skis par rapport à la pente.

[14] Ils représentent la fibrose des fibres les plus profondes du muscle carré des lombes, fibrose apparaissant environ vers l'âge de 6 ou 7 ans.

[15] Ce qui forme une forte retenue de L5, amarrée ainsi à la partie postérieure du bassin.

ARTICULATIONS PELVIENNES

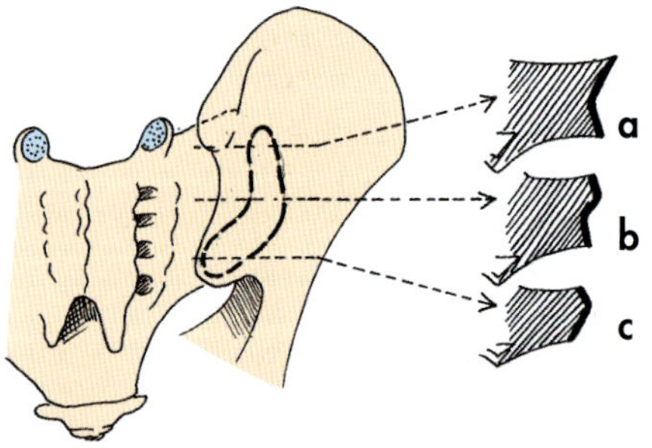

▶ 2-10
Aspect irrégulier de l'interligne.
a) Coupe transversale supérieure
b) Coupe transversale moyenne
c) Coupe transversale inférieure

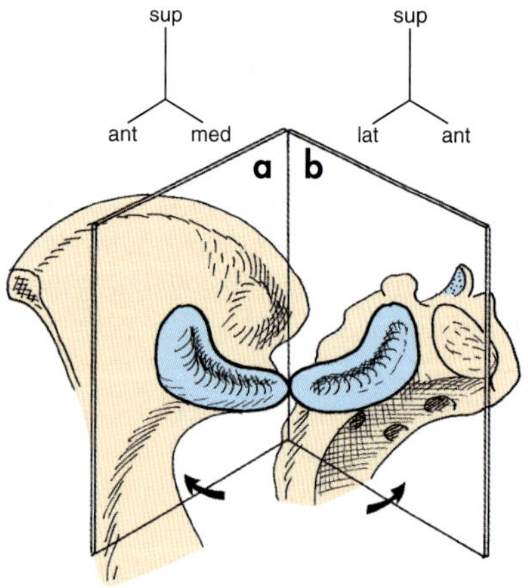

▶ 2-11
Surfaces coxale (a) et sacrale (b) de la sacro-iliaque.

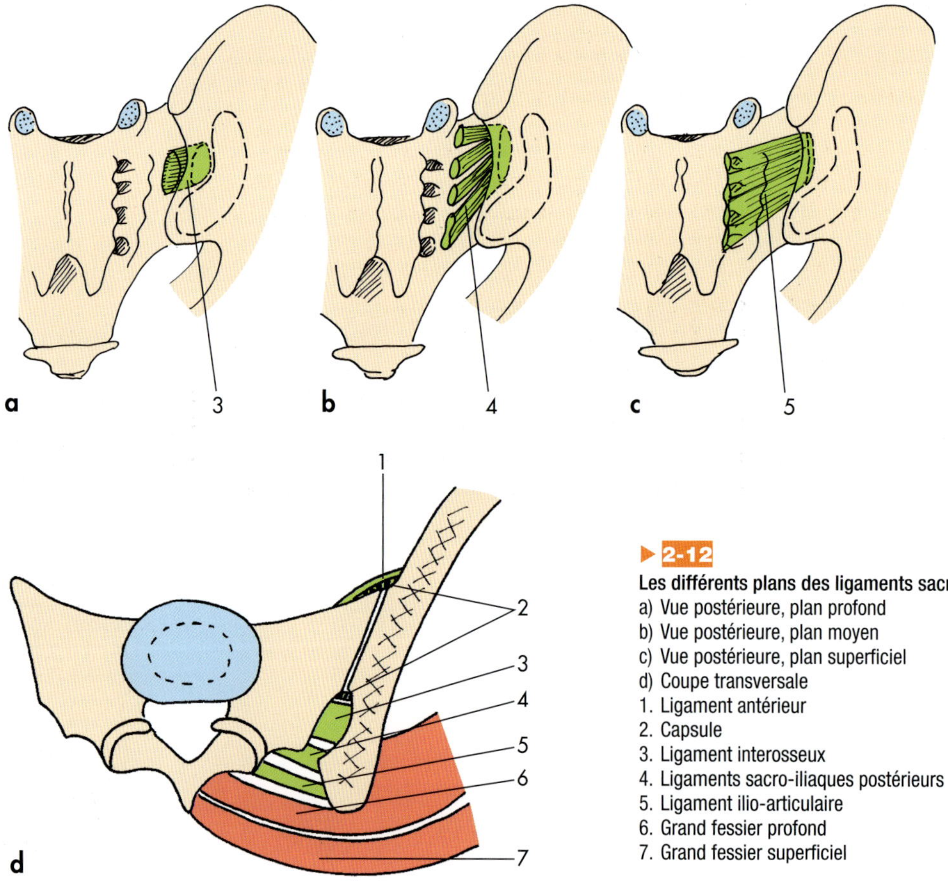

▶ 2-12
Les différents plans des ligaments sacro-iliaques.
a) Vue postérieure, plan profond
b) Vue postérieure, plan moyen
c) Vue postérieure, plan superficiel
d) Coupe transversale
1. Ligament antérieur
2. Capsule
3. Ligament interosseux
4. Ligaments sacro-iliaques postérieurs
5. Ligament ilio-articulaire
6. Grand fessier profond
7. Grand fessier superficiel

Articulation sacro-iliaque

Éléments en présence

Bilatérale, appartenant plus au bassin qu'au rachis, cette articulation est l'objet de nombreuses controverses sur le plan physiopathologique. Sur le plan anatomique, la détermination de son type articulaire est sujette à discussion. En effet, elle possède une capsule et une synoviale comme toute articulation à synoviale, mais elle offre des caractéristiques inhabituelles n'évoquant pas le glissement propre à ces articulations : surface tourmentée, irrégulière (fig. 2-10), pénétration d'une partie de sa surface postérieure par du tissu fibreux, absence de muscles moteurs. De plus, fonctionnellement, elle est le pendant d'une articulation antérieure de type symphyse. Toutes ces raisons ont fait pencher les spécialistes [13] en faveur d'un type hybride, original, en disant qu'elle est **mi-synoviale mi-symphyse**[16].

La surface sacrale répond à la surface auriculaire de l'os coxal. Elle est irrégulière, plutôt concave en son milieu[17] (fig. 2-11). Elle regarde en dehors, légèrement en bas et très peu en arrière. Encroûtée de cartilage hyalin, ce dernier est envahi postérieurement par le tissu fibreux postérieur. La surface coxale est inversement conformée.

Moyens d'union

On peut les subdiviser en 4 types :

- *capsule et synoviale.* Elles s'insèrent au pourtour du cartilage. La capsule, plus forte en arrière, est plus ou moins envahie par le plan fibreux postérieur (*cf. supra*) ;
- *ligaments.* Ils sont surtout postérieurs et sur 3 plans (fig. 2-12), ce qui évoque leur importance mécanique. Il existe 2 ligaments antérieurs, un supérieur et un inférieur, ils sont faibles[18]. Les ligaments postérieurs sont :
  - **le ligament interosseux**. Il est épais et résistant (c'est le plus puissant moyen d'union), aux contours mal définis, tendu entre la concavité de la surface auriculaire de l'os coxal et la fosse criblée du sacrum,
  - **les ligaments sacro-iliaques postérieurs**[19]. Ils sont divisés en 4 faisceaux correspondant à chaque vertèbre sacrale. Ils sont tendus de la tubérosité coxale à la crête latérale du sacrum. L'ensemble est presque horizontal[20] pour les fibres supérieures, et presque vertical pour les inférieures,
  - **le ligament ilio-articulaire**. C'est un plan variable en importance, décrit par Rouvière, tendu de la partie postérieure de la tubérosité coxale à la crête intermédiaire du sacrum ;
- *éléments à distance.* Ce sont les ligaments iliolombaires, notamment les expansions capsulaires, ainsi que les ligaments sacro-tubéral et sacro-épineux,
- *éléments actifs.* Ils sont surtout aponévrotiques. Ce sont les fibres entrecroisées de l'aponévrose lombo-sacrale du grand dorsal et des fibres du grand fessier. On peut y ajouter le piriforme, inséré sur le sacrum et dont quelques fibres s'insèrent parfois sur la berge attenante de l'os coxal (action coaptatrice marquée), ainsi que les fibres de l'iliaque, qui chevauchent l'interligne sacro-iliaque.

[16] Anciennement on la nommait diamphiathrose, ce qui était l'assemblage de diarthrose et amphiarthrose. Elle est plutôt de type synovial chez l'enfant, évoluant vers le type symphysaire chez l'homme âgé.

[17] Anciennement appelée le rail creux de Farabeuf.

[18] Ils s'insèrent de part et d'autre de l'interligne et auraient un rôle plus proprioceptif que mécanique.

[19] Anciennement : 1er faisceau pour S1 (ilio-transverso-sacré), 2e faisceau pour S2 (1er ligament ilioconjugué ou ligament axile), 3e faisceau pour S3 (2e ligament ilioconjugué ou de Zaglas), 4e faisceau pour S4 et S5 (4e ligament ilioconjugué ou de Bichat).

[20] Elles continuent pratiquement le plan du ligament iliolombaire.

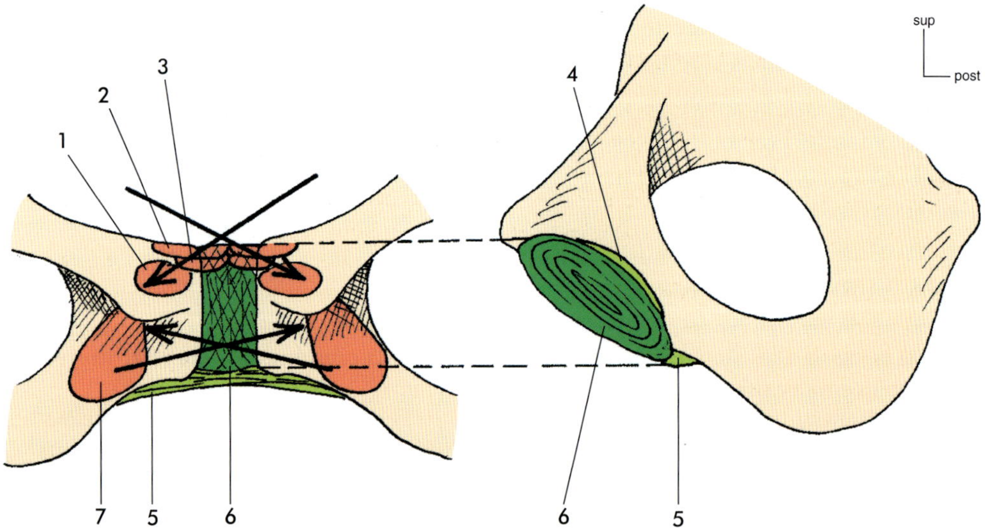

2-13

Symphyse pubienne en vues antérieure (a) et médiale (b).

1. Pilier latéral de l'oblique externe droit
2. Pilier postérieur de l'oblique externe gauche et tendon du droit de l'abdomen (fibres homolatérales et expansions croisées)
3. Pilier médial de l'oblique externe gauche
4. Ligament postérieur
5. Ligament inférieur ou arqué du pubis
6. Fibrocartilage
7. Long adducteur (et expansion croisée)

Articulation sacro-coccygienne

C'est une articulation de type **synchondrose**, mettant en présence l'apex sacral et la face supérieure de la 1re vertèbre coccygienne, ainsi qu'un petit disque atrophié (sans noyau). L'union est le fait de ligaments essentiellement postérieurs (allant des cornes coccygiennes aux bords du hiatus sacral) et latéraux (entre processus transverses réciproques).
Cette articulation est un peu ou pas mobile, parfois soudée (notamment avec l'avancée en âge), mais parfois dédoublée (un second interligne peut exister entre les 2 premières pièces coccygiennes).

Articulation interpubienne (symphyse)

Située entre les corps des 2 pubis, c'est le modèle même de la symphyse (fig. 2-13). Elle est de forme ovalaire à grand axe oblique en avant et en haut[21], plane et encroûtée de cartilage hyalin. Elle est renforcée par des ligaments périphériques, mais surtout postérieurs et inférieurs (ligament arqué du pubis). Ces derniers forment un arc fibreux concave en bas, limitant la fente urogénitale. Ils sont renforcés par la terminaison des droits de l'abdomen, qui entrecroisent leurs fibres à ce niveau, par les longs adducteurs, qui font de même, et par les piliers des obliques externes, dont les piliers médiaux et postérieurs croisent la ligne médiane.

[21] Cet axe est oblique de 45° sur l'horizontale chez l'homme, et de 30° chez la femme. Chez elle, en effet, la pression abdominale est ainsi renvoyée, en quelque sorte par ricochet, plus postérieurement que chez l'homme, c'est-à-dire vers le sacrum, ce qui soulage d'autant le plancher périnéal.

ARTICULATIONS COSTALES

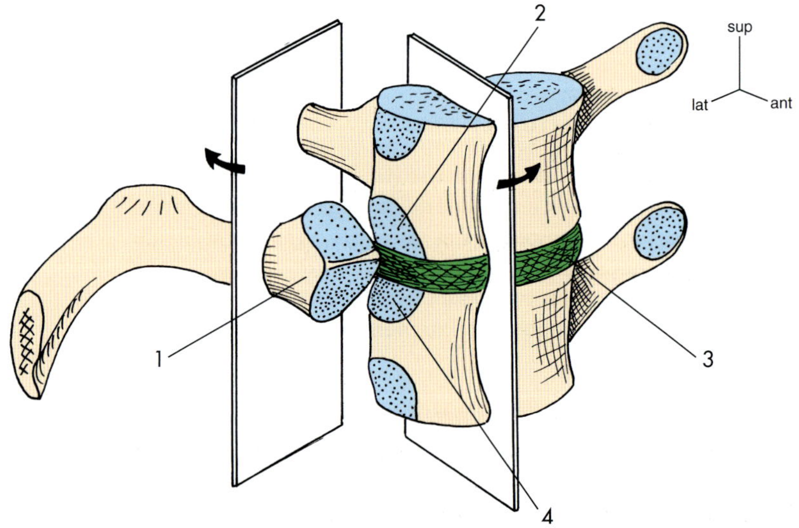

2-14

Articulation costo-corporéale (disjointe) en vue antérolatérale.

1. Tête costale
2. Demi-facette costale de la vertèbre sus-jacente
3. Disque intervertébral
4. Demi-facette costale de la vertèbre de même numéro que la côte

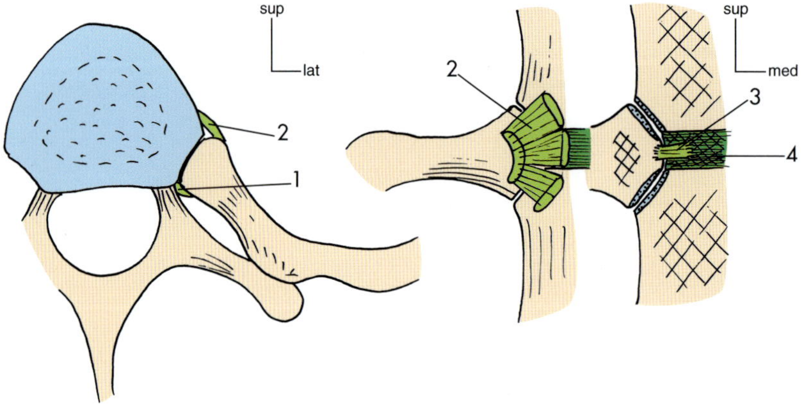

2-15

Articulation costo-corporéale en vues supérieure (a), antérieure (b) et en coupe verticale (c).

1. Ligament postérieur
2. Ligament radié de la tête (3 faisceaux)
3. Ligament intra-articulaire de la tête
4. Disque intervertébral

Articulations costo-corporéales

Éléments en présence

Ils sont au nombre de 4 et forment un ensemble de type surface plane, formant, pour chaque articulation, un angle dièdre (fig. 2-14).

- *La vertèbre correspondante* (de même numéro que la côte) présente une demi-facette supérieure à la jonction de ses faces latérale et postérieure. Ovalaire, regardant en dehors, en haut et légèrement en arrière, elle répond à la facette inférieure de la tête costale et est encroûtée de cartilage hyalin.
- *La vertèbre sus-jacente* présente une demi-facette inférieure à la jonction de ses faces latérale et postérieure. Ovalaire, regardant en dehors, en bas et légèrement en arrière, elle répond à la facette supérieure de la tête costale et est encroûtée de cartilage hyalin.
- *Le disque intervertébral* est en rapport avec la crête de la tête costale et y est rattaché par le ligament intra-articulaire de la tête.
- *La tête costale* forme un dièdre ouvert en dehors, sa facette supérieure, plane, répond à la vertèbre sus-jacente, l'inférieure à la vertèbre de même numéro. L'arête intermédiaire répond au disque intervertébral.

Moyens d'union

On trouve une capsule, une synoviale, ainsi que 3 ligaments (fig. 2-15) :

- *le ligament intra-articulaire de la tête* est très court, tendu de la crête de la tête costale au disque intervertébral ;
- *le ligament radié de la tête* s'étale à la partie antérieure de l'articulation. Il est tendu de la face antérieure de la tête et s'étend en éventail par 3 faisceaux : un supérieur pour la vertèbre sus-jacente, un moyen pour le disque, un inférieur pour la vertèbre correspondante ;
- *le ligament postérieur* épaissit la partie postérieure de la capsule.

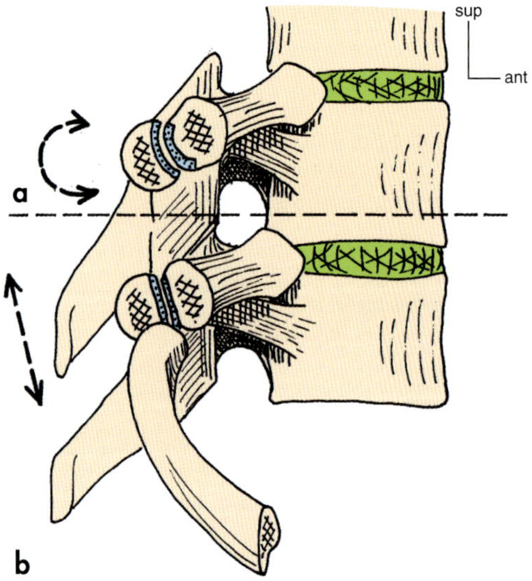

2-16

Coupes de l'interligne costo-transversaire.

a) Partie thoracique haute : trochoïde
b) Partie basse : surface plane

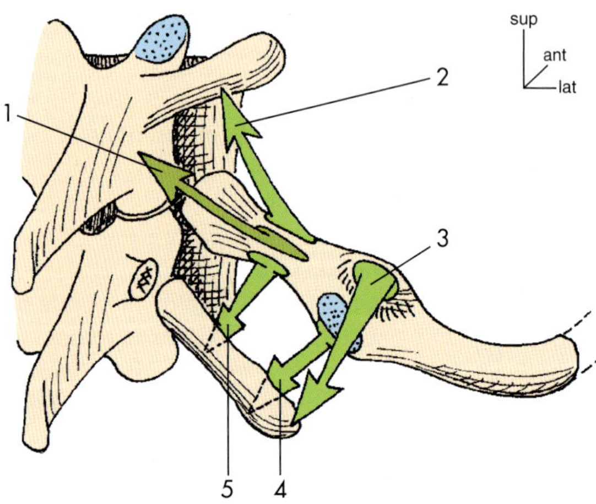

2-17

Ligaments de la costo-transversaire.

1. Ligament costo-lamellaire
2. Ligament costo-transversaire supérieur
3. Ligament costo-transversaire latéral
4. Ligament costo-transversaire inférieur
5. Ligament costo-transversaire (interosseux)

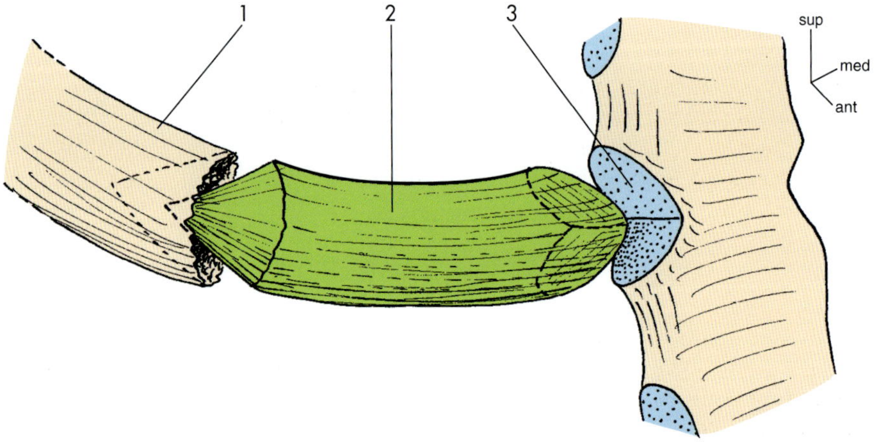

2-18

Articulation costo-chondro-sternale.

1. Côte
2. Cartilage
3. Incisure costale du sternum

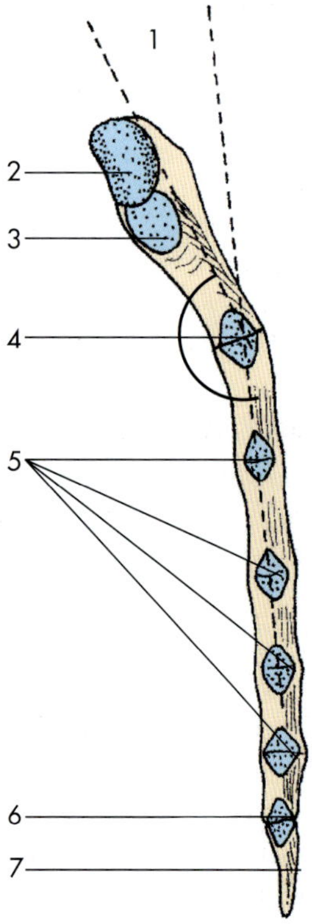

2-19

Bord latéral.

1. Angle manubrio-sternal
2. Incisure claviculaire
3. 1re incisure costale
4. 2e incisure costale
5. Incisures des 3e, 4e, 5e et 6e côtes
6. 7e incisure costale
7. Processus xiphoïde

Articulations costo-transversaires

Éléments en présence

Ce sont le tubercule costal d'une côte et le processus transverse de la vertèbre correspondante (de même numéro). Ils forment une articulation de type plane et plutôt trochoïde à la partie supérieure du thorax (fig. 2-16). Les surfaces n'appellent aucune remarque particulière (*cf.* chapitre 1).

Moyens d'union

Ce sont la capsule et la synoviale, ainsi que des ligaments tendus vers les reliefs osseux voisins, soit (fig. 2-17) :

- *le ligament costo-transversaire supérieur,* tendu du col de la côte (partie sup. de la face post.) au processus transverse de la vertèbre sus-jacente ;
- *le ligament costo-lamellaire,* tendu du col de la côte (partie moy. de la face post.) à la lame de la vertèbre sus-jacente ;
- *le ligament costo-transversaire (interosseux),* tendu du col de la côte (partie inf. de la face post.) au processus transverse de la vertèbre de même numéro ;
- *le ligament costo-transversaire latéral,* tendu du tubercule costal (partie sup.) à l'apex du transverse correspondant ;
- *le ligament costo-transversaire inférieur,* tendu du tubercule costal (partie inf.) au bord inf. de la facette du transverse correspondant.

Articulations costo-chondro-sternales

Éléments en présence

Ils sont au nombre de 3 : la côte, le cartilage et le sternum. On distingue 2 jonctions[22] (fig. 2-18) :

- *les articulations costo-chondrales* forment la partie latérale de cette jonction. Ce sont des **synchondroses** (faisant partie des articulations à cartilage). Elles associent la cupule spongieuse de l'extrémité antérieure de la côte et le cône du cartilage costal ;
- *les articulations chondro-sternales* forment la partie médiale de cette jonction. Ce sont des **surfaces planes**[23]. Elles mettent en présence le dièdre encroûté de cartilage hyalin du sternum et l'extrémité médiale du cartilage, qui est taillée en double biseau[24].

Moyens d'union

- *Au niveau costo-chondral,* l'os et le cartilage sont solidement **soudés** l'un à l'autre, le périoste de l'un se continuant directement par le périchondre de l'autre[25]. On peut ajouter les insertions musculaires qui chevauchent cette jonction (grand pectoral, abdominaux).
- *Au niveau chondro-sternal,* on trouve une **capsule fibreuse**, renforcée par des fibres ligamentaires antérieures, postérieures et même intra-articulaires.

Articulations sternales

Elles sont à mentionner bien que de faible importance et souvent ossifiées.

- *La jonction manubrio-sternale* est située entre le manubrium et le corps du sternum, c'est une **synchondrose** aux bords réguliers. L'interligne transversal forme l'arête d'un dièdre : l'angle manubrio-sternal[26] d'environ 170° ouvert vers l'arrière (fig. 2-19).
- *La jonction sterno-xiphoïdienne* est de même type, bien que le processus soit parfois purement cartilagineux.

[22] Pour Paturet, les cartilages 6 à 8 constituent entre eux des articulations de type surface plane.

[23] Paturet mentionne que la 1re est classée différemment car la cavité articulaire est généralement absente : c'est une synchondrose (le cartilage se continue directement avec le sternum).

[24] Cette conformation explique que la torsion des côtes ne puisse se transmettre au sternum, mais contribue à le soulever dans l'inspiration, tout en emmagasinant davantage d'énergie dans la déformation de la côte, énergie qui sera restituée passivement au mouvement retour.

[25] Sur des os secs, on peut voir, parfois, ce pourtour osseux creux donnant l'apparence du coquillage nommé « couteau ».

[26] Ancien angle de Louis.

ARTICULATIONS CRANIO-CERVICALES

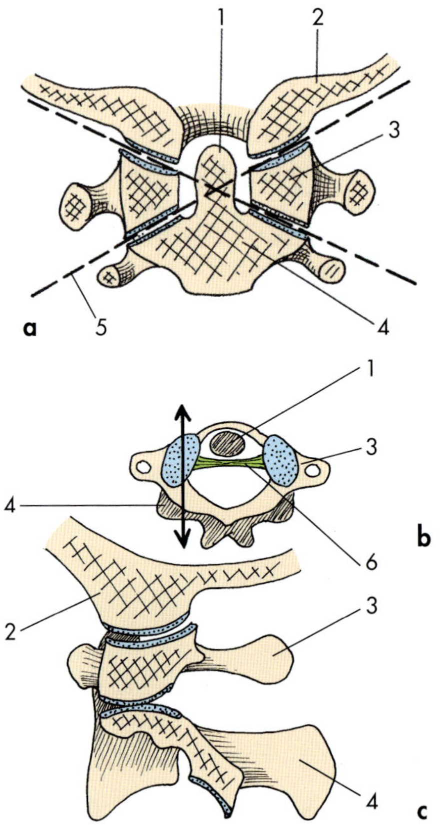

2-20

Articulations occipito-C1 et C1-C2 en coupe frontale (a), vue supérieure (b) et coupe parasagittale (c).

1. Odontoïde
2. Occipital
3. Atlas
4. Axis
5. Directions croisées entre les 2 interlignes
6. Ligament transverse

Elles sont représentées par 2 interlignes dépourvus de disque intervertébral, entre l'occipital et l'atlas (C0-C1), entre l'atlas et l'axis (C1-C2) (fig. 2-20).

Articulation occipito-atloïdienne (C0-C1)

Éléments en présence

Ce sont les condyles occipitaux et la face supérieure des 2 masses latérales de l'atlas (fig. 2-20)[27], formant une articulation bicondylaire.

[27] À noter, dans le plan frontal (fig. 2-20a), la double obliquité des interlignes C0-C1 et C1-C2, ce qui confère une excellente stabilité transversale à l'atlas et donc une sécurité pour l'odontoïde.

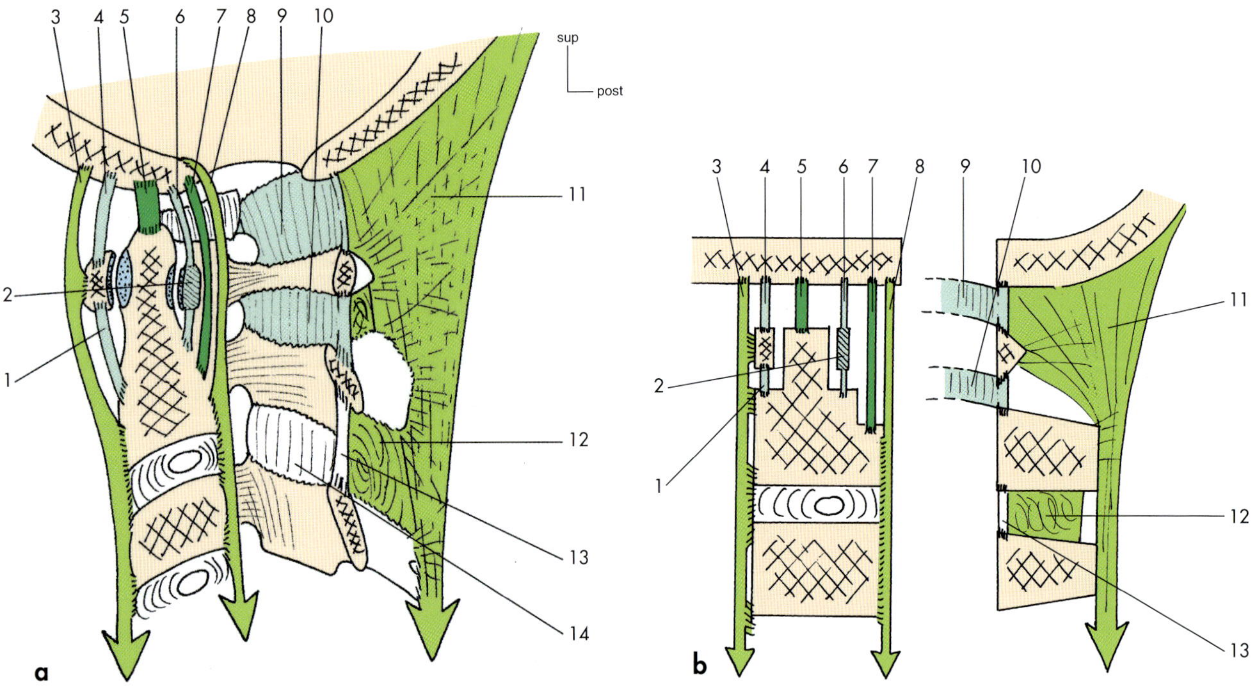

2-21

Ligaments de la jonction cranio-cervicale en coupe sagittale (a) et caricaturée (b).

1. Membrane atlanto-axoïdienne antérieure
2. Ligament transverse
3. LLA
4. Membrane atlanto-occipitale antérieure
5. Ligament de l'apex
6. Partie supérieure du faisceau longitudinal du ligament cruciforme
7. Membrana tectoria
8. LLP
9. Membrane atlanto-occipitale postérieure
10. Membrane atlanto-axoïdienne postérieure
11. Ligament nucal
12. Ligament interépineux
13. Ligament jaune
14. Capsule PAP

2-22

Ligaments de la jonction cranio-cervicale en coupe frontale.

1. Ligament de l'apex

1'. Ligament alaire

2. Membrana tectoria

2'. Partie latérale de la membrana tectoria

3. LLP
4. Ligament transverse

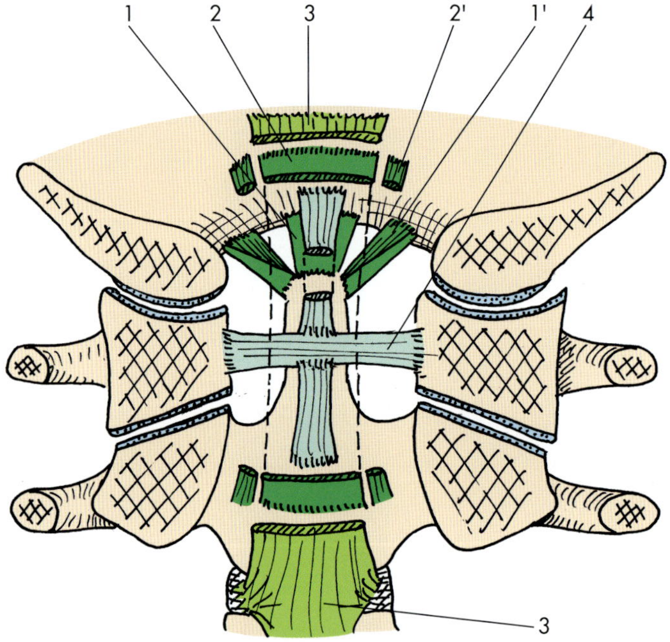

Moyens d'union

Il existe 2 capsules et 2 synoviales (articulation bilatérale). Les ligaments intervenant à cet étage sont (fig. 2-21 et *cf.* fig. 2-22) :

- *ceux s'insérant sur l'occipital et l'atlas*, soit :
  - **membrane atlanto-occipitale antérieure** : elle relie l'arc antérieur de l'atlas au bord antérieur du foramen magnum,
  - **membrane atlanto-occipitale postérieure** : elle relie l'arc postérieur de l'atlas au bord postérieur du foramen magnum ;
- *ceux qui sont tendus de l'occipital à l'axis* et participent indirectement à la stabilité C0-C1, soit :
  - faisceau longitudinal du **ligament cruciforme** (plus exactement sa partie supérieure, occipito-transversaire) (*cf.* fig. 2-22),
  - **membrana tectoria** : puissante membrane tendue du bord antérieur du foramen magnum à la face postérieure du corps de C2, elle passe en arrière du ligament cruciforme[28],

[28] Anciennement ligaments occipito-axoïdien médian et latéraux (pour ses fibres médianes et latérales).

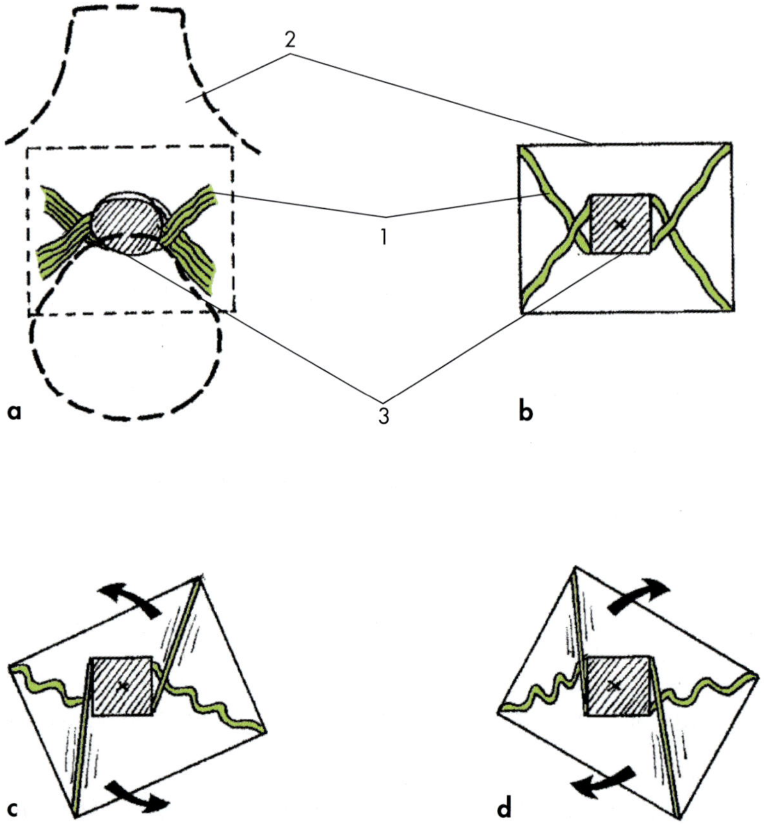

▶ 2-23

Rôle des ligaments alaires (1) dans les rotations de l'occipital (2) sur le rachis cervical au niveau de l'odontoïde (3) : les fibres, croisées, offrent une mise en tension de certaines d'entre elles, quel que soit le sens de la rotation.

a) En pointillé gras : l'occipital ; en pointillé maigre : le cadre servant à la schématisation ; en hachuré au centre : l'odontoïde
b) Même vue, caricaturée
c) Rotation de la tête à gauche (la croix au centre de l'odontoïde ne correspond pas au véritable centre de rotation, qui est plus postérieur, évitant le cisaillement de l'axe nerveux)
d) Rotation de la tête à droite

- ligaments occipito-odontoïdiens. Ils regroupent le **ligament de l'apex** de la dent (ou ligament suspenseur de l'odontoïde) et les **ligaments alaires**, situés de part et d'autre du précédent (*cf.* fig. 2-23);
- *ceux qui sont communs à l'ensemble rachidien ou cervical*, soit :
  - ligament longitudinal antérieur, qui recouvre la membrane atlanto-occipitale antérieure,
  - ligament longitudinal postérieur, qui glisse en arrière de la membrana tectoria,
  - ligament nucal, qui est tendu de la crête occipitale externe à l'épineux de C7. Il continue le ligament supra-épineux vers le haut en se transformant en cloison sagittale, avec des fibres verticales longeant les épineux cervicaux et des fibres transversales en provenance de leur apex.

Articulation atlanto-axoïdienne (C1-C2)

Éléments en présence

Cette jonction comprend les 2 articulations atlanto-axoïdiennes latérales et les 2, sagittales, entre l'odontoïde et l'atlas ainsi que le ligament transverse (*cf.* fig. 2-20).

- *Les articulations latérales* sont formées des faces inférieures des masses de C1 et des facettes supérieures de C2. Elles sont de type surfaces planes, bien qu'elles ne soient pas concordantes : les surfaces supérieures sont obliques en dehors et en bas, transversalement, mais, sagittalement, la surface de C1 est plane, alors que celle de C2 est légèrement convexe[29]. Elles sont encroûtées de cartilage hyalin.
- *Les articulations sagittales* sont formées d'une surface antérieure, ovalaire, entre la face postérieure de l'arc de C1 et la face antérieure de l'odontoïde, et d'une petite surface postérieure entre l'odontoïde et le ligament transverse. Elles sont encroûtées de cartilage hyalin.

Moyens d'union

On dénombre 3 ou 4 capsules s'insérant au pourtour des cartilages et leur synoviale. L'articulation postérieure de l'odontoïde est dite **syndesmo-odontoïdienne**; on lui décrit une synoviale, mais pas toujours de capsule (Paturet). Les ligaments concernés cumulent ceux qui passent par cette jonction et ceux qui lui sont propres (soit strictement C1-C2, soit C0-C2). Nous les énumérons d'avant en arrière (fig. 2-22) :

- *le ligament longitudinal antérieur* (LLA), tendu de l'occipital au sacrum;
- *la membrane atlanto-axoïdienne antérieure* (C1-C2), tendue de l'arc antérieur de C1 à la face antérieure de C2;
- *le ligament de l'apex*, ou suspenseur de la dent de l'axis[30];
- *les ligaments alaires*[31], qui encadrent le précédent et freinent les rotations. Ils sont composés de 2 faisceaux croisés entre eux (obliquité inverse de leurs fibres), ce qui fait que chaque ligament a toujours des fibres tendues en fin de mouvement (fig. 2-23);
- *le ligament transverse (faisceau transverse du ligament cruciforme)*, qui maintient l'odontoïde;
- *le faisceau vertical du ligament cruciforme* (surtout partie inférieure)[32], qui forme un barrage vertical derrière l'odontoïde, tendu sur les côtés par le ligament transverse (ou faisceau transversal du cruciforme);
- *la membrana tectoria*, déjà évoquée pour la charnière occipito-atloïdienne;
- *le ligament longitudinal postérieur*, tendu de l'occipital au sacrum;
- *la membrane atlanto-axoïdienne postérieure*, qui est l'équivalent des ligaments jaunes des autres vertèbres et ferme le foramen vertébral par l'arrière;
- *le ligament nucal*, déjà évoqué pour la charnière occipito-atloïdienne.

[29] Ce qui autorise de légers mouvements antéro-postérieurs, de type « tampon buvard », facilités par le fait que l'odontoïde est légèrement inclinée vers l'arrière, sa surface antérieure un peu convexe verticalement et qu'en arrière la retenue est souple (ligament transverse) [14].

[30] Ancien ligament occipito-odontoïdien médian.

[31] Anciens ligaments occipito-odontoïdiens latéraux.

[32] Ancien ligament transverso-axoïdien.

ARTICULATIONS DU CRÂNE

2-24

Sutures et fontanelles sur un crâne de nouveau-né, en vues supérieure (a) et latérale (b).

1. Fontanelle postérieure
2. Suture sagittale
3. Bregma
4. Suture coronale
5. Fontanelle sphénoïdale
6. Suture mastoïdienne

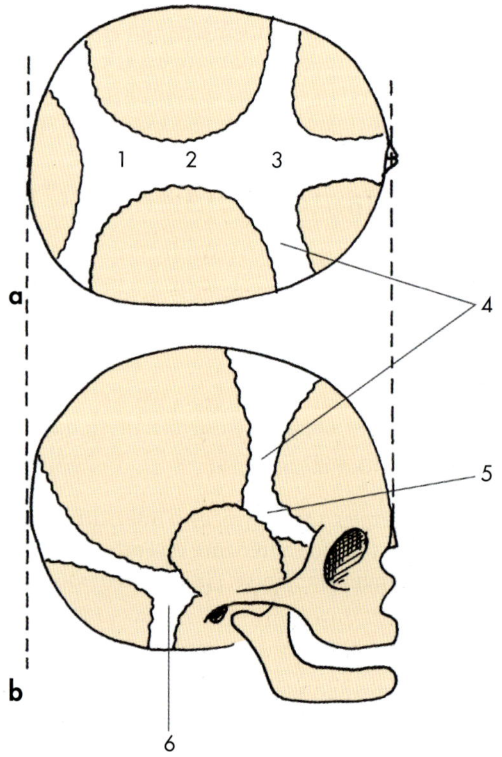

2-25

Rapports boîte crânienne/face chez le nouveau-né (a) et l'adulte (b).

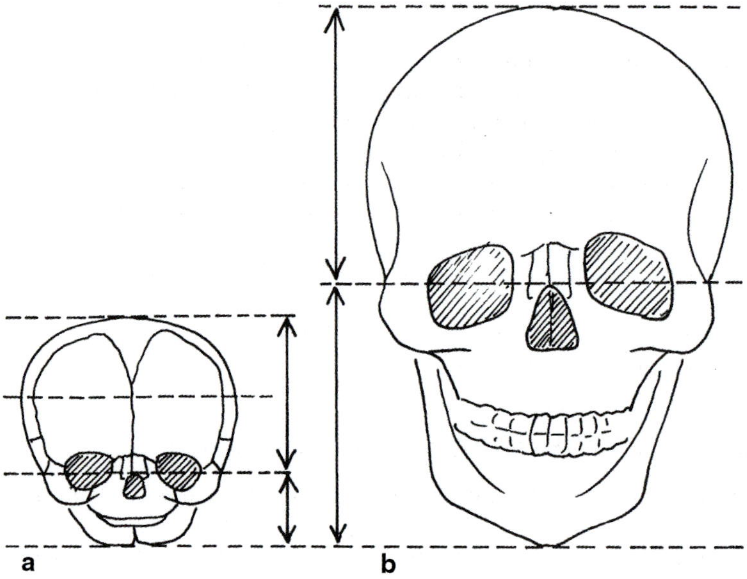

Articulations de la voûte

Ce sont des articulations fibreuses, plus précisément de type **sutures**. Chez l'adulte, ces sutures subsistent sous forme d'un interligne, parfois ossifié à certains endroits. Ces interlignes sont très irréguliers, engrenés, assurant une bonne cohésion[33] et sont taillés en biseau à pans inversés, ce qui accentue encore la surface de contact irrégulière et augmente la cohésion[34], notamment dans des sens précis[35].

Jonctions primitives

Il faut mentionner le fait qu'à la naissance, non seulement un nouveau-né n'a aucune suture entre ses os[36], mais que ceux-ci sont séparés par des plages membraneuses qui ne s'ossifient que progressivement[37] (fig. 2-24). De plus, les os sont encore malléables et les parties constitutives de certains d'entre eux sont encore subdivisées (cas de l'occipital, du temporal, du sphénoïde, du frontal).

Les jonctions primitives sont formées par les sutures non ossifiées et les fontanelles[38] situées à leur intersection, soit :

- *la suture sagittale* sépare les 2 os pariétaux;
- *la suture coronale* sépare les pariétaux du frontal;
- *la suture lambdoïde* (ou lambdatique) sépare les pariétaux de l'occipital;
- *les sutures temporo-pariétales* (squameuses), sphéno-pariétale, sphéno-frontale, sphéno-squameuse, occipito-mastoïdienne et pariéto-mastoïdienne séparent ces os;
- *la suture frontale* (ou métopique) sépare primitivement les 2 hémifrontaux. Elle disparaît vers le 6e mois extra-utérin;
- *la fontanelle antérieure* (ou bregma) est à l'intersection des pariétaux et du frontal. C'est la plus importante, elle se ferme vers l'âge de 2 ou 3 ans;
- *la fontanelle postérieure* (ou lambdatique) disparaît avant le 6e mois après la naissance;
- *la fontanelle sphénoïdale* (ou ptérique) disparaît avant le 6e mois après la naissance;
- *la fontanelle mastoïdienne* (ou astérique) disparaît avant le 6e mois après la naissance.

Articulations de la base du crâne

La jonction périphérique avec la voûte est le fait du passage de la partie basilaire (épaisse et grossièrement horizontale) d'un os à sa partie squameuse (fine et grossièrement verticale). Cette jonction, d'abord séparée dans la vie intra-utérine, s'ossifie totalement après la naissance.

La jonction des os de la base du crâne entre eux se fait sagittalement par des articulations à cartilage de type **synchondroses**, non mobiles. Elles assurent une parfaite cohésion entre les os de la base du crâne, particulièrement épais et résistants (*cf.* fig. 1-118). Ce sont :

- *la jonction fronto-ethmoïdale*, qui est très fortement intriquée, entre les masses latérales de l'ethmoïde (labyrinthe ethmoïdal) et la partie correspondante de la base du frontal;
- *la jonction ethmoïdo-sphénoïdale*, de même aspect que la précédente, qui est en cohésion totale. Elle fait communiquer les sinus des 2 os;
- *la jonction sphéno-occipitale* qui se soude rapidement, à l'adolescence, et assure une continuité entre les 2 os;
- *la jonction sphéno-vomérienne*, qui est une **schyndilèse** (type unique, réservé à cette articulation, où le contact se fait directement d'os à os).

Articulation temporo-mandibulo-dentaire

C'est la seule articulation à mobilité de la tête (exceptée celle des osselets du tympan). Chez les animaux, elle a une vocation manducatoire et un rôle important dans les prises. Chez l'homme, la fonction de préhension étant dévolue aux membres supérieurs, les fonctions sont essentiellement la mastication et la phonation. De ce fait, cette articulation a un peu perdu de sa puissance, même si elle reste forte. De plus, elle présente des particularités qui lui sont propres.

[33] Il faut plus de 200 kg de traction pour dissocier les os d'un cadavre frais.

[34] Ces interlignes totalement stables font que, lors d'un choc violent, le crâne peut être enfoncé sur une partie mais jamais éclaté par disjonction de ses os.

[35] D'une manière générale, Paturet conclut que les sutures bien engrenées de la voûte crâniale s'opposent à l'écartement des os, alors que les sutures latérales, taillées en biseaux, s'opposent à l'enfoncement.

[36] Ce qui permet aux os de se chevaucher lors de l'accouchement afin de faciliter le passage. En effet, le rapport crâne/face est très différent avant la naissance et dans la vie aérienne. À la période utérine, l'enfant n'a aucune activité aéro-digestive et les os qui délimitent cette sphère d'activité sont peu développés. Inversement, le système nerveux central évolue énormément durant cette étape de la vie et la boîte crânienne a déjà pris des proportions considérables (fig. 2-25).

[37] Toute ossification prématurée a des conséquences graves pour l'évolution du système nerveux.

[38] Ce mot signifie « petite fontaine », en effet l'accès au liquide cérébrospinal (céphalorachidien) est aisé à ces niveaux.

2-26

Articulation temporo-mandibulaire (ATM) et dentaire.

1. Condyle mandibulaire
2. Temporal
3. Disque articulaire
4. Articulé dentaire
5. Masséter

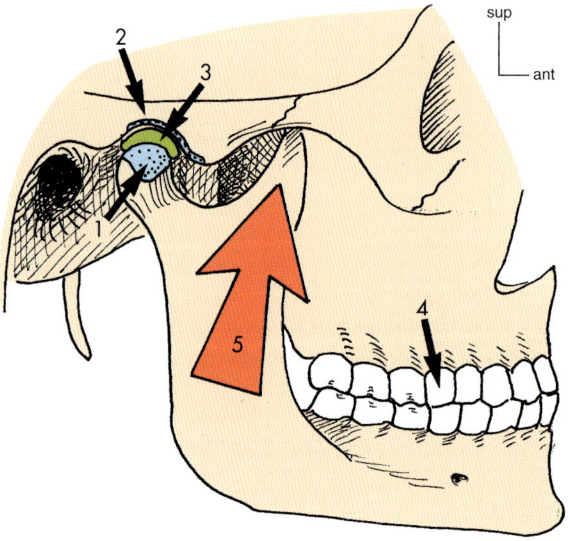

2-27

Coupe sagittale de l'ATM.

1. Artère maxillaire
2. Artère temporale superficielle
3. Pore acoustique externe
4. Frein du disque
5. Disque articulaire
6. Fosse mandibulaire
7. Partie antérieure (articulaire) de la fosse
8. Partie postérieure (articulaire) du condyle
9. Condyle temporal
10. Ptérygoïdien latéral

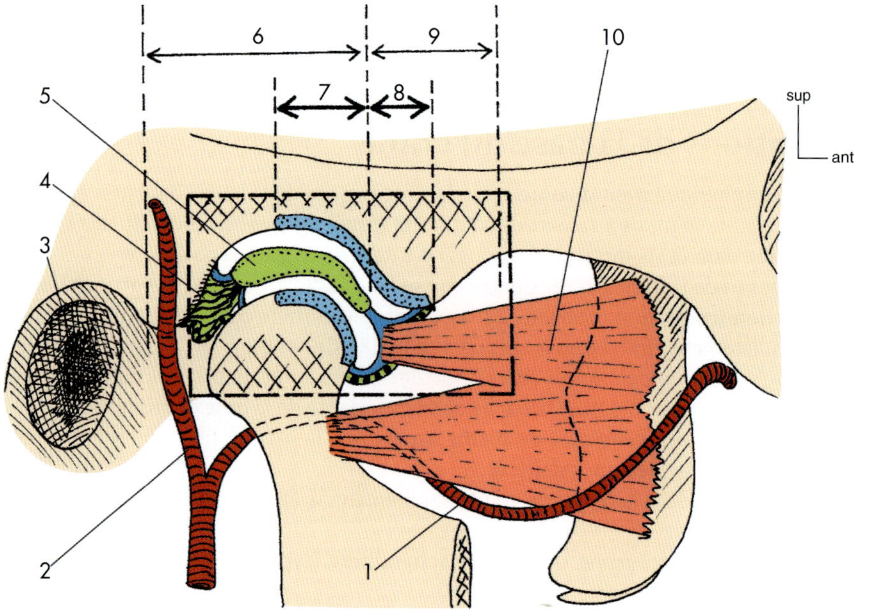

Éléments en présence

Ils sont pairs et à fonctionnement synchrone[39]. Ils sont au nombre de 3, pour l'articulation proprement dite (qui assure les mouvements), auxquels il faut ajouter les dents, qui complètent et finalisent ce complexe (fig. 2-26). Ces surfaces sont encroûtées non de cartilage hyalin mais d'un fibrocartilage. Ce sont :

- *l'os temporal.* La surface articulaire est située à la partie infrazygomatique de l'os (*cf.* Os temporal). Elle est composée de 2 versants en continuité (fig. 2-27) :
  - la **fosse mandibulaire**, en arrière, qui est concave et dont seule la moitié antérieure est articulaire[40] (*cf.* fig. 1-132 et 1-133),
  - le **tubercule articulaire**, en avant, qui est convexe ;
- *la mandibule.* La surface est la **tête du condyle** mandibulaire. C'est une saillie ovoïde à grand axe oblique en dedans et en arrière. Seule la partie antérieure du condyle est articulaire et encroûtée de fibrocartilage (*cf.* fig. 1-86) ;

[39] Lors des premiers mouvements de succion du fœtus, le mouvement des 2 hémimandibules est synchronisé.

[40] Elle est séparée de la partie postérieure par la fissure tympano-squameuse.

2-28

Ligaments collatéraux de l'ATM en vue supérieure (a), coupe frontale (b) et vue latérale (c).

1. LCL
2. LCM
3. Disque articulaire

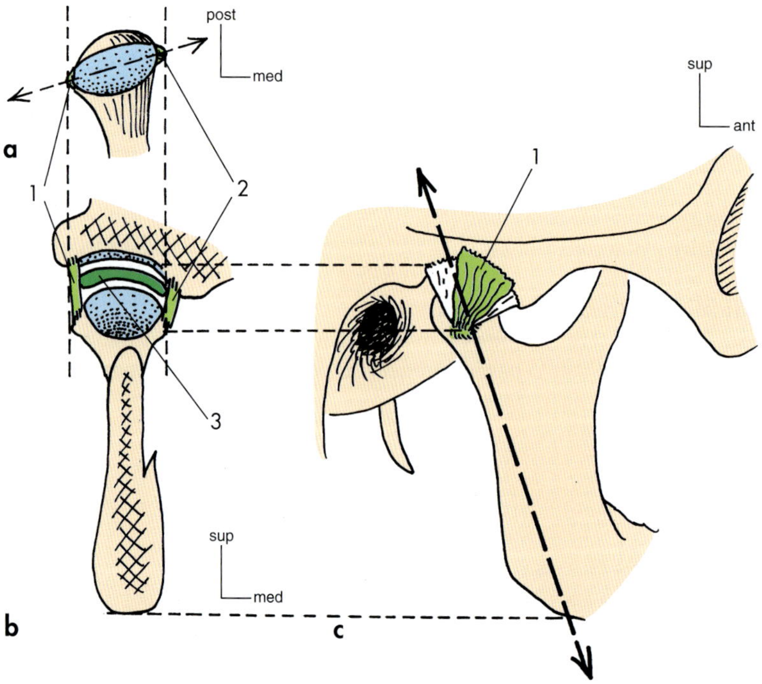

2-29

Classification de l'OMS (en chiffres) et dénomination (en lettres).

a) Incisives
b) Canine
c) Prémolaires
d) Molaires

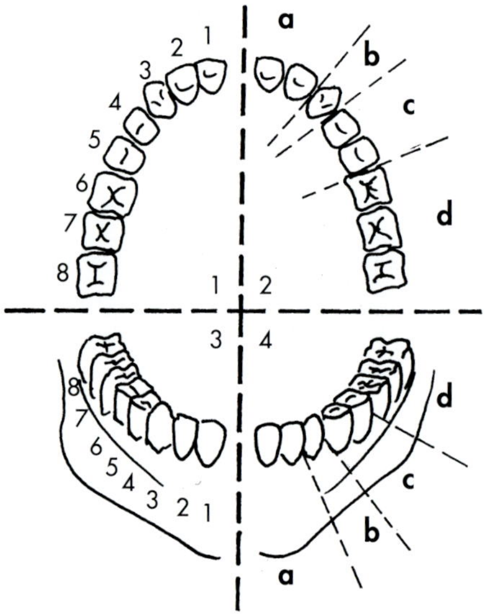

- *le disque articulaire.* C'est un **fibrocartilage** qui sépare la cavité articulaire en 2 parties distinctes (fig. 2-27 et 2-28). Il est épais et mobile. Il est retenu, en arrière, par des **freins** ligamentaires qui empêchent un déplacement antérieur excessif. Il est tiré vers l'avant par un faisceau du muscle **ptérygoïdien latéral** (ce qui est indispensable puisque la mandibule avance lors de l'ouverture de la bouche);
- *les dents.* L'articulé dentaire est la finalité fonctionnelle de la mastication. Les dents reçoivent l'essentiel des contraintes compressives engendrées par l'élévation de la mandibule. Elles n'entrent en contact qu'en fermeture complète, ou par l'intermédiaire d'un élément interposé (aliment ou objet). Les dents sont au nombre de 32 chez l'adulte et réparties en 4 hémiarcades. Elles portent des noms[41], sont situées à droite ou à gauche, en haut ou en bas. L'usage de l'OMS est de les numéroter de dedans en dehors de 1 à 8, et de faire précéder ce numéro d'un chiffre correspondant à l'hémiarcade à laquelle elles appartiennent : 1 pour maxillaire droit et 2 pour maxillaire gauche, 3 pour mandibulaire gauche et 4 pour mandibulaire droit[42] (fig. 2-29).

Moyens d'union (fig. 2-28)

- *Capsule et synoviale.* Elles sont doubles puisque l'articulation est paire. Elles s'insèrent en dessous du condyle, au niveau du col. La capsule est lâche, la synoviale est fibreuse et non graisseuse.
- *Disque articulaire.* C'est aussi un moyen d'union (*cf.* description ci-dessus), solidaire de la capsule à sa périphérie, de l'os temporal, en arrière, et du tendon du ptérygoïdien latéral, en avant.
- *Ligaments collatéraux.* De chaque côté, il en existe un médial et un latéral.

[41] 2 incisives, 1 canine, 2 prémolaires et 3 molaires, soit 8 dents par hémi-arcade. Durant la petite enfance, les dents sont dites déciduales, populairement appelées « dents de lait », et au nombre de 5, les molaires survenant plus tard.

[42] Pour la denture déciduale, les chiffres des hémi-arcades sont 5, 6, 7, 8 (au lieu de 1, 2, 3, 4).

INCIDENCES PRATIQUES

Incidences morpho-palpatoires

- *Sur le plan rachidien,* les trois segments sont différents :
  - au niveau cervical, les processus articulaires postérieurs sont palpables en dehors des épineux, en contournant les muscles paravertébraux. La colonne osseuse supportant les PAP se situe sur la même ligne transversale que l'épineux de la vertèbre (*cf.* fig. 1-12) ;
  - au niveau thoracique, on peut situer l'interligne costo-transversaire : il se situe environ à 2 travers de doigt de la ligne des épineux, et sur la même ligne que l'épineux de la vertèbre sous-jacente (*cf.* fig. 1-23) ;
  - au niveau lombal, les PAP ne sont pas palpables.
- *Sur le plan de la cage thoracique,* les articulations chondro-costales et chondro-sternales sont palpables. Il suffit de repérer l'étage au niveau sternal, d'utiliser finement le bout du doigt ou l'ongle, avec précaution. Ensuite, en suivant l'arc costal vers le dehors, on détecte la jonction chondro-costale de la même façon.
- *Sur le plan temporo-mandibulaire,* l'articulation (ATM) est palpable, juste en dessous du processus zygomatique du temporal. L'ouverture de la bouche permet de sentir le mouvement d'abaissement-propulsion.
- *Sur le plan crânial,* la micromobilité des os du crâne disparaît dès la première enfance. La palpation des sutures est variable selon l'épaisseur de la calvaria (ou du muscle temporal, sur les côtés) et la masse des cheveux.

Incidences mécaniques et pathologiques

- La **faible mobilité** des articulations intervertébrales est compensée par leur grand nombre. Elle varie beaucoup selon la morpho-biotypologie (raide ou laxe) et l'âge.

La mécanique vertébrale est **fonctionnellement** orientée vers la lutte **antigravitaire** et, de ce fait, sa musculature est fortement automatisée (multitude de petits muscles profonds). De plus, la fonction est liée aux organes des sens et à la mimique, pour le cou, à la respiration, pour la colonne thoracique, au complexe lombo-pelvi-fémoral et au caisson abdominal, pour la portion lombale.

- Les **récessus** des capsules des PAP permettent le jeu sagittal de celles-ci, qui se découvrent jusqu'à 50% de leur surface en fin de mouvement.
- L'existence d'**inclusions méniscoïdes**, au niveau des PAP, est physiologique. Elle peut cependant donner lieu à des souffrances locales en cas de mouvement brusque (la frange synoviale n'ayant pas le temps d'opérer son glissement normal).
- Les pathologies vertébrales essentiellement liées à la **portance** (phénomènes d'usure, arthrose), aux **malmenages** ou surmenages (cervicalgies, lombalgies, etc.), aux troubles **orthopédiques** (cyphoses, lordoses, scolioses, etc.) et à la **traumatologie**, soit légère (dérangements intervertébraux, entorses, etc.), soit lourde (fractures, fracas, notamment avec les atteintes neurologiques qui peuvent en découler).

QROC sur l'arthrologie

Corrigés p. 377

1. Énumérez les ligaments intervenant dans la jonction occiput-atlas.
2. Donnez l'orientation des surfaces articulaires de l'axis.
3. Citez les surfaces articulaires entre atlas et axis.
4. Donnez les moyens d'union costo-transversaires.
5. Décrivez l'articulation costo-corporéale.
6. Donnez les caractéristiques essentielles de l'articulation sacro-iliaque.
7. Donnez les caractéristiques essentielles de l'articulation lombo-sacrale.
8. Quels sont les moyens d'union de la symphyse pubienne ?
9. Citez les articulations du sternum.
10. Donnez les caractéristiques essentielles de l'articulation temporo-mandibulaire.

MYOLOGIE

3

Anatomie de l'appareil locomoteur – Tome 3

CLASSIFICATION DES MUSCLES DU TRONC ET DE LA TÊTE

Ce tableau classe les muscles du tronc et de la tête. Le **muscle iliopsoas** est traité avec le membre inférieur (*cf.* tome 1).

Localisation	Muscles	Composition	Ancien nom
Crâne			
face	1) orbiculaires 2) radiaires	œil et bouche (*cf.* détail)	
masticateurs	1) mandibulaires	1) temporal 2) masséter 3) ptérygoïdiens médial et latéral	
	2) de la langue	9 muscles (voir détail)	
Cou			
sous-occipitaux	1) droit post.	1) petit droit post. 2) grand droit post.	
	2) obliques de la tête	1) oblique sup. 2) oblique inf.	
	3) latéral	droit latéral	
	4) antérieurs	1) droit ant. 2) long de la tête	
hyoïdiens	2) supra-hyoïdiens	1) digastrique	
		2) mylo-hyoïdien	
		3) stylo- et génio-hyoïdiens	
	2) infra-hyoïdiens	1) omo-hyoïdien	
		2) sterno-hyoïdien	
		3) sterno-thyroïdien et thyro-hyoïdien	
lat. et profonds	1) élévateur de la scapula		
	2) scalènes	ant./moy./post.	
lat. et superficiels	1) SCM	4 faisceaux	
	2) platysma		
Thorax			
paroi antérieure	1) pectoraux	1) grand	
		2) petit	
		3) subclavier	*sous-clavier*
	2) transverse du thorax		*triangulaire du sternum*
	3) dentelé antérieur		*grand dentelé*

paroi postérieure	costaux	1) élévateur des côtes	*surcostal*
		2) subcostal	
paroi latérale	intercostaux	externe/interne/ intime	*ext./moy./int.*
paroi inférieure	diaphragme		
Muscles de l'axe vertébral			
plan moyen (érecteurs)	groupe sacro-épineux	1) iliocostal C, T, L[1]	
		2) longissimus t, C, T	*petit complexus/ transverse du cou/long dorsal*
		3) épineux (t)[2], C, T	*épi-épineux*
plan profond	1) splénius	1) de la tête	
		2) du cou	
	2) intertransversaire et épineux	1) intertransversaire du cou, thorax (–), lombes	
		2) interépineux C, (T), L	
		3) semi-épineux t (C, T)	*grand complexus/id./id.*
	3) transversaire-épineux	1) rotateurs (court et long)	*lamellaire (court et long)*
		2) multifides (court et long)	*épineux (court et long)*
plan superficiel (muscles larges)	1) trapèze		
	2) grand dorsal		
	3) rhomboïdes	grand et petit	
	4) dentelés post.	supérieur et inférieur	*petit DPS/petit DPI*
Abdomen			
périphériques	1) droit		*grand droit*
	2) pyramidal		
	3) oblique externe		*grand oblique*
	4) oblique interne		*petit oblique*
	5) transverse		
	6) crémaster		
	7) carré des lombes		
inférieurs (plancher pelvien)	1) élévateur de l'anus		*releveur de l'anus*
	2) coccygien		*ischio-coccygien*
	3) transverse du périnée	profond et superficiel	
	4) bulbospongieux		
	5) ischio-caverneux		
	6) sphincter externe		

1. C = cou, T = Thorax, L = Lombes.
2. t= tête

MUSCLES DU CRÂNE : GROUPE DE LA FACE[1]
ORBICULAIRES ET RADIAIRES

▶ **3-1**
Vue antérieure des muscles de la face : superficiels (a) et profonds (b).
1. Mentonnier
2. Abaisseur de la lèvre inférieure
3. Abaisseur de l'angle de la bouche
4. Platysma
5. Risorius
6. Orbiculaire de la bouche
6'. Incisif
7. Grand zygomatique
8. Abaisseur du septum nasal
9. Petit zygomatique
10. Élévateur de la lèvre supérieure
11. Nasolabial
12. Auriculaire antérieur
14. Nasal
15. Orbiculaire de l'œil
16. Chef frontal de l'épicrânien
17. Procérus
18. Abaisseur du sourcil
19. Corrugateur
20. Temporal
21. Élévateur de l'angle de la bouche
22. Masséter
23. Buccinateur
24. SCM
25. Sterno-hyoïdien
26. Trapèze supérieur

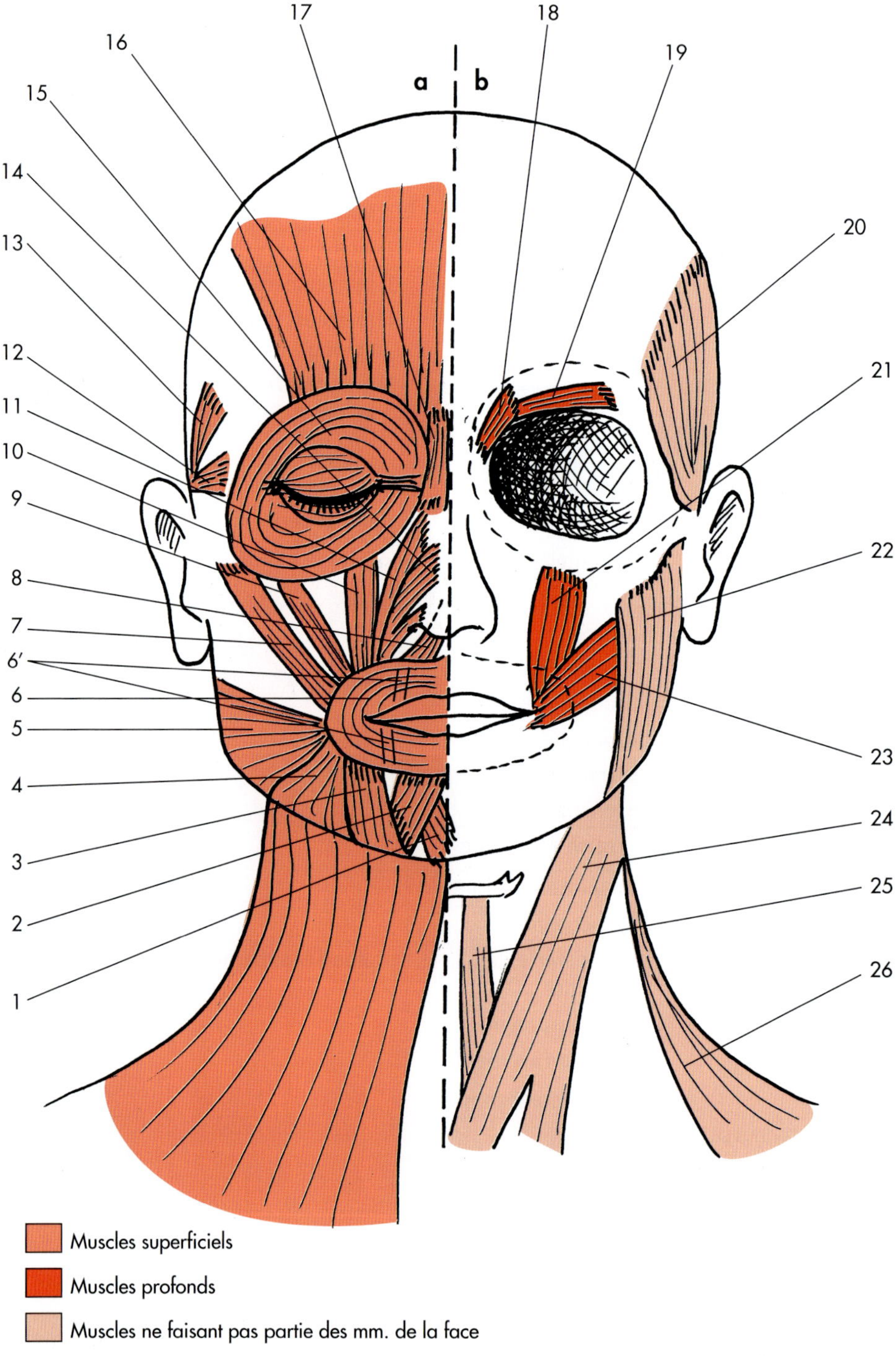

[1] Le meilleur moyen pour mémoriser ces muscles est d'acheter un masque nu, blanc, et d'y tracer les trajets musculaires avec un feutre indélébile. Le suspendre à vue.

▶ 3-2

Vue latérale des muscles superficiels de la face.

1. Transverse de la nuque
2. Auriculaire postérieur
3. Chef occipital de l'épicrânien
4. Auriculaire supérieur
5. Galéa
6. Temporo-pariétal
7. Auriculaire antérieur
8. Chef frontal de l'épicrânien
9. Orbiculaire de l'œil
10. Procérus
11. Nasolabial
12. Nasal
13. Élévateur de la lèvre supérieure
14. Abaisseur du septum nasal
15. Petit zygomatique
16. Grand zygomatique
17. Orbiculaire de la bouche
18. Abaisseur de la lèvre inférieure
19. Mentonnier
20. Abaisseur de l'angle de la bouche
21. Platysma
22. Risorius

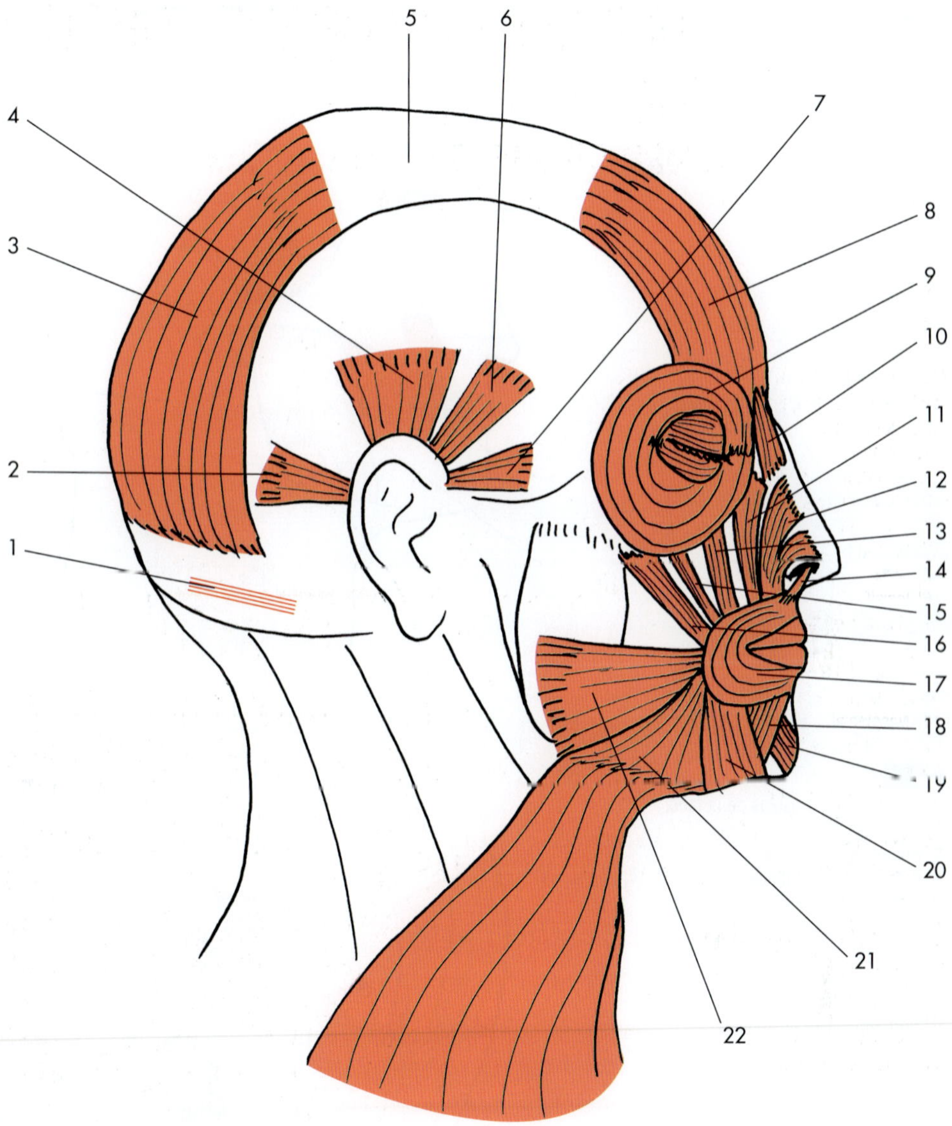

▶ 3-3

Vue latérale des muscles profonds de la face.

1. Masséter
2. Buccinateur
3. Élévateur de l'angle de la bouche
4. Abaisseur du sourcil
5. Corrugateur
6. Temporal

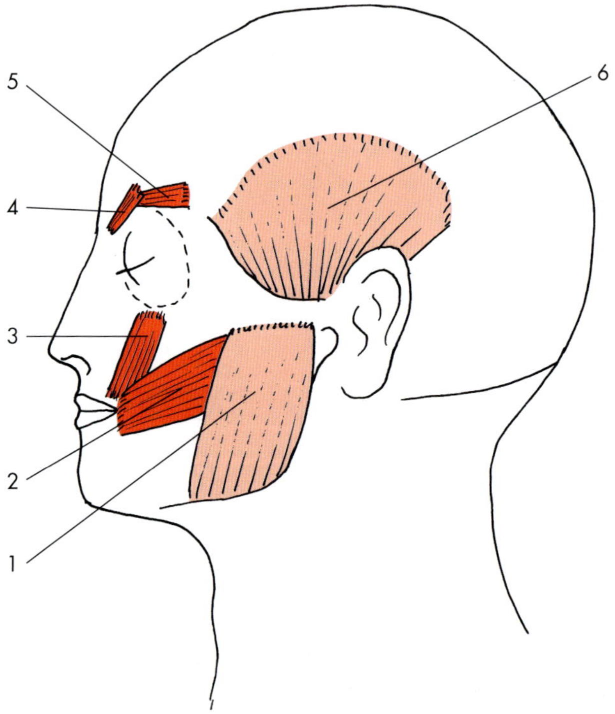

▶ 3-4

Innervation des muscles de la face.

1. Nerf facial
2. Rameaux temporaux
3. Rameaux zygomatiques
4. Rameaux buccaux supérieurs
5. Rameaux buccaux inférieurs
6. Rameau marginal de la mandibule
7. Rameau cervical
8. Rameau stylo-hyoïdien et digastrique
9. Nerf auriculaire postérieur

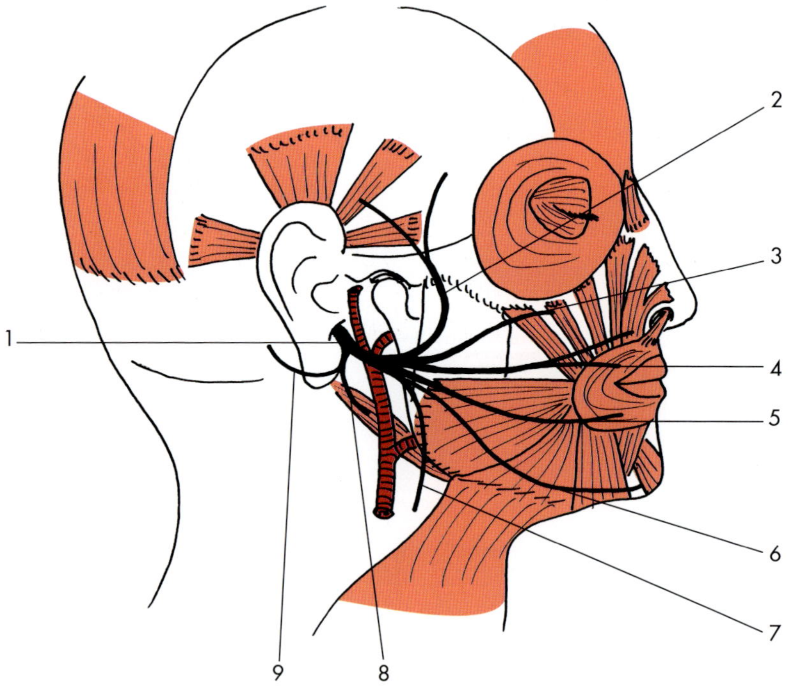

Orbiculaires

Ce sont des muscles circulaires, **fermeurs** des orifices qu'ils entourent. Ils sont au nombre de deux (fig. 3-1 et 3-2).

Nom	Orbiculaire de l'œil	Orbiculaire de la bouche
situation	– autour de l'œil	– autour de la bouche
composition	– 2 parties : 1) palpébrale (paupières sup. et inf.) 2) périphérique (déborde le contour de l'orbite)	– 2 parties : 1) labiale (partie rouge des lèvres)[1] 2) périphérique (déborde les contours des lèvres)
insertions	1) palpébrale : ligaments palpébraux latéral et médial 2) périphérique : ligament palpébral médial 3) l'ensemble : sur le processus nasal du frontal et le processus frontal du maxillaire	– nœud tendineux de la commissure (entrecroisement des fibres des différents muscles de cette zone)[2]
trajet	– superficiel – circulaire – aplati, large	– superficiel – circulaire – aplati, large
action	– **occlusion** de l'œil – tire le sac lacrymal (écoulement d'une larme en serrant fortement les paupières)	– **occlusion** de la bouche[3]
innervation	– **nerf facial** (VII) (fig. 3–4) (rameaux zygomatiques)	– **nerf facial** (VII) (fig. 3–4) (rameaux buccaux sup. et inf.)

[1] Quelques fibres s'insèrent sur le maxillaire et la mandibule, en regard des incisives, et portent le nom de muscles incisifs supérieur et inférieur. Dans l'épaisseur des lèvres on trouve les 4 petits faisceaux des muscles incisifs, 2 supérieurs et 2 inférieurs. Ils sont obliques (parallèles aux bords des lèvres) et rapprochent les commissures l'une de l'autre (dans la succion et le baiser).

[2] Le nœud est appelé modiolus par certains auteurs [15], ce qui peut entraîner une confusion de mot avec le seul modiolus répertorié en anatomie : partie spongieuse de la cochlée, creusée de canaux. Le latin *modiolus* (de *modius*) désigne une partie creusée (rainure, barillet, moyeu de roue creusé pour laisser passer l'essieu). Ce nœud tendineux correspond à la « fossette » visible chez certains sujets.

[3] Les fibres verticales forment le muscle cutané muqueux (compresseur des lèvres), très développé chez le nourrisson.

Radiaires

Ce sont des muscles perpendiculaires aux précédents. Ils **ouvrent** ou **déforment** les orifices. On les répartit en plusieurs groupes :

Muscles agissant sur l'auricule (*cf.* fig. 3-2)

Nom	Muscles auriculaires et temporo-pariétal
situation	– rayonnés, au-dessus de l'oreille et la tempe
composition	– 4 petits muscles : auriculaires ant., sup., post. et muscle temporo-pariétal
origine	– fascia temporo-pariétal
terminaison	– base du cartilage de l'oreille
trajet	– convergent vers l'auricule : – auriculaire ant. : – dirigé en arrière (légèrement en bas) – temporo-pariétal : – oblique en arrière, en bas – auriculaire sup. : – dirigé en bas – auriculaire post. : – dirigé en avant (légèrement en bas)
action	– traction de la base de l'oreille dans l'axe du muscle
innervation	– **nerf facial** (VII), rameaux temporaux et auriculaires (fig. 3–4)

Muscles agissant sur la fente palpébrale (fig. 3-1, 3-2 et 3-3)

Ils forment la triade de défense de l'œil : ils réagissent aux agressions (lumière, poussières), à la douleur, en cas de myopie. Ces 3 muscles sont synergiques.

Nom	Corrugateur	Abaisseur du sourcil	Procérus
situation	– sourcil	– tête du sourcil	– espace intersourcilier
origine	– latérale : peau moyenne du sourcil	– en haut : tête du sourcil	– en haut : peau intersourcilière
terminaison	– médiale : processus nasal du frontal	– en bas : processus nasal du frontal	– en bas : os nasal
trajet	– profond (recouvert par l'orbiculaire)	– profond (recouvert par l'orbiculaire)	– superficiel
	– presque horizontal	– oblique en bas et légèrement en dd	– vertical, allongé[1]
action	– **froncement** du sourcil[2]	– **abaissement** de la tête du sourcil	– **abaissement** de la peau intersourcilière (fronce verticalement)
innervation	– **nerf facial** (VII) (fig. 3-4)		

[1] *Procerus* = « allongé ».
[2] *Co-rugare* = « faire un pli avec » (rugueux). Ancien muscle sourcilier.

Muscles agissant sur les narines (fig. 3-1 et 3-2)

Nom	Nasal[1]	Nasolabial	Abaisseur du septum nasal
situation	– partie latérale du nez – en 2 faisceaux	– partie latérale du nez (en dehors du précédent)	– partie inférieure du nez
origine	– lèvre supérieure (orbiculaire de la bouche)	– lèvre supérieure (orbiculaire de la bouche)	– maxillaire (en regard de la canine centrale, fosse canine[2])
terminaison	1) partie transverse : paroi latérale du nez 2) partie alaire : aile de la narine	– processus frontal du maxillaire (racine du nez)	– septum nasal (partie cartilagineuse)
trajet	– superficiel – en forme de V à pointe inférieure	– superficiel – dans le sillon longeant le nez	– superficiel – oblique en bas, en dehors
action	– **dilatation** de la narine	– **élévation** de la lèvre supérieure – **dilatation** de l'aile du nez	– **abaissement** du septum nasal – rétrécissement de l'orifice nasal
innervation	– **nerf facial** (VII) (fig. 3-4)		

[1] Ancien muscle transverse du nez et muscle dilatateur de la narine.
[2] Ancienne fosse myrtiforme, d'où l'ancien nom de ce muscle.

Muscles agissant sur la fente orale

2 muscles étirant latéralement (fig. 3-1, 3-2 et 3-3)

Nom	Buccinateur	Risorius
situation	– partie supérolat. de la joue	– partie inférolat. de la joue
origine	– maxillaire – partie lat. (en regard des dernières molaires)	– aponévrose du masséter (fascia massétérique)
terminaison	– angle de la bouche (orbiculaire) – nœud tendineux de la commissure	– angle de la bouche (orbiculaire) – nœud tendineux de la commissure
trajet	– profond – large, aplati – oblique en avt, en dd, en bas	– superficiel – oblique en avt, en dd – c'est un muscle inconstant
action	1) si l'orbiculaire est décontracté : → **traction** de la commissure des lèvres en arr. 2) si l'orbiculaire est contracté : → **plaquage** de la joue contre les dents[1]	– **traction** de la commissure des lèvres en dh et en arr. (dans le rire, d'où son nom)
innervation	– **nerf facial** (VII) (fig. 3-4)	

[1] D'où son nom : buccin = trompette, buccinator = joueur de trompette.

2 muscles tracteurs des lèvres (fig. 3-1 et 3-2)

Nom	Élévateur de la lèvre supérieure[1]	Abaisseur de la lèvre inférieure[2]
situation	– d'un orbiculaire à l'autre	– en dessous de la bouche
origine	– lèvre supérieure (orbiculaire)	– lèvre inférieure (orbiculaire)
terminaison	– maxillaire (bord infra-orbitaire)	– mandibule (partie ant. du corps)
trajet	– superficiel – presque vertical	– superficiel – oblique en bas, en dh – forme carrée (*cf.* note 12)
action	1) si l'orbiculaire est décontracté : → **élévation** de la lèvre sup. 2) si l'orbiculaire est contracté : → contribue à **dilater** la narine (*cf.* note 11)	– **abaissement** de la lèvre inf.
innervation	– **nerf facial** (VII) (fig. 3-4)	

[1] Ancien dilatateur du nez.
[2] Ancien carré du menton.

2 muscles tracteurs de l'angle de la bouche (fig. 3-1, 3-2 et 3-3)

Nom	Élévateur de l'angle de la bouche[1]	Abaisseur de l'angle de la bouche[2]
situation	– supérolatéral à la bouche	– inférolatéral à la bouche
origine	– angle de la bouche (orbiculaire) – nœud tendineux de la commissure	– angle de la bouche (orbiculaire) – nœud tendineux de la commissure
terminaison	– maxillaire – face ant. (fosse canine, *cf.* note 13)	– mandibule – ligne oblique (de la face externe)
trajet	– profond – oblique en haut, légèrement en dedans	– superficiel – presque vertical
action	– **élévation** de la commissure des lèvres	– **abaissement** de la commissure des lèvres
innervation	– **nerf facial** (VII) (fig. 3-4)	

[1] Ancien muscle canin.
[2] Ancien triangulaire des lèvres.

Muscles complémentaires

Sur la face (fig. 3-1 et 3-2)

Nom	Petit et grand zygomatiques	Mentonnier
situation	– tendus entre les 2 orbiculaires	– au niveau du menton
origine	– os zygoma (pommette)	– mandibule (face ext., partie paramédiane)
terminaison	– lèvre sup. (orbiculaire)	– lèvre inférieure (orbiculaire)
trajet	– superficiel – forment 2 petits muscles parallèles (le petit en dedans, le grand en dehors) – obliques en bas, en dedans	– superficiel – presque vertical (en ht, légèrement en dh)
action	– **traction** de la commissure en dh, en ht	– **élévation** de la peau du menton – éversion de la lèvre inf. (fait la « lippe »)
innervation	– **nerf facial** (VII) (fig. 3-4)	

Sur le crâne (fig. 3-1 et 3-2)

Nom	Muscle épicrânien
situation	– partie supérieure du crâne
composition	– formé de 2 muscles (le frontal et l'occipital), reliés par l'aponévrose épicrânienne ou galéa (très résistante)
insertion	– frontal
antérieure	– région sourcilière
insertion	– occipital
postérieure	– ligne nucale supérieure (versant sup.)
trajet	– digastrique (galea = large aponévrose intermédiaire) – sagittal, totalement aplati
action	– **plaque** la calvaria (et protection) – **élève les sourcils** (et la paupière sup.), ride le front
innervation	– **nerf facial** (VII) (fig. 3-4)

MUSCLES DU CRÂNE : MUSCLES MASTICATEURS

MUSCLES MANDIBULAIRES

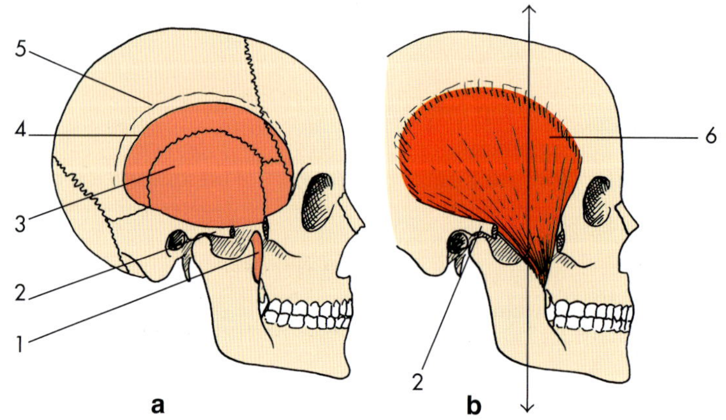

▶ **3-5**

Temporal : insertions (a), trajet (b).

1. Processus coronoïde du temporal
2. Arcade zygomatique (sectionnée)
3. Fosse temporale
4. Ligne temporale inférieure
5. Ligne temporale supérieure
6. Muscle temporal

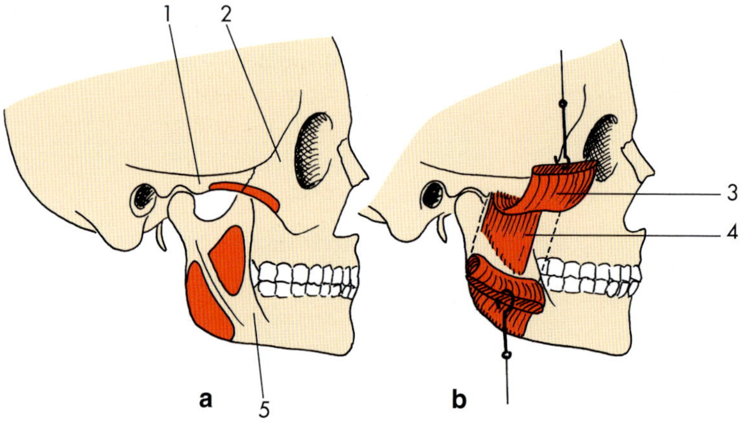

▶ **3-6**

Masséter : insertions (a) et trajet (b).

1. Processus zygomatique du temporal
2. Os Zygomatique
3. Chef superficiel
4. Chef profond
5. Mandibule

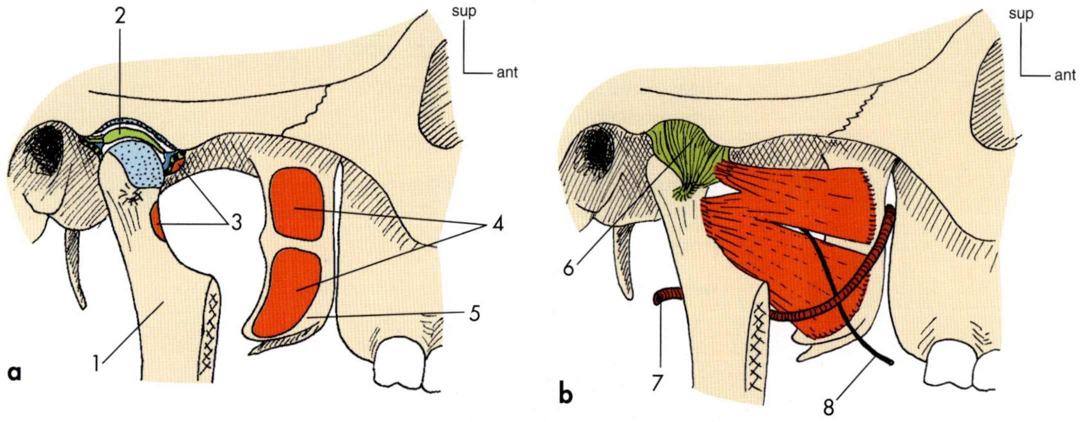

▶ **3-7**

Ptérygoïdien latéral : insertions (a) et trajet (b).

1. Mandibule
2. Disque articulaire
3. Terminaison
4. Origine
5. Processus ptérygoïde
6. Capsule ATM
7. Artère maxillaire
8. Nerf buccal (du nerf mandibulaire, V3)

Nom	Temporal (fig. 3-5)	Masséter (fig. 3-6)
situation	– tempe	– partie post. de la mandibule
origine	– **fosse temporale** (écaille du temporal, débordant sur le pariétal et grande aile du sphénoïde)	– **arcade zygomatique** (os temporal et os zygoma)
terminaison	– **mandibule** – branche – processus coronoïde (b. ant.)	– **mandibule** – branche et gonion – face externe
trajet	– nappe épaisse et puissante – convergente en bas et avant – aspect penniforme (le tendon terminal remonte dans l'épaisseur du muscle) (*cf.* fig. 3-10)	– épais, quadrangulaire – en 2 plans (puissant) – oblique en bas, en arrière
action	– **élévation** – légère **rétropulsion** de la mandibule	– **élévation** – **propulsion**
innervation	– nerf mandibulaire, 3e branche terminale du **nerf trijumeau** (V3) (fig. 3-9)	

Nom	Ptérygoïdien latéral (fig. 3-7)	Ptérygoïdien médial (fig. 3-8)
situation	– jonction temporo-mandibulaire	– jonction temporo-mandibulaire
origine	– **sphénoïde** – processus ptérygoïde – face latérale	– **sphénoïde** – processus ptérygoïde – fosse (entre les 2 faces axiales)
terminaison	1) mandibule – en avt, en bas du condyle 2) **disque articulaire** (partie ant.)	– mandibule – branche et gonion – face interne
trajet	– en 2 faisceaux – convergent en arr., un peu en dh	– oblique en arr., en bas, en dh

▶

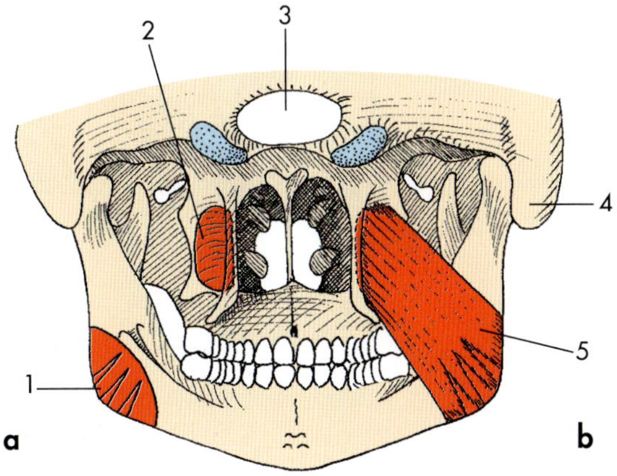

▶ **3-8**
Ptérygoïdien médial, en vue postérieure : insertions (a) e trajet (b).
1. Face interne du gonion
2. Processus ptérygoïde
3. Foramen magnum
4. Processus mastoïde
5. Corps musculaire

MUSCLES MANDIBULAIRES

▶ **3-9**

Nerf mandibulaire (V3).

1. Nerf massétérique
2. Nerfs temporaux profonds
3. Nerf ptérygoïdien latéral
4. Nerf ptérygoïdien médial
5. Nerf buccal

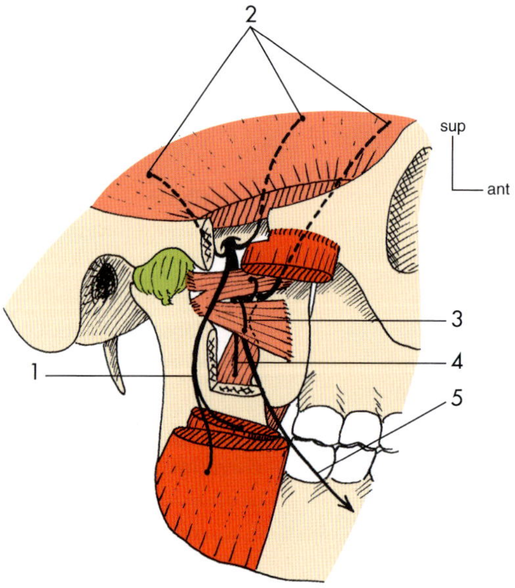

▶ **3-10**

Situation des muscles masticateurs.

1. N. temporo-buccal
2. V. maxillaires int.
3. PVN temporal prof.
4. Os zygoma
5. A. temporale superf. et n. auriculo-temporal
6. Arcade zygomatique
7. M. Masséter
8. PVN masséter
9. M. ptérygoïdien méd.
10. Mandibule
11. M. ptérygoïdien méd.
12. Vaisseaux faciaux
13. N. du mylo-hyoïdien
14. PVN dentaire inf.
15. N. lingual
16. Proc. ptérygoïde
17. Sphénoïde
18. M. ptérygoïdien lat.
19. Tendon terminal du m. temporal (penniforme) selon la coupe frontale indiquée fig. 3.5b
20. Pariétal

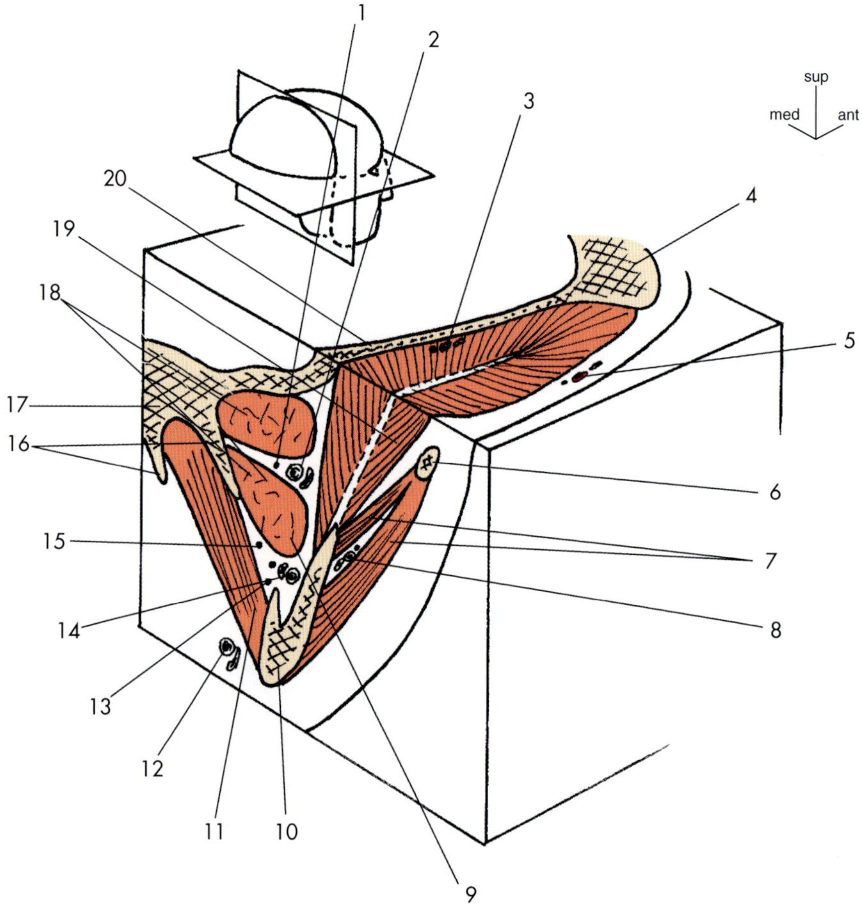

Nom	Ptérygoïdien latéral (fig. 3-7)	Ptérygoïdien médial (fig. 3-8)
action (ATM) (*cf.* fig. 3-11)	1) ptérygoïdien lat. : – **propulsion** +++ – unilatéralement : **diduction** vers le côté opposé 2) ptérygoïdien méd. : – **élévation** et **propulsion** (équivalent du masséter, en face interne)	
innervation	– nerf mandibulaire, 3e branche terminale du **nerf trijumeau** (V3) (fig. 3-9)	

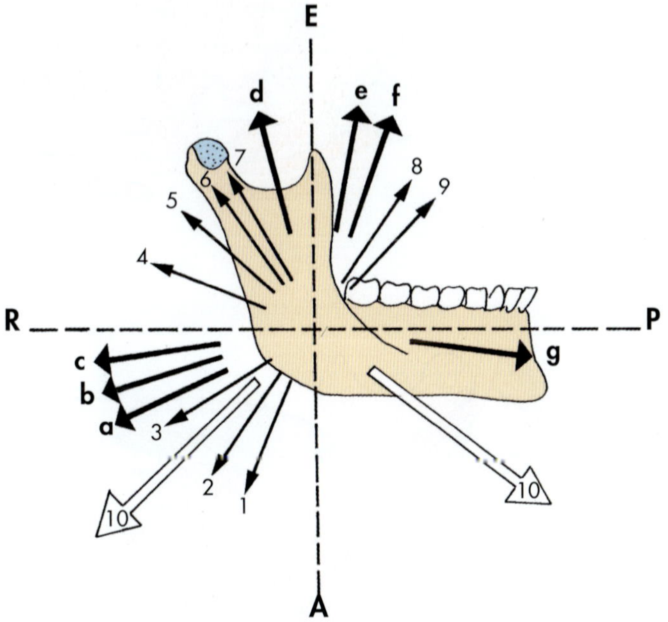

3-11

Groupement fonctionnel des muscles masticateurs (en lettres) et muscles de la face (en chiffres) par rapport aux mouvements mandibulaires d'élévation (E), abaissement (A), propulsion (P), rétropulsion (R). Les flèches ne représentent pas la position anatomique des muscles mais leur composante d'action fonctionnelle.

a) Génio-hyoïdien
b) Mylo-hyoïdien
c) Digastrique
d) Temporal
e) Masséter
f) Ptérygoïdien médial
g) Ptérygoïdien latéral

1. Abaisseur de la lèvre inférieure
2. Platysma
3. Abaisseur de l'angle de la bouche
4. Buccinateur
5. Élévateur de l'angle de la bouche
6. Grand zygomatique
7. Petit zygomatique
8. Mentonnier
9. Orbiculaire de la bouche
10. Langue

MUSCLES MANDIBULAIRES ET DE LA LANGUE[2]

▶ 3-12

Muscles de la langue (coupe frontale).

1. Glande salivaire
2. Septum lingual
3. Cavité orale
4. Longitudinal supérieur
5. Transverse de la langue
6. Palato-glosse
7. Longitudinal inférieur
8. Hyo-glosse
9. Stylo-glosse
10. Génio-glosse
11. Constricteur supérieur du pharynx
12. Génio-hyoïdien
13. Mylo-hyoïdien
14. Digastrique (antérieur)

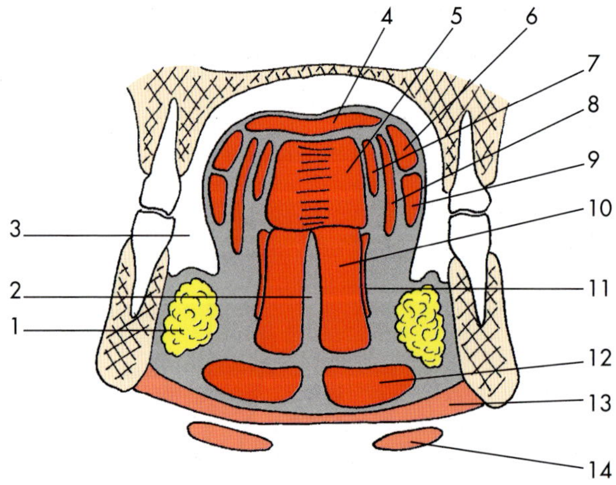

▶ 3-13

Muscles de la langue (vue latérale).

1. Hyo-glosse
2. Stylo-glosse
3. Génio-glosse
4. Génio-hyoïdien

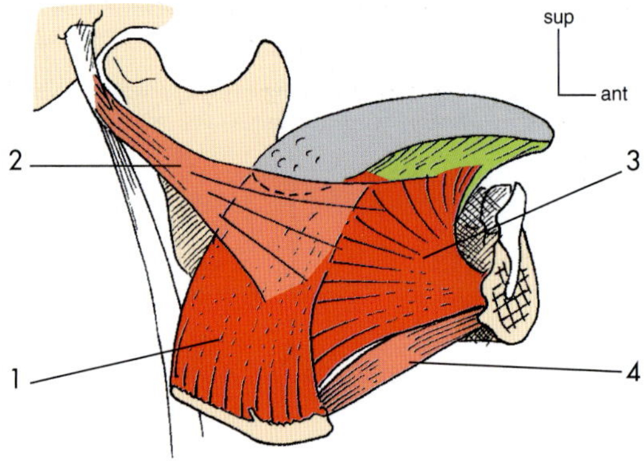

▶ 3-14

Constricteur du pharynx.

1. Raphé ptérygo-mandibulaire
2. Chef supérieur
3. Chef moyen
4. Os hyoïde
5. Chef inférieur
6. Cartilage thyroïdien
7. Axe œsophagien

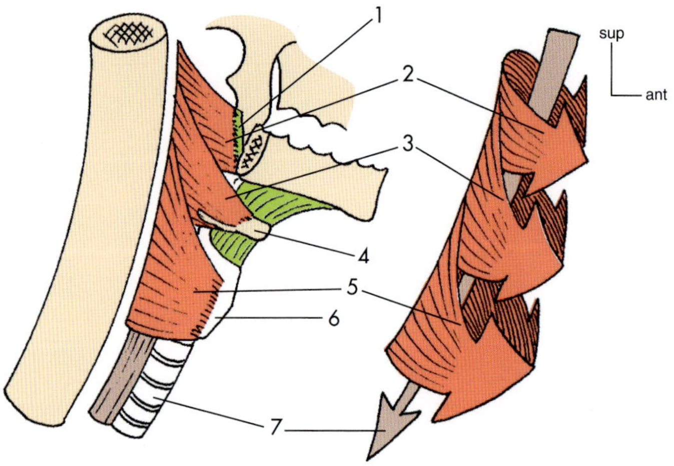

[2] Ils sont simplement mentionnés, leur étude n'ayant de rapport avec l'appareil musculo-squelettique que par rapport à leur action indirecte sur la mandibule.

structure	– 8 muscles pairs et un impair environnent un septum fibreux médian (fig. 3-12 et 3-13)
composition	1) **longitudinal supérieur** – le plus haut situé
	2) **transverse de la langue** – du septum au bord lat. de la langue
	3) **génio-glosse** – de part et d'autre du septum, sous le précédent
	4) **longitudinal inférieur** – en dh du précédent et en ht
	5) **hyo-glosse** – en dh du précédent
	6) **stylo-glosse** – en dh du précédent
	7) **palato-glosse** – au-dessus du précédent (avec le constricteur sup. du pharynx)
	8) **constricteur sup. du pharynx** - en dh du génio-hyoïdien (fig. 3-14)[1]
	9) **stylo-pharyngien** – au niveau du larynx
rôles	1) actions directes sur la **langue** : – abaissement et rétraction : longitudinal sup. et inf., hyo-glosse – abaissement et propulsion : génio-glosse – rétraction : palato glosse, stylo-pharyngien, constricteur sup. – rétraction et élargissement : stylo-glosse – rétrécissement et propulsion : transverse 2) actions indirectes de la **langue** (mastication, déglutition, phonation) 3) contribution à la mobilité de la **mandibule**[2] (fig. 3-12)

[1] Le constricteur du pharynx est composé de 3 faisceaux tendus entre l'axe pharyngien et la partie ostéo-cartilagineuse antérieure. Pour le faisceau sup. : processus ptérygoïde, le raphé ptérygoïdo-mandibulaire et la mandibule; pour le faisceau moy. : os hyoïde; pour le faisceau inf. : cartilages thyroïdien et cricoïde.

[2] Intérêt dans les rééducations temporo-mandibulaires.

MUSCLES DE LA LANGUE

▶ 3-15

Innervation.

1. Artère carotide commune
2. Trapèze
3. SCM
4. Veine jugulaire externe
5. Glande parotide
6. Nerf accessoire (XI)
7. Nerf hypoglosse (XII)
8. Nerf facial (VII)
9. Masséter
10. Digastrique
11. Mylo-hyoïdien
12. Thyroïdien-hyoïdien
13. Omo-hyoïdien
14. Sterno-hyoïdien
15. Platysma

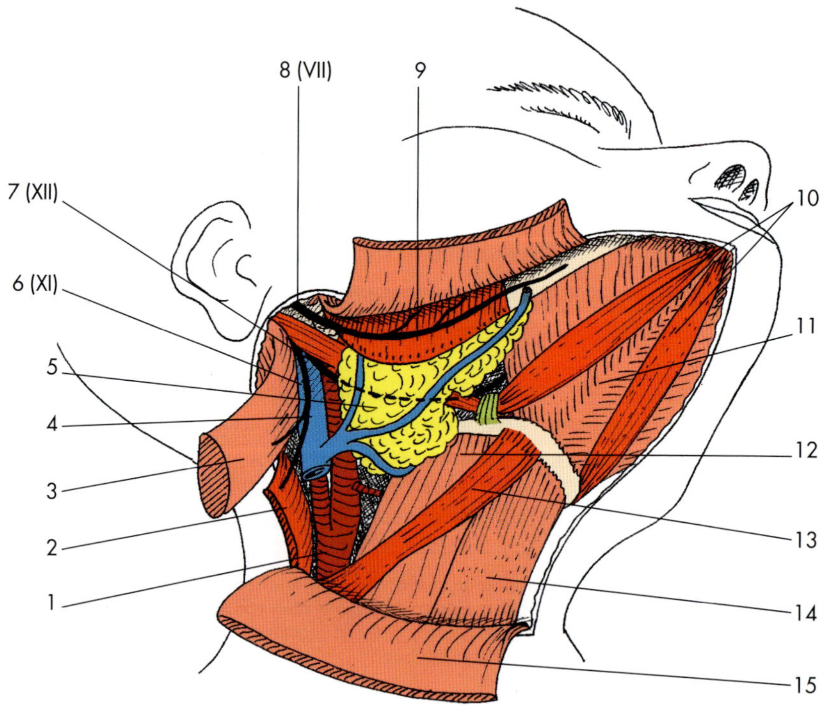

innervation	– globalement : **nerf hypoglosse** (XII) (fig. 3-15) – sauf 3 remarques : – stylo-glosse et constricteur sup. du pharynx sont innervés par le nerf glosso-pharyngien (IX) – le palato-glosse est innervé par le nerf vague (X) – stylo-hyoïdien est innervé par le nerf facial (VII) **N.B.** Les constricteurs moy. et inf. sont innervés par le nerf vague (X).

MUSCLES DE LA FACE
MUSCLES DE L'ŒIL

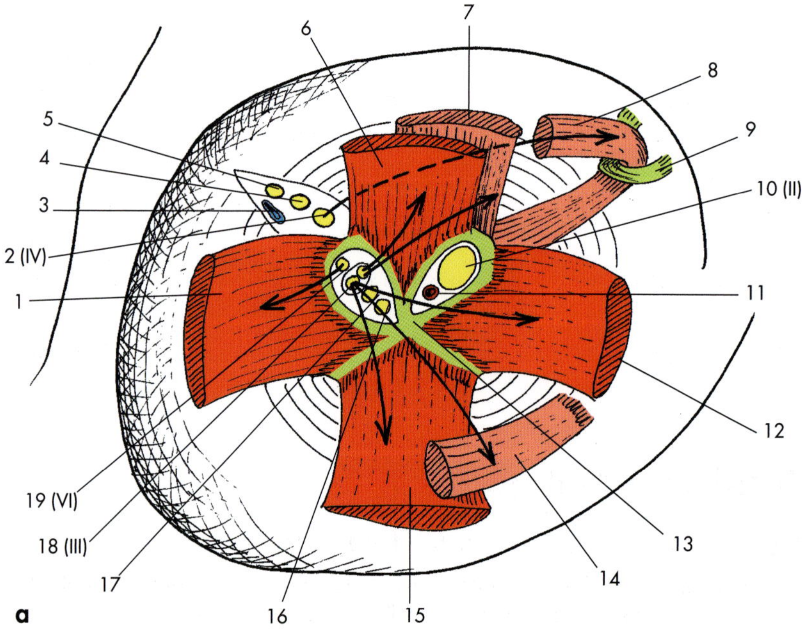

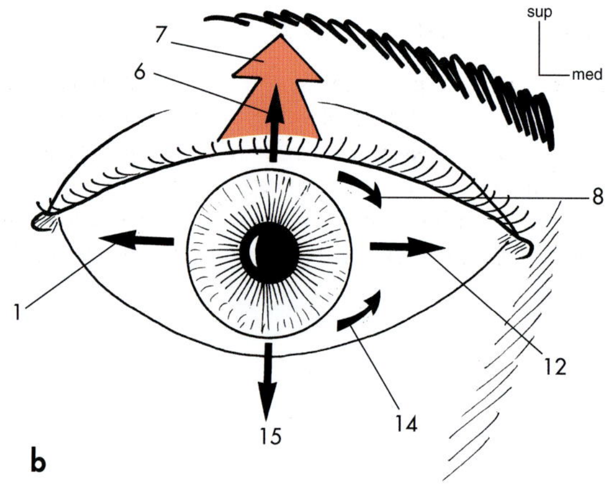

▶ **3-16**

Muscles de l'œil.

1. Droit latéral
2. Nerf trochléaire (IV)
3. Veine ophtalmique supérieure
4. Nerf frontal (du V1)
5. Nerf lacrymal (du V1)
6. Droit supérieur
7. Élévateur de la paupière supérieure
8. Oblique supérieur
9. Trochlée
10. Nerf optique (II)
11. Artère ophtalmique
12. Droit médial
13. Tendon commun (de Zinn)
14. Oblique inférieur
15. Droit inférieur
16. Nerf nasociliaire (du V1)
17. Racine sympathique
18. Nerf oculomoteur (III) rameaux supérieur et inférieur
19. Nerf abducens (VI)

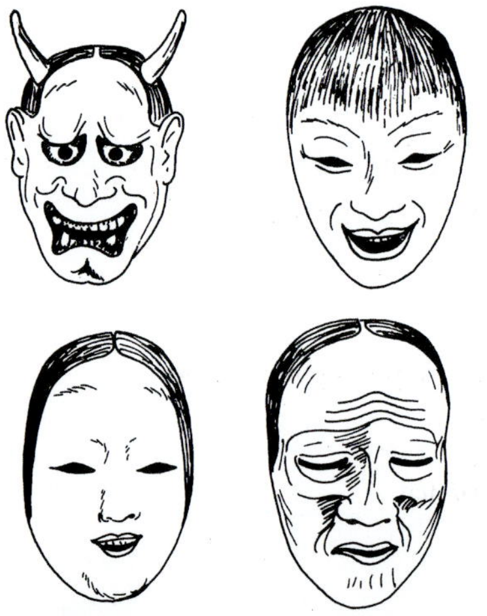

▶ **3-17**

Exemples d'expressions induites par l'activité des muscles de la face (masques de théâtre nô).

Ils n'entrent pas directement dans notre propos, nous les mentionnons pour mémoire. Un muscle relie l'orbite à la paupière supérieure, et 6 autres relient l'orbite (anneau tendineux commun ou anneau de Zinn) au globe oculaire (fig. 3-16). Ils sont innervés par des nerfs crâniens (*cf.* fig. 6-4). Ce sont :

Muscle	Situation	Innervation
Élévateur de la paupière sup.	– supérieur et sagittal	III (nerf oculomoteur)
Droit latéral	– horizontal, situé en dehors	VI (nerf abducens)
Droit médial	– horizontal, situé en dedans	III (nerf oculomoteur)
Droit supérieur	– vertical, situé en haut	III (nerf oculomoteur)
Droit inférieur	– vertical, situé en bas	III (nerf oculomoteur)
Oblique inférieur	– oblique, situé en bas et dedans	III (nerf oculomoteur)
Oblique supérieur	– oblique, situé en haut et dedans	IV (nerf trochléaire)

Incidences pratiques

Sur le plan morphologique et palpatoire

Les traits et surtout les mimiques permettent de déceler nombre de muscles. Ceux de la face sont moins perceptibles par la palpation qu'à l'aide des grimaces qui les sollicitent (toutefois la différenciation est d'exécution difficile). Les masques du théâtre nô japonais reproduisent des expressions mettant en jeu les muscles de la face (fig. 3–17). Pour les muscles masticateurs, seuls le temporal et le masséter sont faciles à palper du fait de leur volume contractile.

Sur le plan mécanique et pathologique

Mécaniquement, il est intéressant de rapprocher les actions des muscles de la face (innervés par le nerf facial) de celles des muscles masticateurs (innervés par le nerf trijumeau, V3). En effet, en cas d'atteinte du nerf mandibulaire, il est possible de compenser partiellement le déficit en utilisant l'action de substitution fonctionnelle des muscles de la face (*cf.* fig. 3–10).
Les paralysies faciales, les atteintes traumatiques ou les brûlures nécessitent un entraînement de ces muscles, notamment à l'aide d'un miroir (avec la réserve d'usage chez les brûlés).

QROC sur les muscles du crâne — Corrigés p. 377–378

1. Donnez les caractéristiques essentielles des muscles orbiculaires.
2. Citez les muscles radiaires de la face.
3. Quelle est l'innervation du muscle buccinateur ?
4. Quel muscle fait relever les sourcils ?
5. Quelle est la caractéristique essentielle du muscle ptérygoïdien latéral ?
6. Quelle est l'innervation du muscle temporal ?
7. Citez au moins 3 noms de muscles de la langue.
8. Citez les insertions du muscle ptérygoïdien médial.

MUSCLES DU COU
MUSCLES SOUS-OCCIPITAUX

▶ **3-18**

Muscles profonds et postérieurs en vue postérieure.
1. Oblique inférieur
2. Oblique supérieur
3. Grand droit postérieur
4. Petit droit postérieur
5. Interépineux

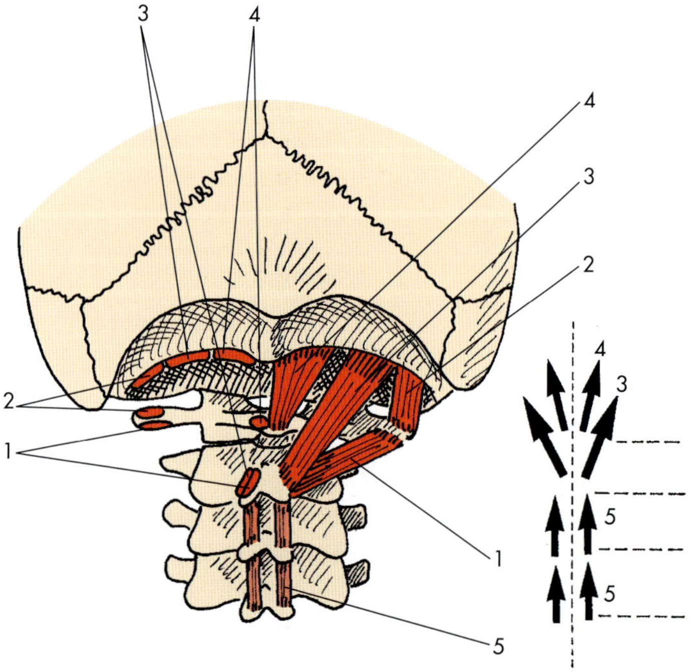

▶ **3-19**

Muscles profonds et postérieurs en vue latérale. La croix indique le trigone suboccipital (Tillaux).
1. Grand droit postérieur
2. Petit droit postérieur
3. Oblique supérieur
4. Oblique inférieur

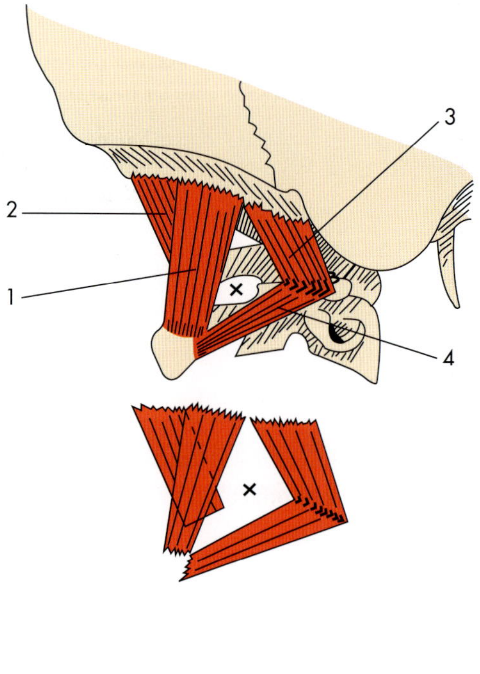

Muscles droits postérieurs (fig. 3-18 et 3-19)

Nom	Petit droit postérieur	Grand droit postérieur
situation	– articulation occipito-atloïdienne – postérieur, paramédian	– articulation occipito-axoïdienne – postérieur, paramédian
origine	– **C1** – arc postérieur – tubercule post.	– **C2** – processus épineux – apex
terminaison	– **occipital** – ligne nucale inf. – tiers médial	– **occipital** – ligne nucale inf. – tiers moyen
trajet	– mono-articulaire – en ht, en arr.	– biarticulaire – en ht, en dh et légèrement en avt
action (tête)	– **extension**	– **extension**
innervation	– **C1**	– **C1**

Muscles obliques (fig. 3-18 et 3-19)

Nom	Oblique inférieur de la tête	Oblique supérieur de la tête
situation	– articulation atlo-axoïdienne – paramédian	– articulation occipito-atloïdienne – paramédian
origine	– **C2** – processus épineux – apex	– **C1** – processus transverse – apex
terminaison	– **C1** – processus transverse – apex	– **occipital** – un peu au-dessus de la ligne nucale inf. – tiers lat.
trajet	– mono-articulaire – en ht, en dehors et en avt[1]	– monoarticulaire – en ht, en arr.
action (tête)	– **extension** – **rotation homolatérale**	– **extension** – **rotation controlatérale** – **inclinaison** homolatérale
innervation	– **C2**[2] (± C1)	– C1

[1] Les obliques et le grand droit délimitent le trigone suboccipital (ancien triangle de Tillaux) (*cf.* fig. 3–26).
[2] Ancien nerf d'Arnold.

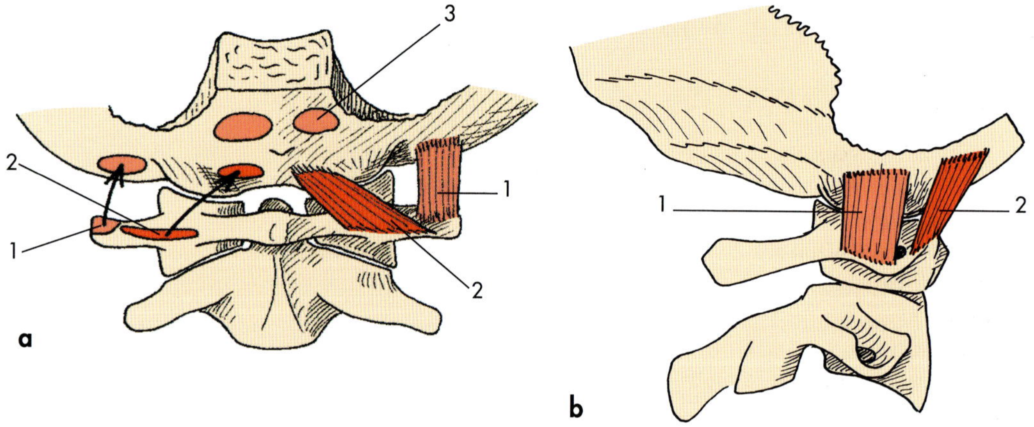

3-20

Droit antérieur et droit latéral, en vues antérieure (a) et latérale (b).

1. Droit latéral
2. Droit antérieur
3. Long de la tête

Muscle latéral

Droit latéral de la tête (fig. 3-20)	
situation	– articulation occipito-atloïdienne – partie latérale
origine	– **C1** – processus transverse – partie latérale
terminaison	– **occipital** – partie basilaire – sur le processus jugulaire[1]
trajet	– en ht
action	– **inclinaison** homolatérale
innervation	– **C1**

[1] Équivalant du processus transverse d'une vertèbre.

Muscles antérieurs

Droit antérieur (fig. 3-20)	
situation	– paramédian – charnière occipito-atloïdienne
origine	– **C1** – processus transverse et face ant. de la masse latérale – partie antérieure
terminaison	– **occipital** – partie basilaire – en avt du foramen magnum (déborde sur le rocher)
trajet	– mono-articulaire – en ht, en avt
action	– **flexion** de la tête (délordose) – **inclinaison** homolatérale de la tête
innervation	– **C1**

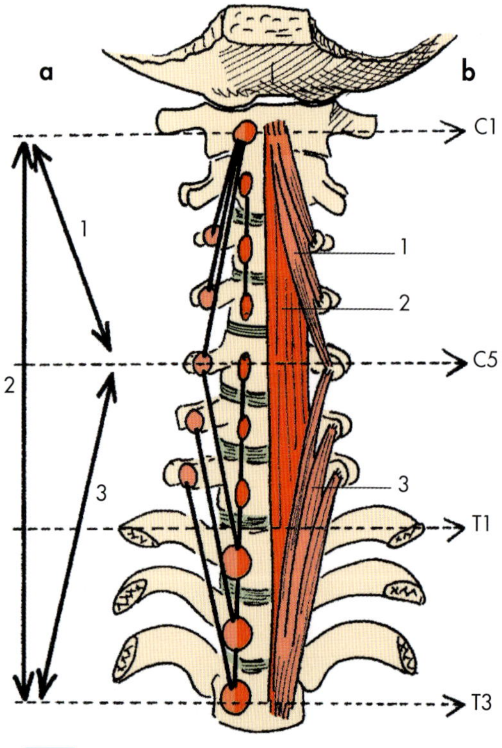

▶ 3-21
Long du cou (vue antérieure) : insertions (a) et trajet (b).
1. Faisceau oblique supérieur
2. Faisceau longitudinal
3. Faisceau oblique inférieur

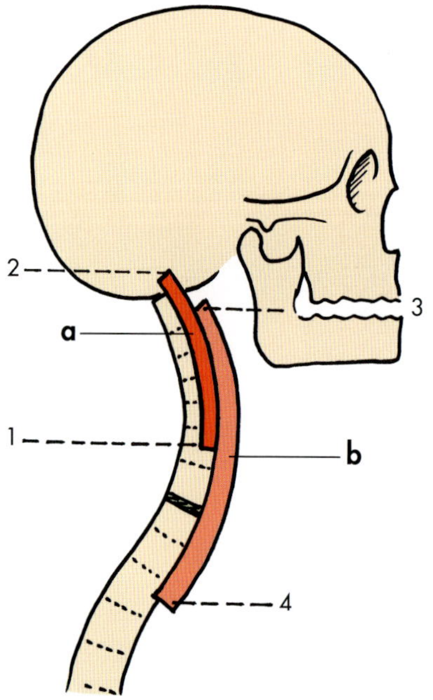

▶ 3-23
Situation du long de la tête (a) et du long du cou (b).
1. Niveau cerv. bas
2. Niveau crânien
3. Niveau cerv. haut
4. Niveau thorac. haut
a. Long de la tête
b. Long du cou

▶ 3-22
Caricature de l'action délordosante

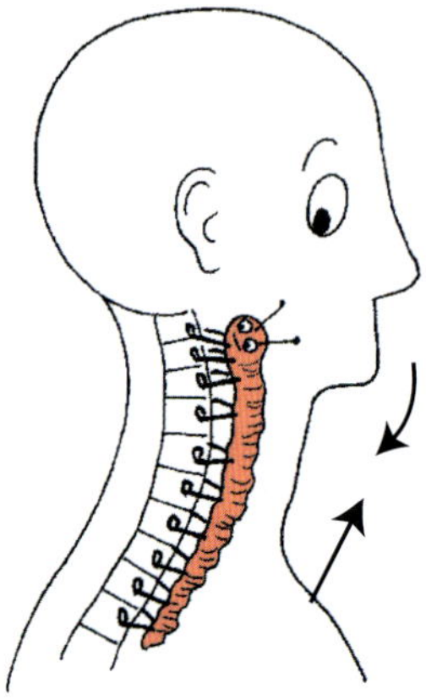

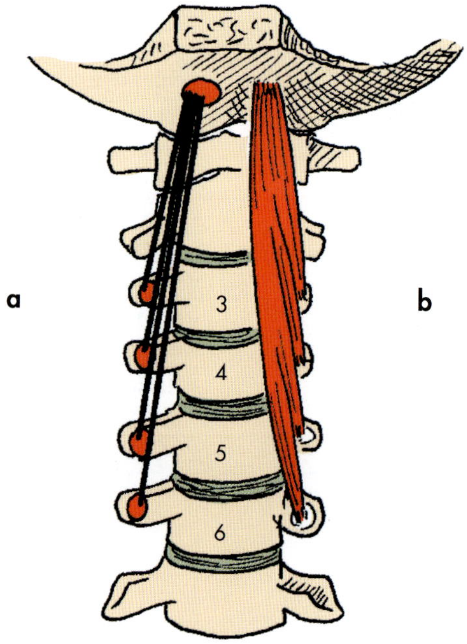

▶ 3-24
Long de la tête (vue antérieure) : insertions (a) et trajet (b).

Long du cou (fig. 3-21)			
situation	– paramédian – rachis cervical + charnière cervico-thoracique		
origine	***faisceau longitudinal*** – T3 → C5 – corps – partie antérolat.	***faisceau oblique caudal*** – T3 → T1 – corps – partie antérolat.	***faisceau oblique crânial*** – C5 → C3 – processus transverse – tubercule ant.
terminaison	– C4 → C2 – corps – partie antérolat.	– C7 → C5 – processus transverse – tubercule ant.	– C1 – arc antérieur – tubercule ant.
trajet	– polyarticulaire – faisceau longitudinal : vertical – faisceau oblique caudal : en ht, en dh – faisceau oblique crânial : en ht, en dd		
action	1) statique – **délordose**[1] du cou (fig. 3–22 et 3–23) 2) dynamique – flexion – inclinaison homolatérale du cou		
innervation	– **nerfs spinaux** (C1 à C4)		

[1] On parle, fonctionnellement, de « rempart convexitaire », à son sujet.

Long de la tête (fig. 3-24)	
situation	– latéral
origine	– charnière occipito-atloïdienne – **C6** → **C3** (= partie cervicale moy.) – processus transverse – tubercule ant.
terminaison	– **occipital** – partie basilaire – partie ant. (près du sphénoïde)
trajet	– en ht, en dd
action	– **flexion** de la tête et du rachis cervical sup. – **inclinaison** homolatérale
innervation	– **C1**, **C2**

MUSCLES HYOÏDIENS

3-25

Muscles supra-hyoïdiens, en vue inférieure.

1. Mylo-hyoïdien
2. Digastrique

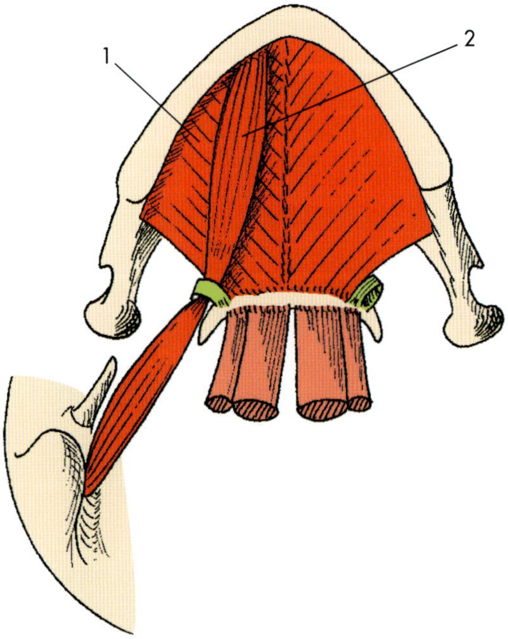

3-26

Muscles supra-hyoïdiens, en vue endo-buccale.

1. Mylo-hyoïdien
2. Génio-hyoïdien
3. Génio-glosse

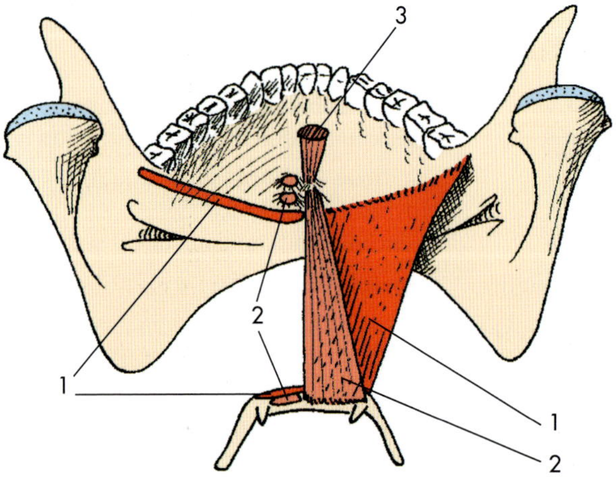

3-27

Muscles hyoïdiens, en vue latérale.

1. Omo-hyoïdien
2. Thyro-hyoïdien
3. Ventre postérieur du digastrique
4. Stylo-hyoïdien
5. Mylo-hyoïdien
6. Ventre antérieur du digastrique
7. Sterno-hyoïdien
8. Sterno-thyroïdien

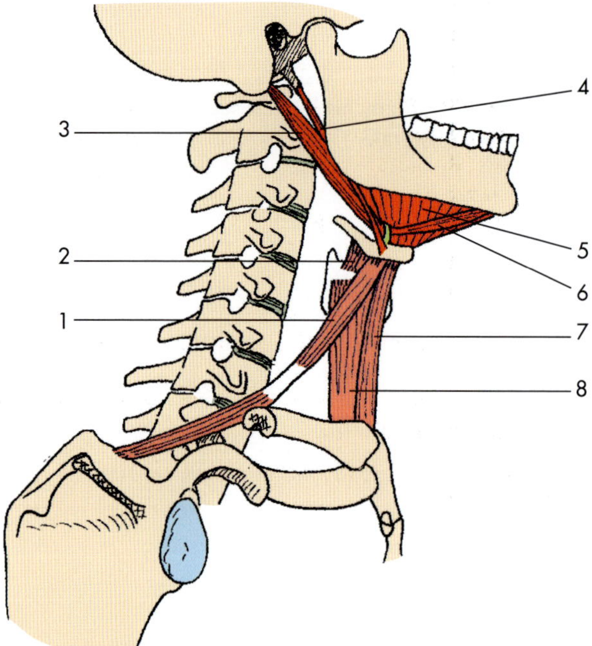

Pour les rapports, se reporter à la coupe du cou (*cf.* fig. 4–4).

Muscles supra-hyoïdiens

Nom	Digastrique (fig. 3-25 et 3-26)	Mylo-hyoïdien (fig. 3-25, 3-26 et 3-27)
situation	– cervical, antérieur – au-dessus de l'os hyoïde	– cervical, antérieur – au-dessus de l'os hyoïde
origine	– **temporal** – pyramide pétreuse – incisure mastoïdienne	– **mandibule** – face interne – ligne oblique
terminaison	– **mandibule** – corps – bord inf. (partie médiale)	– **os hyoïde** – corps – face antérieure
trajet	– sous-cutané – fait relais au niveau hyoïdien[1] – digastrique, 2 ventres obliques : 1 ventre post. : en avt, bas, en dd 1 ventre ant. : en avt, en ht, en dd	– en profondeur du digastrique – nappe dirigée en bas, arr., dd
action innervation	*cf.* page suivante	

[1] Passe sous une poulie de réflexion de l'os hyoïde et laisse, au passage, quelques fibres sur l'os.

Nom	Génio-hyoïdien (fig. 3-26)	Stylo-hyoïdien (fig. 3-27)
origine	– **mandibule** – face interne – épine mentonnière inf.[1]	– **temporal** – processus styloïde – base
terminaison	– **os hyoïde** – corps – face ant.	– **os hyoïde** – corps – face ant.
trajet	– en profondeur du mylo-hyoïdien (similaire au ventre ant. du digastrique, en surface) – oblique en avt, en ht	– oblique en avt, en bas, en dd (comme le ventre post. du digastrique)
action commune	– élévation de l'os hyoïde (déglutition) – **ouverture** de la bouche (OB)	
innervation	1) ventre post. du digastrique et stylo-hyoïdien : **nerf facial** (VII)[2] 2) ventre ant. du digastrique, génio-hyoïdien, mylo-hyoïdien : **nerf trijumeau** (V3)	

[1] Ancien tubercule geni (*geni* signifie « jumeaux »), d'où le nom qui a été conservé pour le muscle.
[2] Il reçoit aussi des rameaux du nerf glosso-pharyngien (IX).

▶ 3-28

Muscles infra-hyoïdiens en vue antérieure.
1. Omo-hyoïdien
2. SCM (2 chefs)
3. Thyro-hyoïdien
4. Sterno-hyoïdien
5. Sterno-thyroïdien

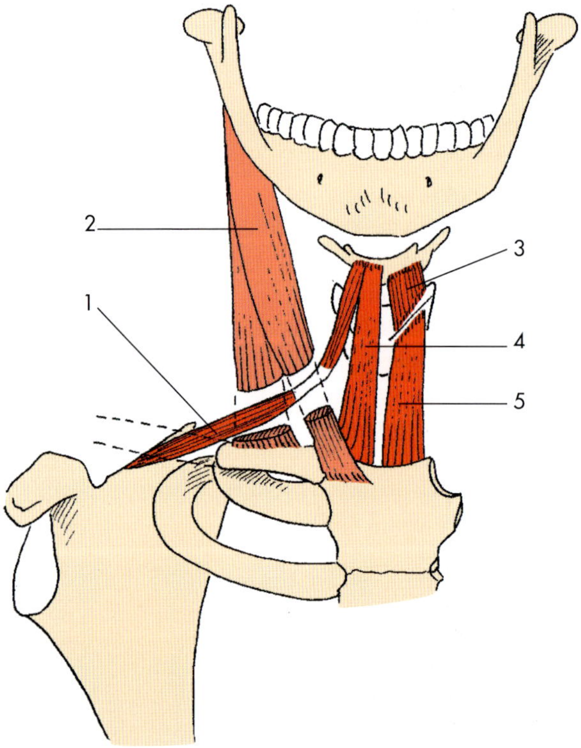

▶ 3-29

Schématisation des muscles infra-hyoïdiens en vue latérale.
1. Sterno-thyroïdien
2. Thyro-hyoïdien
3. Mylo-hyoïdien
4. Sterno-hyoïdien

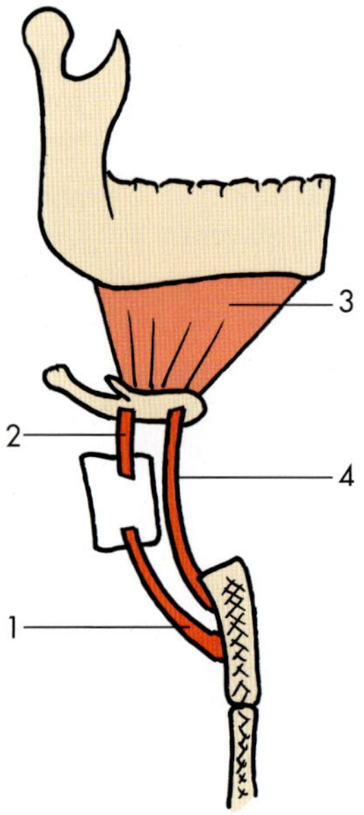

Muscles infra-hyoïdiens (fig. 3-28 et 3-29)

Nom	Omo-hyoïdien	Sterno-hyoïdien
situation	– cervical, antérieur – au-dessous de l'os hyoïde	– cervical, antérieur – au-dessous de l'os hyoïde
origine	– **scapula** – bord sup. – partie moyenne, versant ant.	1) **sternum** – manubrium – face post. (partie sup.) 2) **clavicule** – extrémité méd. – face post. (partie sup.) 3) **capsule sterno-claviculaire** – face post.
terminaison	– **os hyoïde** – corps – partie latérale du bord inf.	– **os hyoïde** – corps – partie médiale du bord inf.
trajet	– oblique en ht, en avt, en dd – décrit une courbe à concavité sup. – digastrique : 1 ventre post. et 1 ventre ant. (son tendon intermédiaire se situe sous le SCM)	– vertical – recouvert à son origine par le chef sternal du SCM
action innervation	*cf.* page suivante	

Nom	Sterno-thyroïdien	Thyro-hyoïdien
situation	– partie ant. du cou – en dessous du cartilage thyroïdien	– partie ant. du cou – au-dessus du cartilage thyroïdien
origine	– **manubrium sternal** – face post. (en dessous du sterno-hyoïdien) – déborde sur le 1er cartilage costal	– **cartilage thyroïdien** – face ant. – ligne oblique (versant sup.)
terminaison	– **cartilage thyroïdien** – face ant. – ligne oblique (versant inf.)	– **os hyoïde** – grande corne – bord inf. (partie médiale)
trajet	– vertical – en profondeur du sterno-hyoïdien	– vertical – en profondeur du sterno-hyoïdien
action commune	1) **abaissement** de l'os hyoïde (déglutition) 2) avec les supra-hyoïdiens : **ouverture** de la bouche 3) avec le masséter et temporal : **flexion** du cou, délordose 4) **inspirateurs** accessoires	
innervation	– **C2** (branche ant., ± C3)	

MUSCLES LATÉRAUX ET PROFONDS

▶ **3-30**

Élévateur de la scapula : insertions (a) et trajet (b) en vue postérieure.

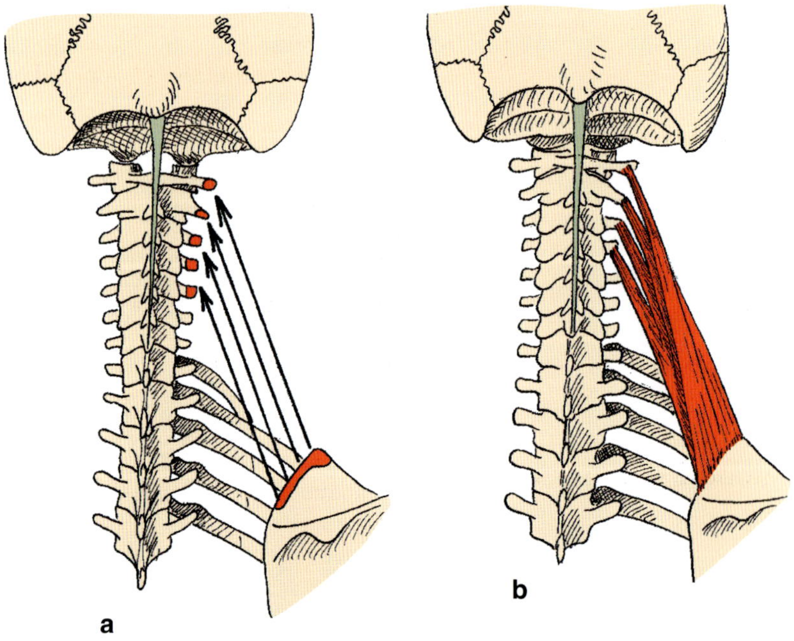

▶ **3-31**

Élévateur de la scapula en vue latérale.

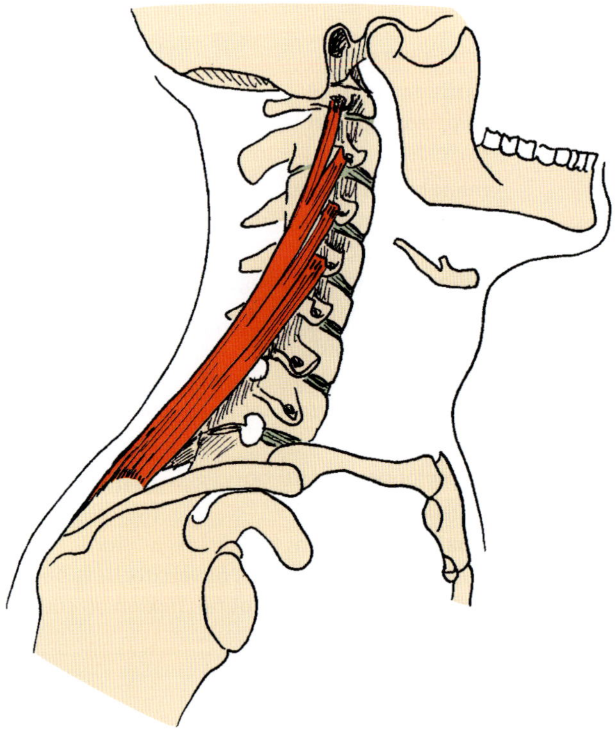

Élévateur de la scapula (fig. 3-30 et 3-31)	
situation	– région cervicale – partie postérolatérale
origine	– **scapula** 1) bord spinal (entre épine et angle sup.) 2) angle supéromédial
terminaison	– **C1 → C4** (voire C5) – processus transverse – tubercule post.
trajet	– en ht, en avt, en dd – formé de faisceaux aplatis[1]
action	1) rachis fixe : **élévateur** de la scapula sonnette médiale 2) scapula fixe : **extension** **inclinaison** homolatérale **rotation** homolatérale
innervation	– **nerf dorsal de la scapula** (C5)

[1] Les faisceaux sup. sur le rachis sont les plus importants et se situent à la partie post. du muscle.

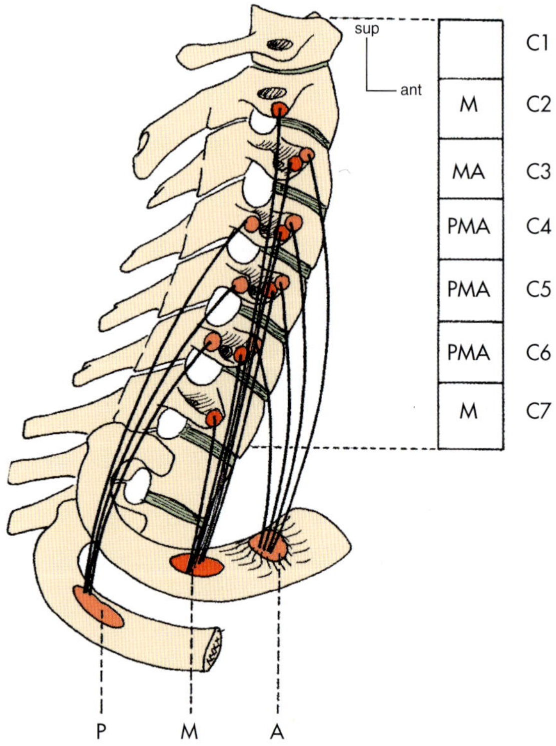

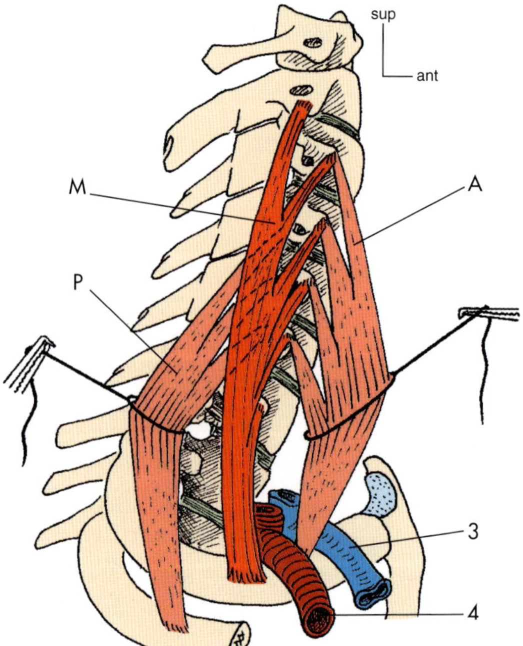

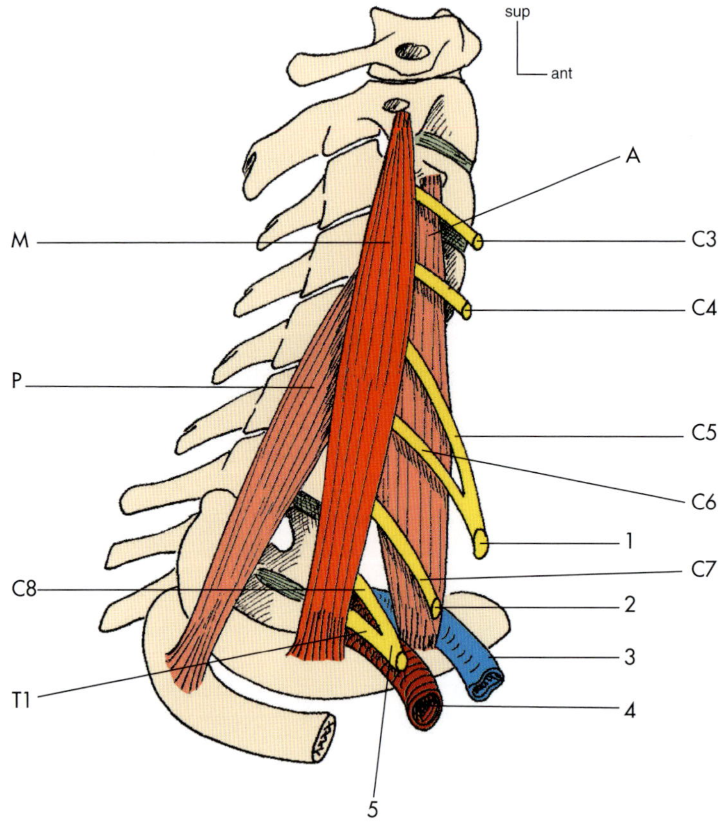

▶ **3-32**

Scalènes antérieur (A), moyen (M) et postérieur (P) : insertions (a), faisceaux musculaires (b), rapport vasculo-nerveux (c).

1. Tronc supérieur du plexus brachial
2. Tronc moyen
3. Veine subclavière
4. Artère subclavière
5. Tronc inférieur

Scalènes (fig. 3-32)			
situation	– région cervicale		
	– partie latérale		
	scalène antérieur	**scalène moyen**	**scalène postérieur**[1]
origines	– **1re côte** – face supérieure – tubercule du SA	– **1re côte** – face supérieure – en arr. du sillon de l'artère subclavière	– **2e côte** – face supéro-ext. – partie moyenne
terminaisons	– **C3 → C6** – processus transverse – tubercule ant.	– **C2 → C7** – processus transverse – tubercule ant.	– **C5, C6** (± C4 et C7) – processus transverse – tubercule post.
trajets	– 3 faisceaux[2] polyarticulaires – scalène ant. : en ht, en dd, en arr. – scalène moy. : en ht, en dd, légèrement en arr. – scalène post. : en ht, en dd – rapports : **défilé des scalènes** entre l'ant. et le moy. (artère subclavière et racines cervicales)		
actions	1) sur le rachis : – statique : **hauban** latéral du cou – dynamique : – **inclinaison** homolatérale du cou – scalène ant. : **rotation** controlatérale – si cou rigide : flexion tête et cou (sur thorax) – si cou relâché : lordose cervicale 2) sur les côtes : – inspiration (accessoire)		
innervations	– scalène ant. : **C5** – scalènes moy. et post. : C6, C7 et C8		

[1] Il est plus petit que les 2 autres, parfois même absent.

[2] Il existe un 4e chef petit et inconstant : le petit scalène (tendu de C7 à la 1re côte et au dôme pleural).

MUSCLES LATÉRAUX ET SUPERFICIELS

▶ 3-33

Sterno-cléido-mastoïdien.

1. Chef cléido-occipital
2. Chef sterno-occipital
3. Chef sterno-mastoïdien
4. Chef cleido-mastoïdien
5. Trapèze supérieur
6. Élévat. Scapula
7. Splénius de la tête
8. Nerf accessoire (XI)
9. Omo-hyoïdien
10. Scalène moyen

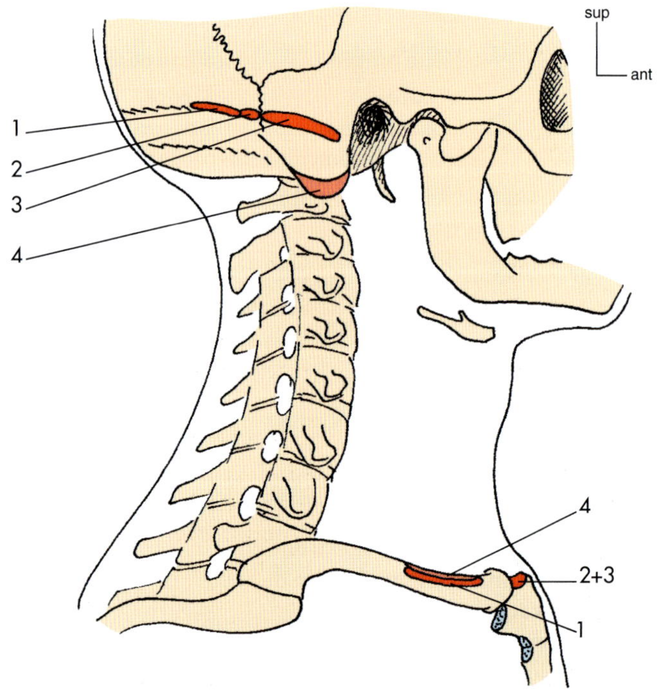

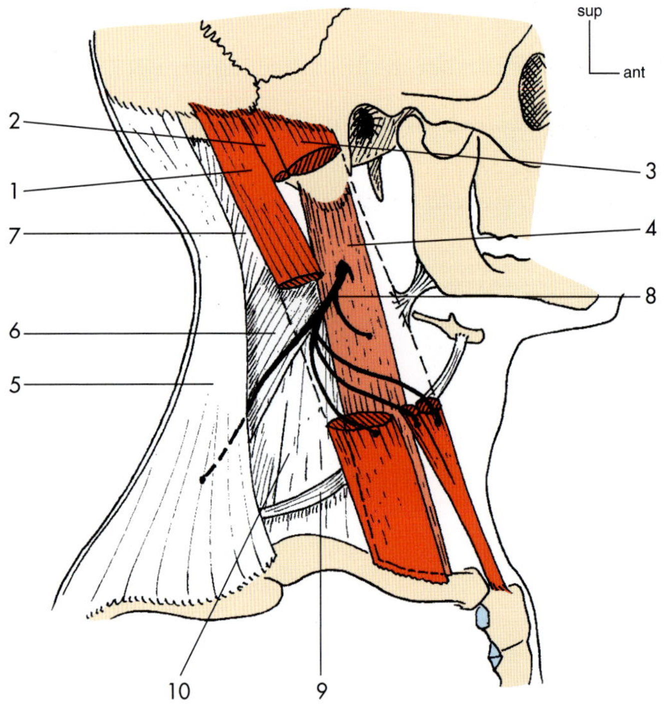

Sterno-cléido-mastoïdien (SCM) (fig. 3-33)		
situation	– région cervicale – antérolatérale	
composition	– 4 chefs répartis en 2 plans : plan superf. : – chef cléido-occipital – chef sterno-occipital – chef sterno-mastoïdien plan profond : – chef cléido-mastoïdien	
	chef claviculaire	**chef sternal**
origine	– **clavicule** – corps, face sup. – tiers médial (près du bord post.)	– **sternum** – manubrium – face ant. (près de la facette claviculaire)
terminaison	1) **temporal** – processus mastoïde – apex 2) **occipital** – ligne nucale sup. – partie lat. (en dd du sterno-occipital)	1) **temporal** – processus mastoïde – face latérale 2) **occipital** – ligne nucale sup. – partie lat. (en dh du cléido-occipital)
trajet	– en ht, en dh, en arr. – au passage proche du gonion (mandibule), le SCM échange une bandelette fibreuse avec lui (bandelette mandibulaire)	
action	– **flexion** du cou – **inclinaison** homolatérale – **rotation** controlatérale – légère extension de la tête	
innervation	– **nerf accessoire** (XI) (+ quelques rameaux sensitifs de C2 et C3)	

MUSCLES LATÉRAUX ET SUPERFICIELS

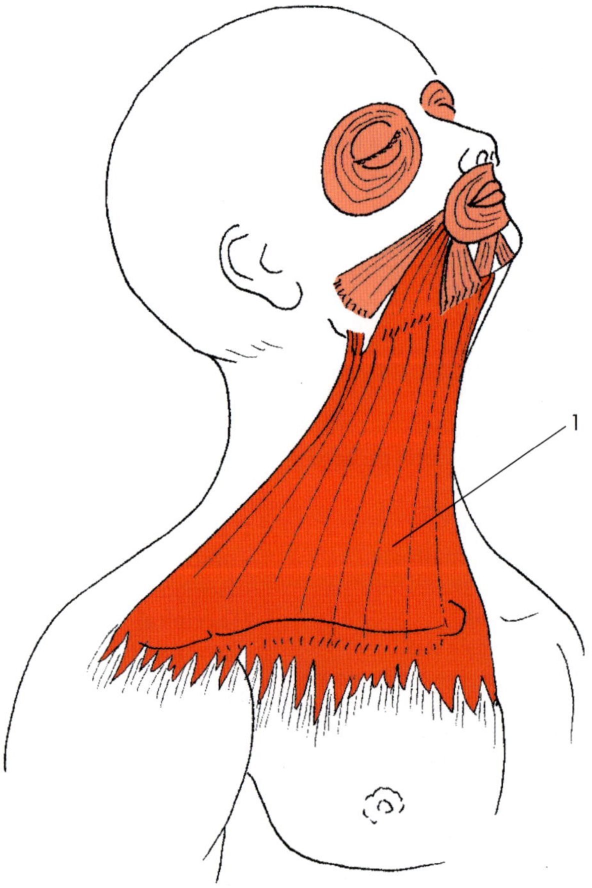

▶ 3-34

Platysma (1).

Platysma (fig. 3-34)	
situation	– région cervicale – antérolatérale
origine	1) peaucière – **commissure des lèvres** 2) osseuse – **mandibule** – branche inférieure, partie moyenne
terminaison	– **derme** – région acromio-pectorale
trajet	– nappe sous-cutanée – en bas, s'étalant en éventail
action	– **abaissement des commissures** de la bouche – élévation de la peau pectorale (**tenseur**)[1]
innervation	– **nerf facial** (VII)

[1] C'est le seul muscle en superficie de la glande mammaire. À la contraction, il doit pouvoir élever légèrement les mamelons (action tonique de soutien).

Incidences pratiques

- *Sur le plan morpho-palpatoire,* les muscles superficiels sont facilement décelables (platysma, SCM). Les plus petits le sont aussi à condition d'affiner leur palpation (digastrique, mylo-hyoïdien, élévateur de la scapula, scalènes). Les plus profonds ne le sont pas (génio-hyoïdien, muscles sous-occipitaux, etc.).
- *Sur le plan mécanique et pathologique,* on peut les diviser en 2 groupes : les muscles courts (voire mono-articulaires) et les longs (polyarticulaires). Les premiers sont à fonctionnement très automatisé, les seconds plus à fonctionnement volontaire. Par ailleurs, on peut distinguer ceux qui gèrent la mandibule, ceux qui régissent l'équilibre crânial, et ceux qui participent au maintien cervical. Leurs pathologies sont souvent en rapport avec la posture ou, indirectement, avec la chirurgie de cette région.

QROC sur les muscles du cou

Corrigés p. 378

1. Quelle est l'innervation du digastrique ?
2. Quel est le rapport le plus important des scalènes ?
3. Quelle est la caractéristique essentielle du long du cou ?
4. Citez, schématiquement, les insertions des muscles mono-articulaires sous-occipitaux.
5. Citez les muscles infra-hyoïdiens.
6. Donnez l'action des muscles supra-hyoïdiens.
7. Situez le muscle splénius de la tête.
8. Donnez l'action du sterno-cléido-mastoïdien.
9. Donnez les insertions du muscle élévateur de la scapula.
10. Quel est le muscle le plus étendu de la région cervicale ?

MUSCLES DU THORAX
GRAND PECTORAL

▶ 3-35

Situation du grand pectoral.
1. Grand pectoral
2. Dentelé antérieur
3. Petit pectoral
4. Glande mammaire

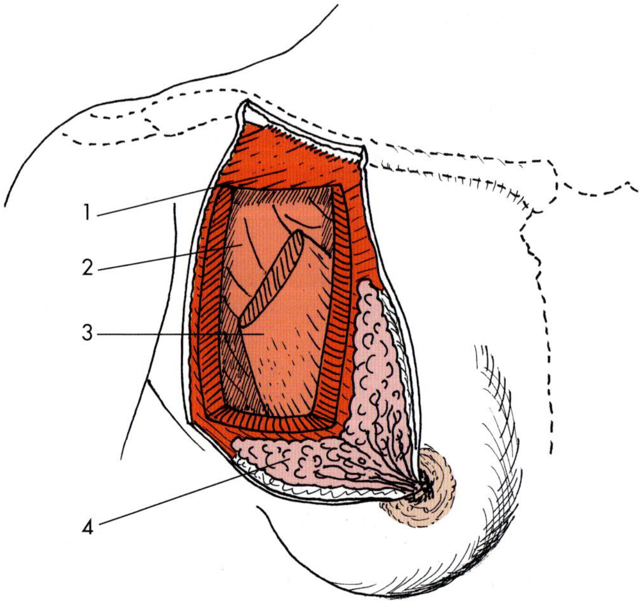

▶ 3-36

Origine du grand pectoral.
1. Terminaison chef moyen
2. Terminaison chef supérieur
3. Terminaison chef inférieur
4. Chef supérieur (claviculaire)
5. Chef moyen (manubrial)
6. Chef inférieur (sternal)

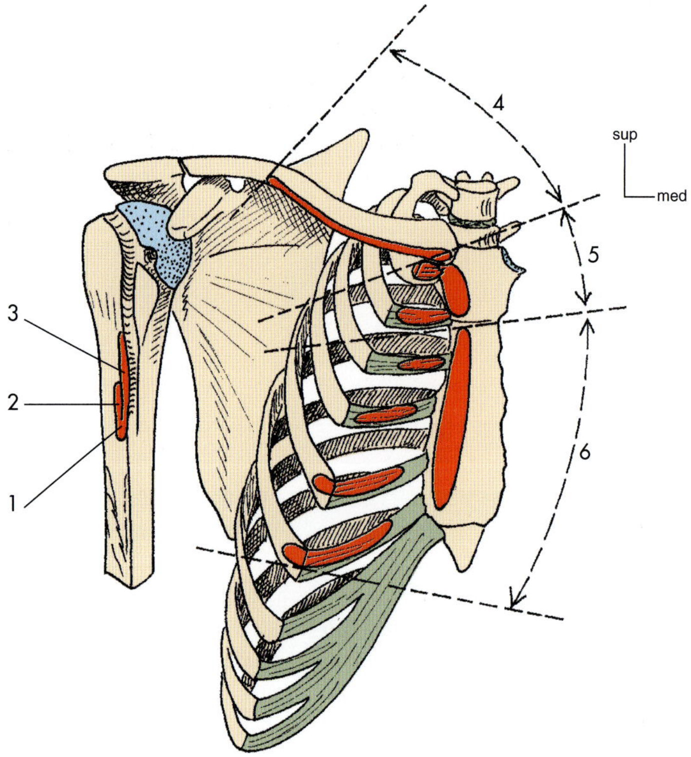

Présentation (fig. 3-35)	
groupe	– groupe antérieur – pectoraux – « 3 grands[1] »
situation	– thorax (antérosup.)
tendu de/à	– clavicule, sternum, côtes → humérus
forme	– plat, en 3 faisceaux

[1] Cette classification n'est pas anatomique, elle reflète l'habitude de considérer fonctionnellement ensemble les tendons des muscles grand dorsal, grand rond et grand pectoral.

Origine (insertion médiale) (fig. 3-36)			
	chef supérieur	**chef moyen**	**chef inférieur**
structure	– clavicule	1) manubrium sternal 2) arcs costaux 1 et 2	1) corps du sternum 2) arcs costaux 3 à 6
partie	– bord antérieur	– face antérieure	– face antérieure
secteur	– 2/3 médiaux	1) au-dessous de la crête oblique 2) cartilages	1) le long du bord latéral 2) cartilages et corps des côtes
par	– fibres charnues et aponévrotiques		

Terminaison (insertion latérale) (fig. 3-36)	
structure	– **humérus**
partie	– diaphyse – bord antérieur
secteur	– quart sup. (= lèvre lat. du sillon bicipital)
par	– tendon aplati (en forme de J)
+	– expansion remontant jusqu'à la capsule

GRAND PECTORAL

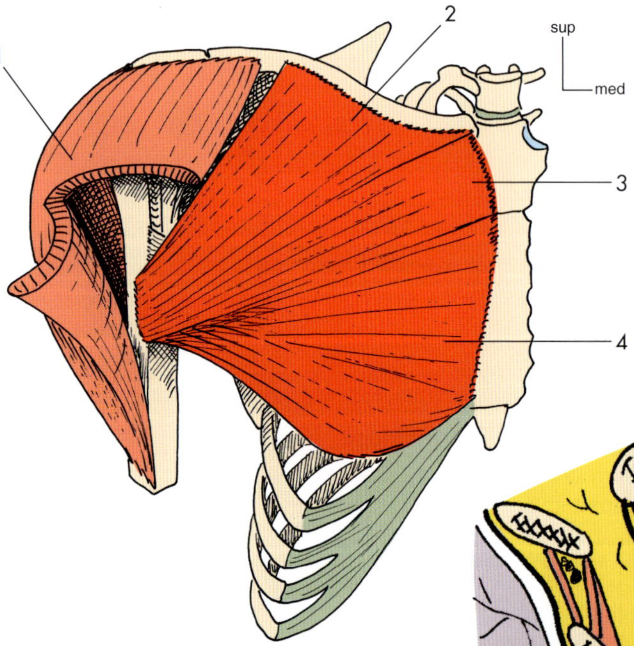

▶ 3-37

Trajet.

1. Deltoïde
2. Chef supérieur
3. Chef moyen
4. Chef inférieur

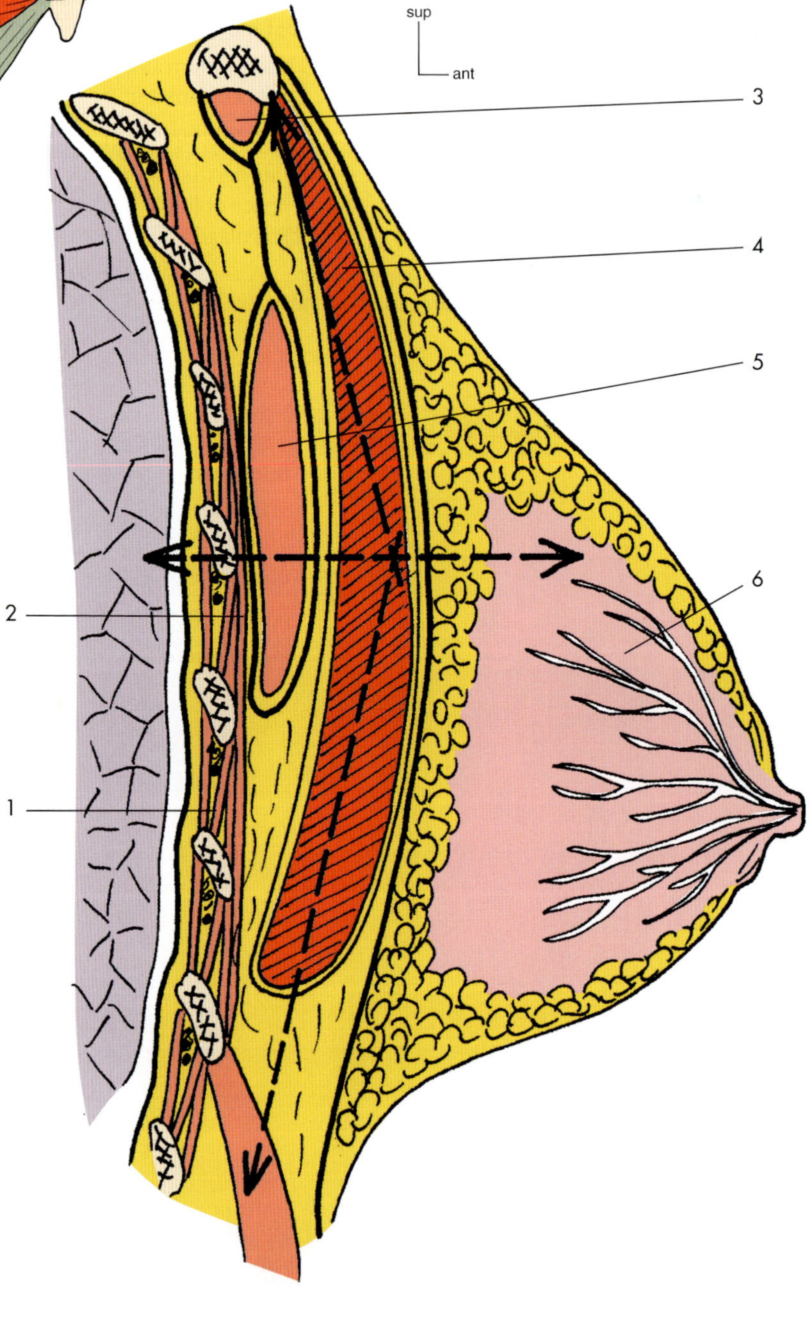

▶ 3-38

Rapports à la partie médiale.

1. Intercostaux
2. Dentelé antérieur
3. Subclavier
4. Grand pectoral
5. Petit pectoral
6. Glande mammaire

Trajet (fig. 3-37)	
loge	– paroi antérosupérieure du thorax – plan superficiel
obliquité	– les fibres convergent en dehors
aspect	– triangulaire à base médiale, aplati, volumineux – **3 faisceaux** : – sup. = claviculaire – moyen = manubrio-costal – inf. = sterno-costal – le tendon terminal subit une **torsion,** telle que les fibres inférieures remontent le plus haut en profondeur et en arrière
topographie	– **sous-cutané** (recouvert par la glande mammaire) – forme la limite médiale du **trigone delto-pectoral** (*cf.* tome 2)

Rapports	
à la partie médiale (fig. 3-38)	
en avt	– glande mammaire – peau
en arr.	– subclavier et **petit pectoral** – côtes et intercostaux (partie ant.)
en ht	– clavicule
en bas	– droit de l'abdomen

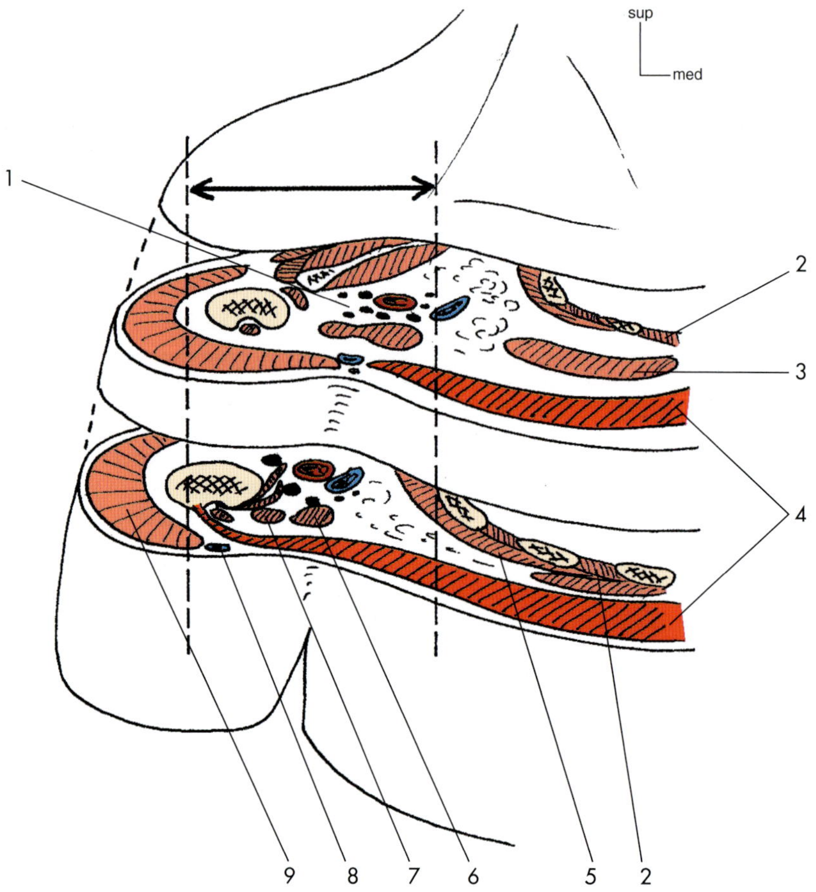

▶ 3-39

Rapports à la partie latérale.
1. PVN axillaire
2. Intercostaux
3. Petit pectoral
4. Grand pectoral
5. Dentelé antérieur
6. Coraco-brachial
7. Court biceps
8. Veine céphalique
9. Deltoïde

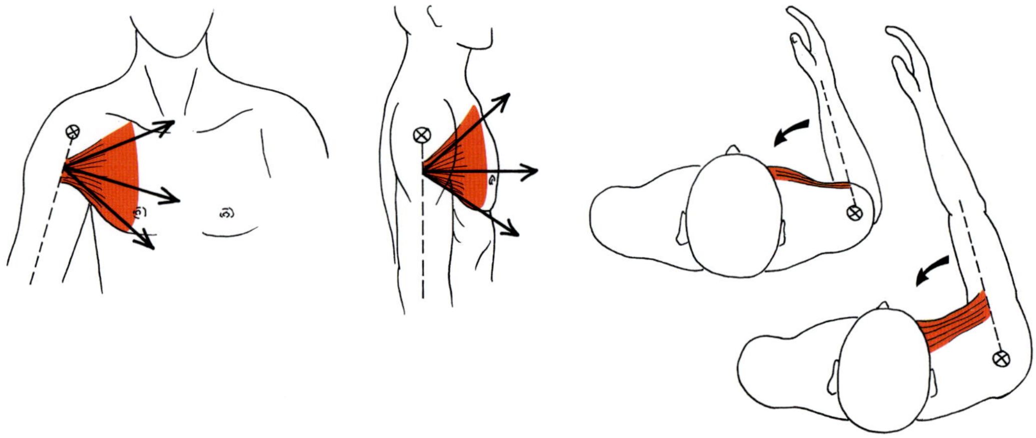

▶ 3-40

Actions dans les plans frontal (a), sagittal (b) et transversal en rotation médiale (c) et adduction horizontale (c').

à la partie latérale (fig. 3-39)	
en avt	– trigone delto-pectoral – faisceau ant. du deltoïde
en arr.	1) tendons du coraco-brachial et court biceps, puis du **long biceps** 2) **fosse axillaire** : PVN, puis tendons du grand dorsal et grand rond (*cf.* tome 2)

Action (épaule) (fig. 3-40)	
humérus mobile	– **adduction** (et adduction horizontale) – **rotation médiale** – fibres sup. = élévation – fibres inf. = abaissement
humérus fixe	– **inspiration** (accessoire) – élévation du tronc (fibres inf.)

▶ 3-41

Innervation. Systématisation schématique du plexus coupe sagittale : branches postérieures (P) et antérieures (A).

1. Nerf thoracodorsal
2. Nerf du grand rond
3. Nerf subscapulaire (sup. et inf.)
4. Nerf suprascapulaire
5. Nerf dorsal de la scapula
6. Plexus brachial
7. Nerf subclavier
8. Nerf pectoral sup.
9. Nerf pectoral méd.
10. Nerf pectoral lat.
11. Nerf thoracique long

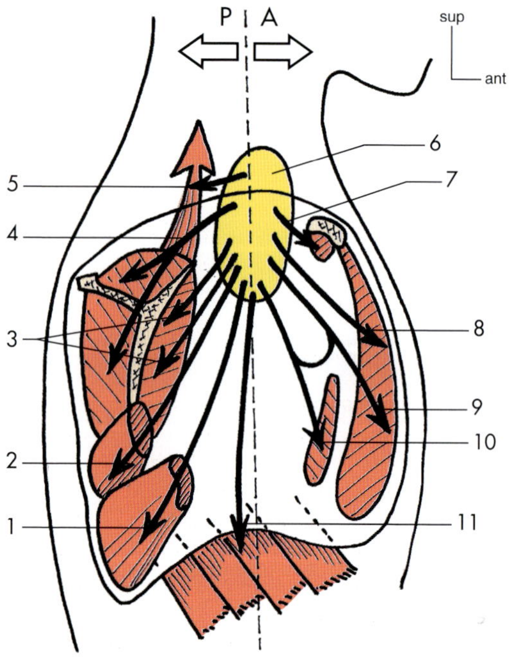

Innervation, vascularisation (fig. 3-41)	
nerfs	– **nerf pectoral latéral** (unique, ou 1 nerf sup. et 1 nerf inf.) issu du tronc sup. ou du faisceau lat. du plexus brachial – anse des pectoraux (anastomose avec nerf pectoral médial) (*cf.* tome 2)
racines	– C5, C6, C7
artères	– artère thoracique latérale – artère thoraco-acromiale

Incidences pratiques

- *Sur le plan morpho-palpatoire*, ce muscle volumineux forme le galbe de la poitrine masculine. Chez la femme, il reste accessible autour de la **glande mammaire**, même si celle-ci lui prend le relief sous-cutané. Il est donc facilement **palpable**.
- *Sur le plan mécanique et pathologique*, le grand pectoral est le muscle qui sert à « embrasser », au sens étymologique : serrer dans ses bras. La **torsion** des fibres inférieures présente un avantage lors du béquillage : il permet un appui transitoire confortable sur l'appui axillaire (ce qui équivaut, en arrière, à celui du grand dorsal). Son activité est maximale dans le geste de serrer dans les bras. Ses fibres inférieures jouent un rôle important dans l'**abaissement** relatif de la tête humérale lors de l'abduction scapulo-humérale (notamment en cas de déficience du supra-épineux). De plus, c'est un muscle qui participe au **béquillage**, à la fois comme élévateur du tronc et comme « coussin occasionnel ». Il est peu concerné par les pathologies.

PETIT PECTORAL

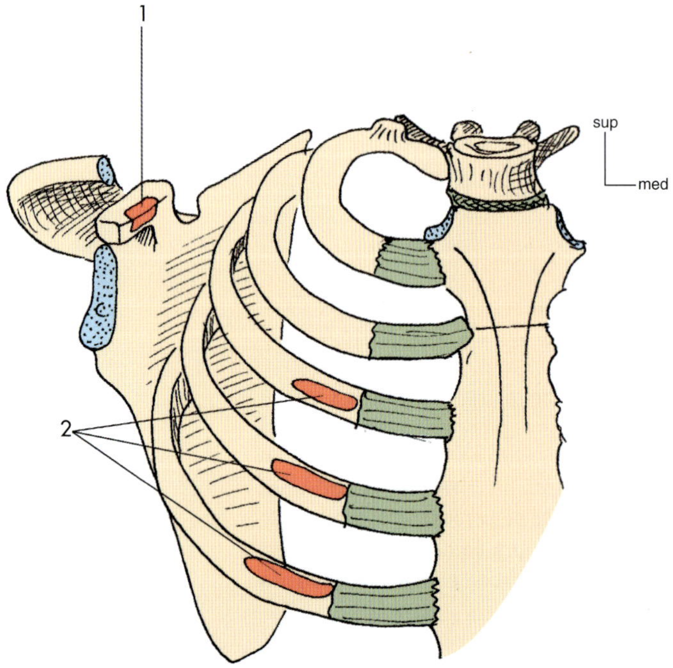

▶ 3-42
Insertions du petit pectoral.
1. Origine coracoïdienne
2. 3e, 4e et 5e côtes

▶ 3-43
Trajet.
1. PVN subclavier puis axillaire
2. Petit pectoral

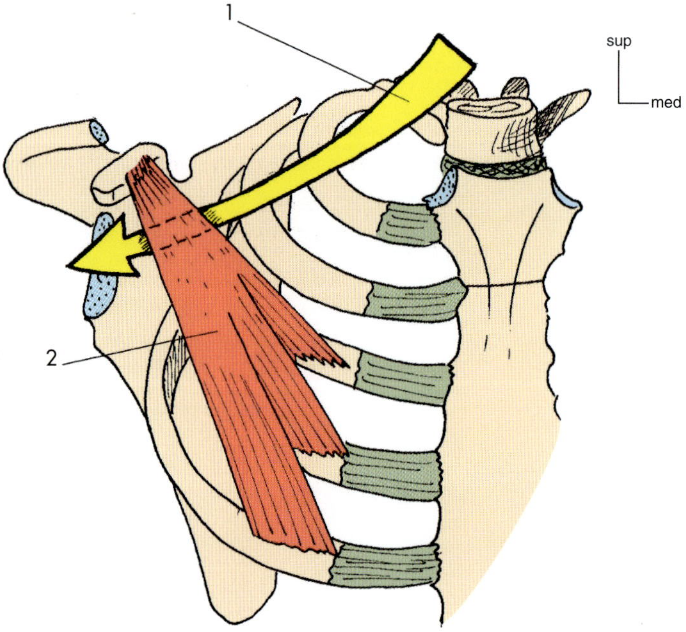

Présentation	
groupe	– groupe antérieur – pectoraux
situation	– thorax (antérosup.)
tendu de/à	– scapula → côtes
forme	– triangulaire

Origine (insertion proximale) (fig. 3-42)	
structure	– **scapula**
partie	– angle supérolatéral – processus coracoïde
secteur	– segment horizontal – partie moyenne de face sup. et bord méd.
par	– tendon

Terminaison (insertion distale) (fig. 3-42)	
structure	– **3e, 4e et 5e côtes**
partie	– face ext. et bord sup.
secteur	– partie ant.
par	– fibres charnues et aponévrotiques
+	– déborde parfois sur le cartilage

Trajet (fig. 3-43)	
loge	– paroi antérolatérale du thorax
obliquité	– en bas, en dedans
aspect	– en éventail (triangulaire à sommet supérolat.)
topographie	1) recouvre le **plexus brachial** 2) est recouvert par le grand pectoral

PETIT PECTORAL

▶ 3-44

Rapports.

1. Bourse subdeltoïdienne
2. Deltoïde
3. Long biceps
4. Court biceps
5. Coraco-brachial
6. Veine céphalique
7. Grand pectoral
8. Petit pectoral
9. Faisceau médial du plexus brachial
10. Faisceau latéral du plexus
11. Artère axillaire
12. Veine axillaire
13. Dentelé antérieur
14. Faisceau postérieur du plexus
15. Subscapulaire
16. Infra-épineux

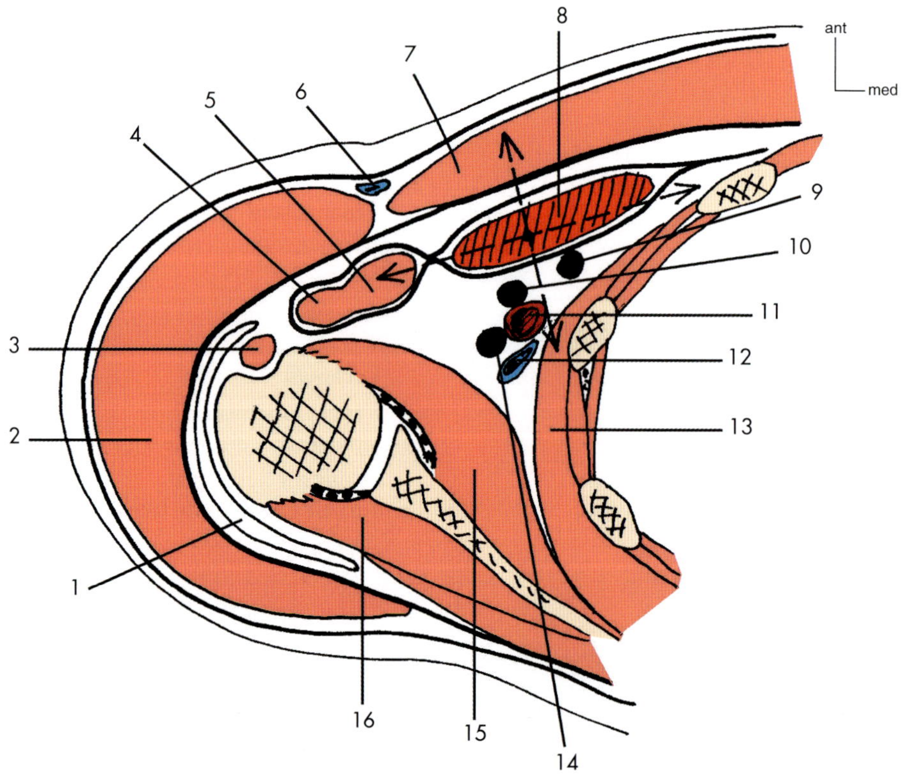

▶ 3-45

Actions.

1. Bascule antérieure de la scapula
2. Inspiration
3. Axe de la scapula

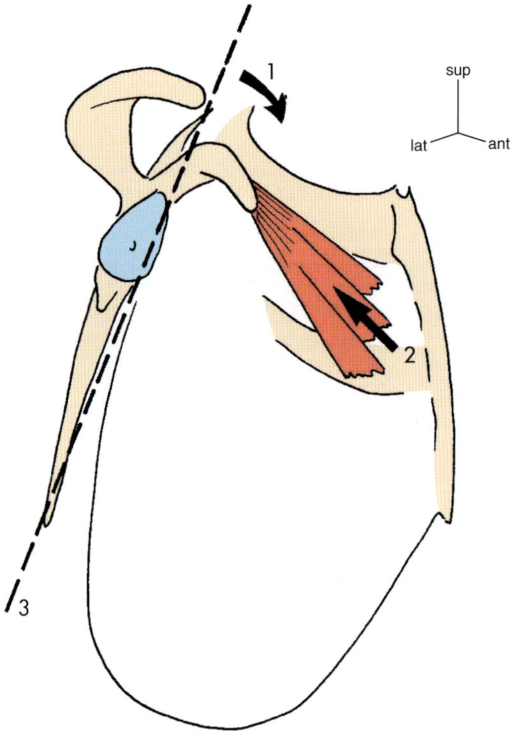

Rapports (*cf.* fig. 3-38 et 3-44)	
globalement	
en avt	– **grand pectoral**
en arr.	– **plexus brachial** (PVN) – artère thoracique latérale
en dd	– insertions du grand pectoral
en dh	– fosse axillaire
en ht	– clavicule – artère acromio-thoracique
en bas	– insertions du dentelé ant. et oblique ext.

Action (épaule) (fig. 3-45)	
scapula fixe	– **inspiration** (accessoire)
thorax fixe	– **antépulsion** du moignon – abaissement ant. (**bascule** ant.)

Innervation, vascularisation (*cf.* fig. 3-41)	
nerfs	– **nerf pectoral médial** issu du tronc inf. ou du faisceau méd. (plexus brachial) – anse des pectoraux (anastomose avec le nerf pectoral lat.)
racines	– C8, T1
artère	– artère axillaire (branches)

Incidences pratiques

- *Sur le plan morpho-palpatoire*, ce muscle n'est pas apparent, il est cependant palpable en dehors et/ou à travers le grand pectoral, détendu.
- *Sur le plan mécanique et pathologique*, le petit pectoral est souvent rétracté chez les personnes cyphosées ou aux épaules enroulées. Il faut aussi penser aux douleurs de type maintien statique du membre supérieur gauche (chez les droitiers) qui peuvent être confondues, par le patient, avec des douleurs d'origine cardiaque.

SUBCLAVIER

▶ 3-46

Insertions du subclavier (clavicule basculée en arr.).

1. Tiers moyen de la face inférieure de la clavicule
2. 1re côte (et son cartilage)

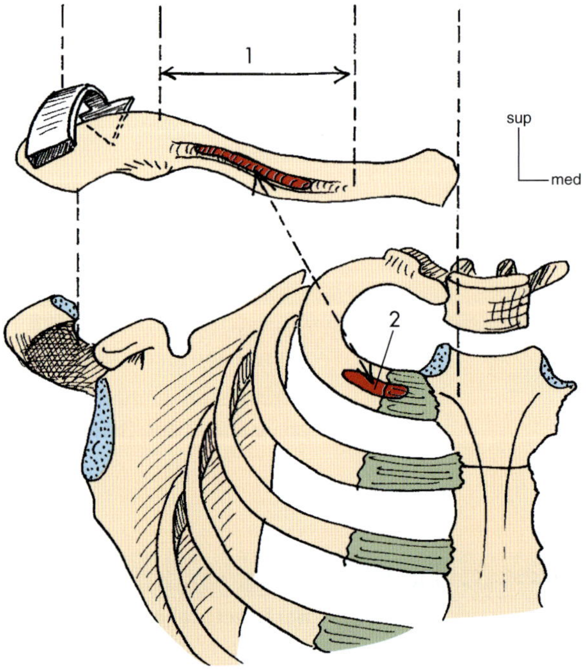

▶ 3-47

Trajet.

1. Subclavier
2. Grand pectoral

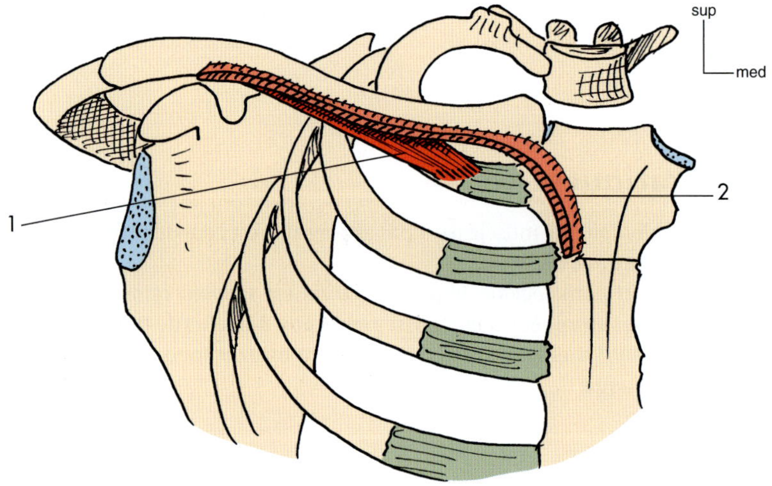

Présentation	
groupe	– groupe antérieur – rattaché aux **pectoraux**
situation	– paroi thoracique
tendu de/à	– clavicule → 1re côte
forme	– petit

Origine (insertion proximale) (fig. 3-46)	
structure	– **clavicule**
partie	– corps – face inférieure
secteur	– partie moy. – dans le sillon axial
par	– fibres tendineuses et charnues

Terminaison (insertion distale) (fig. 3-46)	
structure	– **1re côte**
partie	– face sup.
secteur	– partie ant.
par	– tendon
+	– 1er cartilage

Trajet (fig. 3-47)	
loge	– paroi antérosupérieure du thorax
obliquité	– en bas, en dedans
aspect	– petit et court
topographie	1) complètement recouvert par le **grand pectoral** 2) occupe l'espace **costo-claviculaire** (« pince »)

SUBCLAVIER

▶ 3-48

Rapports.

1. Grand pectoral
2. Petit pectoral
3. Intercostaux
4. Subclavier
5. Fascia pectoral superficiel
6. Fascia exothoracique
7. Graisse périmammaire

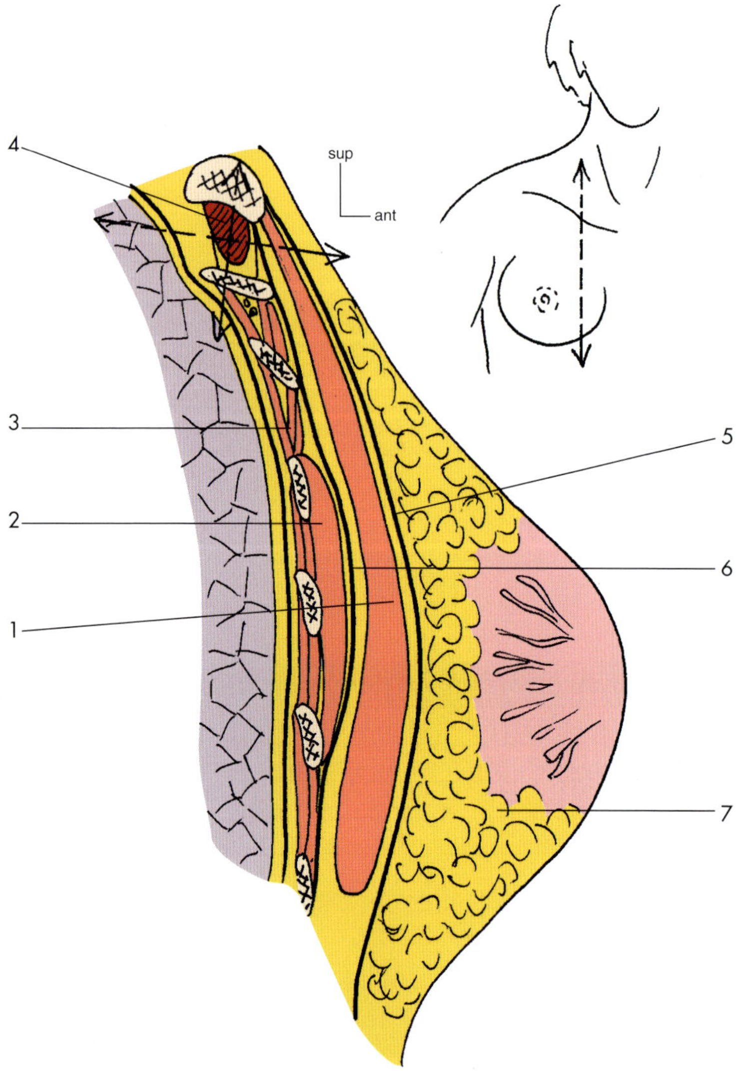

▶ 3-49

Pince costo-claviculaire.

1. Clavicule
2. Veine subclavière
3. 1re côte

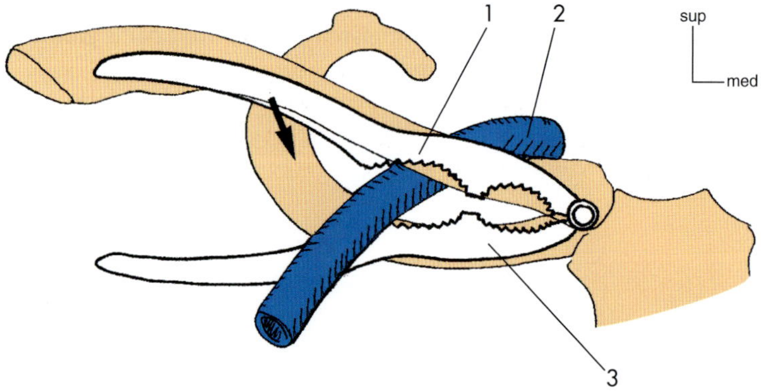

Rapports (fig. 3-48)	
globalement	
en av.	– **grand pectoral**
en arr.	– **PVN subclavier** – orifice sup. du thorax
en dd	– **ligament costo-claviculaire** – articulation sterno-claviculaire
en dh	– ligament coraco-claviculaire médial
en ht	– clavicule
en bas	– 1re côte

Action (fig. 3-49)	
statique	– stabilisation costo-claviculaire (coaptation sterno-claviculaire) – renforce le ligament costo-claviculaire
dynamique	– **abaissement** claviculaire (fermeture costo-claviculaire) – inspiration (très accessoire)

Innervation, vascularisation (*cf.* fig. 3-41)	
nerf	– **nerf du subclavier** (issu du plexus brachial)
racines	– C5 (parfois C6)
artères	– artère supra-scapulaire – artère axillaire (partie haute)

Incidences pratiques

- *Sur le plan morpho-palpatoire,* ce muscle grêle et caché par le grand pectoral est de palpation délicate.
- *Sur le plan mécanique et pathologique,* chacun présente sa particularité. Le grand pectoral est le muscle qui sert à « embrasser », au sens étymologique : serrer dans ses bras. De plus, ses fibres inférieures ont un rôle important dans l'abaissement de la tête humérale (notamment en cas de déficience du supra-épineux). Le petit pectoral est souvent concerné dans l'enroulement des épaules, chez certaines personnes. Le subclavier est en cause dans les pathologies de la pince costo-claviculaire.

TRANSVERSE DU THORAX[3] (FIG. 3–50)

▶ 3-50

Insertions et trajet du transverse du thorax.

1. Corps musculaire
2. Droits de l'abdomen

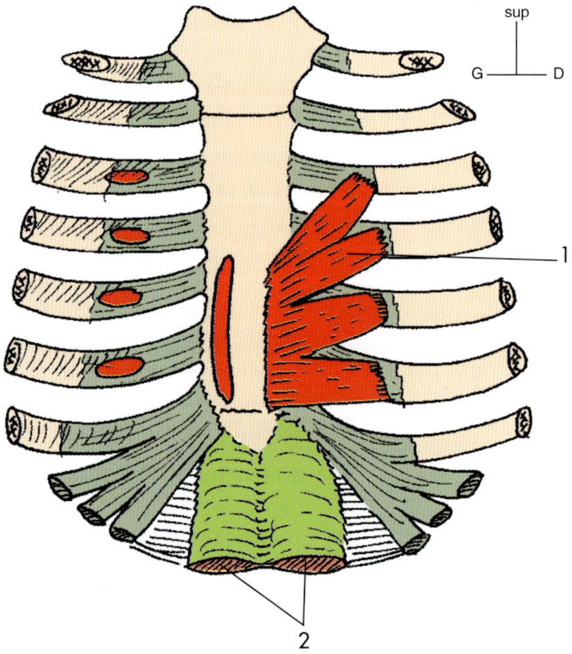

[3] Ancien triangulaire du sternum.

situation	– groupe antérieur – muscle profond (paroi interne)
origine	– **sternum** – corps et appendice xiphoïde – face postérieure + aponévrose des droits
terminaison	– **arcs costaux 3 à 6** – face interne – partie antérieure
trajet	– en dh, légèrement en ht (± transversal) – en éventail
action	– **stabilisation** de la partie antéro-inf. du thorax[1]
innervation	– **nerfs intercostaux** (étages correspondants)

[1] Il forme un verrou xiphoïdien, au niveau de la partie la plus souple du thorax et susceptible d'être distendue (*cf.* la fin de grossesse et la tendance au relèvement des derniers arcs costaux).

DENTELÉ ANTÉRIEUR[4]

▶ 3-51

Aspect externe du dentelé antérieur.
1. Relief du muscle
2. Relief des côtes

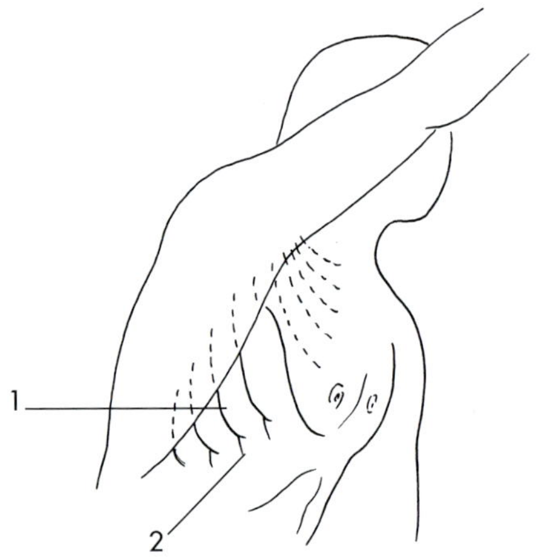

▶ 3-52

Insertions (scapula décollée).
1. Insertion scapulaire
2. Ligne verticale des côtes 1 à 4
3. Arcade fibreuse
4. Ligne oblique en bas et dh des côtes 5 à 10

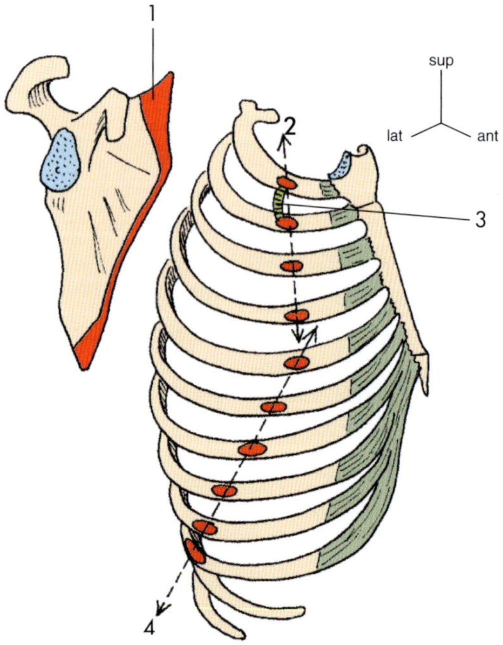

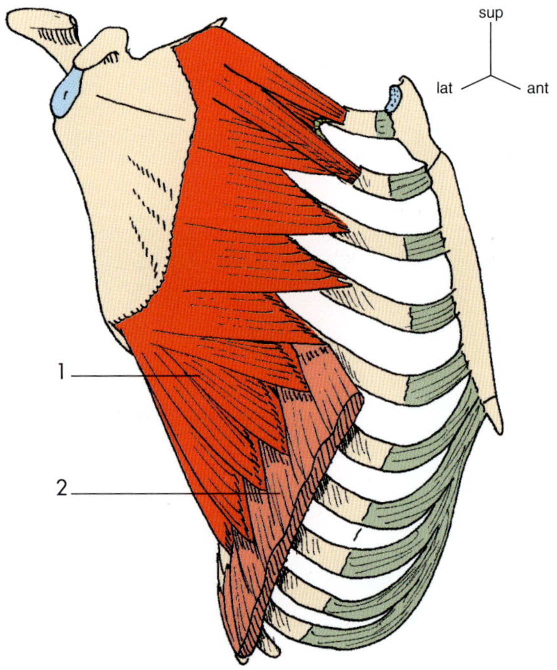

▶ 3-53

Trajet (scapula écartée latéralement).
1. Dentelé antérieur
2. Oblique externe

[4] Ancien grand dentelé.

Présentation (fig. 3-51)	
groupe	– groupe latéral – fixateurs de la scapula – inspirateurs accessoires
situation	– paroi latérale du thorax
tendu de/à	– côtes → scapula
forme	– nappe musculaire

Origine (insertion thoracique) (fig. 3-52)			
faisceaux	**faisceau supérieur**	**faisceau moyen**	**faisceau inférieur**
structure	– 1re et 2e côtes	– 2e à 4e côtes	– 5e à 10e côtes
partie	– bord lat. et face supéro-ext.	– face externe	
secteur	– partie ant.	– partie ant.	– sur ligne oblique en bas et arr.
par	– digitations charnues	– digitations charnues	– digitations charnues
+	– arcade entre les 2		– intriquées avec oblique ext.

Terminaison (insertion périphérique) (*cf.* fig. 3-52)	
structure	– **scapula**
partie	– face antérieure
secteur	– partie médiale : – faisceau sup. : près de l'angle supéroméd. – faisceau moy. : le long du bord – faisceau inf. : près de l'angle inf.
par	– lame tendineuse et quelques fibres charnues

Trajet (fig. 3-53)	
loge	– dans l'espace scapulo-thoracique – seul muscle médial de l'épaule
obliquité	– en arrière (et en haut pour les fibres inférieures)
aspect	– nappe trapézoïdale à grande base thoracique – présente des **digitations** thoraciques
topographie	1) situé **entre 2 plans de glissement** : scapulo-serratique et serrato-thoracique 2) forme la limite médiale de la **fosse axillaire**

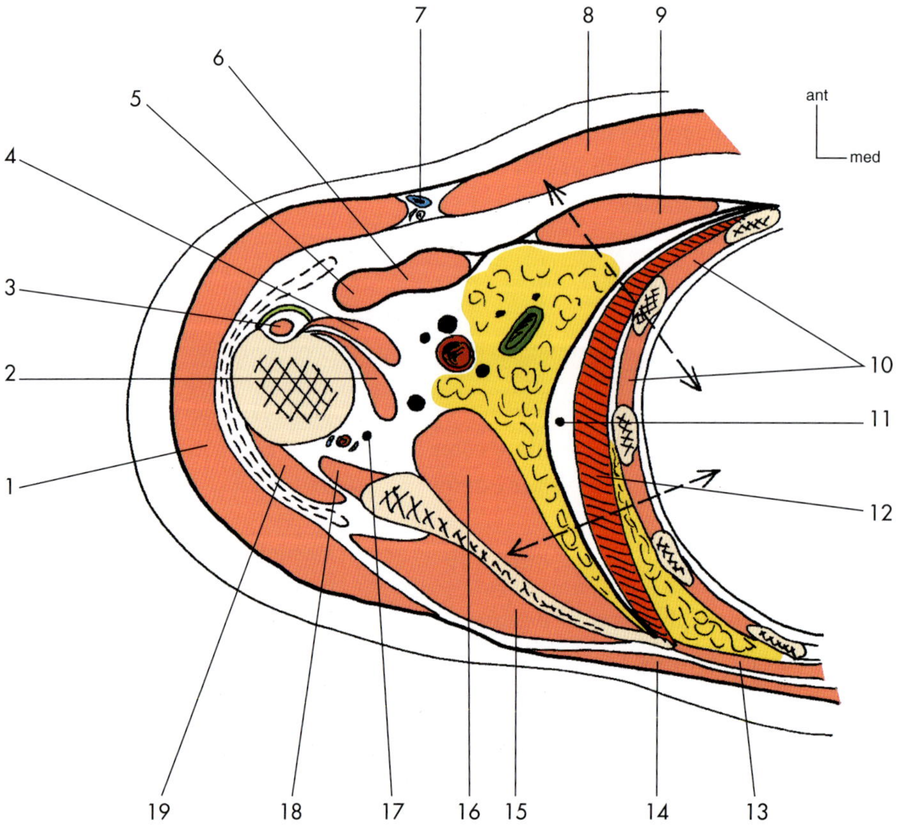

▶ 3-54
Rapports.
1. Deltoïde
2. Grand rond
3. Long biceps
4. Grand dorsal
5. Court biceps
6. Coraco-brachial
7. Veine céphalique
8. Grand pectoral
9. Petit pectoral
10. Intercostaux
11. Nerf thoracique long
12. Dentelé antérieur
13. Rhomboïde
14. Trapèze
15. Infra-épineux
16. Subscapulaire
17. PVN axillaire
18. Long triceps
19. Petit rond

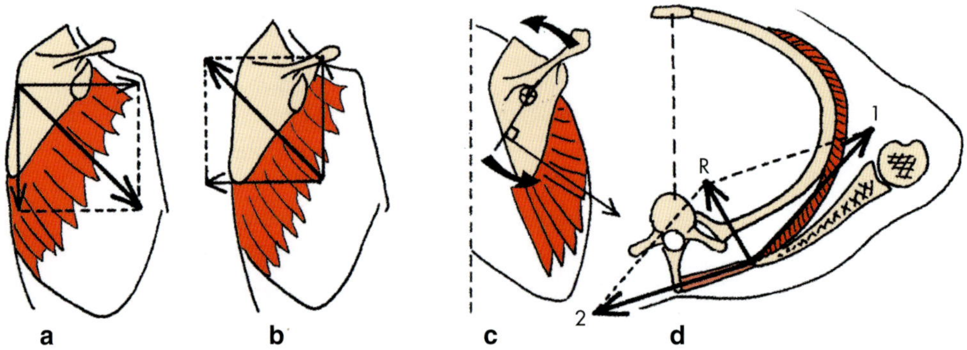

▶ 3-55
Actions.
a) Abaissement et propulsion
b) Élévation et écartement des côtes (inspiration)
c) Sonnette latérale
d) Plaquage du bord spinal avec le rhomboïde
1. Dentelé antérieur
2. Rhomboïde

Rapports (fig. 3-54)	
à la partie supérieure	
en avt	– petit et grand pectoraux
en arr.	– en dedans : rhomboïde – en dehors : **espace scapulo-serratique** + subscapulaire
en dh	– nerf thoracique long
en dd	– espace serrato-thoracique – côtes et intercostaux, puis plèvre
à la partie inférieure	
en superficie	– peau
en profondeur	– côtes et intercostaux
en bas	– digitations de l'oblique externe

Action (fig. 3-55)	
statique	– stabilisation de la scapula (en synergie avec le rhomboïde)
dynamique	1) scapula fixe : – **inspiration** (accessoire) 2) scapula mobile : – **propulsion** de l'épaule – **abduction** + sonnette latérale – abaissement

DENTELÉ ANTÉRIEUR

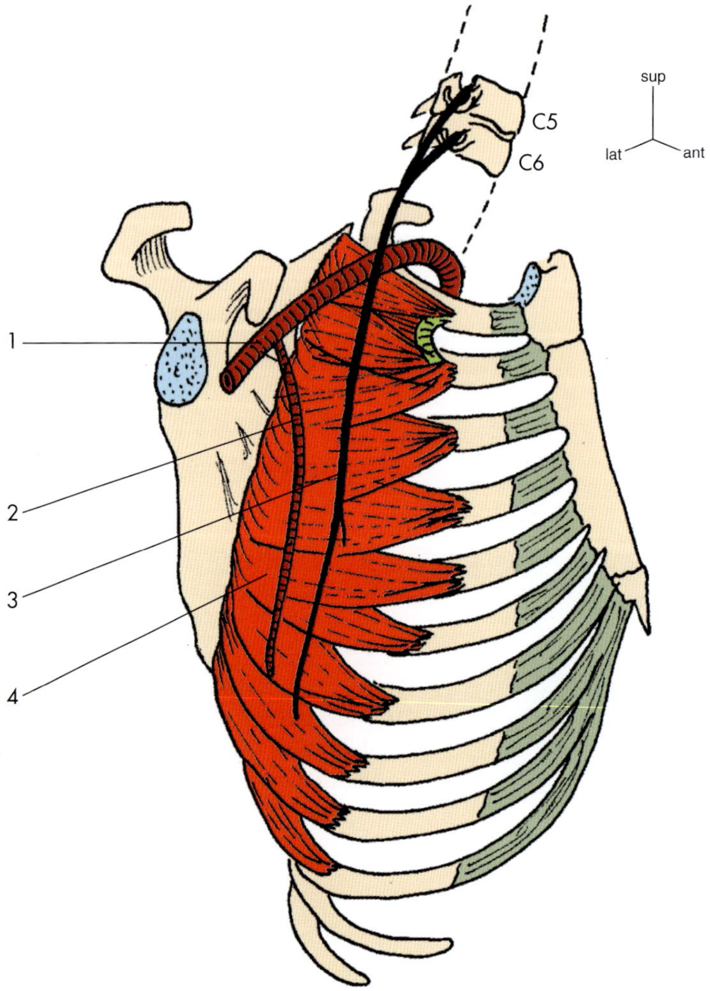

▶ **3-56**

Innervation, vascularisation.

1. Artère axillaire
2. Artère thoracique latérale
3. Nerf thoracique long
4. Dentelé antérieur

Innervation, vascularisation (fig. 3-56)	
nerf	– **nerf thoracique long**[1] (issu des racines spinales)
racines	– C5, C6
artères	– artère thoracique latérale[2] – artère thoracique sup. – artère dorsale de la scapulaire

1 Ancien nerf respiratoire de Charles Bell.
2 Ancienne artère mammaire externe.

Incidences pratiques

- *Sur le plan morpho-palpatoire,* ce muscle n'est superficiel qu'à sa partie antéro-inférieure.
- *Sur le plan mécanique et pathologique,* outre son rôle inspirateur, il assure le **plaquage** scapulaire, conjointement avec le rhomboïde. C'est le muscle des « pompes », c'est-à-dire qu'il repousse le thorax vers l'arrière.

PAROI POSTÉRIEURE : MUSCLES COSTAUX

▶ 3-57
Élévateur des côtes : trajet (a) et insertions (b).

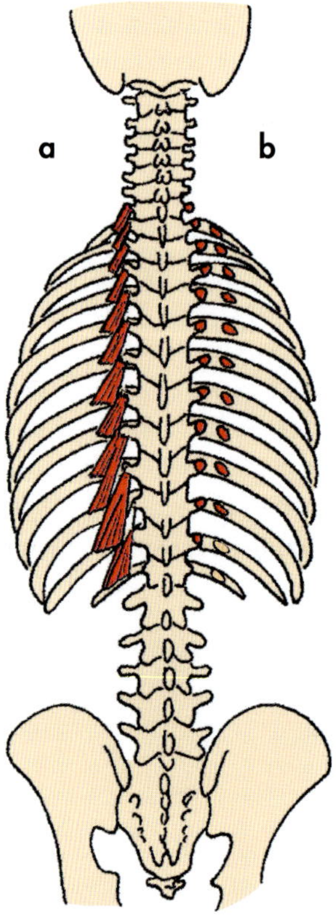

▶ 3-58
Subcostal.
1. Trajet du subcostal
2. Intercostal intime

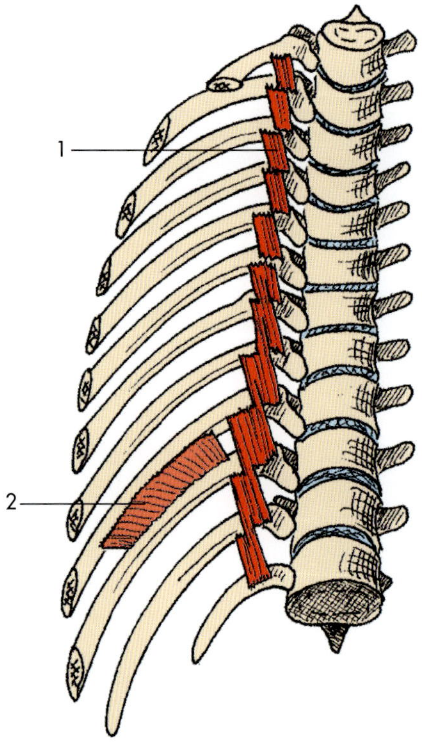

Nom	Élévateur des côtes (fig. 3-57)	Subcostal (fig. 3-58)
situation	– postérieur – zone costo-transversaire	– postérieur – intrathoracique
origine	– **processus transverses (C7 à T11)** – apex	– **côtes 1 à 11** – arc postérieur – face interne, partie inf.
terminaison	– **côtes 1 à 12** (inf. à la vertèbre) – arc postérieur – face externe (c.-à-d. post.)	– **côtes 2 à 12** – arc postérieur – face interne, partie sup.
trajet	– en bas et dh – à la partie inf., présente des faisceaux longs (sur plusieurs côtes)	– grossièrement vertical (oblique en bas et dd comme l'intercostal intime) – très court
action	– **élévateur** des côtes – **stabilisateur** de la charnière costo-transversaire	– **stabilisateur** intercostal
innervation	– **racine spinale** de l'étage correspondant	– **nerf intercostal** correspondant

PAROI LATÉRALE : MUSCLES INTERCOSTAUX

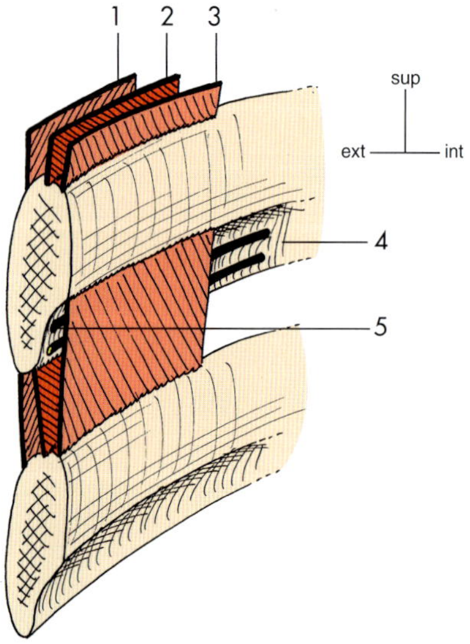

▶ **3-59**

Insertion des muscles intercostaux.

1. Intercostal externe
2. Intercostal interne
3. Intercostal intime
4. Sillon costal
5. PVN intercostal

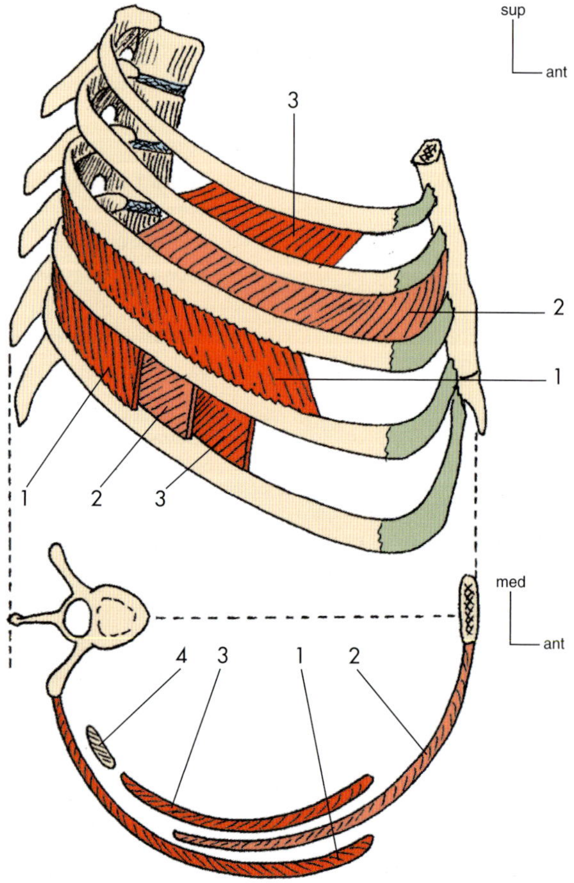

▶ **3-60**

Intercostaux.

1. Intercostal externe
2. Intercostal interne
3. Intercostal intime
4. Subcostal

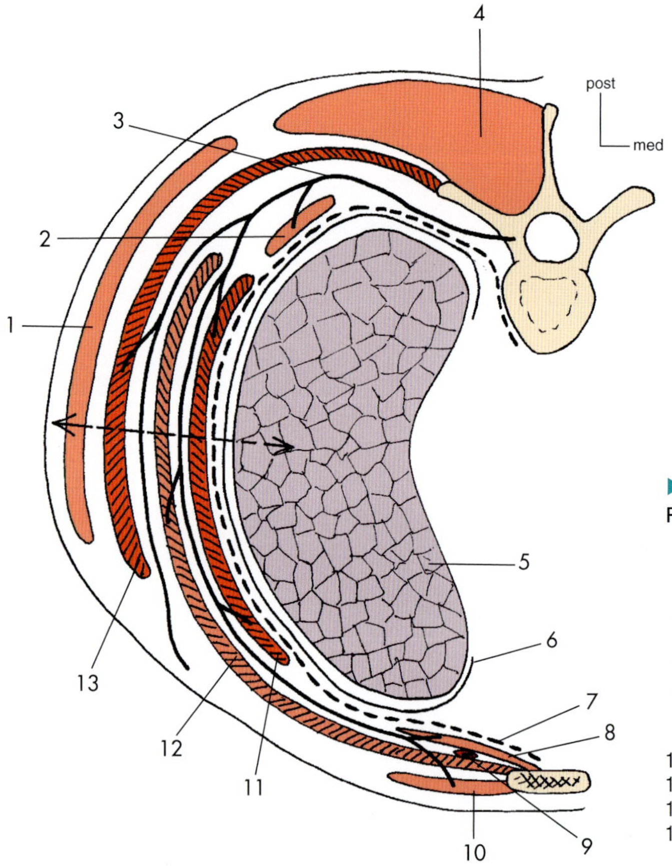

▶ **3-61**

Rapports.

1. Dentelé antérieur
2. Subcostal
3. Nerf intercostal
4. Érecteurs du rachis
5. Poumon
6. Plèvre
7. Fascia endothoracique
8. Transverse du thorax
9. Artère thoracique interne
10. Grand pectoral
11. Intercostal intime
12. Intercostal interne
13. Intercostal externe

Nom	Intercostal externe	Intercostal interne	Intercostal intime
situation	– dans l'espace intercostal		
origine (fig. 3-59)	**– côte sus-jacente** – bord inf. – versant externe – 3/4 post.	**– côte sus-jacente** – bord inf. – versant interne – 3/4 ant.	**– côte sus-jacente** – bord sup. du sillon costal – 2/4 moyens
terminaison (fig. 3-59)	**– côte sous-jacente** – bord sup. – versant externe	**– côte sous-jacente** – bord sup. – apex	**– côte sous-jacente** – bord sup. – versant interne
trajet (fig. 3-60)	– court, entre 2 côtes – intercostal externe : oblique en bas et avant – intercostal interne : oblique en bas et arrière – intercostal intime : oblique en bas et légèrement en arrière		
rapports (fig. 3-61)	– en profondeur : le fascia endothoracique et la plèvre – en superficie : les éléments externes (dentelé ant., peau) – entre intercostal interne et intime : le PVN intercostal		
action (fig. 3-62)	1) globalement : participent au **maintien** de la cage thoracique (équilibre entre pression atmosphérique et pression intrapleurale, rôle régulateur) 2) isolément : – intercostal externe : **inspirateur** accessoire – intercostaux interne et intime : **expirateurs** accessoires		
innervation	**– nerf intercostal** correspondant (fig. 3-61 ; *cf.* fig. 6-14)		

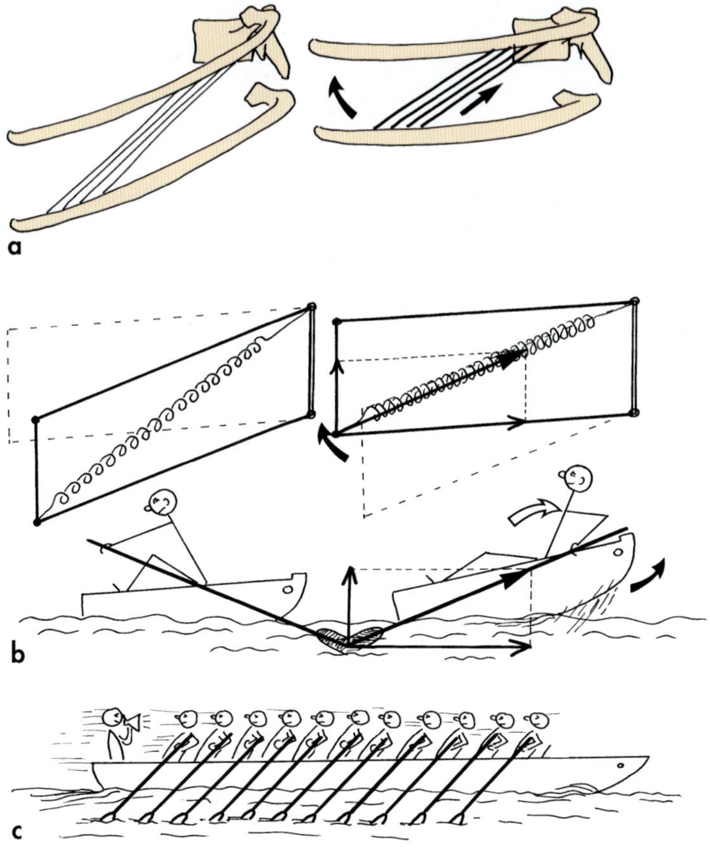

3-62

Action inspiratrice de l'intercostal externe.
a et b) Élévation costale
c) Action multipliée par 11 paires de muscles

DIAPHRAGME[5]

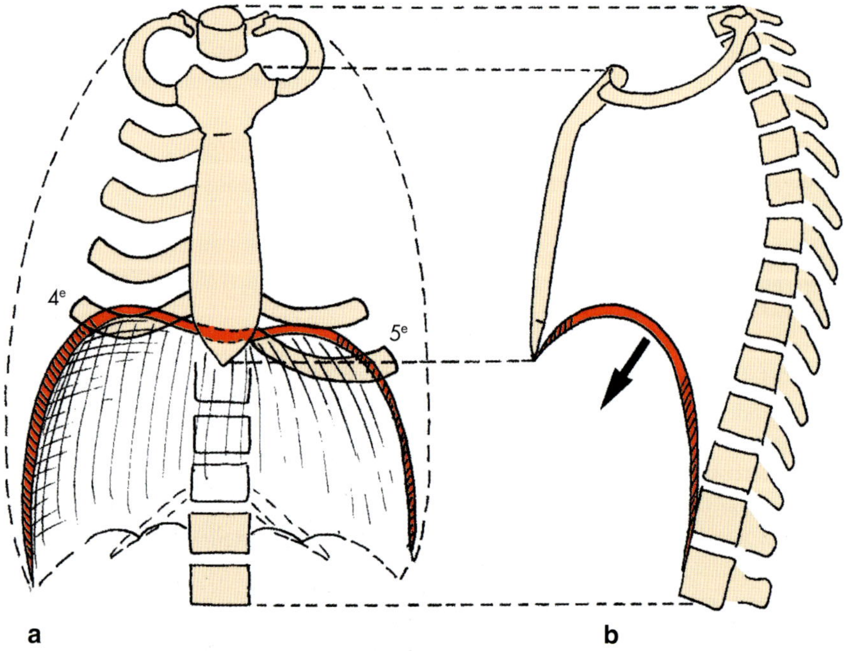

▶ 3-63

Situation et orientation du diaphragme en coupes frontale (a) et sagittale (b). La coupe droite se projette au niveau du 4e espace intercostal, la gauche au niveau du 5e.

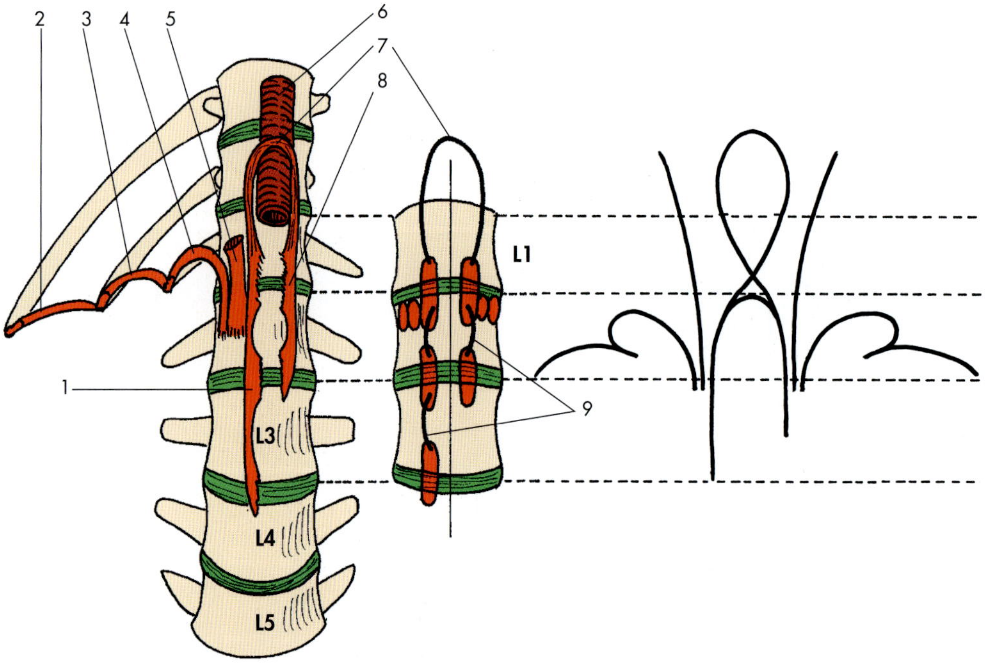

▶ 3-64

Insertions postérieures (a) et leur schématisation (b).

1. Pilier principal droit
2. Arcade latérale
3. Arcade intermédiaire (carré des lombes)
4. Arcade médiale (psoas)
5. Pilier accessoire
6. Artère aorte
7. Arcade aortique
8. Pilier principal gauche
9. Arcades lombales

[5] *Diaphragma* = cloison, séparation.

Présentation (fig. 3-63)	
groupe	– groupe inférieur – muscle profond
situation	– sépare thorax et abdomen
tendu de/à	– pourtour thoracique inf. → centre phrénique
forme	– dôme à 2 coupoles

Origine (insertion périphérique)	
structure	**niveau**
1) rachis (fig. 3-64)	1) pilier principal droit sur **L1, L2, L3** (± L4) corps (antéro-droit) 2) pilier principal gauche sur **L1, L2** corps (antéro-gauche) 3) 2 piliers accessoires sur **L2** 4) 1 arcade d'union entre piliers principaux
2) arcades fibreuses (fig. 3-64)	1) 1 médiale – corps **L2** → transverse de **L1** passage psoas 2) 1 moyenne – transverse de **L1** → **12e côte** passage carré des lombes 3) 1 latérale – **12e côte** → **11e côte**
3) arcs costaux (fig. 3-65)	– 6 derniers arcs costaux
4) sternum (fig. 3-65)	– appendice **xiphoïde**

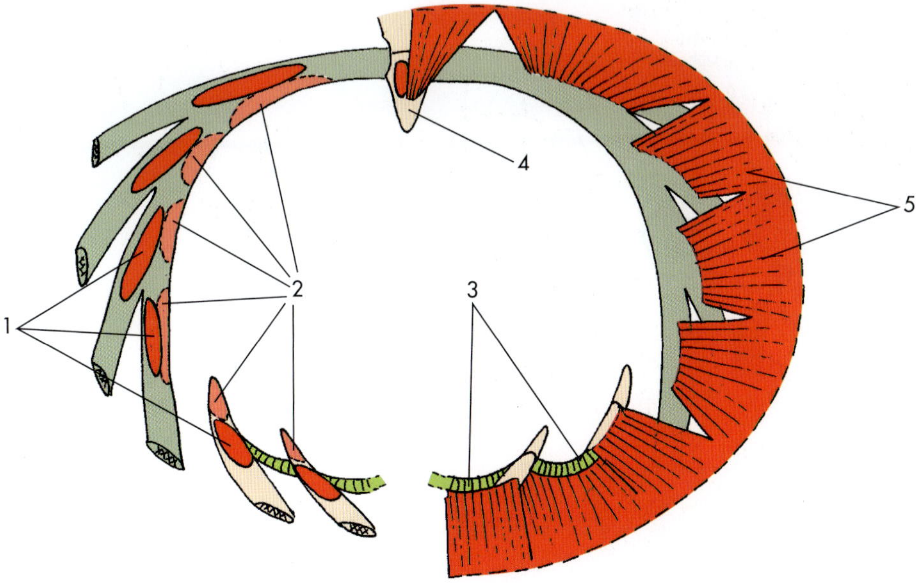

▶ **3-65**

Insertions périphériques (vue supérieure et interne du pourtour thoracique inférieur).

1. Insertions sur les 6 dernières côtes
2. Insertions du transverse de l'abdomen
3. Arcades intermédiaire et latérale
4. Processus xiphoïde
5. Digitations costales

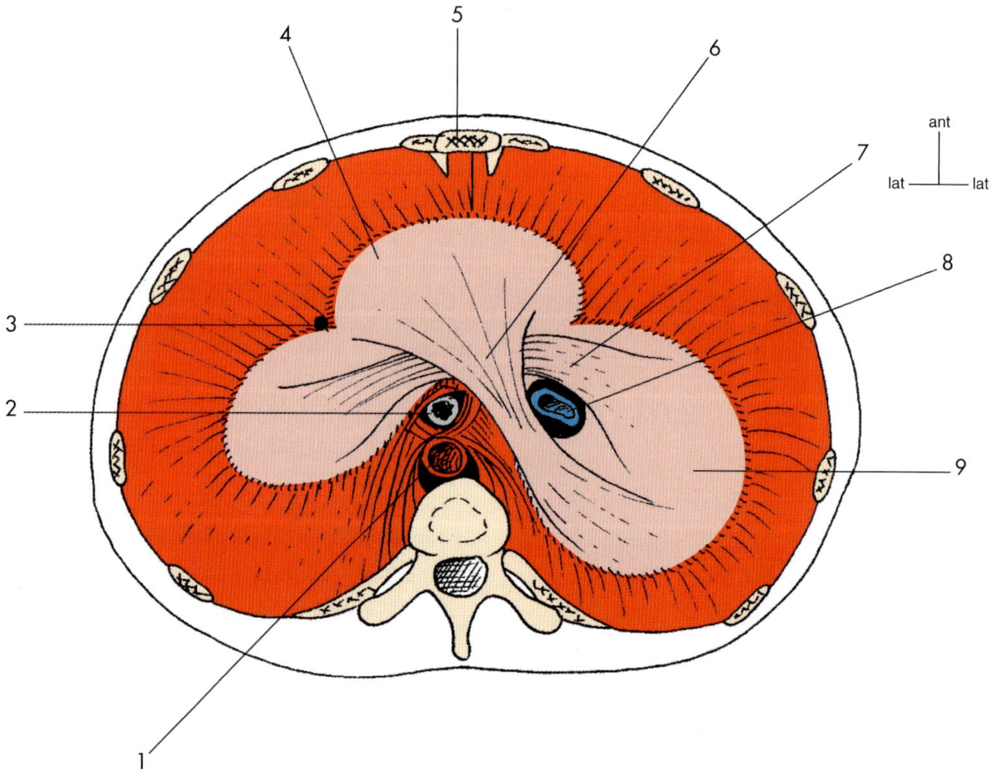

▶ 3-66

Trajet des fibres musculaires (vue supérieure).

1. Artère aorte
2. Œsophage
3. Nerf phrénique gauche
4. Foliole ventrale
5. Processus xiphoïde
6. Bande crâniale
7. Bande caudale
8. VCI
9. Foliole droite

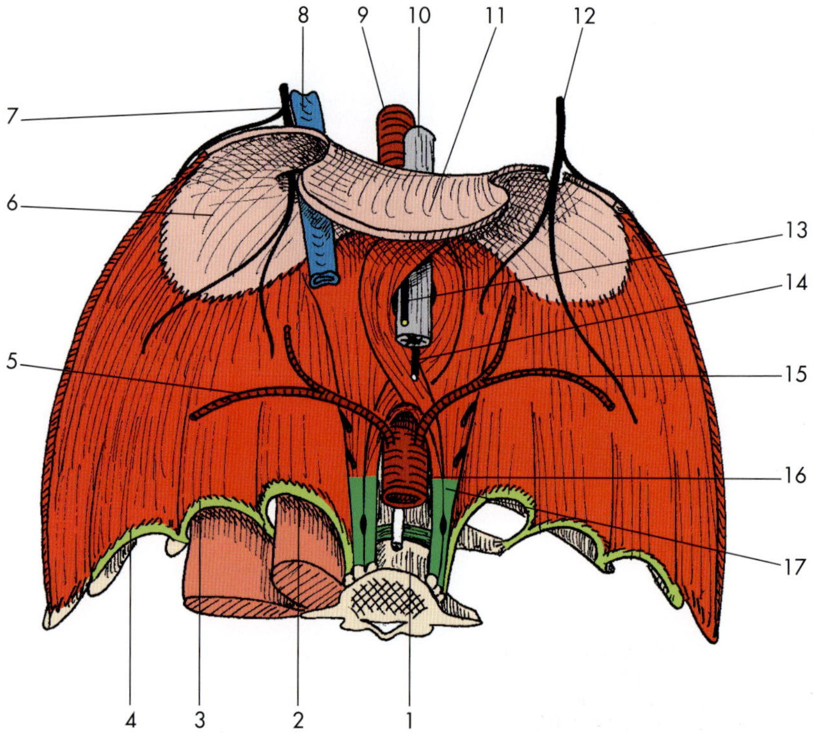

▶ 3-67

Partie postérieure du diaphragme (vue de face).

1. L1
2. Arcade médiale (psoas)
3. Arcade intermédiaire (carré des lombes)
4. Arcade latérale
5. Artère phrénique droite
6. Foliole droite
7. Nerf phrénique droit
8. VCI
9. Artère aorte
10. Œsophage
11. Foliole antérieure
12. Nerf phrénique gauche
13. Nerf vague droit
14. Nerf vague gauche
15. Artère phrénique gauche
16. Pilier principal gauche
17. Pilier accessoire gauche

Terminaison (insertion centrale)	
structure	– nappe tendineuse = **centre phrénique**[1] (fig. 3-66)
forme	– forme de trèfle à 3 folioles (à pédicule dorsal) – occupe une large surface
composition	– foliole ventrale (petite et transversale) – foliole droite plus grande que la gauche – entre les folioles : 2 **bandes fibreuses semi-circulaires** : – bande caudale : entre droite et gauche – bande crâniale : entre ventrale et droite – la face sup. donne insertion au **ligament phrénico-péricardique**

[1] *Phrên* = intelligence, souffle de vie.

Trajet	
loge	– sépare thorax et abdomen (*cf.* fig. 3-63)
obliquité	– les fibres convergent cranialement vers le centre phrénique – elles sont fortement ascensionnelles – celles qui sont issues des piliers principaux et de leur arcade croisent la ligne médiane, puis circonscrivent le hiatus œsophagien (fig. 3-67) avant de s'entrecroiser à nouveau et de se terminer dans la concavité postérieure du centre phrénique[1]
aspect	– dôme à 2 coupoles (*cf.* fig. 3-63a)
topographie	– coupole droite en regard du 4ᵉ espace intercostal (*cf.* fig. 3-63a) – coupole gauche en regard du 5ᵉ
orifices (fig. 3-66 à 3-68)	1) **hiatus aortique** : – en regard de **T12** – fibreux, non contractile – entre les piliers principaux et leur arcade d'union 2) **hiatus œsophagien** : – en regard de **T10** – avec le nerf vague (X) – musculaire, contractile[2] – pris dans l'entrecroisement des fibres musculaires issues des piliers principaux 3) **foramen VCI**[1] : – en regard de **T9** – à droite de l'intersection des 2 bandes – avec le nerf phrénique droit 4) autres orifices (fig. 3-67) : – nerf phrénique gauche (en avt foliole G) – nerfs grand et petit splanchniques (entre piliers et fibres musculaires) – orifice du sympathique (Σ) (entre les piliers)

[1] Les fibres issues du pilier droit se prolongent en direction du pylore, formant un anneau contractile autour de l'œsophage.
[2] Ce qui explique la difficulté à ingérer des aliments lors d'une activité importante de ce muscle.
[3] VCI : veine cave inférieure. Elle est issue de la réunion des veines iliaques communes et se termine dans l'atrium droit du cœur (*cf.* Angiologie).

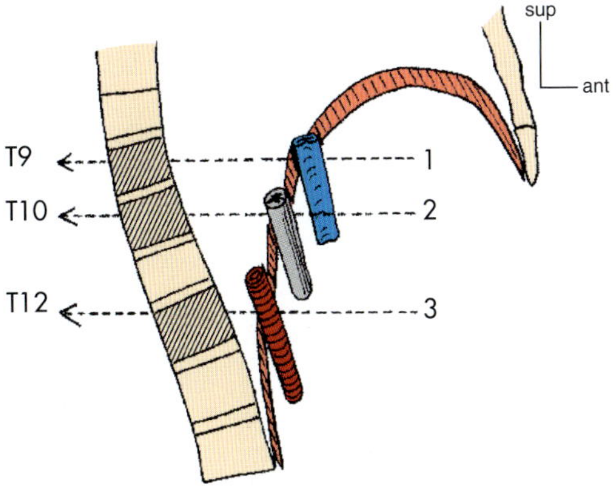

3-68
Coupe sagittale schématique.
1. VCI en T9
2. Œsophage en T10
3. Artère aorte en T12

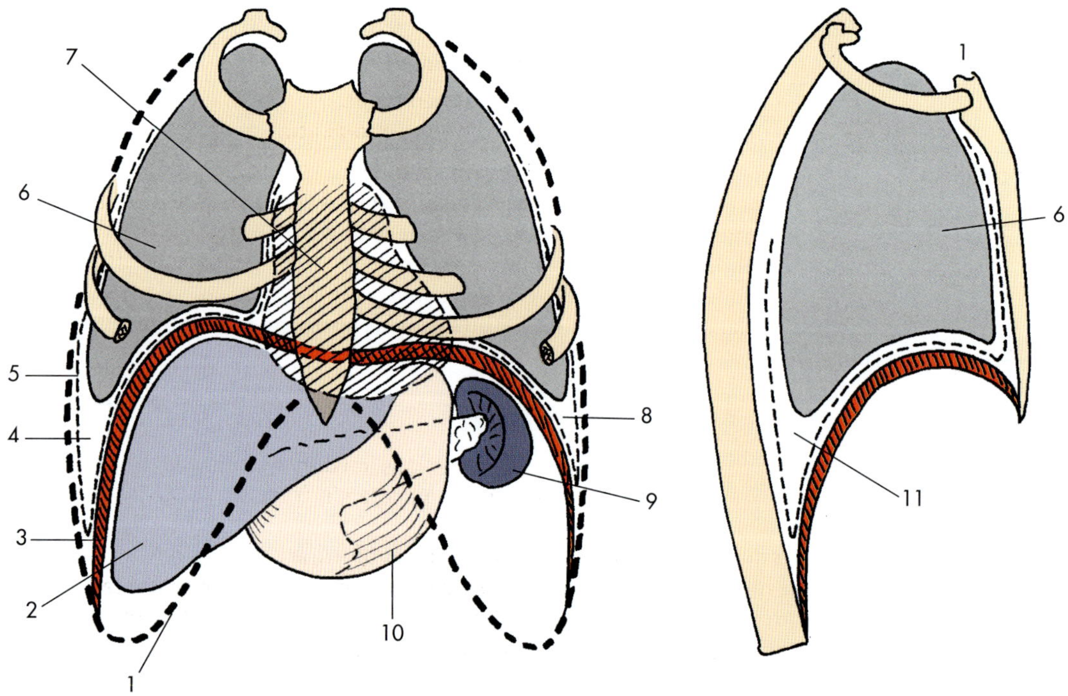

▶ 3-69

Rapports en vues frontale (a) et sagittale (b).

1. Pourtour thoracique
2. Foie
3. Diaphragme
4. Cul-de-sac latéro-droit
5. Plèvre
6. Poumon
7. Projection du cœur
8. Cul-de-sac latéro-gauche
9. Rate
10. Estomac
11. Cul-de-sac postérieur

Rapports (fig. 3-69)	
à la face crâniale	
au centre	– médiastin (cœur) – ligament phrénico-péricardique
à la périphérie	– plèvres et poumons – **culs-de-sac pleuraux** latéraux et postérieurs
à la face caudale	
globalement	– viscères abdominaux
au centre	– estomac
à droite	– foie
à gauche	– rate
en arrière	– reins
à travers	– hiatus aortique (médian au niveau de T12) – hiatus œsophagien (médian au niveau de T10) – foramen de la veine cave inf. et nerf phrénique droit (entre folioles ant. et droite) – orifice du n. phrénique gauche (à la limite charnue et tendineuse, entre folioles ant. et gauche)

▶ **3-70**

a. et b. Déplacements respiratoires (a et b) : positions expiratoire (○), inspiratoire (△) et neutre (●).

c. L'obliquité de l'axe de mobilité costo-vertébrale (a), et la forte obliquité des fibres latérales du diaphragme (b), font que les côtes s'écartent en même temps qu'elles s'élèvent (c : partie haute, c' : partie moyenne, c" : partie basse).

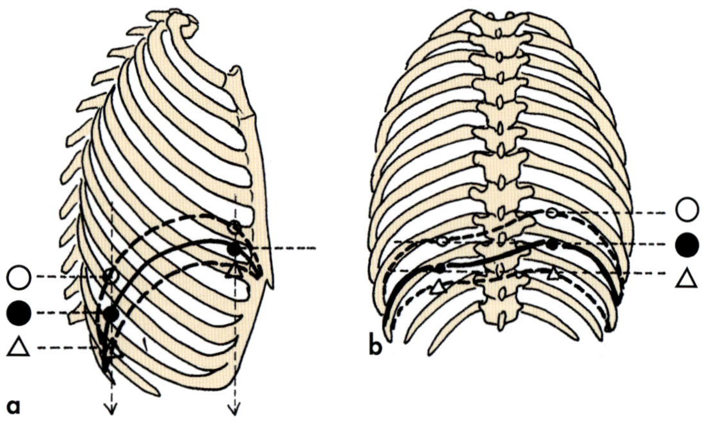

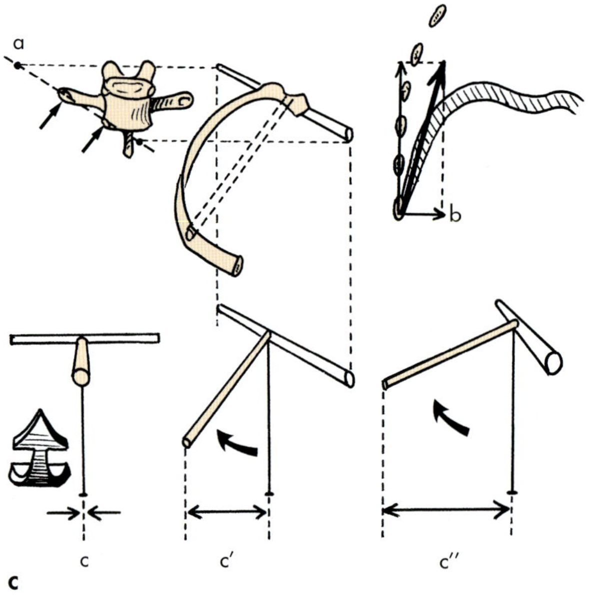

▶ **3-71**

Action du diaphragme sur les caissons thoracique (a) et abdominal (b)

1. Stabilisation lombaire
2. Poussée abdominale
3. Action des muscles abdominaux
4. Expulsions

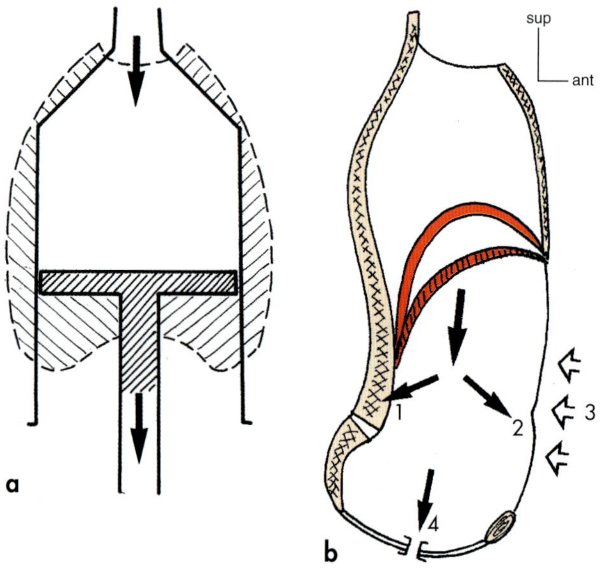

Action (fig. 3-70 et 3-71)	
sur le caisson thoracique	– abaissement du centre phrénique – **inspiration** (muscle principal)
sur le caisson abdominal	1) statique : – **stabilisation** rachis[1] 2) dynamique : – **expulsions** (défécation, miction, accouchement)

[1] En synergie avec le psoas.

Innervation, vascularisation (*cf.* fig. 3-67)	
nerfs	– **nerfs phréniques** droit et gauche (et les 6 derniers nerfs intercostaux pour la proprioception)
racines	– **C4** (parfois C3 ou C5)[1]
artères	– artères phréniques droite et gauche – artère thoracique interne – artères accessoires : intercostales, médiastinales

[1] Il faut bien noter cette innervation extrême haute, qui préserve ce muscle vital dans les atteintes rachidiennes graves.

Incidences pratiques

Ce muscle profond n'est pas accessible à la palpation. Sur le plan mécanique, c'est le **principal inspirateur**. L'action élévatrice des côtes, lorsque le centre phrénique est stabilisé par la pression abdominale, ajoute une composante d'écartement du fait de l'orientation des articulations costo-vertébrales (augmentation des diamètres thoraciques). Il est à noter que son innervation, vitale, est très haute et que, d'autre part, il est tributaire du retour provoqué par le tonus des muscles abdominaux (leur paralysie nécessite le port d'une ceinture élastique compensatrice).
Les pathologies plus banales sont le hoquet (contraction spasmodique), le point de côté (contracture) et les hernies hiatales (en regard de l'œsophage).
Les culs-de-sac pleuraux (sinus) peuvent être le siège d'accolements (pleurésies), ce qui affecte gravement la cinétique diaphragmatique.

QROC sur les muscles du thorax

Corrigés p. 378

1. Donnez, schématiquement, les insertions du diaphragme.
2. Donnez les insertions du dentelé antérieur.
3. Décrivez succinctement le muscle transverse du thorax.
4. Donnez l'innervation du diaphragme.
5. Donnez le rapport essentiel du petit pectoral.
6. Qu'est-ce que le muscle élévateur des côtes ?
7. Quelles sont les insertions de l'intercostal intime ?
8. Quelle est l'innervation du dentelé antérieur ?
9. Quels sont les rapports importants du diaphragme, en dehors des viscères ?
10. Quelle est l'action du grand pectoral ?

MUSCLES DE LA PAROI POSTÉRIEURE DU TRONC

PLAN MOYEN

▶ **3-72**

Division des muscles érecteurs de la tête (Te), du cou (C), du thorax (Th), des lombes (L) et partie sacrale (S).

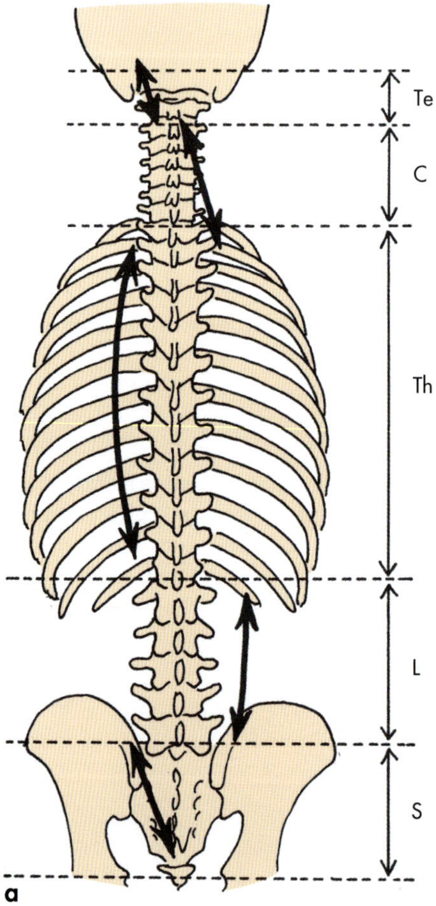

a

▶ **3-73**

Disposition des érecteurs superficiels et profonds en coupe transversale (a) et en vue frontale (b).

1. Rotateurs
2. Multifides
3. Élévateur des côtes
4. Longissimus
5. Iliocostal
6. Épineux
7. Trapèze
8. Rhomboïde
9. DPS

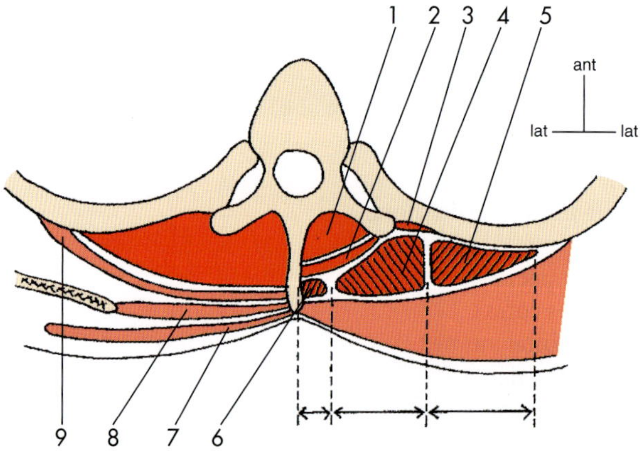

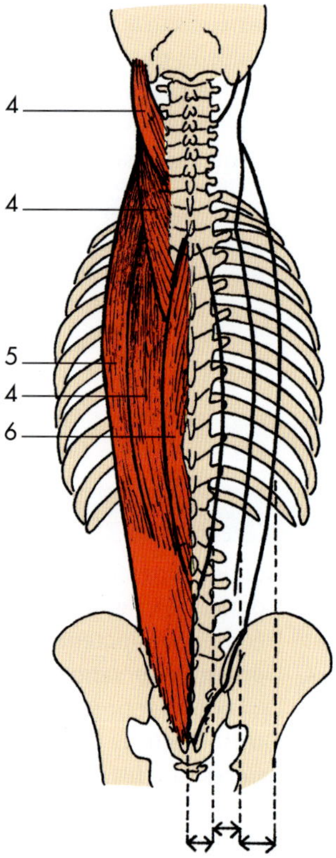

Ces muscles sont souvent subdivisés en plusieurs parties correspondant aux segments rachidiens. C'est ainsi que l'on trouve des muscles de la tête (capitis), du cou (cervicis), du thorax (thoracis), des lombes (lumborum) et une partie caudale (fig. 3–72).

Groupe sacro-épineux

Ce groupe est constitué de 3 longs muscles (fig. 3–73), de dehors en dedans : l'iliocostal (du côté des côtes), le longissimus (c'est-à-dire : « le plus long », à cheval sur la jonction costo-vertébrale), l'épineux (plaqué contre les processus épineux). Leur partie basse, dite **partie caudale des érecteurs**[6] est dense, puissante et peu différenciée.

[6] Anciennement masse commune ou masse sacro-lombaire.

▶ 3-74
Iliocostal, insertions et trajet.

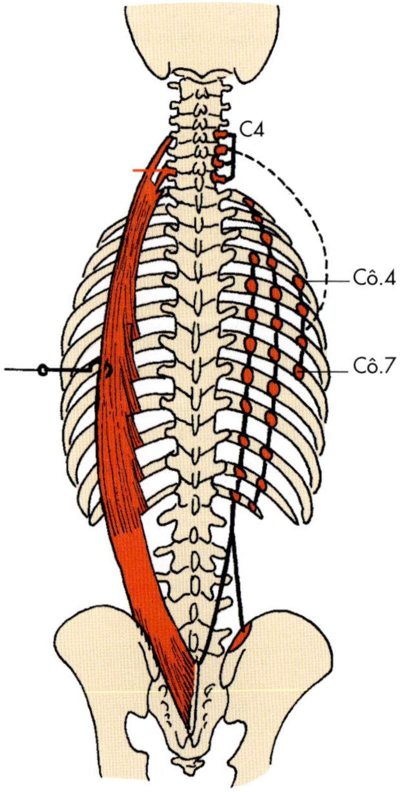

▶ 3-75
Iliocostal : schématisation.

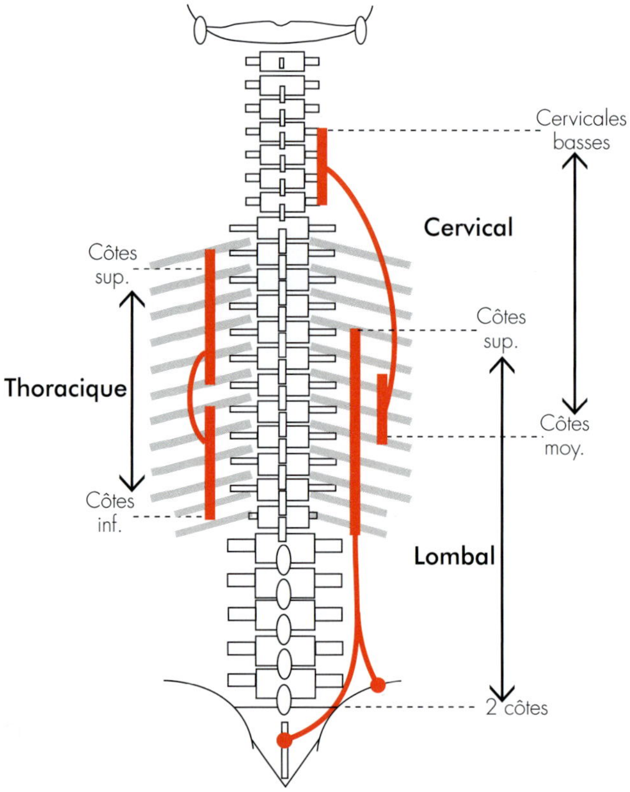

Iliocostal (fig. 3-74 et 3-75)			
situation		– portion latérale de la gouttière paravertébrale	
composition		– 3 parties : lombale, thoracique, cervicale	
	partie lombale	**partie thoracique**	**partie cervicale**
origine	1) crête sacrale médiane et sillon sacral post. 2) crête iliaque	– 6 dernières côtes – angle post. (face ext.)	– côtes moyennes (4e à 7e) – angle post. (face ext.)
terminaison	– 9 dernières côtes (4e à 12e côtes) – angle post. (face ext.)	– 6 premières côtes – angle post. (face ext.)	– vert. cervicales inférieures (C4 à C7) – processus transverse
trajet	– vertical, aplati – s'élargit à la partie thoracique – recouvert par les dentelés post. et leur aponévrose intermédiaire, le rhomboïde, le grand dorsal et le trapèze		

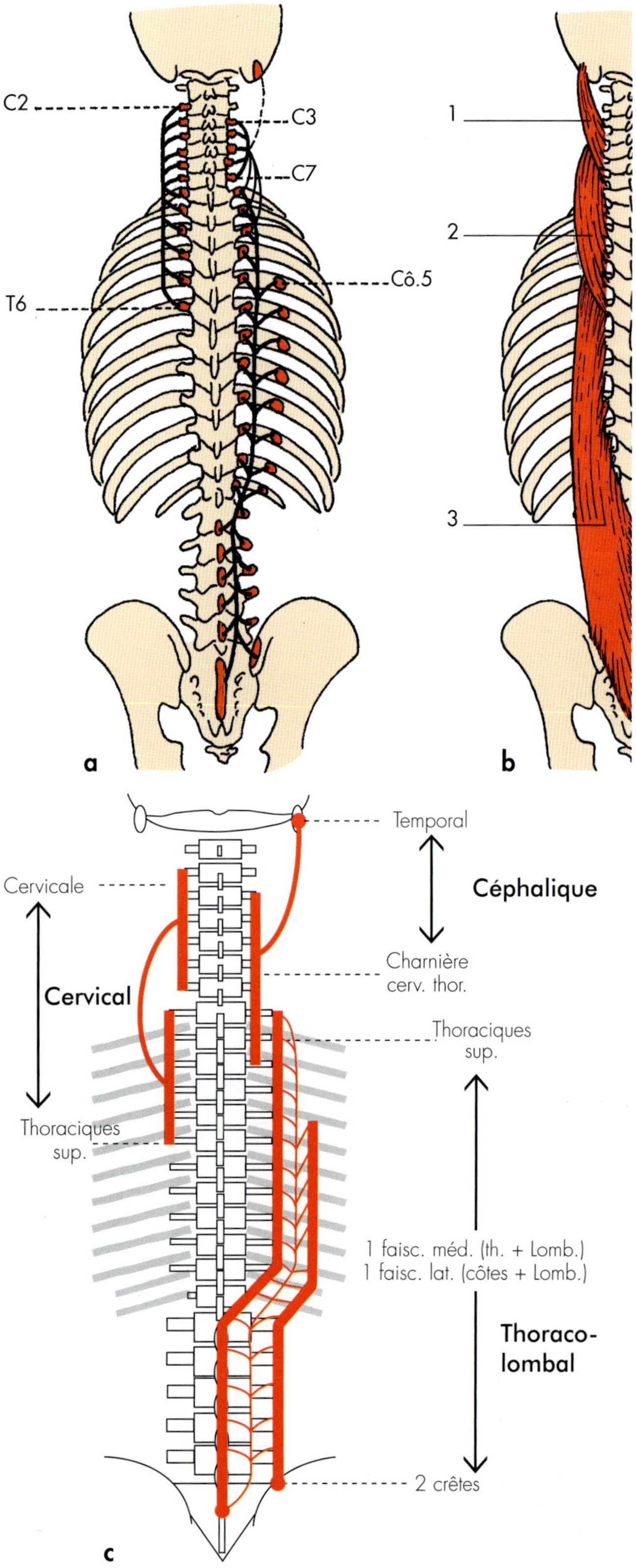

▶ **3-76**

Longissimus : insertions (a), trajet (b) et schématisation (c).

1. Longissimus de la tête
2. Longissimus du cou
3. Longissimus thoraco-lombal

▶ **3-77**

Épineux du thorax.

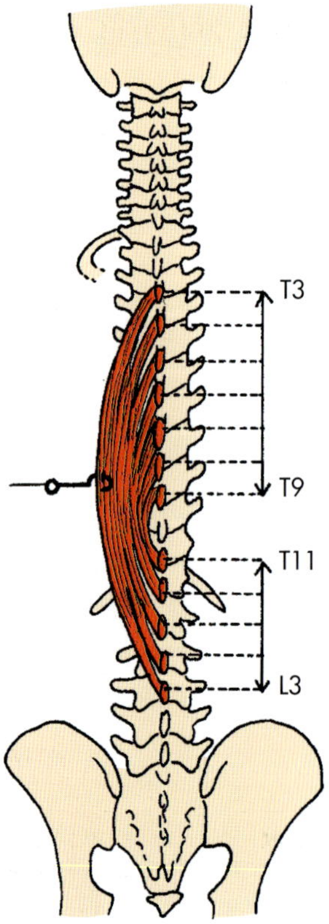

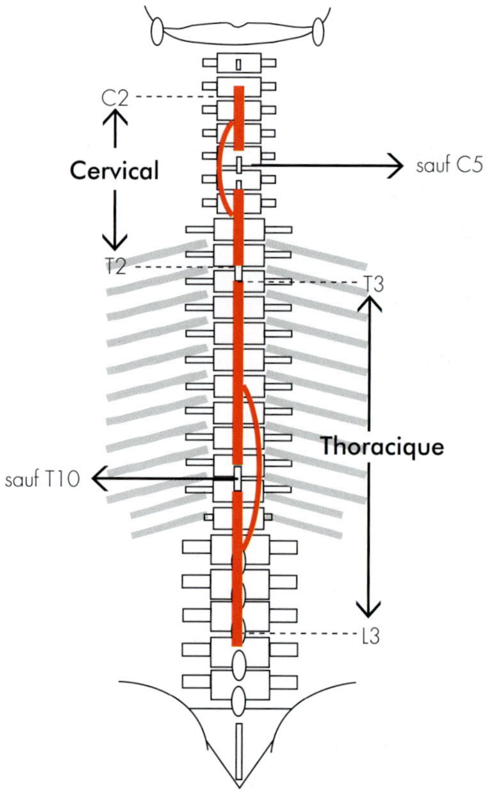

▶ **3-78**

Schématisation de l'épineux (le cervical est rare).

Longissimus[1] (fig. 3-76)			
situation	– portion moyenne de la gouttière paravertébrale		
composition	– 3 parties : thoraco-lombale, cervicale, céphalique		
	partie thoraco-lombale	**partie cervicale[2]**	**partie céphalique[3]**
origine	1) crête **sacrale** médiane et sillon sacral post. 2) crête **iliaque** 3) **L1 à L5** (processus transverses et épineux)	– **T1 à T6** (6 premières thoraciques) – processus transverses	– **C3 à T3** – processus transverses
terminaison	– toute la hauteur du thorax – en 2 faisceaux, de part et d'autre des articulations costo-transversaires : 1) faisceau méd. : de T1 à T12 (transverse) 2) faisceau lat. : de 5e à 12e côtes	– **C2 à C7** (6 dernières cervicales) – processus transverses	– **temporal** – processus mastoïde
trajet	– vertical – recouvert par les dentelés post. et leur aponévrose intermédiaire, le rhomboïde, le grand dorsal et le trapèze		

[1] Ancien long dorsal.
[2] Ancien transversaire du cou.
[3] Ancien petit complexus.

Épineux (du thorax)[1] (fig. 3-77 et 3-78)	
situation	– charnière thoraco-lombale
origine	– **L3 à T11** – processus épineux
terminaison	– **T3 à T9** – processus épineux
trajet	– vertical – en forme de parenthèses concentriques non symétriques (seule T10 ne reçoit pas d'insertion) – recouvert par les dentelés post. et leur aponévrose intermédiaire, le rhomboïde, le grand dorsal et le trapèze
action commune	– **érection** et **extension** du rachis – pour le longissimus : stabilisation de la charnière costo-transversaire – pour l'épineux : stabilisation de la charnière thoraco-lombale
innervation commune	– nerfs spinaux[2] des étages correspondants

[1] Il existe parfois un épineux du cou, voire de la tête. Ils sont rares et variables en importance.
[2] Avec souvent des anastomoses avec les nerfs du côté controlatéral.

PLAN PROFOND

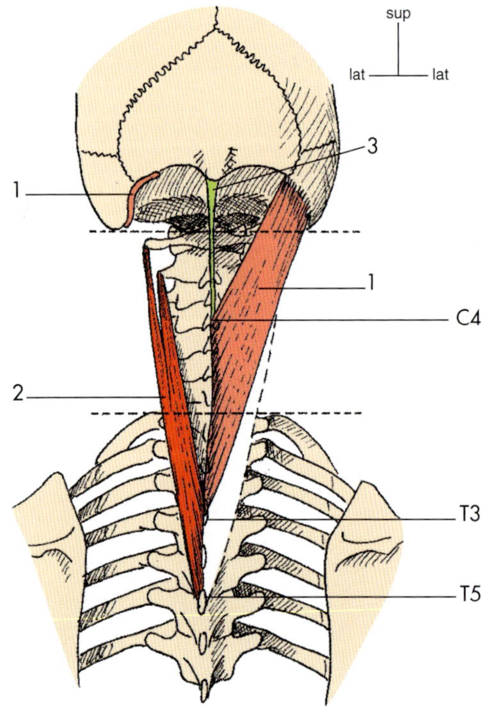

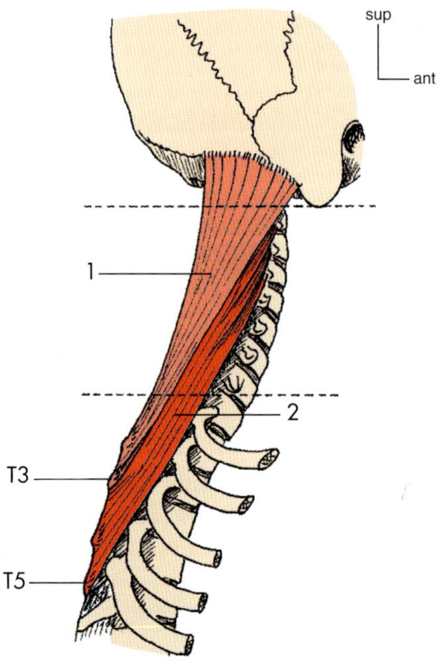

▶ **3-79**

Splénius en vue postérieure.
1. Splénius de la tête
2. Splénius du cou
3. Ligament nucal

▶ **3-80**

Splénius en vue latérale.
1. Splénius de la tête
2. Splénius du cou

▶ **3-81**

Muscles courts.
1. Ligament interépineux
2. Interépineux
3. Intertransversaires
3.1. Intermamillaire
3.2. Mamillo-accessoire (ou mamillo-styloïdien)
3.3. Interaccessoire (ou interstyloïdien)
3.4. Intertransversaire latéral

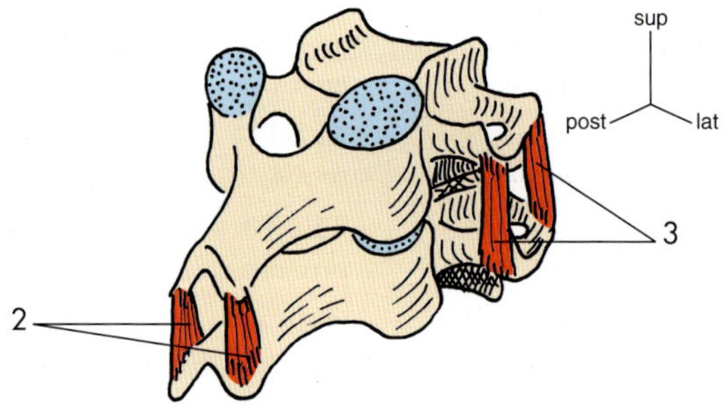

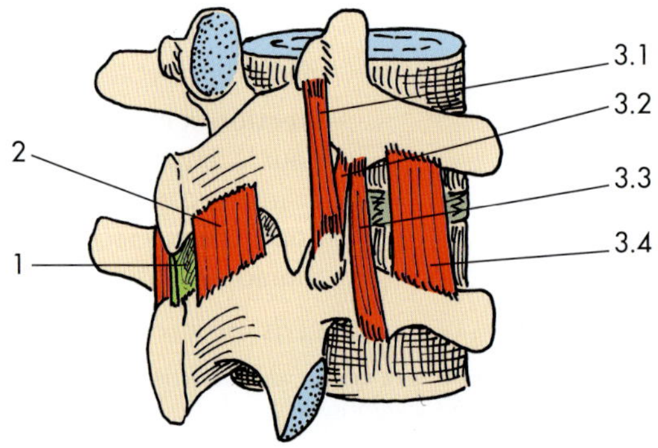

Groupe des splénius

Ce groupe est composé de 2 muscles qui diffèrent l'un de l'autre du fait de la terminaison crâniale de l'un et cervicale de l'autre, alors que leur origine s'échelonne de C4 à T5.

Nom	Splénius de la tête (fig. 3-79 et 3-80)	Splénius du cou (fig. 3-79 et 3-80)
situation	– cervico-céphalique	– thoraco-cervical
origine	– **C4 à T3** – épineux et ligament nucal	– **T3 à T5** – épineux et ligament nucal
terminaison	1) **occipital** – ligne nucale sup. – 1/2 latérale 2) **temporal** – processus mastoïde – bord post.	– **C1 et C2** (parfois C3)
trajet	– oblique en ht, en dh	– oblique en ht, en dh, en avt
action	– au niveau de la tête pour le ST, au niveau du cou pour le SC : – **extension** – **rotation** homolatérale – **inclinaison** homolatérale	
innervation	– **nerfs spinaux** des étages correspondants (C2, C3, C4)	

Groupes intertransversaire et épineux

Nom	Intertransversaire (fig. 3–81)	Interépineux (fig. 3–81)
situation	– entre 2 vertèbres	– entre 2 vertèbres
origine	– une vertèbre donnée – bord inf. du processus transverse	– une vertèbre donnée – bord inf. du processus épineux
terminaison	– la vertèbre sous-jacente – bord sup. du processus transverse	– la vertèbre sous-jacente – bord sup. du processus épineux
trajet	– mono-articulaire[1] – vertical – généralement absent au thorax	– mono-articulaire – vertical (plaqué contre le ligament interépineux) – absent au thorax
action	– **inclinaison** homolatérale	– **extension**
innervation	– **nerf spinal** de l'étage correspondant (*cf.* fig. 6–14)	

[1] Ce muscle est double au niveau cervical, du fait de l'aspect bifide du processus transverse. Au niveau lombal, il se dissocie en plusieurs petits faisceaux : intermamillaire, mamillo-accessoire (ou mamillo-styloïdien), interaccessoire (ou interstyloïdien), intertransversaire latéral.

PLAN PROFOND

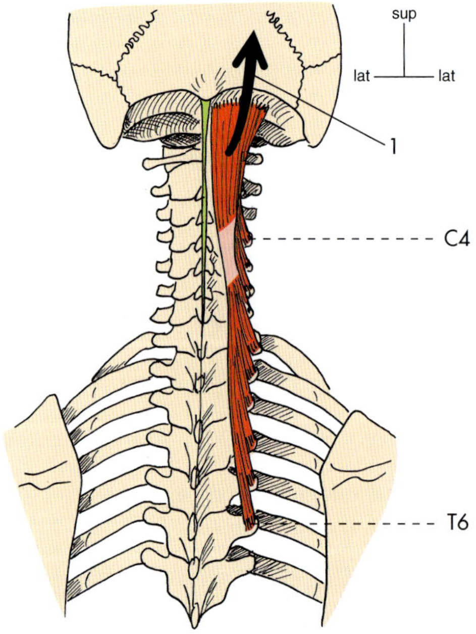

▶ 3-82
Semi-épineux de la tête en vue postérieure.
1. Nerf C2 (Arnold)

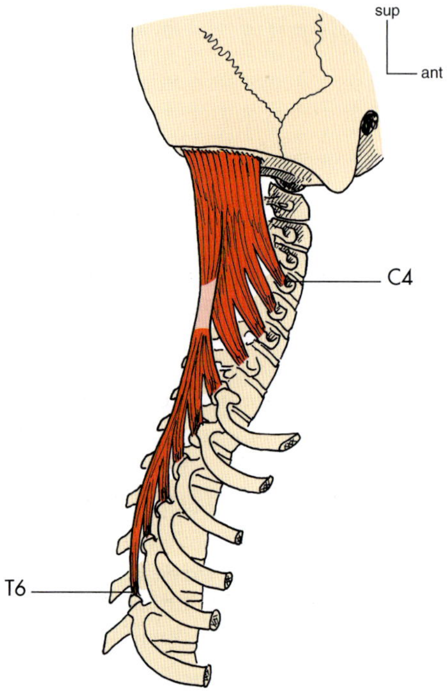

▶ 3-83
Semi-épineux de la tête en vue latérale.

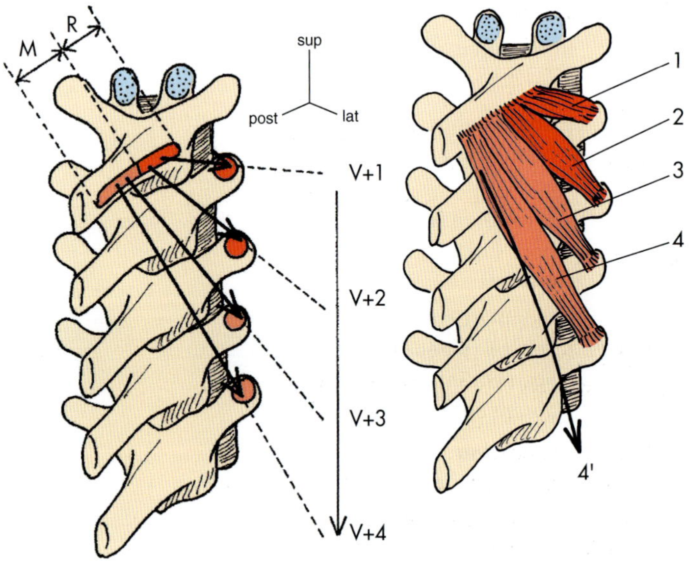

▶ 3-84
Transversaire épineux : rotateurs (R), multifides (M). Insertions (a) et trajet (b).
1. Rotateur court
2. Rotateur long
3. Multifide court
4. Multifide long
4'. Faisceau supplémentaire

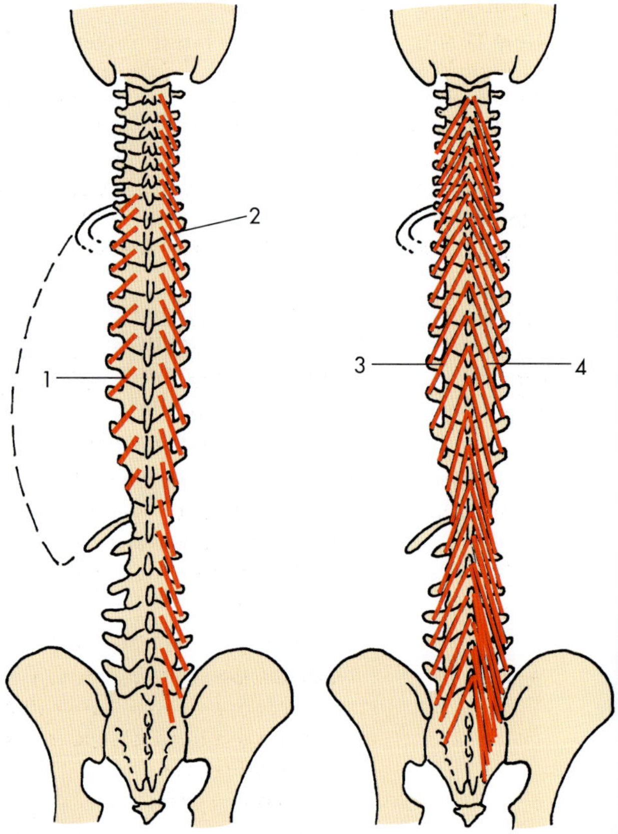

▶ 3-85
Disposition des faisceaux du transversaire épineux.
1. Faisceau court rotateur
2. Faisceau long rotateur
3. Faisceau court multifide
4. Faisceau long multifide

Semi-épineux (de la tête)[1] (fig. 3-82 et 3-83)	
situation	– cervico-céphalique
origine	– **C4 à T6** – processus transverses
terminaison	– **occipital** – entre les lignes nucales supérieure et inférieure (partie médiale)
trajet	– vertical et paramédian – épais, recouvert par les splénius – il présente quelques caractéristiques : 1) portion méd. et post. : crânio-thoracique, **digastrique**, avec un tendon intermédiaire (d'où son nom) 2) le ventre sup. présente une boutonnière pour le passage du nerf C2, ou nerf grand occipital (Arnold) 3) portion lat. et ant. : fasciculée, crânio-cervicale
action	– **extension** de la tête et **inclinaison** homolatérale
innervation	– **nerfs spinaux** des étages correspondants (C2 à T5)

[1] Ancien grand complexus, du fait de la complexité de ses fibres. On décrit parfois un semi-épineux du cou et un autre du thorax, ils sont très variables et peu symétriques (Paturet). Ils se font suite et sont schématiquement tendus des processus transverses thoraciques aux processus épineux cervicaux, soit de T11 à C2. Ces 2 muscles prolongent le semi-épineux de la tête vers le bas, leurs insertions sont plus ou moins mélangées à celles du transversaire épineux, dont ils forment, en fait, le plan superficiel.

Groupe transversaire épineux

Ce groupe est composé des faisceaux du muscle transversaire épineux, classés en 2 sous-groupes : les rotateurs[7] ont un chef court et un long, les multifides également[8]. Le transversaire épineux a été décrit par Winckler [16] en prenant l'origine du côté médian, et par Trolard en prenant l'origine du côté transversaire. Cela ne change rien et nous prenons ici la description de Winckler (fig. 3-84). Ce muscle n'est pas symétrique (Paturet) et connaît des variables quant à la disposition de ses faisceaux. L'ensemble forme un tissage très serré, plaqué de part et d'autre du rachis (fig. 3-85).

- *Le court rotateur* n'existe ni au niveau cervical, ni au niveau lombal, et au niveau thoracique il double partiellement le ligament costo-lamellaire (de Trolard).
- *Le long multifide* possède plusieurs faisceaux au niveau lombal.

Nom	Rotateurs (court et long)	Multifides (court et long)
composition	– 2 chefs : court (CR) et long (LR)	– 2 chefs : court (CM) et long (LM)
origine	– sur une vertèbre n° **V** 1) CR : lame, partie latérale 2) LR : lame, partie médiale	– sur une vertèbre n° **V** 1) CM : épineux, partie antérieure 2) LM : épineux, partie postérieure
terminaison	– sur le processus transverse : 1) CR : de la vertèbre n° **V + 1** 2) LR : de la vertèbre n° **V + 2**	– sur le processus transverse : 1) CM : de la vertèbre n° **V + 3** 2) LM : de la vertèbre n° **V + 4**
trajet	1) CR : en dehors 2) LR : en dehors, un peu en bas	1) CM : en dehors, en bas 2) LM : en dehors, très en bas
action	– **stabilisation** intervertébrale (surtout le CR, qui est mono-articulaire et au contact de l'articulaire postérieure) [17] – **rotation** controlatérale (pour les rotateurs) – **érection** du rachis – **extension** du rachis	
innervation	– **nerf spinal** de l'étage correspondant (*cf.* fig. 6–14)	

[7] Rotateurs car, plus transversaux que les autres, ils ont une action rotatrice plus marquée. Anciennement nommés court et long lamellaires (car s'insérant sur la lame vertébrale).

[8] Ils possèdent parfois plusieurs faisceaux, d'où leur nom. Anciennement nommés court et long épineux (car s'insérant sur l'épineux vertébral).

PLAN SUPERFICIEL

▶ 3-86

Trapèze.
1. Insertions
2. Corps musculaire
3. Deltoïde
4. Infra-épineux
5. Petit rond
6. Rhomboïde
7. Grand dorsal

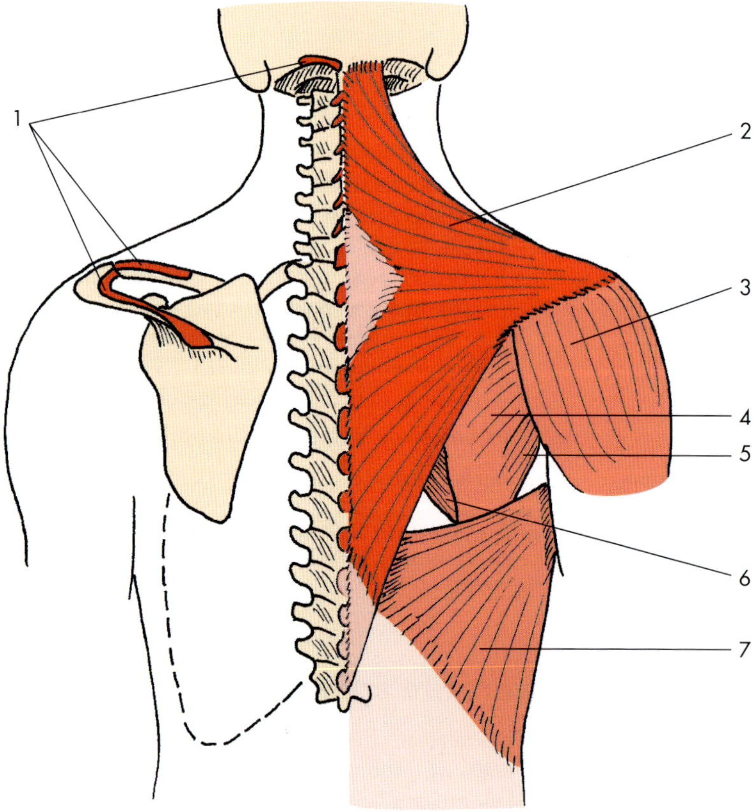

▶ 3-87

Actions sur la scapula : trapèze supérieur (a), moyen (b), inférieur (c).

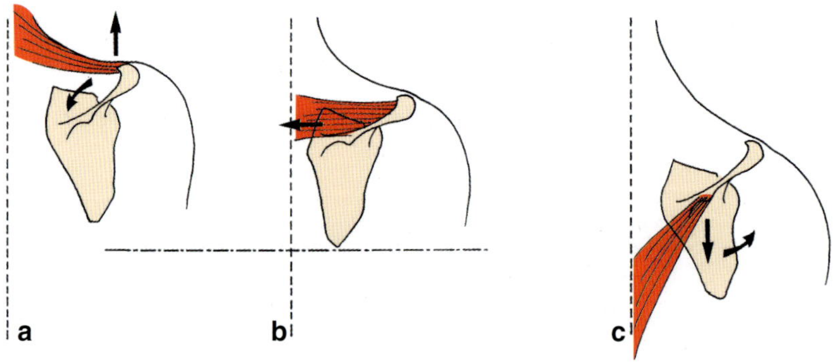

▶ 3-88

Actions sur le rachis : trapèze supérieur (a), moyen (b), inférieur (c).
1. Épineux
2. Transversaire épineux
3. Résultante de plaquage du trapèze
4. Trapèze
5. Dentelé postérosupérieur
6. Iliocostal
7. Longissimus

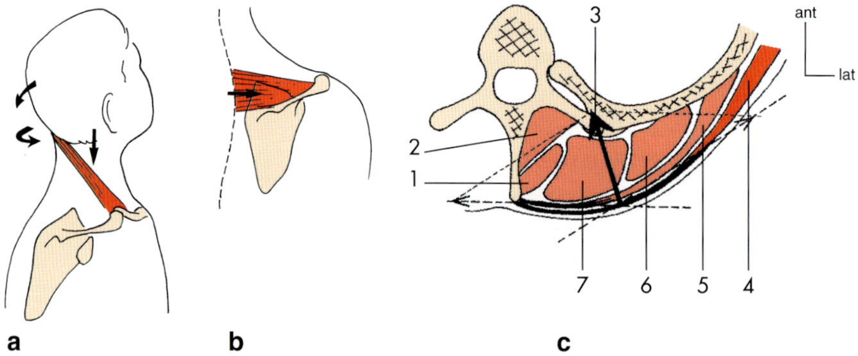

Trapèze (fig. 3-86)	
situation	– région cervico-thoraco-scapulaire
composition	– 3 faisceaux, dissociés surtout par leur insertion terminale (latérale)
origine (insertion médiale)	1) occipital – ligne nucale supérieure – tiers médial 2) vertèbres C1 à T11 – processus épineux – apex + ligament nucal
terminaison (insertion latérale)	1) faisceau supérieur – **clavicule** (déborde sur l'acromion) – tiers latéral (face sup. et bord post. du corps) 2) faisceau moyen – scapula : **épine** – bord post. (versant sup.) 3) faisceau inférieur – scapula : tubercule trapézien
trajet	– étalé en éventail à sommet latéral : – fibres supérieures : obliques en dehors et en bas – fibres moyennes : dirigées en dehors – fibres inférieures : obliques en dehors et en haut – large nappe aplatie – avec son homologue controlatéral, il forme le **losange aponévrotique** du trapèze, en regard de la charnière cervico-thoracique[1]
action	1) rachis fixe (fig. 3-87) : – faisceau sup. : – **élévation** du moignon – **sonnette** latérale – faisceau moy. : – adduction – **rétropulsion** de la scapula – faisceau inf. : – **abaissement** du moignon – **adduction** et sonnette latérale 2) scapula fixe (fig. 3-88) : – faisceau sup. : – **extension** + **inclinaison** homolatérale + **rotation** controlatérale de la tête – faisceau moy. : – **translation** homolatérale du rachis (*cf.* note 54) – faisceau inf. : – **sustentation** du rachis inf. 3) globalement : – **plaquage** des muscles sous-jacents – **stabilisateur** cervico-thoraco-scapulaire
innervation	– **nerf accessoire** (XI) – nerf du trapèze (C3, ± C4) pour la proprioception

[1] C'est une importante zone de plaquage aponévrotique, à la base du bras de levier cranio-cervical. Il est parfois recouvert d'un coussinet cellulo-graisseux.

PLAN SUPERFICIEL

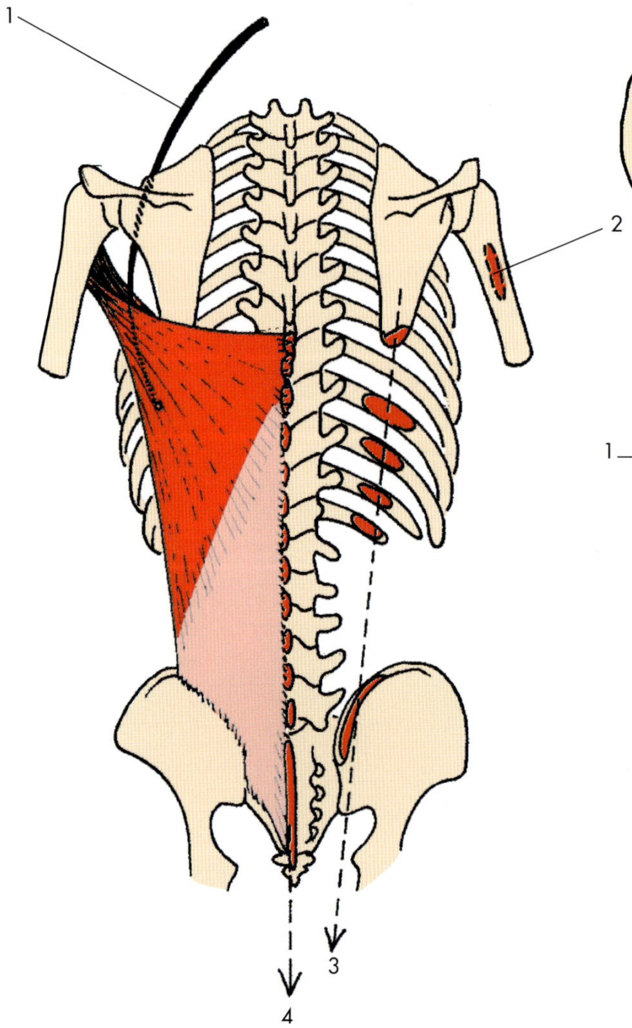

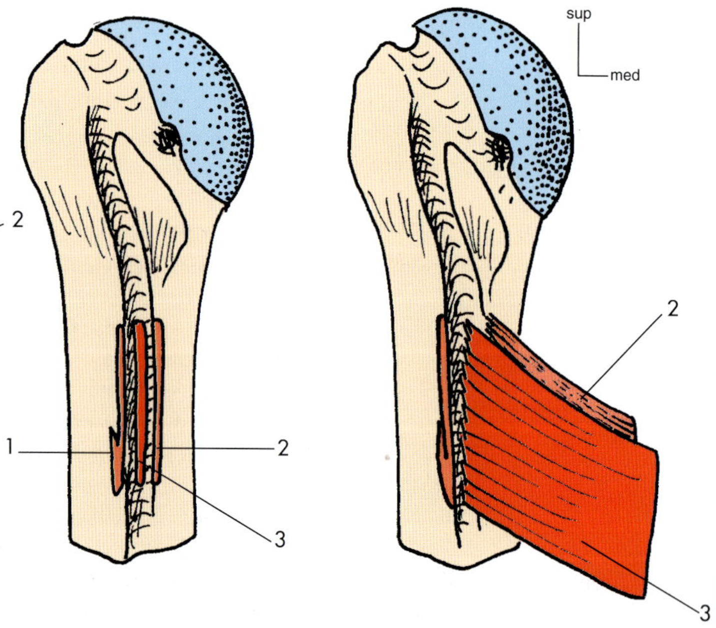

▶ **3-90**

Terminaison.

1. Grand pectoral
2. Grand rond
3. Grand dorsal

▶ **3-89**

Grand dorsal.

1. Nerf du grand dorsal (du plexus brachial)
2. Terminaison brachiale
3. Insertions latérales
4. Insertions médiales

▶ **3-91**

Actions sur l'humérus.

a) Extension, abaissement, rotation médiale
b) Adduction, abaissement

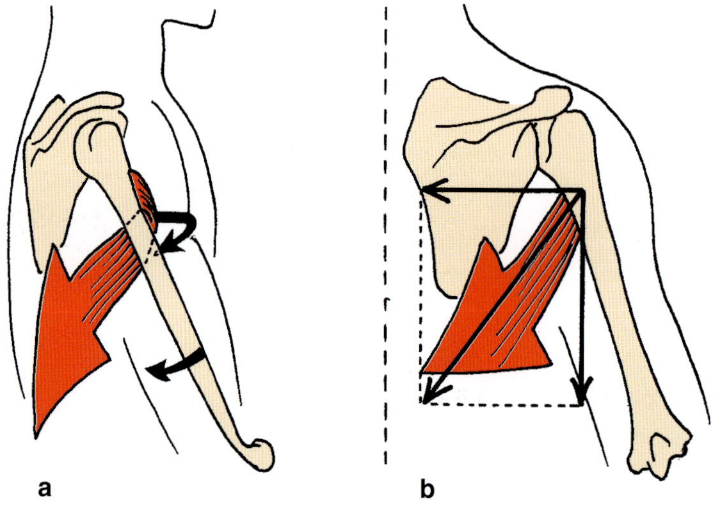

Grand dorsal (fig. 3-89)	
situation	– partie postéro-inférieure et latérale du tronc
origine (fig. 3–84)	1) insertion médiale : – **T6 à S5** (apex des épineux et crête sacrale médiane) 2) insertions latérales : a) **crête iliaque** de l'os coxal (tiers post., versant externe) b) 4 dernières côtes (arc post.) c) inconstant : angle inf. de la scapula (face post.)
terminaison (fig. 3–90)	– humérus – face médiale du corps – quart sup. (dans le fond du sillon bicipital)
trajet	– sous-cutané, large et aplati – oblique en haut, en dehors, en avant – toute la partie lombale est **aponévrotique** (formant un grand losange avec son homologue controlatéral), la partie haute est charnue (la limite se fait selon une ligne oblique en bas et en dehors) – le tendon terminal **s'enroule** autour du grand rond – il donne parfois une **languette** tendineuse pour le long triceps (*cf.* ce muscle)
action	1) bassin fixe (fig. 3–91) : – **rétropulsion** de l'épaule – **adduction, rotation médiale** et **extension** de la scapulo-humérale – **abaissement** de la tête humérale 2) humérus fixe (fig. 3–92) : – **élévateur** du bassin[1] – antéversion du bassin 3) globalement (fig. 3–93) : – rapproche les 2 ceintures – **plaquage** aponévrotique des érecteurs du rachis
innervation	– **nerf thoraco-dorsal** (faisceau post. du plexus brachial, C6 à C8)

[1] Cette fonction, ainsi que l'innervation haute, sont extrêmement importantes pour le paraplégique.

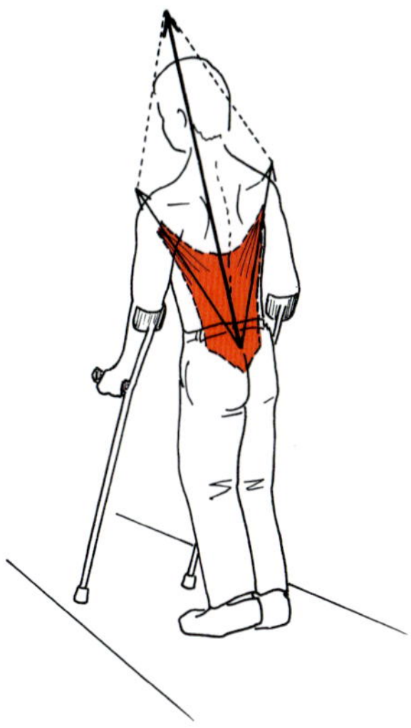

▶ **3-92**
Action sur la ceinture pelvienne.

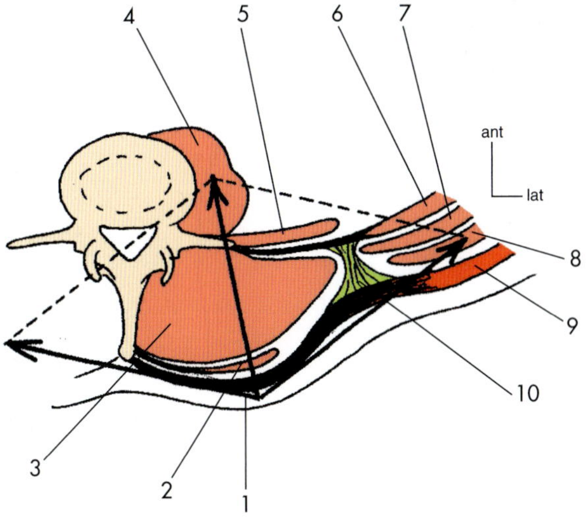

▶ **3-93**
Action de plaquage sur les muscles profonds.
1. Aponévrose du grand dorsal
2. DPI
3. Érecteurs du rachis
4. Psoas
5. Carré des lombes
6. Transverse
7. Oblique interne
8. Oblique externe
9. Grand dorsal
10. Liaison fibreuse (sillon lombal, *cf.* fig. 8–4)

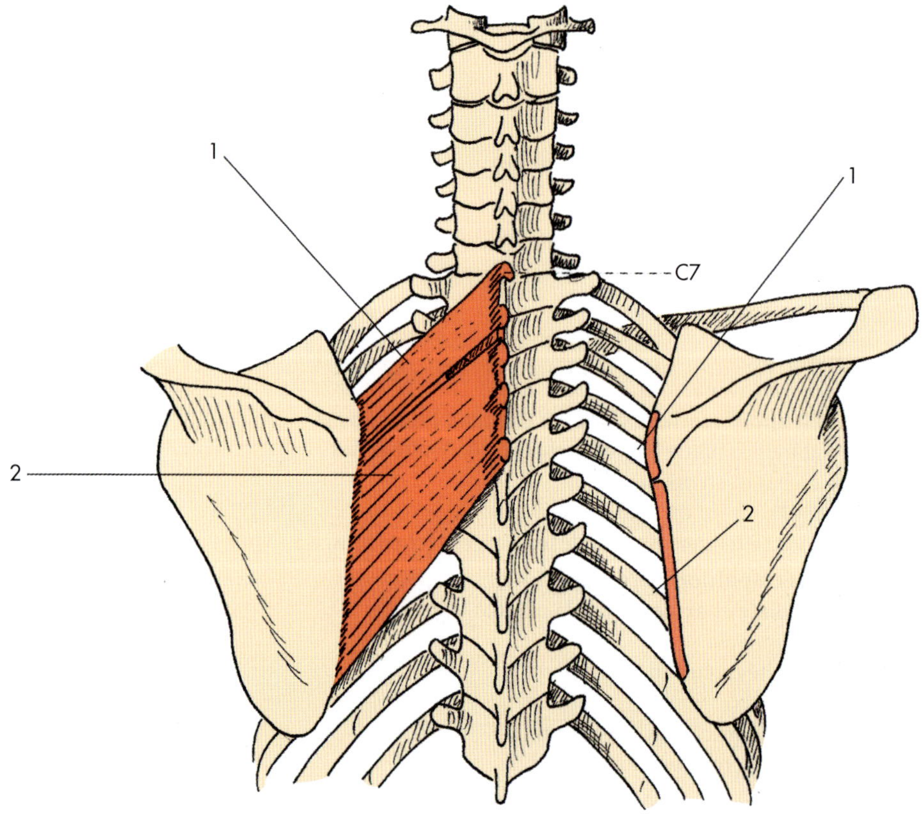

3-94
Rhomboïde.
1. Petit rhomboïde
2. Grand rhomboïde

3-95
Actions d'adduction, élévation, sonnette médiale.

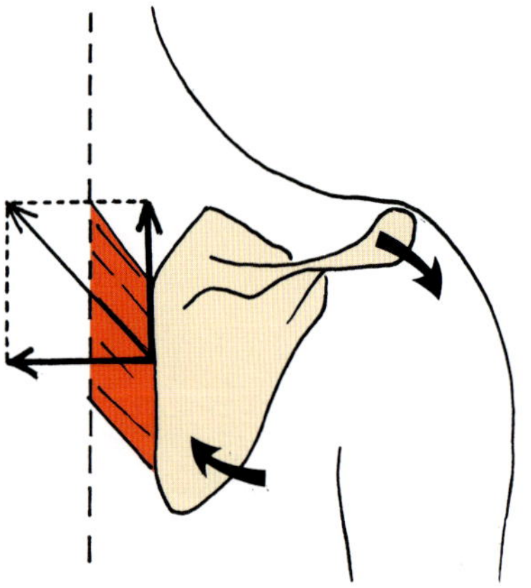

3-96
Action de plaquage du bord spinal avec le dentelé antérieur.

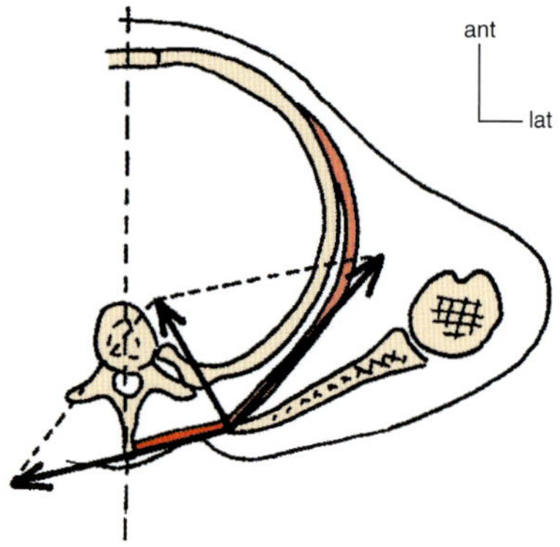

3-97
Actions synergiques.
1. DPS
2. Rhomboïde
3. Dentelé antérieur

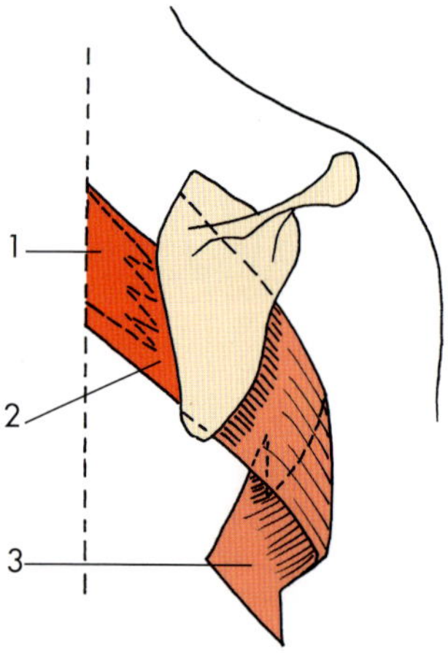

Rhomboïdes (fig. 3-94)	
situation	– région interscapulaire
composition	– 2 chefs : un petit et un grand
origine	1) petit : – **C7 et T1** (apex et ligament supra-épineux) 2) grand : – **T1 à T4** (apex et ligament supra-épineux)
terminaison	1) petit : – **bord médial de la scapula** (en regard de l'épine) 2) grand : – **bord médial de la scapula** (en dessous de l'épine)
trajet	– plan moyen superficiel – fibres parallèles et obliques en bas et en dehors – le chef petit rhomboïde est souvent bien délimité – les fibres inférieures forment la limite supérolat. du **triangle de la 8ᵉ côte** (*cf.* chapitre 7)
action	1) rachis fixe (fig. 3–95) : – **adduction, élévation, rétropulsion,** sonnette médiale de la scapula 2) scapula fixe : – **translation** homolatérale et **rotation** controlatérale du rachis[1] 3) synergies (fig. 3–96 et 3–97) : – avec le dentelé ant. (pour plaquer le bord spinal de la scapula) – avec le dentelé postérosup. (pour stabiliser la charnière cervico-thoracique)
innervation	– **nerf dorsal de la scapula** (C5)

[1] Action utilisée dans des techniques de rééducation (Niederhoffer).

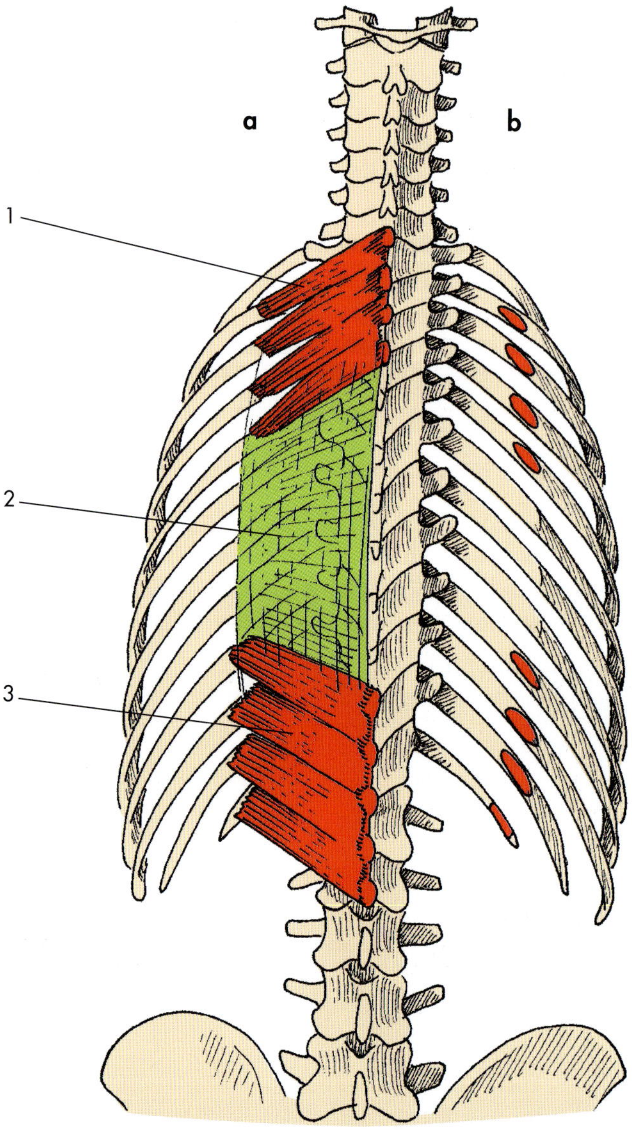

▶ 3-98

Dentelés postérieurs : trajet (a), insertions (b).

1. Dentelé postérosupérieur (DPS)
2. Aponévrose des dentelés
3. Dentelé postéro-inférieur (DPI)

Dentelés postérosupérieur et postéro-inférieur (DPS, DPI) (fig. 3-98)	
situation	– charnières cervico-thoracique (DPS) et thoraco-lombale (DPI)
composition	– 2 muscles séparés par une aponévrose (reliquat d'un grand muscle unique)
origine	1) DPS : – **C7 à T3** – apex des épineux (+ ligament supra-épineux et base du ligament nucal) 2) DPI : – **T11 à L3** – apex des épineux (+ ligament supra-épineux, fusion partielle avec le grand dorsal)
terminaison	1) DPS : – 2e à 5e côtes (parfois la 1re) 2) DPI : – 9e à 12e côtes (parfois la 8e), soit les 4 dernières
trajet	– plan moyen profond – du fait des insertions costales, ces muscles se présentent sous forme de **digitations** 1) DPS : – oblique en dh et en bas[1] – recouvert par le rhomboïde (qui en gêne la palpation) 2) DPI : – oblique en dh et en ht – recouvert par le grand dorsal (qui en gêne la palpation) – forme la limite supéromédiale du **quadrilatère lombal**[2] – son bord inf. est doublé, en profondeur, par le **ligament lombo-costal**[3]
action	1) DPS : – **élévation** des premières côtes (inspirateur accessoire) – **stabilisation** de la charnière cervico-thoracique 2) DPI : – **abaissement** des dernières côtes (expirateur accessoire) – **stabilisation** de la charnière thoraco-lombale
innervation	– nerfs intercostaux 1) DPS : – les 4 premiers 2) DPI : – les 4 derniers

[1] Il est assez réduit, parfois inexistant [18]. Ses fibres charnues se situent entre un plan aponévrotique d'origine vertébrale, superficiel, et une terminaison aponévrotique, profonde. De ce fait le muscle se rapproche d'une structure penniforme [19].
[2] Ancien quadrilatère de Grynfeltt.
[3] Ancien ligament de Henlé (inconstant).

QROC sur les muscles des plans moyen, profond et superficiel

Corrigés p. 378–379

1. Donnez l'innervation du trapèze.
2. Donnez les rapports essentiels du longissimus du thorax.
3. Donnez les caractéristiques essentielles du grand dorsal.
4. Donnez les caractéristiques essentielles du transversaire épineux.
5. Donnez l'innervation du grand dorsal.
6. Donnez les insertions schématiques du muscle épineux.

MUSCLES DE L'ABDOMEN

MUSCLES PÉRIPHÉRIQUES

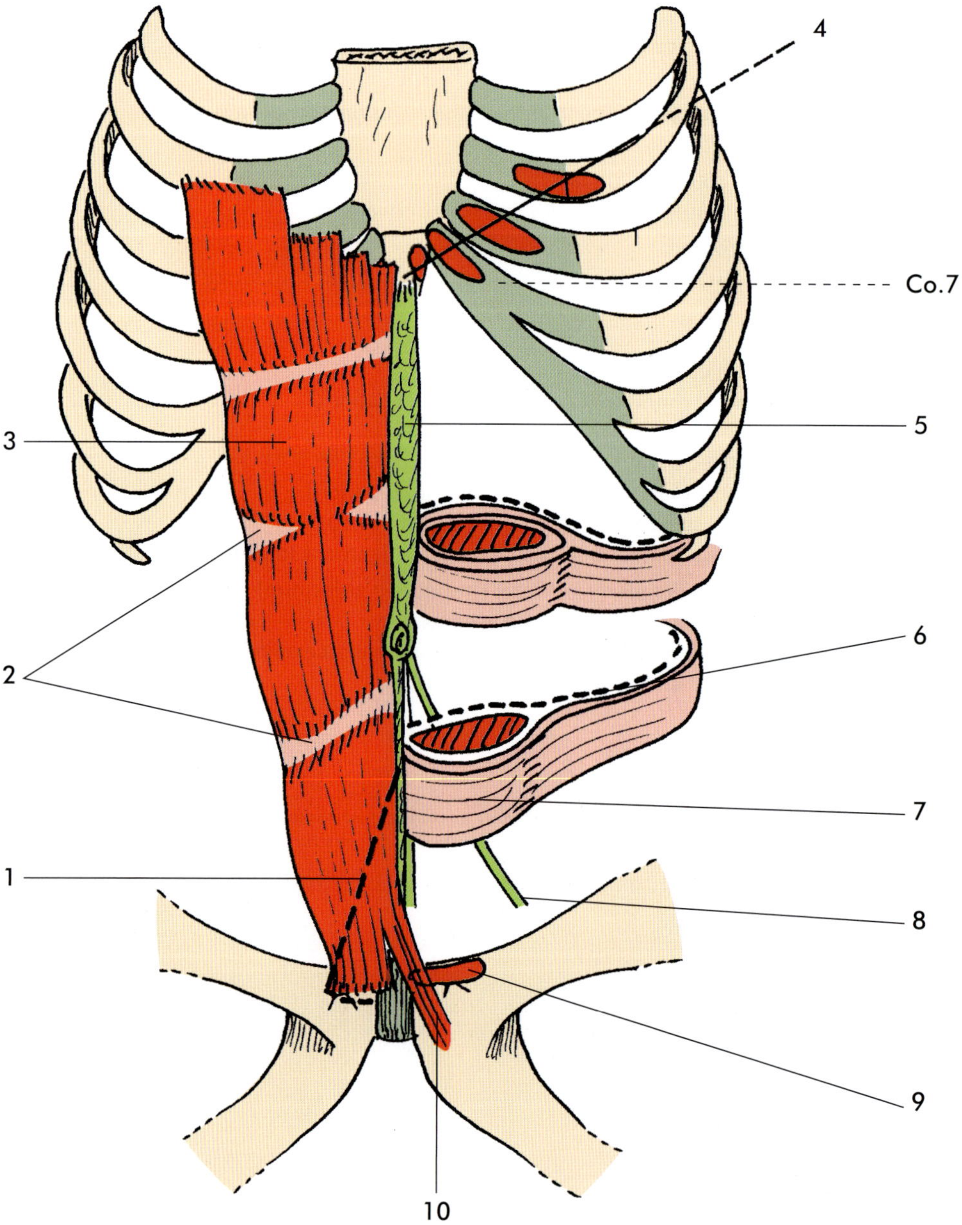

▶ 3-99

Droit de l'abdomen.

1. Localisation du pyramidal
2. Fibres tendineuses intermédiaires
3. Corps musculaire
4. Ligne d'insertion haute
5. Partie rubanée de la ligne blanche
6. Fascia transversalis
7. Gaine des droits
8. Pli ombilical médial
9. Insertion basse
10. Expansion controlatérale

Les muscles abdominaux, au nombre de 7, ont comme points communs :
1. de contribuer à former le **caisson abdominal** ;
2. de relier le **thorax au bassin** ;
3. d'être des muscles **plats** ;
4. de s'étaler sur **3 plans** ;
5. d'être classés, fonctionnellement, par **directions de fibres** plus que par entité anatomique ;
6. d'avoir un fort rôle **statique**, de maintien.

Droit[1] (fig. 3-99 et 3-100)		
Insertions		
	Origine (insertion haute)	***Terminaison (insertion basse)***
structure	**– 5e, 6e et 7e arcs costaux** **– xiphoïde**	**– os coxal**
partie	– insertion lat. = 5e côte + cartilage – insertion moy. = cartilage 6e côte – insertion méd. : 7e cartilage	– pubis – corps – entre épine et symphyse
par	– digitations charnues	– fibres tendineuses + expansion au pubis controlatéral
Trajet		
– vertical, paramédian (de part et d'autre de la ligne blanche) – polygastrique, car corps entrecoupé de stries tendineuses transversales[2] (adhérentes au fascia superficiel) – plus large en haut qu'en bas – sur le côté droit seulement, l'intersection du bord latéral du muscle et du dernier cartilage costal correspond au point vésiculaire – le muscle est engainé par la **gaine des droits**, différente au-dessus et en dessous de la ligne arquée (*cf.* m. transverse : fig. 4–12) – à son tiers inférieur, le muscle est recouvert par l'aponévrose du transverse et des obliques[3] – à sa terminaison, il renforce la symphyse pubienne		

1 Ancien grand droit.
2 Elles sont au nombre de 3 ou 4 et ne sont ni régulières (toute la largeur ou non, toute l'épaisseur ou non), ni symétriques. Ces stries sont le vestige métamérique de côtes abdominales. Elles font que ce muscle dispose de fibres charnues plus courtes, ce qui est un facteur que les physiologistes rapportent à l'activité plus tonique que phasique. De même, c'est le seul muscle de l'abdomen à avoir une innervation fonctionnellement étagée (ce qui est discernable chez les sujets entraînés, qui peuvent moduler son activité).
3 Au tiers inf., la partie post. est renforcée par le pli ombilical médian (ouraque) et les plis ombilicaux médiaux. La partie ant. est renforcée par l'entrecroisement des fibres des muscles larges de l'abdomen. Cette portion des muscles larges joue un rôle de sous-ventrière fonctionnelle face à l'action de la pesanteur sur le bas-ventre (*cf.* fig. 4–13).

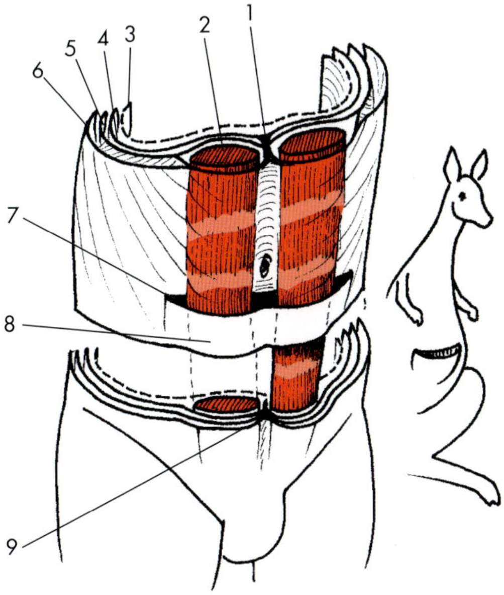

3-100
Gaine des droits et ligne arquée.
1. Ligne blanche (partie supra-ombilicale)
2. Muscle droit de l'abdomen
3. Fascia transversalis
4. M. transverse
5. M. oblique int.
6. M. oblique ext.
7. Ligne arquée (comparée à une poche kangourou)
8. Gaine des droits
9. Ligne blanche (partie infra-ombilicale)

MUSCLES PÉRIPHÉRIQUES

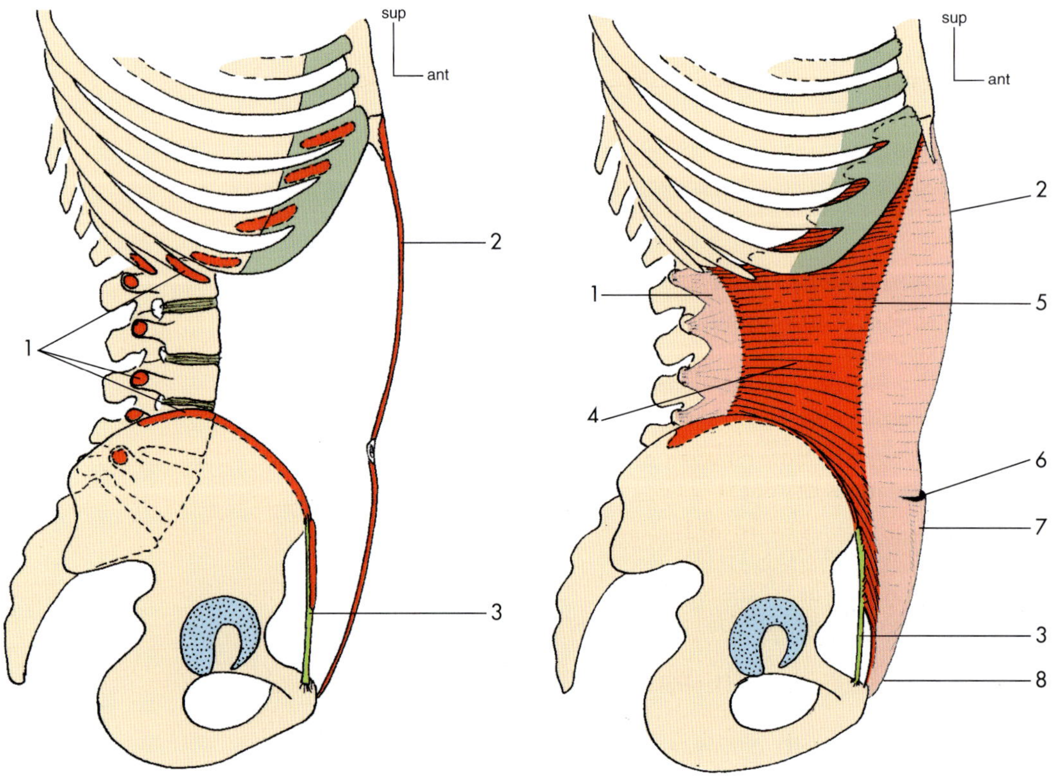

▶ **3-101**

Insertions du transverse.

1. Origine (latérale)
2. Terminaison (ligne blanche)
3. Ligament inguinal
4. Corps musculaire
5. Ligne semi-lunaire
6. Ligne arquée
7. Gaine des droits
8. Tendon conjoint

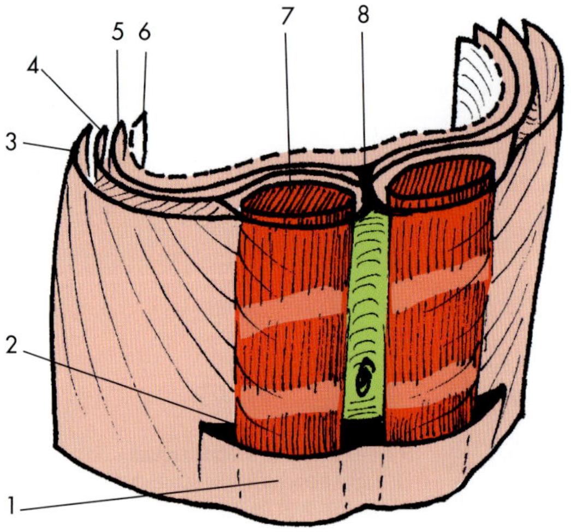

▶ **3-102**

Ligne arquée.

1. Gaine des droits
2. Ligne arquée (comparée à une poche kangourou)
3. Muscle oblique externe
4. Muscle oblique interne
5. Muscle transversal
6. Fascia transversalis
7. Muscle droit de l'abdomen
8. Ligne blanche (partie supra-ombilicale)

Transverse			
Insertions (fig. 3-101a)			
Origine (insertions latérales)			
localisation	thoracique	vertébrale	coxale
structure	– **6 derniers arcs costaux**[1]	– **L1 → L5** (± T12)	1) **crête iliaque** 2) **EIAS** 3) **ligament inguinal**
partie	– face interne – partie ant.	– processus costiforme – apex[2]	– crête : versant méd. (2/3 ant.) – ligament inguinal : partie lat.
par	– fibres charnues	– fibres aponévrotiques	– fibres charnues et aponévrotiques
Terminaison (insertion médiale)			
structure	– **ligne blanche**		
partie	– aux 2/3 sup. : la jonction se fait en arr. des droits – au tiers inf. : la jonction se fait en avant[3]		
par	– aponévrose du transverse (avec la controlatérale)		
Trajet (fig. 3-101b)			
– l'ensemble des 2 transverses forme une ceinture transversale – les fibres inférieures forment le **tendon conjoint**, avec l'oblique interne (*cf.* Crémaster) – la limite entre les fibres charnues et aponévrotiques forme une ligne concave en avant (semi-lunaire[4]) – à la partie inférieure, la portion aponévrotique qui passe en avant du droit de l'abdomen forme une sorte de « poche kangourou » dans laquelle vient se glisser le muscle droit. La fente ainsi formée a un bord postérieur nommé **ligne arquée** (fig. 3–102)			

1 Davantage sur le cartilage, en haut, et sur la côte, en bas.
2 L'insertion supérieure contribue à former le ligament lombo-costal (de Henlé).
3 Le tout forme ainsi une sous-ventrière, importante mécaniquement. En profondeur, la jonction 2/3 sup. – tiers inf. est le fait de fibres arciformes à concavité inférieure formant la ligne arquée (anciennement arcade de Douglas).
4 Ancienne ligne de Spiegel, qui représente une zone de faiblesse.

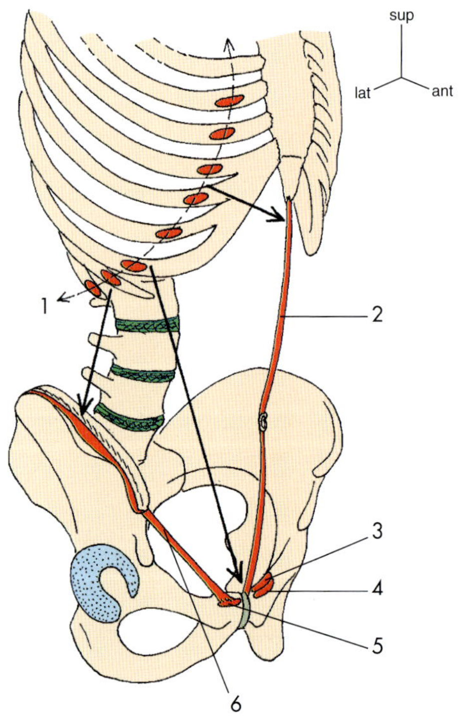

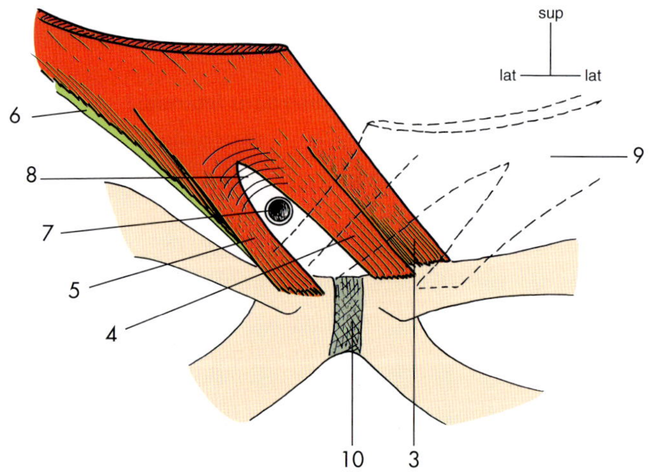

3-103

Oblique externe : insertions.

1. Ligne d'insertion haute
2. Terminaison sur la ligne blanche
3. Pilier postérieur
4. Pilier médial
5. Pilier latéral
6. Ligament inguinal
7. Cordon spermatique
8. Fibres arciformes
9. Oblique externe controlatéral
10. Symphyse pubienne

3-104

Trajet de l'oblique externe.

1. Fibres arciformes
2. Terminaison sur la ligne blanche
3. Pilier postérieur
4. Pilier médial
5. Pilier latéral
6. Ligament inguinal

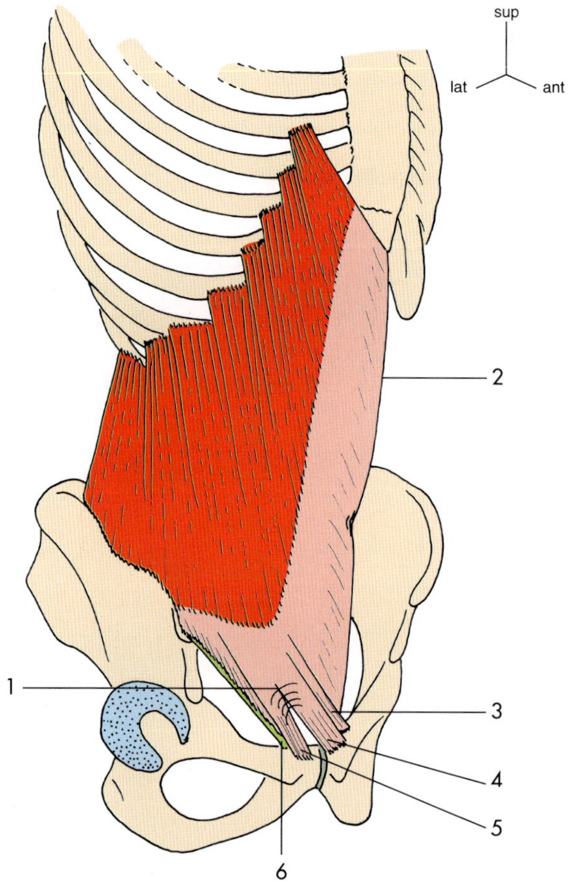

Oblique externe[1]			
Insertions			
Origine (insertion haute) (fig. 3-103a)			
localisation	– thoracique		
structure	– 7 derniers arcs costaux (ou 8)		
partie	– face externe – partie antérieure (selon une ligne oblique en bas, en dehors, en arr.).		
par	– digitations charnues (imbriquées avec le dentelé ant. (en ht) et le grand dorsal (en bas)		
Terminaison (insertion basse) (fig. 3-103b et cf. fig. 8–9)			
fibres	***inférieures***	***supérieures***	***moyennes***
structure	**– os coxal**	**– ligne blanche**	1) **ligament inguinal** 2) **pubis des 2 côtés**
partie	– crête iliaque + EIAS – partie ant. (2/3 ant.) – versant latéral	– appendice xiphoïde → symphyse pubienne	1) ligament : toute l'étendue 2) corps du pubis, en 3 piliers[2] : – pilier lat. : épine homolatérale – pilier méd. : épine controlatérale + symphyse pubienne – pilier post. : en arr. de l'épine controlatérale[3]
par	– fibres charnues	– fibres aponévrotiques	fibres tendineuses
Trajet (fig. 3–104)			
– en éventail : en bas, en dd, en avt – la jonction entre fibres charnues et aponévrotiques forme un angle droit ouvert en ht et dh[4] – entre les piliers latéral et médial, se situe l'orifice externe du canal inguinal (fig. 3–105) (*cf.* chapitre 7)[5]			

[1] Ancien grand oblique.
[2] Les piliers latéral et médial sont réunis, à leur partie supérieure, par des fibres arciformes, dites intercrurales, qui délimitent ainsi l'anneau inguinal superficiel (le terme d'intercrural se rapporte au mot latin *crus*, qui, en l'occurence, signifie pilier, c'est-à-dire des fibres qui « enjambent ». Il n'y a pas de rapport avec la partie jambière du membre).
[3] Ancien pilier de Colles. C'est une expansion du pilier médial.
[4] Cela au niveau de l'EIAS. Chez les sujets musclés, cet angle peut être visible.
[5] Il donne passage au cordon spermatique chez l'homme et au ligament rond de l'utérus chez la femme.

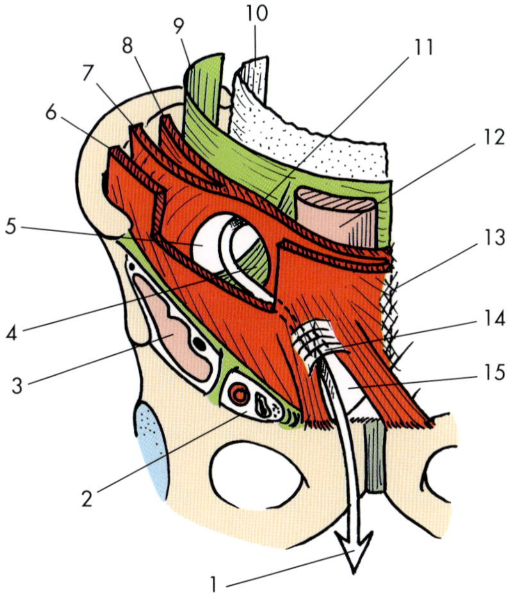

▶ 3-105
Trajet du canal inguinal dans la paroi abdominale.
1. Cordon spermatique
2. Lacune vasculaire
3. Iliopsoas
4. Ligament interfovéolaire
5. Orifice interne
6. Oblique externe
7. Oblique interne
8. Transverse
9. Fascia transversalis
10. Péritoine
11. Tendon conjoint
12. Droit de l'abdomen
13. Ligne blanche
14. Fibres arciformes entre les piliers latéral et médial de l'oblique ext.
15. Orifice externe

▶ **3-106**

Insertions de l'oblique interne.
1. Insertions iliaque et inguinale
2. Insertions costales
3. Ligne blanche

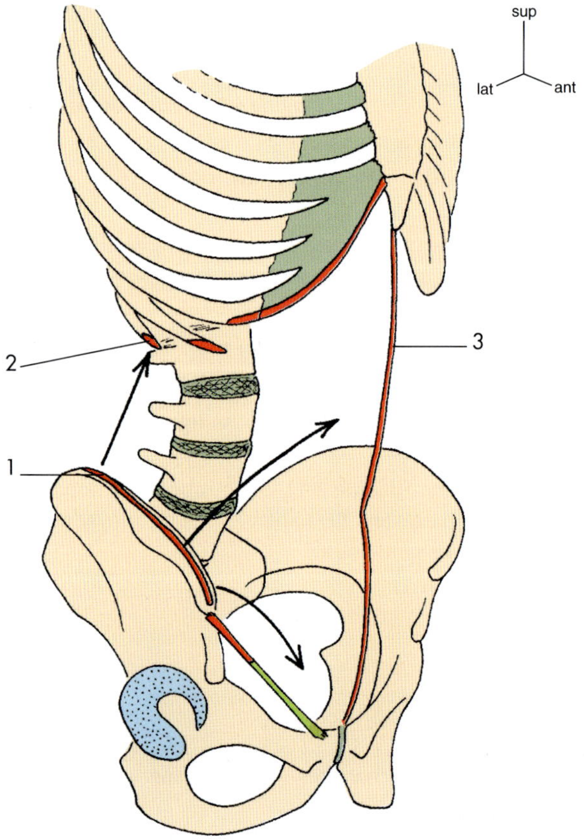

▶ **3-107**

Trajet de l'oblique interne.
1. Insertions iliaque et inguinale
2. Insertions costales
3. Ligne blanche
4. Tendon conjoint
5. Crémaster

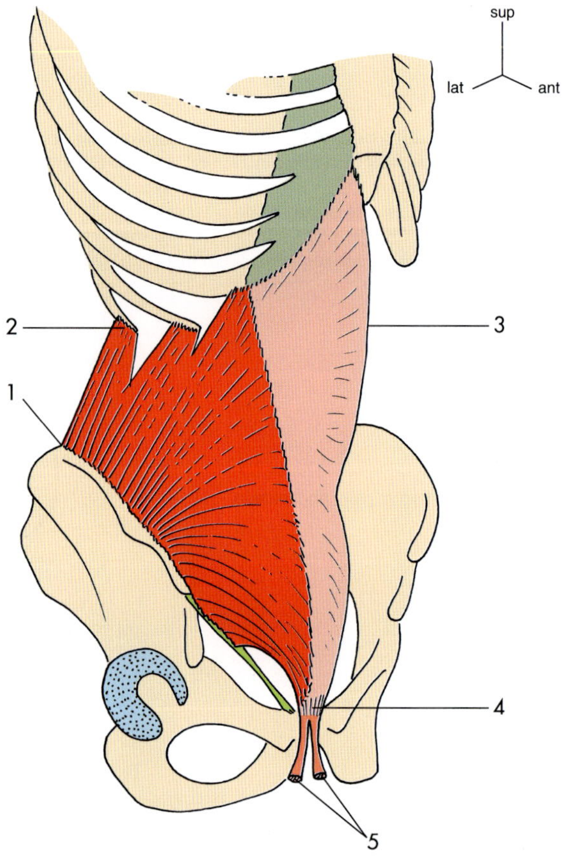

Oblique interne[1]			
Insertions (fig. 3–106)			
Origine (insertion latérale)			
structure	– **os coxal**		– **ligament inguinal**
partie	– crête iliaque + EIAS – 2/3 ant. (sur le sommet) ; les fibres les plus postérieures débordent en arrière et fusionnent avec l'aponévrose lombo-sacrale		– tiers latéral
par	– fibres charnues et aponévrotiques		
Terminaison (insertion médiale)			
fibres	***postérieures***	***antérieures***	***inférieures***
structure	1) 3 dernières côtes 2) **dernier cartilage costal**, jusqu'au xiphoïde inclus	– ligne blanche → 2/3 sup. : se dédouble au contact de la gaine du droit → tiers inf. : passe en avant de cette gaine	– tendon conjoint (avec le transverse[2]) (*cf.* Canal inguinal, fig. 8–9 et 8–10)
par	– fibres charnues	– fibres aponévrotiques	– fibres tendineuses
Trajet (fig. 3–107)			
– en éventail : en haut, en dd, en avant – la jonction entre fibres charnues et aponévrotiques forme une ligne oblique en bas et dd à concavité post.			

[1] Ancien petit oblique.
[2] Ce tendon forme la faux inguinale, en dessous de laquelle s'ouvre l'orifice interne du canal inguinal.

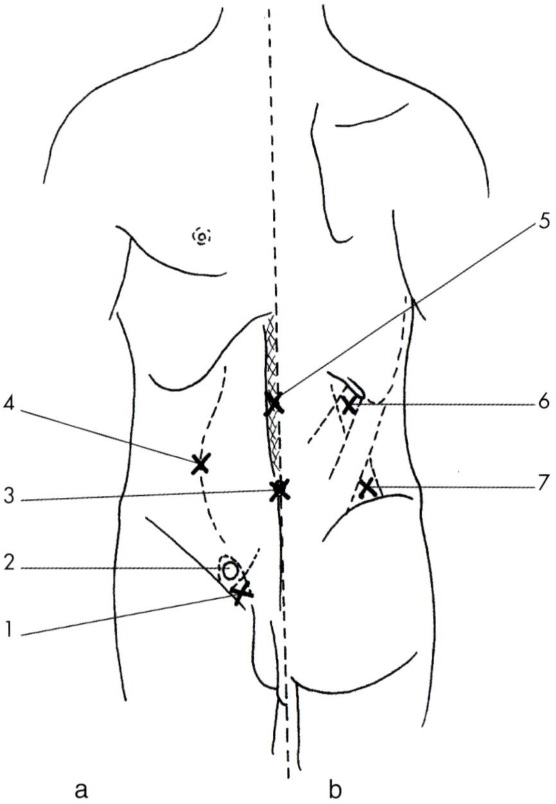

▶ 3-108

Paroi abdominale : points faibles antérieur (a) et postérieur (b).

1. Zone inguinale
2. Cordon spermatique
3. Ombilic
4. Ligne semi-lunaire
5. Ligne blanche (partie rubanée)
6. Quadrilatère lombal
7. Triangle lombal

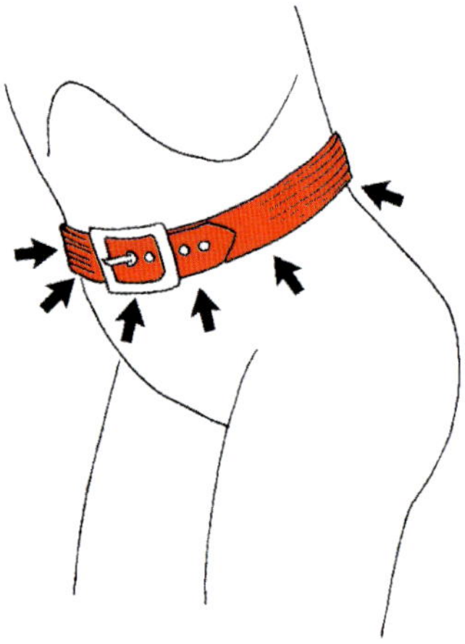

▶ 3-109

Rôle de sangle des abdominaux.

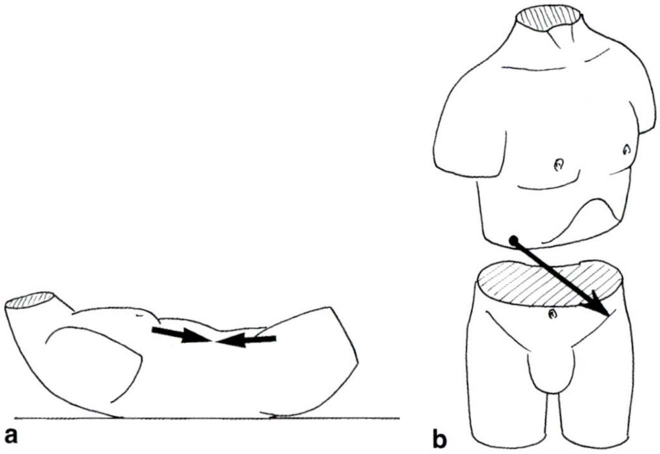

▶ 3-110

Actions des abdominaux.

a) Flexion torse/bassin par les fibres verticales
b) Rotation par l'oblique externe droit et l'interne gauche

Points faibles de la paroi abdominale (fig. 3-108)	
antérieurs	– ce sont les plus importants : – ligne blanche – ombilic (partie centrale de la ligne blanche) – région inguino-fémorale (en bas et en dedans du canal inguinal) – ligne semi-lunaire (jonction charnue-aponévrotique du transverse)
postérieurs	– moins importants : – quadrilatère lombal (Grynfeltt) (*cf.* chapitre 7) – triangle lombal (J.-L. Petit) (*cf.* chapitre 7)

Action des abdominaux	
statique (fig. 3-109)	– c'est l'activité la plus **importante**[1] – contention du **caisson abdominal** (surtout lorsque le tronc reste rectiligne et que le sujet se penche en avant) – **stabilisation** du rachis lombal[2]
dynamique	– actions toujours classées par direction de fibres et non par muscle 1) *fibres transversales* : rentré de ventre (expiration forcée) 2) *fibres verticales* : – soit flexion du bassin sur le thorax (si thorax fixe) (fig. 3-110) – soit flexion du thorax sur le bassin (si bassin fixe) 3) *fibres obliques* : – soit rotation du côté de l'OI (si bassin fixe) (fig. 3-110) – soit rotation du côté de l'OE (si thorax fixe) (les rotations sont surtout opérantes en partant d'une situation d'étirement) 4) *globalement* : expulsions (miction, défécation, accouchement), toux[3]

1 Moins de 5 % de fibres phasiques contre 95 % de toniques [20].
2 Les abdominaux forment la « poutre rigide prévertébrale de Rabischong et Avril ».
3 Les droits ne participent pas à ces activités (d'où l'intérêt de la gaine qui les couvre en avant [20]).

▶ **3-111**

Innervation.

1. Nerf génito-fémoral
2. Nerf ilio-inguinal
3. Nerf ilio-hypogastrique
4. Nerfs intercostaux

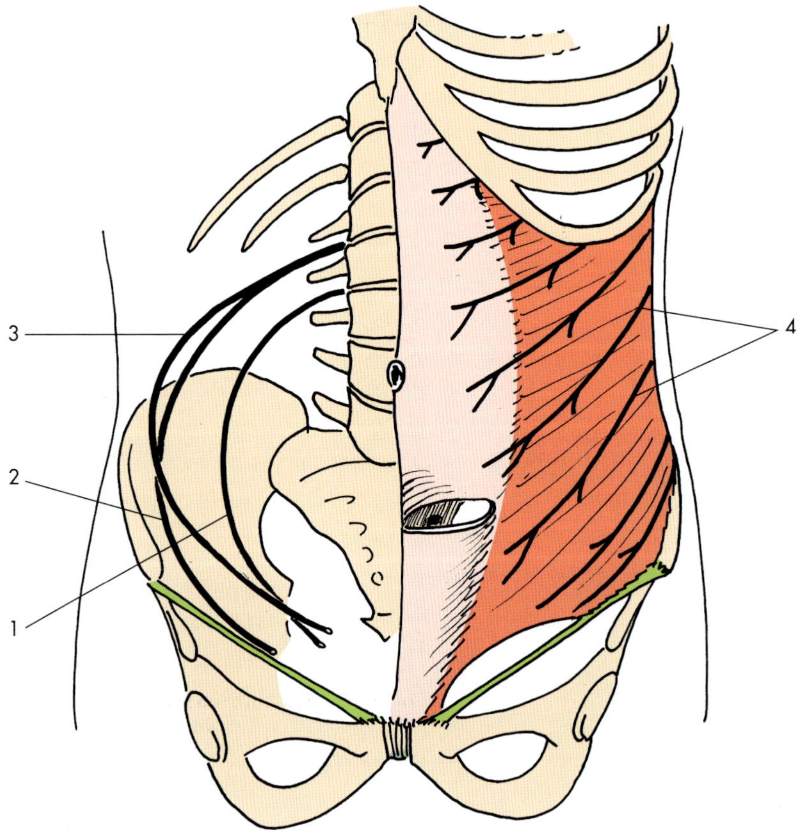

▶ **3-112**

Crémaster.

1. Scrotum
2. Crémaster médial
3. Crémaster latéral
4. Tendon conjoint couvrant le cordon spermatique
5. Fascia superficiel
6. Oblique externe
7. Oblique interne
8. Transverse
9. Fascia transversalis
10. Péritoine
11. Cordon spermatique
12. Ligament suspenseur de la verge
13. Artère profonde du pénis
14. Corps caverneux
15. Urètre
16. Tête de l'épididyme
17. Septum scrotal
18. Testicule

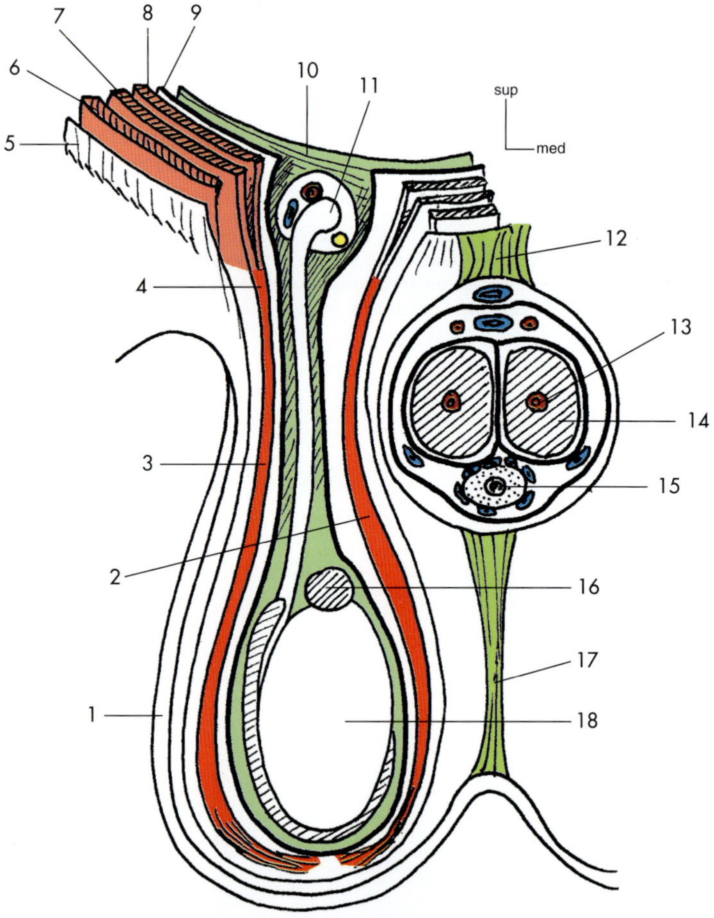

Innervation, vascularisation des abdominaux périphériques	
nerfs et racines	– globalement : nerfs T5 mais surtout T7 à L2[1](fig. 3-111) T5 à T12 nerfs intercostaux[2] L1 à L2 L1 : départ des nerfs **ilio-hypogastrique** et **ilio-inguinal**[3] L2 : départ du nerf **génito-fémoral**
artères	– artères épigastriques inf. (issue de l'artère iliaque ext.) et sup. (issue de l'artère thoracique int.) – artères intercostales – artères lombales

[1] Les droits de l'abdomen ont une innervation étalée sur ses différents secteurs charnus : sa contraction peut donc être plus ou moins étagée.
[2] Le 12e n'est pas appelé intercostal (il n'y a pas de 13e côte), mais subcostal.
[3] Anciens nerfs grand et petit abdomino-génitaux (*cf.* tome 1, Plexus lombal).

Muscles annexés

Nom	Crémaster (*cf.* fig. 3-107 et 3-112)	Pyramidal[1] (*cf.* fig. 3-99 et 3-100)
origine	1) fibre inf. de l'oblique int. et transverse : **tendon conjoint** 2) **ligament inguinal**	– **pubis** (en avt du droit)
terminaison	– homme : de part et d'autre du **testicule** (faisceaux lat. et méd.) – femme : grande lèvre	– **ligne blanche** (portion tout infra-ombilicale)
trajet	– 2 faisceaux qui descendent, enrobant le cordon spermatique	– triangulaire à sommet sup. – masque la partie inf. du droit
action	– suspension du testicule (rôle de thermorégulation)	– stabilisation de la symphyse pubienne
innervation	– nerf génito-fémoral – L2[2]	– nerf ilio-hypogastrique – T12, L1

[1] Muscle présent dans 90% des cas.
[2] *Cf.* le réflexe crémastérien (L2).

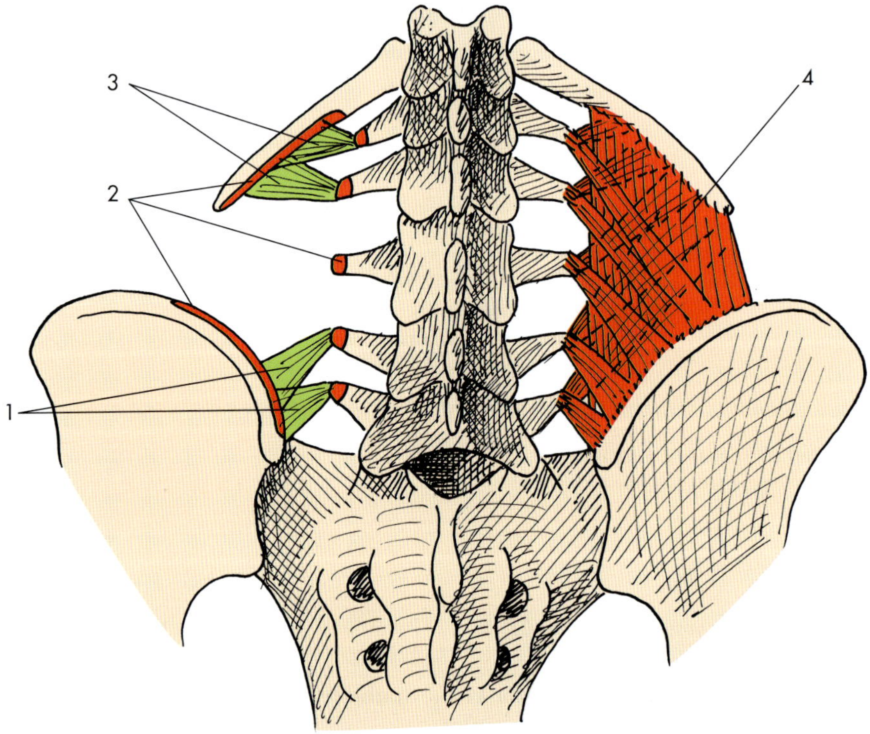

▶ 3-113

Carré des lombes.

1. Ligaments iliolombaires
2. Insertions
3. Ligaments costo-lombaires
4. Faisceaux du muscle

▶ 3-114

Systématisation de l'innervation des muscles du périnée.

1. Rectum
2. Nerf pudendal
3. Origine et trajet du nerf pudendal
4. Muscle coccygien
5. Muscle élévateur de l'anus
6. Muscle ischio-caverneux
7. Muscle transverse du périnée
8. Muscle bulbo-spongieux

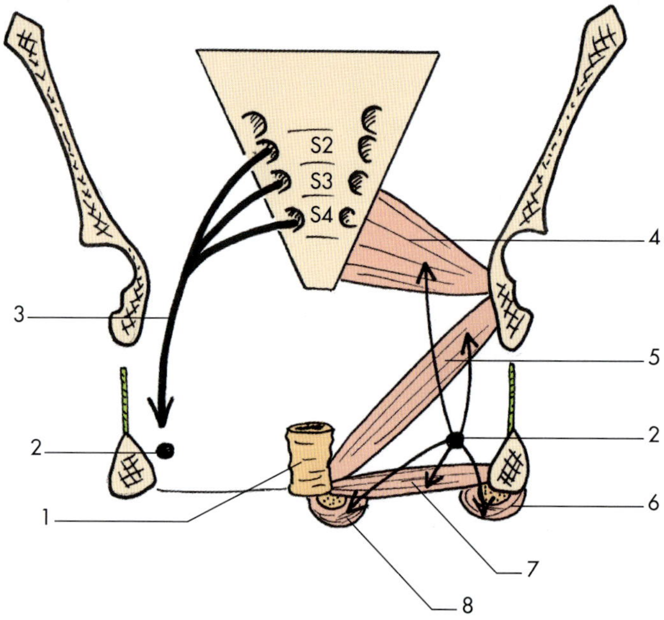

Carré des lombes (fig. 3-113)			
	Plan antérieur		**Plan postérieur**
3 faisceaux[1] :	**costo-transversaire**	**iliocostal**	**iliotransversaire**
origine	– **12e côte**	– **crête iliaque** – partie post. – versant médial	– **crête iliaque** – partie post. – versant médial
terminaison	– **L1 à L5** – processus transverse[2] – apex	– **12e côte**	– **L1 à L5** – processus transverse[3] – apex
trajet	– oblique en bas, en dd	± vertical	– oblique en ht, en dd
action	*dynamique* – point fixe haut : élévation de l'hémi-bassin – point fixe bas : inclinaison homolatérale et abaissement de la 12e côte *statique* – globalement : **haubanage frontal** du rachis lombal (+++)		
innervation	– T12, L1, L2, L3		

[1] Les faisceaux sont difficilement isolables et d'importance variable.

[2] Les fibres supérieures sont proches de celles du ligament lombo-costal (de Henlé) en rapport avec l'insertion haute du muscle transverse.

[3] Ce sont les fibres basses de ce faisceau qui fibrosent vers l'âge de 7 ans et donnent les ligaments iliolombaires.

Incidences pratiques

- *Sur le plan morphologique et palpatoire*, ces muscles sont recouverts d'une **couche graisseuse** qui peut prendre d'importantes proportions. De plus, leur forme large et aplatie ne facilite pas leur palpation. Chez les gens minces et musclés, leur contraction permet de les sentir par direction de fibres. Leur tonus est responsable du maintien de la taille.
- *Sur le plan mécanique et pathologique*, les abdominaux ont un rôle plus **statique** que dynamique, tant par rapport à l'expiration non forcée (tonus), que par rapport au maintien du rachis. Le caisson abdominal est le garant de la stabilité rachidienne[9]. Sur le plan dynamique, ils sont indispensables à l'expiration forcée et aux expulsions. Les **points faibles** de la paroi abdominale sont parfois responsables de hernies, notamment lors de pressions abdominales mal contrôlées (la tonicité du tendon conjoint, au niveau de la région inguinale, contraste avec le peu d'activité de la paroi en position debout).

[9] Dans les mouvements d'inclinaison vers l'avant, avec un tenu axial correct du rachis lombal, les abdominaux élèvent proportionnellement leur tonus (notamment les fibres verticales) afin de garantir un maintien « en étau » au caisson abdominal. L'absence de cette activité protectrice expose aux hernies, qu'elles soient abdominales ou discales.

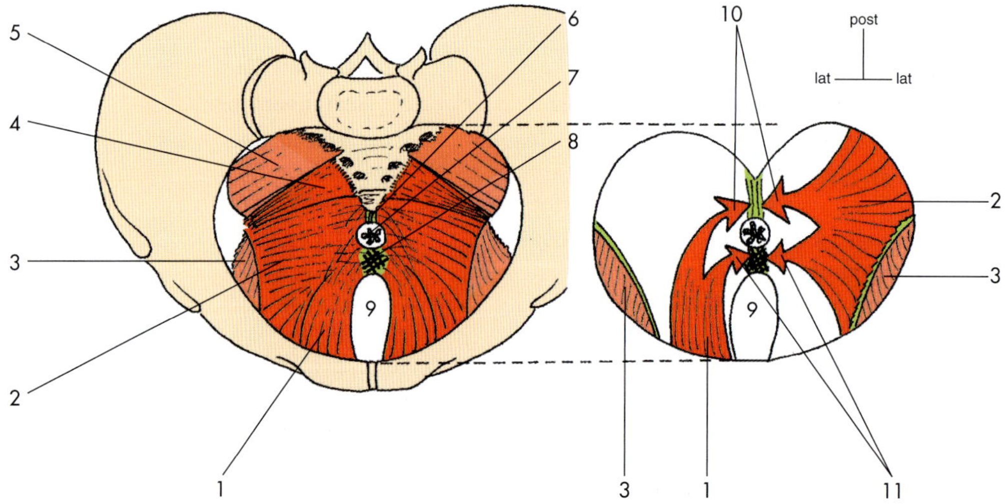

▶ **3-115**

Plancher périnéal.

1. Pubo-rectal
2. Iliorectal
3. Obturateur interne
4. Coccygien
5. Piriforme
6. Ligament anococcygien
7. Anus
8. CTP
9. FUG (fente urogénitale)
10. Fibres rétrorectales
11. Fibres prérectales

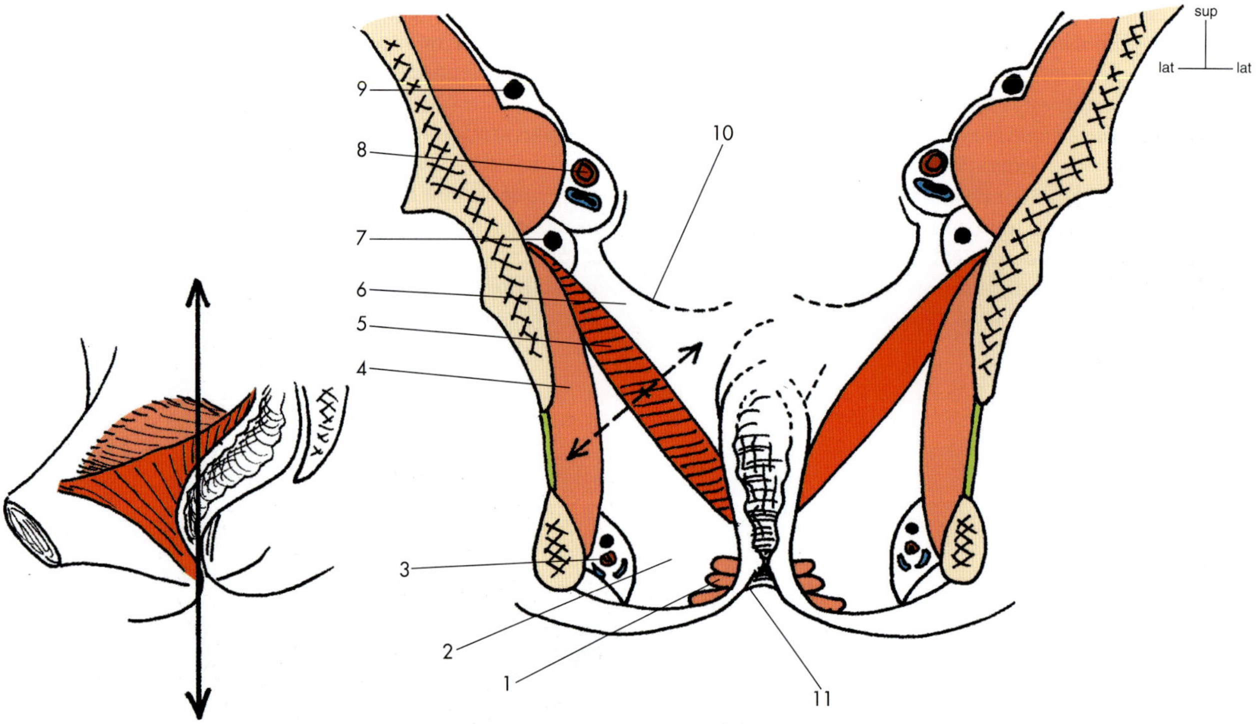

▶ **3-116**

Rapports de l'élévateur (coupe frontale).

1. Sphincter anal
2. Fosse ischio-rectale (étage inférieur)
3. Canal pudendal (PVN)
4. Obturateur interne
5. Élévateur de l'anus
6. Espace pelvien péritonéal
7. Nerf obturateur
8. Vaisseaux obturateurs
9. Nerf fémoral
10. Péritoine
11. Anus

Élévateur de l'anus (fig. 3-115, 3-116, 3-117)

– C'est un muscle en forme d'entonnoir à sommet inférieur, anal.
– Il est formé de 2 faisceaux : 1 médial (pubien) et 1 latéral (iliaque), tous 2 se terminent par des fibres pré- et rétrorectales.

	faisceau pubo-rectal	faisceau iliorectal
origine	– **os coxal** – corps du pubis – face post.	– **os coxal** – pubis et épine sciatique avec, entre les 2 : aponévrose de l'obturateur interne
terminaison	1) **pubo-prérectal**[1] – en avant du rectum – centre tendineux du périnée 2) **pubo-rétrorectal** (pubo-coccygien) – parois lat. et bord post. du rectum	1) **ilioprérectal** – en avant du rectum – centre tendineux du périnée 2) **iliorétrorectal** (iliococcygien) – parois lat. et bord post. du rectum
trajet	– longe la fente urogénitale	– converge en dd, en bas, arr.
action commune	1) **élévateur** de l'anus 2) partie postérieure : **striction** du rectum (rapproche la paroi post. de l'ant.) 3) partie antérieure : **dilate** le rectum (tire vers l'avant et le haut) 4) **hamac** pelvien (maintien de la statique du petit bassin)	

[1] Ces fibres prennent aussi le nom d'élévateur de la prostate, chez l'homme, et de pubo-vaginal, chez la femme.

▶ **3-117**
Vue interne du bassin.
1. Sphincter anal
2. CTP
3. Transverse du périnée
4. Élévateur de l'anus (pubo-rectal)
5. Élévateur de l'anus (iliorectal)
6. Obturateur interne
7. Piriforme
8. Coccygien
9. Ligament anococcygien

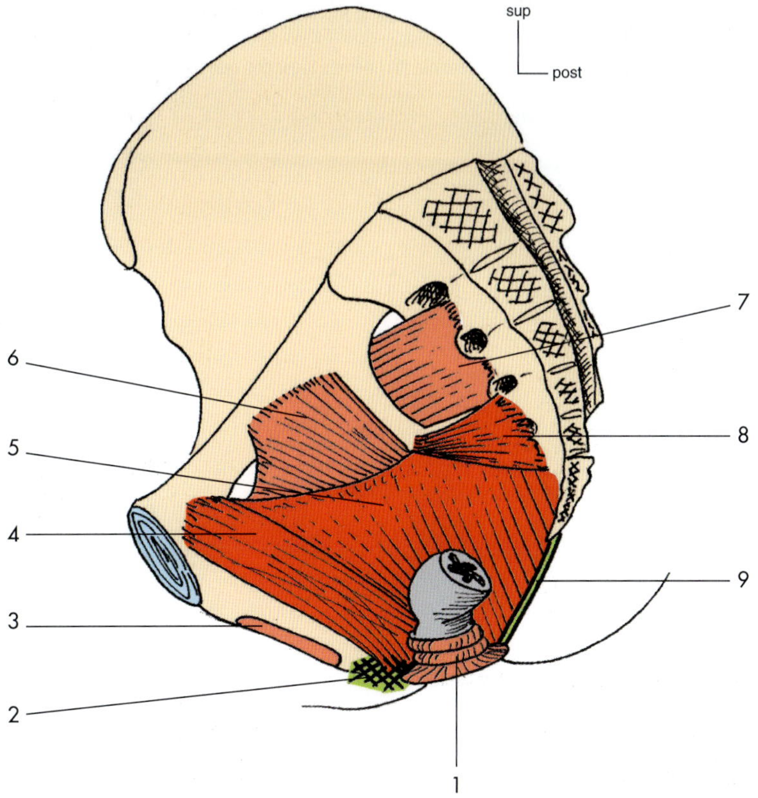

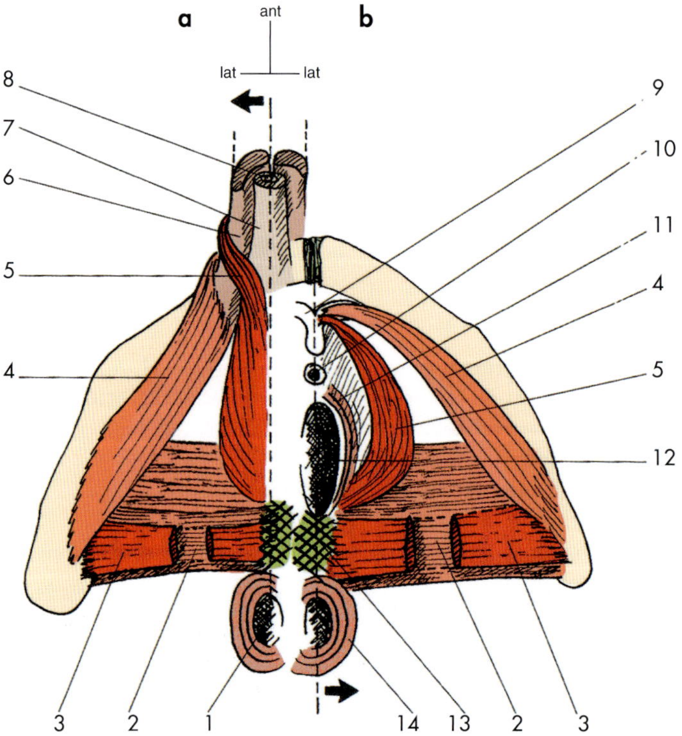

3-118

Périnée masculin (a) et féminin (b).

1. Anus
2. Transverse profond
3. Transverse superficiel
4. Ischio-caverneux
5. Bulbo-spongieux
6. Corps caverneux
7. Corps spongieux
8. Urètre masculin
9. Pilier du clitoris
10. Urètre féminin
11. Dartos labial
12. Orifice du vagin
13. CTP
14. Sphincter anal

3-119

Organes du périnée masculin (a) et féminin (b) (mêmes légendes que fig. 3–118).

15. Fascia du périnée
16. Glande vestibulaire majeure

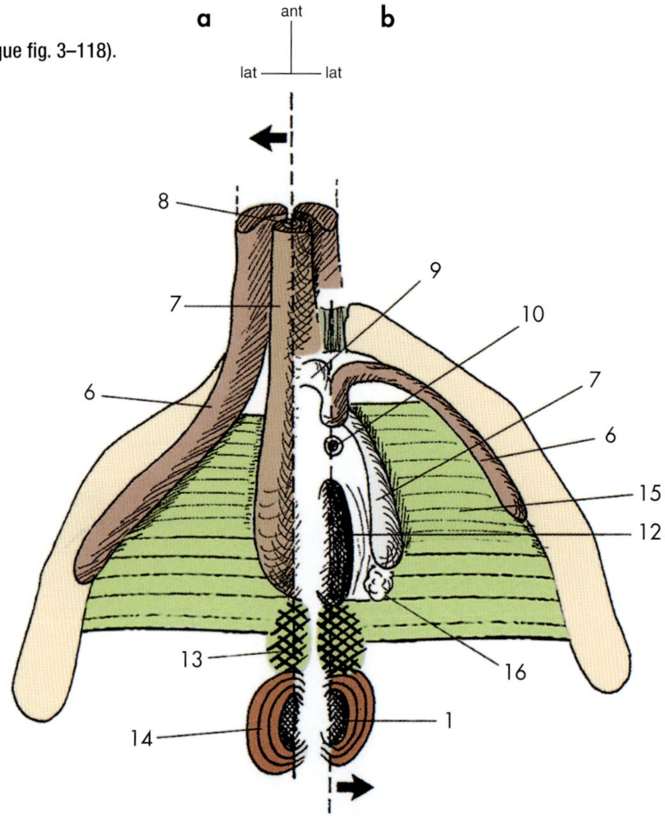

Nom	Transverse du périnée (fig. 3-118)	Coccygien (*cf.* fig. 3-115)
origine	– **os coxal** – ischion – bord inférieur	– **os coxal** – épine sciatique – face interne
terminaison	– **centre tendineux du périnée**	– **sacrum + coccyx**
trajet	– 1 plan superficiel + 1 profond – transversal	– bord latéral – double le ligament sacro-épineux – termine le plan de l'élévateur en arrière
action commune	– soutien du petit bassin	

Nom	Ischio-caverneux (fig. 3-118)	Bulbo-spongieux (fig. 3-118)
origine	– **os coxal** – ischion	– **centre tendineux du périnée** (CTP)
terminaison	– chez l'homme : corps **caverneux**[1] – chez la femme : pilier du **clitoris**	– chez l'homme : corps **spongieux** – chez la femme : corps du **clitoris**
trajet	– oblique en avt, en dd	– en avant
action commune	– **traction** sur la base du pénis/clitoris – **soutien** du petit bassin – chez l'homme : **striction des corps caverneux** lors de l'intumescence	

[1] La partie la plus distale (antérieure) de ce muscle se prolonge, chez l'homme, par des fibres qui s'enroulent à la face dorsale du pénis, formant le muscle compresseur de la veine dorsale du pénis.

Les corps caverneux et corps spongieux (bulbe) sont des formations érectiles de la verge ou du clitoris (fig. 3–119). Ces structures s'étendent depuis la branche ischio-pubienne pour le corps caverneux, et depuis la ligne médiane (chez l'homme) ou du vestibule du vagin (chez la femme) pour le corps spongieux, jusqu'à la verge ou au clitoris.

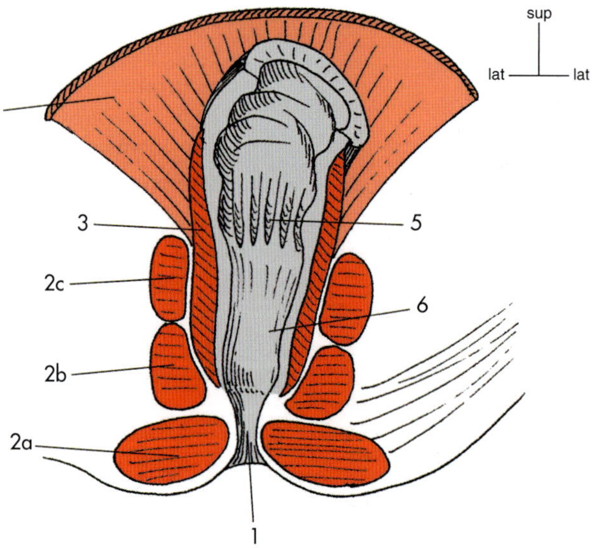

▶ 3-120

Sphincter anal.

1. Canal anal
2. Sphincter strié : sous-cutané (a), superficiel (b), faisceau profond (c)
3. Sphincter lisse
4. Élévateur de l'anus
5. Pecten anal
6. Ampoule rectale

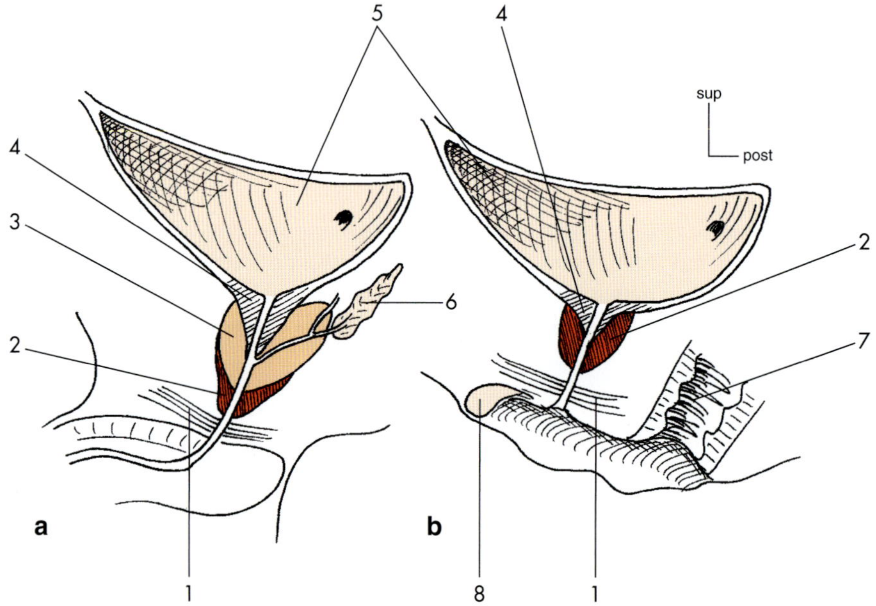

▶ 3-121

Sphincter strié de l'urètre masculin (a) et féminin (b) (parois vaginales écartées).

1. Fibres du diaphragme urogénital
2. Sphincter strié
3. Prostate
4. Sphincter lisse
5. Vessie
6. Vésicule séminale
7. Vagin (parois écartées)
8. Clitoris

Sphincter externe (strié) de l'anus (fig. 3-120)	
situation	– enroulé autour de l'anus (qui possède aussi un sphincter lisse)
composition	– 3 faisceaux : profond, superficiel, sous-cutané 1) profond : le plus haut situé 2) superficiel : forme la limite inférieure 3) sous-cutané : aplati, étalé au pourtour de la marge anale
action	– **striction** de l'anus (continence fécale)

Sphincter (strié) de l'urètre (fig. 3-121 et *cf.* 3-116 et 3-117)	
situation	– entoure l'urètre
composition	– formé de fibres arquées et circulaires et, chez la femme, s'étalant sur les parois latérales du vagin
action	– assure la **continence** et l'expulsion des dernières gouttes d'urine (ou de sperme, chez l'homme)

Ce sont les muscles du plancher pelvien. Ils sont tous innervés par le **nerf pudendal** (S2-S4) (fig. 3–114 et *cf.* fig. 5–19).

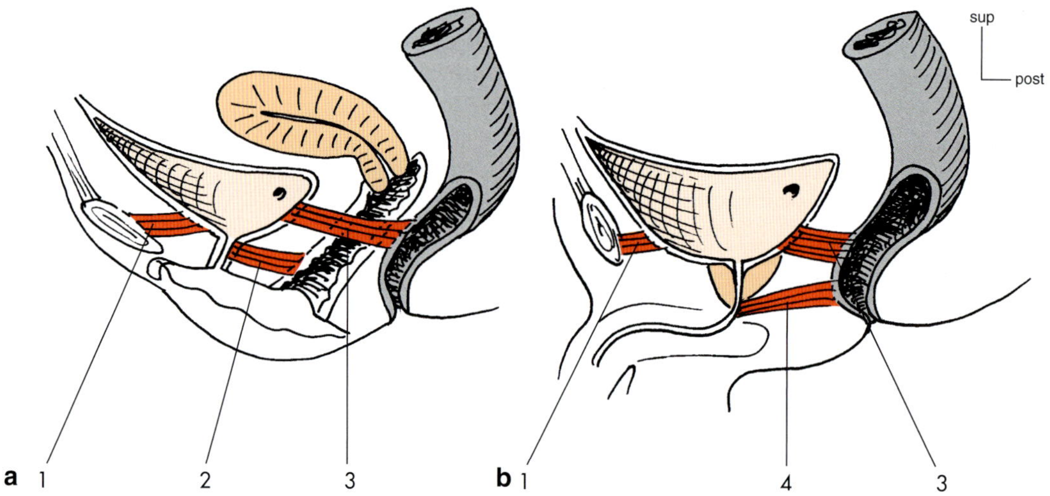

▶ 3-122

Diaphragme urogénital féminin (parois vaginales écartées) (a) et masculin (b).

1. Fibres pubo-vésicales
2. Fibres urétro-vaginales
3. Fibres recto-vésicales
4. Fibres recto-urétrales

Autres muscles du diaphragme urogénital (fig. 3-122)	
muscle pubo-vésical	– fibres musculaires tendues du pubis au col vésical
muscle recto-vésical	– fibres musculaires tendues du rectum à la partie inféro-latérale de la vessie
muscle recto-urétral	– chez l'homme : fibres musculaires tendues du rectum à l'urètre
muscle urétro-vaginal	– chez la femme : fibres musculaires tendues de l'urètre au vagin

Muscles lisses annexés	
sphincter lisse de l'urètre	– agoniste du sphincter strié[1] (fig. 3-121) – formé de fibres principalement circulaires[2]
sphincter lisse de l'anus	– agoniste du sphincter strié (*cf.* fig. 3-120) – plus profond et plus haut situé
muscle détrusor	– *cf.* Vessie (tome *Anatomie des organes et viscères*)
dartos labial	– chez la femme : fibres musculaires lisses (très faibles) répandues à la face interne des grandes lèvres[3] (*cf.* fig. 3-118)
dartos scrotal	chez l'homme : fibres musculaires lisses répandues à la face interne du scrotum (derme) (*cf.* fig. 3-112)

[1] Chez la femme, on distingue des fibres formant le muscle compresseur de l'urètre et le muscle urétro-vaginal.
[2] Chez l'homme, leur portion haute, préprostatique, empêche l'éjaculation rétrograde.
[3] Anciennement nommées muscle constricteur de la vulve, elles n'ont pas d'influence fonctionnelle et sont dilacérées au 1er accouchement.

QROC sur les muscles de l'abdomen

Corrigés p. 379

1. Donnez le trajet des fibres musculaires de l'oblique externe.
2. Donnez les rapports du droit de l'abdomen.
3. Donnez les insertions de l'oblique interne.
4. Donnez l'innervation du muscle crémaster.
5. Situez le muscle carré des lombes.
6. Quelle est l'action du diaphragme ?
7. Qu'est-ce que le tendon conjoint ?
8. Énumérez les muscles du tronc à innervation haute.

4

APPAREIL FIBREUX

TÊTE ET COU

▶ 4-1

Fascias superficiels de la tête.
1. Galéa
2. Fascia temporal
3. Fascia parotidien
4. Fascia massétérique
5. Fascia sterno-cléido-mastoïdien
6. Fascia cervical superficiel

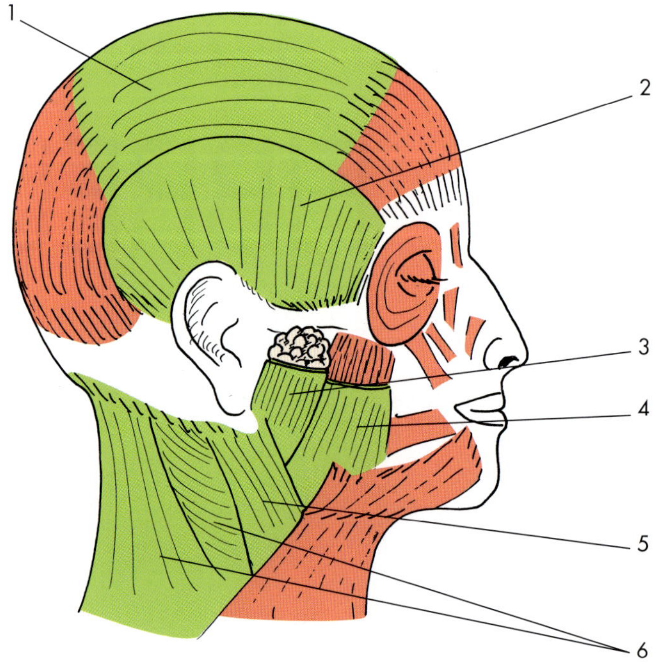

▶ 4-2

Fascias profonds de la tête.
1. Faux du cerveau
2. Sinus sagittal supérieur
3. Petite circonférence de la tente du cervelet
4. Sinus droit
5. Tente du cervelet
6. Sinus transverse
7. Grande circonférence de la tente du cervelet
8. Sinus pétreux supérieur
9. Sinus pétreux inférieur

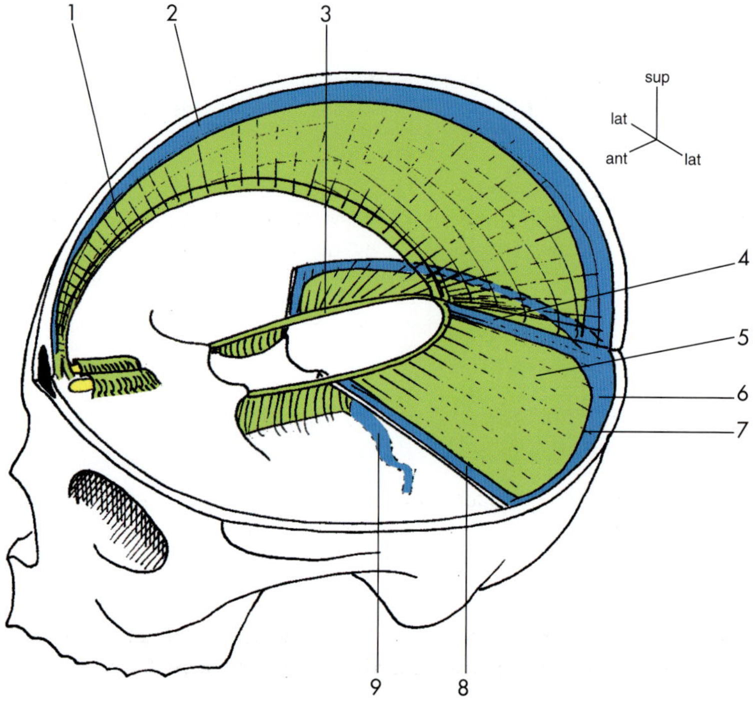

L'appareil fibreux de l'axe corporel est particulièrement important. Indépendamment des loges musculaires, le cou et le tronc renferment une part considérable d'éléments vasculo-nerveux et de viscères dont le cloisonnement est riche. Si l'on excepte les formations directement en rapport avec la sphère viscérale (plèvre, péricarde, péritoine, grand et petit omentums, mésentère, appareil fibreux urogénital, etc.) qui ne sont pas traitées ici, il reste les éléments suivants.

Au niveau crânien

Niveau superficiel (fig. 4-1)

Le fascia superficiel qui recouvre le crâne plaque une épaisse couche cellulograisseuse, dense et alvéolée qui n'a d'équivalent qu'au niveau plantaire du pied. C'est donc une couche de protection, elle-même protégée par le matelas capillaire des cheveux, qui ornent normalement cette zone.

Aponévrose épicrânienne

C'est la portion intermédiaire du muscle épicrânien, entre les fibres charnues occipitales et frontales. Elle se nomme **galéa aponévrotique**, est épaisse et très résistante. Elle plaque la calvaria et offre une protection importante, protégée à son tour par la masse des cheveux, selon les individus.

Fascia temporal

Il recouvre le muscle de même nom, est très épais et solide. Il s'insère, en haut, aux limites de la fosse temporale et, en bas, sur l'arcade zygomatique.

Fascia massétérique

Il recouvre le masséter. Il s'insère, en haut, sur l'arcade zygomatique et, en bas, sur le gonion et la branche mandibulaire.

Fascia parotidien

Il recouvre la glande parotide et unit le fascia massétérique au fascia cervical superficiel au niveau du muscle sterno-cléido-mastoïdien.

Niveau profond (fig. 4-2)

Les membranes du crâne sont nombreuses et n'entrent pas dans le champ de l'appareil locomoteur. Elles sont indiquées, ici, à titre de rappel.

Méninges

Elles sont composées de la **dure-mère** (ou méninge dure), l'**arachnoïde**, la **pie-mère** (ou méninges molles). Elles délimitent 3 espaces : épidural, subdural et subarachnoïdien. En ce qui concerne la tête, il n'existe pas d'espace épidural, la dure-mère étant directement accolée au périoste[1].

Faux du cerveau

Elle continue la dure-mère entre les hémisphères cérébraux. Elle est sagittale, plus haute en arrière qu'en avant, concave en bas (d'où la notion de lame de faux). Elle est limitée : en haut par le sinus sagittal supérieur, en bas par le sinus sagittal inférieur (et le sinus droit en arrière), en avant elle s'attache sur le processus crista galli, en arrière elle forme le confluent des sinus[2] avec les sinus sagittal, droit et transverse[3].

Tente du cervelet

C'est une membrane perpendiculaire à la précédente (dans un plan oblique en arrière, en bas, et légèrement inclinée de chaque côté). Elle sépare l'encéphale du cervelet[4].

Grande circonférence de la tente du cervelet

Elle délimite le pourtour de la tente du cervelet et contribue à former le sinus pétreux supérieur. Elle s'insère sur la protubérance occipitale interne, les berges des sinus transverses et sur les processus clinoïdes postérieurs.

Petite circonférence de la tente du cervelet

Elle constitue le bord libre, antérieur, de la tente du cervelet (de part et d'autre du dorsum sellae, s'insérant sur les processus clinoïdes antérieurs) et contribue à former le sinus pétreux supérieur.

[1] Elle est particulièrement solide au niveau de la base du crâne, du rocher du temporal et le long des sutures, parachevant la rigidité de l'ensemble. Elle est plus fragile dans les zones occipitale et temporales de la voûte (espace décollable de Gérard Marchant), où peuvent se développer des hématomes.

[2] Ancien pressoir d'Hérophile.

[3] Il existe également une faux du cervelet.

[4] Il existe aussi une tente de l'hypophyse (au niveau de la selle turcique), une tente du bulbe olfactif et une du nerf optique.

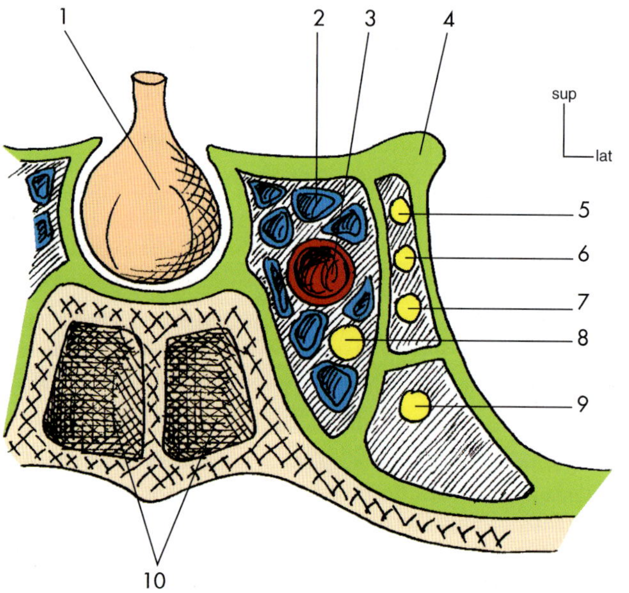

4-3

Sinus caverneux.

1. Hypophyse
2. Plexus veineux
3. Artère carotide interne
4. Petite circonférence
5. Nerf oculomoteur (III)
6. Nerf trochléaire (IV)
7. Nerf ophtalmique (V1)
8. Nerf abducens (VI)
9. Nerf maxillaire (V2)
10. Sinus sphénoïdaux

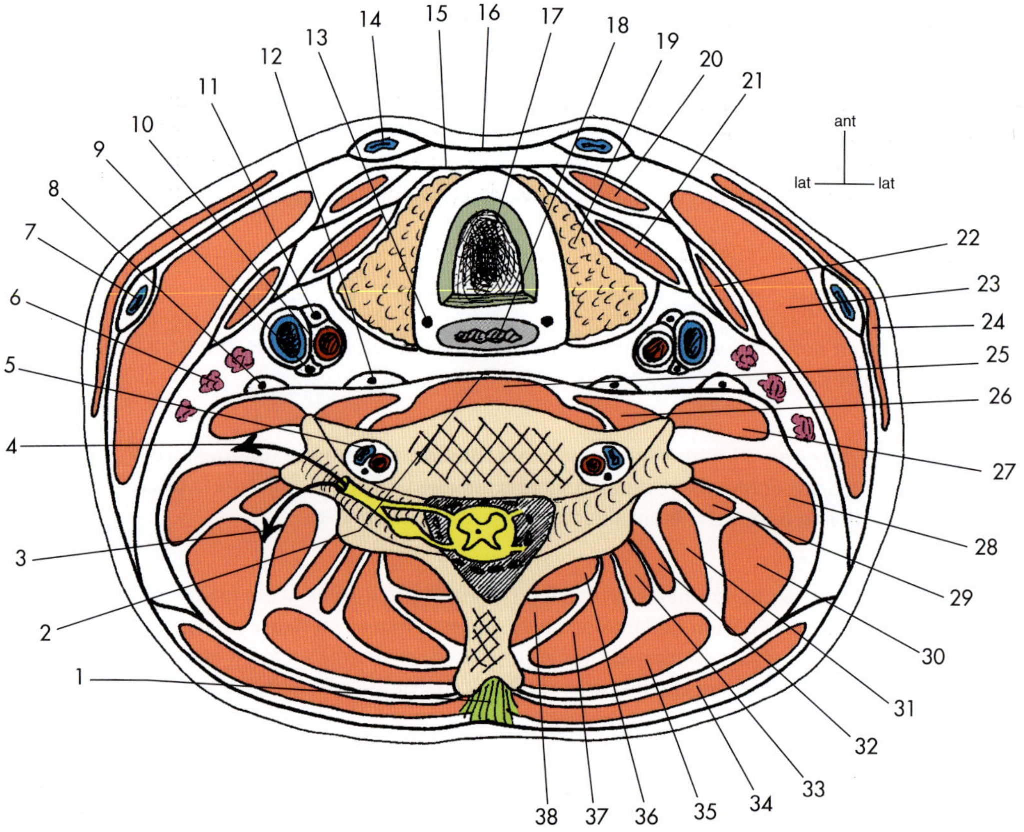

4-4

Coupe transversale en C6.

1. Ligament nucal
2. Lame prévertébrale
3. Branche postérieure de la racine C6
4. Branche antérieure de la racine C6
5. Artère et veine vertébrales
6. Nœuds lymphatiques
7. Veine jugulaire externe
8. Nerf phrénique
9. Nerf X
10. Artère carotide commune et veine jugulaire interne
11. Nerf XII
12. Nerf sympathique
13. Nerf laryngé inférieur
14. Veine jugulaire antérieure
15. Lame prétrachéale
16. Fascia cervical superficiel
17. Trachée
18. Œsophage
19. Glande thyroïde
20. Sterno-hyoïdien
21. Sterno-thyroïdien
22. Omo-hyoïdien
23. SCM
24. Platysma
25. Long du cou
26. Long de la tête
27. Scalène antérieur
28. Scalène moyen
29. Scalène postérieur
30. Élévateur de la scapula
31. Splénius du cou
32. Iliocostal
33. Longissimus
34. Trapèze
35. Splénius de la tête
36. Transversaire épineux rotateur
37. Semi-épineux
38. Transversaire épineux multifide

Sinus caverneux

C'est une loge dure-mérienne (fig. 4-3), plaquée à la face latérale du corps du sphénoïde et qui loge l'artère carotide interne[5] et des lacs veineux. Sa paroi latérale renferme les nerfs crâniens III, IV, VI, et inférieurement le V1 et le V2.

Sinus veineux

Ce sont des loges veineuses dure-mériennes, dont les parois se confondent ensuite avec celles des veines. Sans valvules ni fibres musculaires, les sinus drainent le sang veineux de l'encéphale et du crâne vers les veines jugulaires internes (*cf.* fig. 4-2). On distingue des sinus impairs (sagittal supérieur, sagittal inférieur, sinus droit, sinus inter-caverneux, plexus basilaire) et des sinus pairs (transverses, sigmoïdes, occipitaux, caverneux, sphéno-pariétal, pétreux supérieur et pétreux inférieur).

Au niveau cervical

On trouve des lames fasciales réparties en plusieurs plans et séparant des loges. Les principales sont les suivantes.

Lame superficielle du fascia cervical (ou fascia cervical superficiel) (fig. 4-4)

Elle est tendue sous la peau. Elle s'insère en bas sur le pourtour scapulaire superficiel (épine de la scapula, acromion, bord antérieur de la clavicule, versant antérieur de la fourchette sternale), en haut sur l'os hyoïde. Ce fascia se dédouble au contact des muscles sterno-cléido-mastoïdiens et du trapèze, des veines jugulaires antérieure et externe, il est recouvert par le platysma.

Lame prétrachéale du fascia cervical (ou fascia cervical moyen) (fig. 4-4)

Elle est très proche de la précédente, s'insère sur le bord supérieur du manubrium sternal, le bord postérieur de la clavicule et le bord supérieur de la scapula. Elle s'étend transversalement entre les deux muscles omo-hyoïdiens[6], en dehors de ceux-ci elle se dédouble au contact des autres muscles infra-hyoïdiens[7] et s'étend vers l'arrière pour former la gaine viscérale du cou (d'arrière en avant : œsophage, trachée, espace prétrachéal). Latéralement, elle recouvre la gaine jugulo-carotidienne et s'unit à la lame prévertébrale. En haut, cette lame s'insère sur l'os hyoïde, accolée en arrière de la lame superficielle.

[5] Elle forme des anses, lui donnant un trajet en forme de siphon. La partie caverneuse est verticale (à la partie postéro-latérale), horizontale (à la partie moyenne), à nouveau verticale (à la partie antéro-supérieure).

[6] À la partie antéro-médiane, cette lame est accolée à la lame superficielle et forme la ligne blanche du cou.

[7] Sterno-hyoïdien, sterno-thyroïdien, thyro-hyoïdien.

▶ 4-5

Cloison falciforme cléido-claviculaire.
1. Artère et veine subclavières
2. Nerfs spinaux cervicaux
3. Insertions sur la scapula et la 1re côte

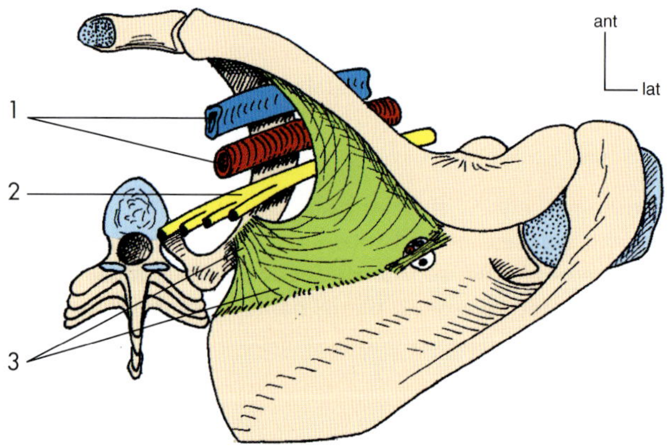

▶ 4-6

Rideau stylien.
1. Nerf accessoire (XI)
2. Nerf vague (X)
3. Sympathique cervical
4. Artère carotide interne
5. Nerf hypoglosse (XII)
6. Nerf glosso-pharyngien (IX)
7. Long du cou
8. Constricteur supérieur du pharynx
9. Palato-pharyngien
10. Amygdale
11. Palato-glosse
12. Orbiculaire de la bouche
13. Buccinateur
14. Conduit parotidien
15. Corps adipeux de la joue
16. Ptérygoïdien médial
17. Masséter
18. Stylo-glosse
19. Stylo-pharyngien
20. Parotide
21. Artère carotide externe
22. Nerf facial (VII)
23. Ligament stylo-mandibulaire
24. Ligament stylo-hyoïdien
25. Stylo-hyoïdien
26. Digastrique (ventre postérieur)
27. SCM

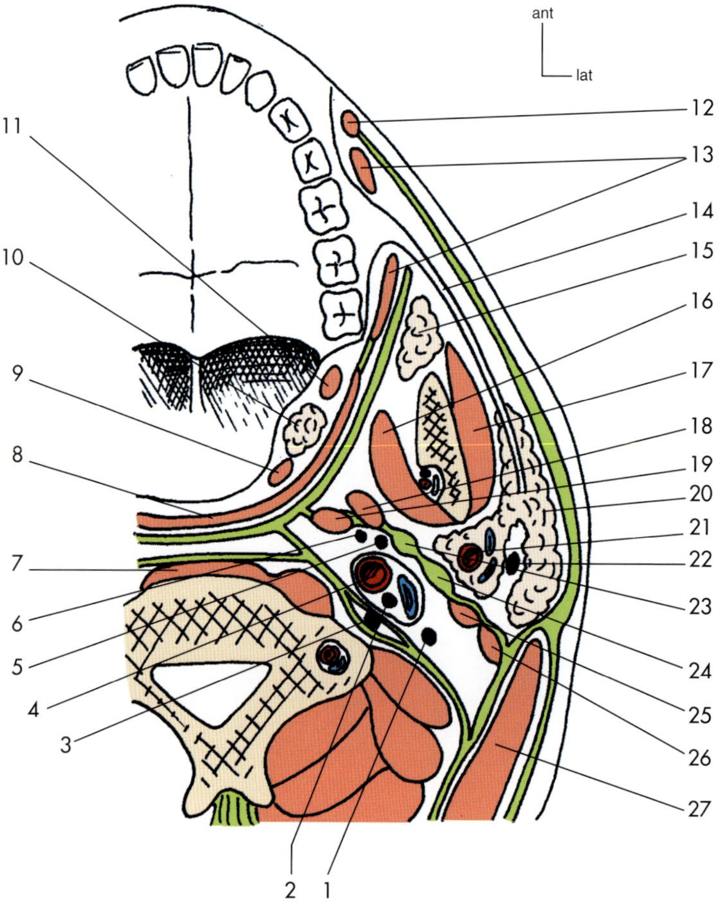

Cloison falciforme cléido-scapulaire

C'est une lamelle fibreuse tendue entre le bord postérieur de la clavicule et le bord supérieur de la scapula (comme la lame prétrachéale). Elle décrit une courbe à concavité médiale qui recouvre les vaisseaux subclaviers et le plexus brachial lors de leur passage sur la 1re côte : c'est le **défilé rétroclaviculaire** de Gaud [21] (fig. 4-5), qui sépare le cou de la région axillaire.

Lame prévertébrale

Elle est tendue transversalement, au contact du rachis, unissant les lames prétrachéales droite et gauche (fig. 4-4). Elle sépare le rachis et les muscles s'y insérant (long de la tête, long du cou, scalènes) des régions antérieures (espace rétropharyngien et œsophage, trachée, espace rétrostylien et gaine jugulo-carotidienne).

Gaine jugulo-carotidienne

C'est un manchon fibreux qui englobe l'artère carotide commune, la veine jugulaire interne et le nerf vague (X). Cette gaine est située dans l'espace délimité par les lames prévertébrale (en arrière) et prétrachéale (en avant et dehors), et la gaine viscérale (en avant et dedans), tous éléments auxquels elle adhère (fig. 4-4).

Rideau (ou diaphragme) stylien

C'est un ensemble ostéo-musculo-fibreux séparant l'**espace latéropharyngien** en deux (fig. 4-6) : espace préstylien (avec la glande parotide et le nerf VII) et espace rétrostylien (avec la gaine jugulo-carotidienne et les nerfs IX, X, XI, XII). Il forme un rideau vertical, situé dans un plan oblique en dehors et en arrière, composé du processus styloïde du temporal, des muscles digastrique, stylo-hyoïdien, stylo-pharyngien et stylo-glosse, ainsi que du fascia qui unit ces structures entre elles.

▶ 4-7

Ligament nucal.
1. Fibres antéropostérieures
2. Fibres verticales
3. Ligament interépineux

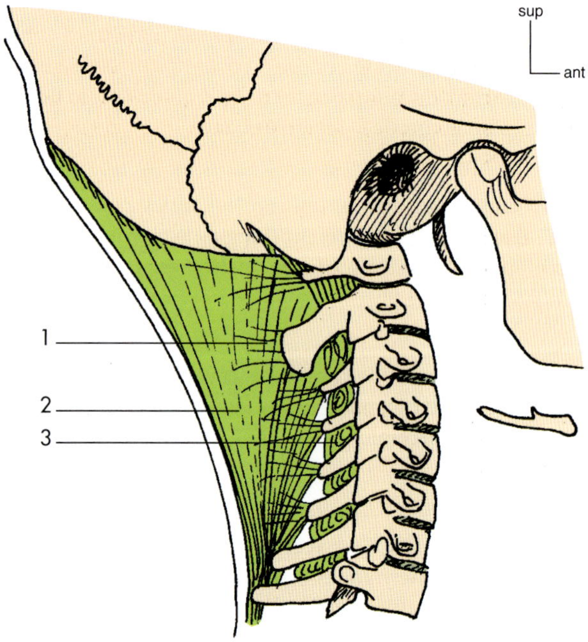

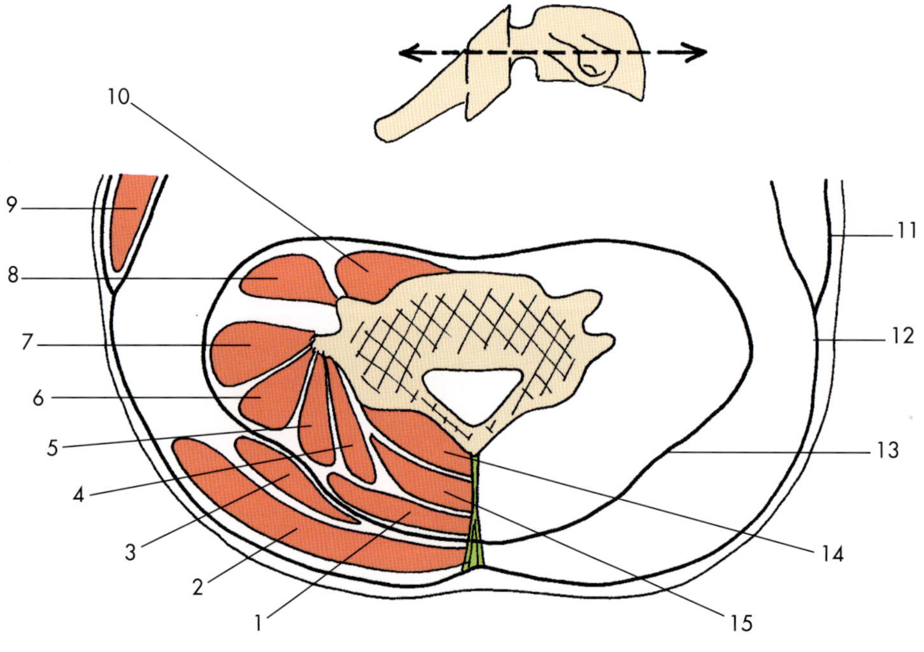

▶ 4-8

Fascias cervicaux postérieurs au niveau cervical bas.
1. Splénius
2. Trapèze supérieur
3. Élévateur de la scapula
4. Longissimus
5. Iliocostal
6. Scalène postérieur
7. Scalène moyen
8. Scalène antérieur
9. SCM
10. Long du cou
11. Dédoublement pour le SCM
12. Fascia nucal
13. Fascia profond de la nuque
14. Transversaire épineux
15. Semi-épineux

Ligament nucal

C'est le prolongement cervical du ligament supra-épineux, qui se transforme en cloison sagittale (fig. 4-7). Le ligament s'insère : en haut sur la crête occipitale externe, en bas sur l'épineux de C7, en avant sur les épineux cervicaux. Il est formé de fibres longitudinales, superficielles, et de fibres transversales, profondes, émanant des apex des épineux cervicaux. Par ses faces et son bord libre, il donne insertion aux muscles du cou postérieurs et superficiels.

Fascia profond de la nuque

Il recouvre les quatre muscles sous-occipitaux postérieurs. Il s'insère : en haut sur la ligne nucale inférieure, en bas sur le tubercule postérieur de C1, l'épineux de C2 et sur le ligament nucal, latéralement sur le processus transverse de C1. Il se prolonge par l'aponévrose du muscle transversaire épineux (fig. 4-8).

Fascia nucal

Il représente la partie dorsale et cervicale du fascia superficiel (*cf.* fig. 4-4 et 4-8). Il s'attache : en haut sur la ligne nucale supérieure, en bas sur l'épineux de C7 et se continue avec le fascia thoracique, médianement il s'insère sur le bord libre du ligament nucal, latéralement il recouvre le trapèze et se prolonge par la lame superficielle du fascia cervical.

TRONC

4-9

Coupe sagittale de la fosse axillaire.

1. Grand dorsal
2. Grand rond
3. Long triceps
4. Vaisseaux subscapulaires (branche postérieure)
5. Vaisseaux subscapulaires (branche antérieure)
6. Petit rond
7. Artère axillaire
8. Infra-épineux
9. Deltoïde postérieur
10. Nerf radial
11. Nerf axillaire
12. Subscapulaire
13. Supra-épineux
14. Trapèze supérieur
15. Omo-hyoïdien
16. Subclavier
17. Petit pectoral
18. Nerf musculo-cutané
19. Nerf médian
20. Nerf ulnaire
21. Nerf cutané médial de l'avant-bras
22. Veine axillaire
23. Nerf cutané médial du bras
24. Grand pectoral
25. Nœuds lymphatiques
26. Ligament suspenseur de l'aisselle
27. Fascia axillaire superficiel
28. Fascia axillaire profond

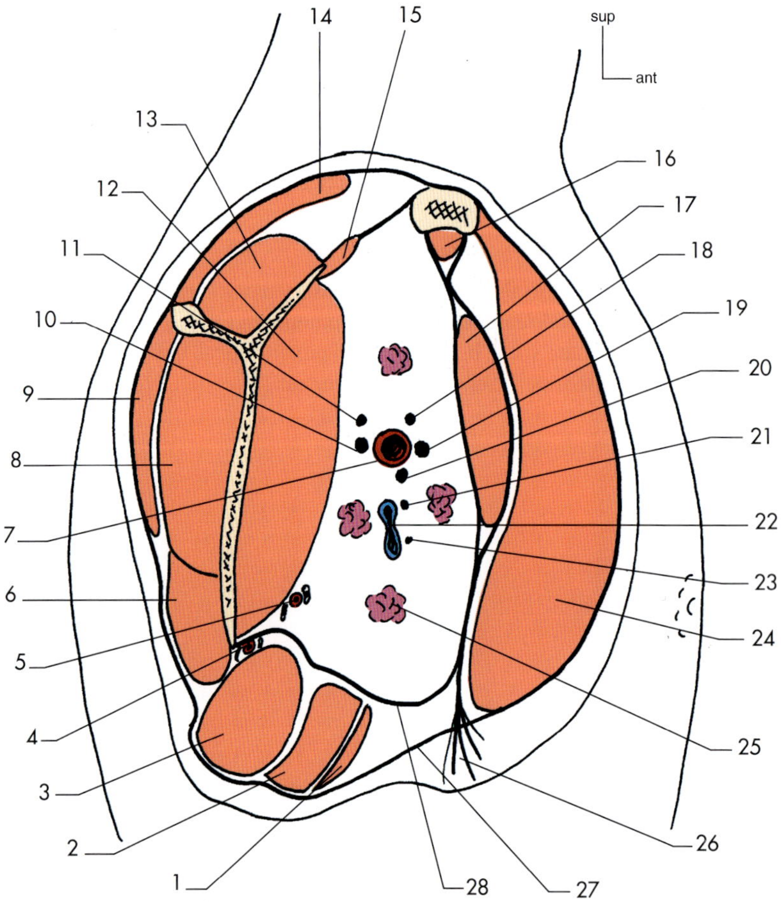

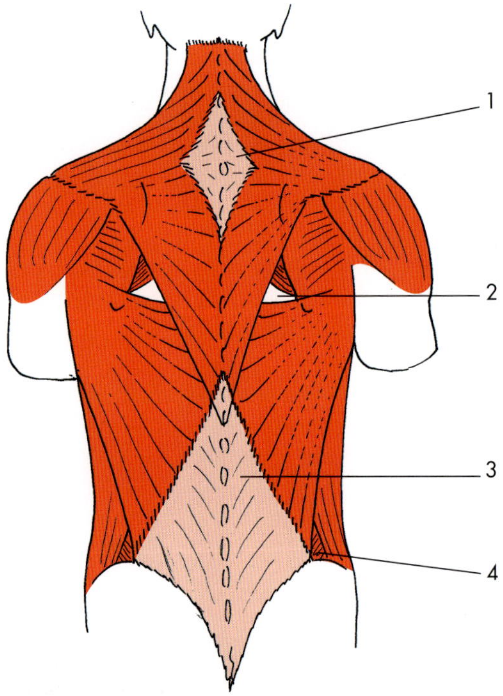

4-10

Fascias superficiels postérieurs.

1. Petit losange aponévrotique
2. Triangle de la 8e côte
3. Grand losange aponévrotique
4. Triangle lombal

Au niveau thoracique

Fascia superficiel antérieur

Il recouvre les muscles superficiels, seulement recouvert, à la partie haute, par la glande mammaire chez la femme, et par les fibres du platysma.

Fascia clavi-pectoro-axillaire (fig. 4-9)

C'est un fascia situé en profondeur du précédent. Il englobe le muscle subclavier, puis se dédouble au contact du petit pectoral. Il se perd au niveau axillaire en formant le ligament suspenseur de l'aisselle[8].

Éléments fibreux postérieurs du thorax

Ils sont représentés par (fig. 4-10) :

- le **fascia de recouvrement du trapèze**, formant le petit losange aponévrotique dorsal en regard de la charnière cervico-thoracique ;
- le **fascia thoraco-lombal**, qui recouvre les muscles érecteurs du rachis. C'est la nappe fibreuse d'origine du muscle grand dorsal, formant le grand losange aponévrotique dorsal ;
- l'**aponévrose des dentelés postérieurs**, en profondeur des précédents, qui est le reliquat d'un muscle unique. C'est une lame fibreuse faite de fibres longitudinales et surtout transversales. Cette aponévrose plaque les muscles érecteurs sous-jacents (*cf.* chapitre 3).

[8] Ancien ligament de Gerdy.

▶ 4-11

Fascia endothoracique au niveau thoracique moyen.

1. Fascia endothoracique
2. Dentelé antérieur
3. Intercostaux
4. Sternum
5. Cavité thoracique
6. Fosse axillaire
7. Aorte
8. VCI

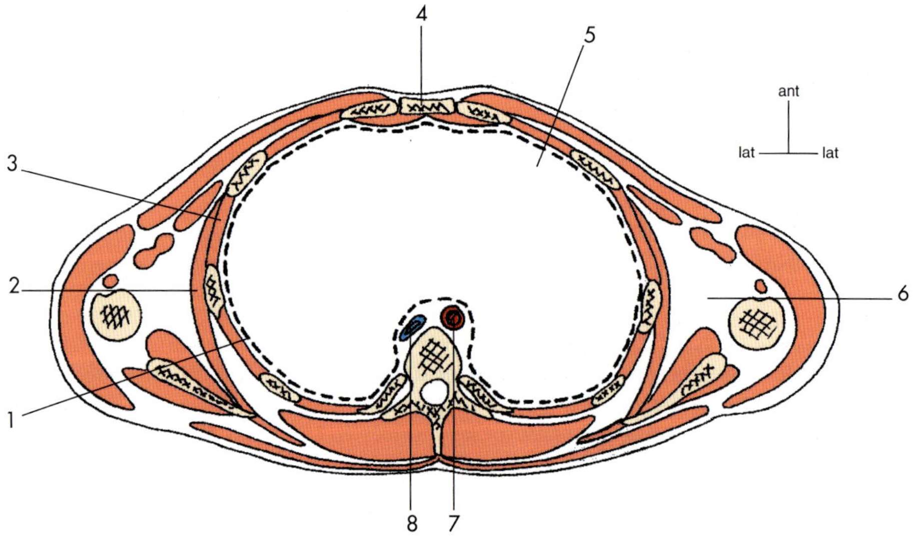

▶ 4-12

Fascias au niveau lombo-abdominal.

1. Oblique externe
2. Oblique interne
3. Transverse
4. Grand dorsal
5. Carré des lombes
6. Psoas
7. Érecteurs du rachis
8. VCI
9. Artère aorte
10. Droit
11. Ligne blanche
12. Fascia transversalis
13. Péritoine

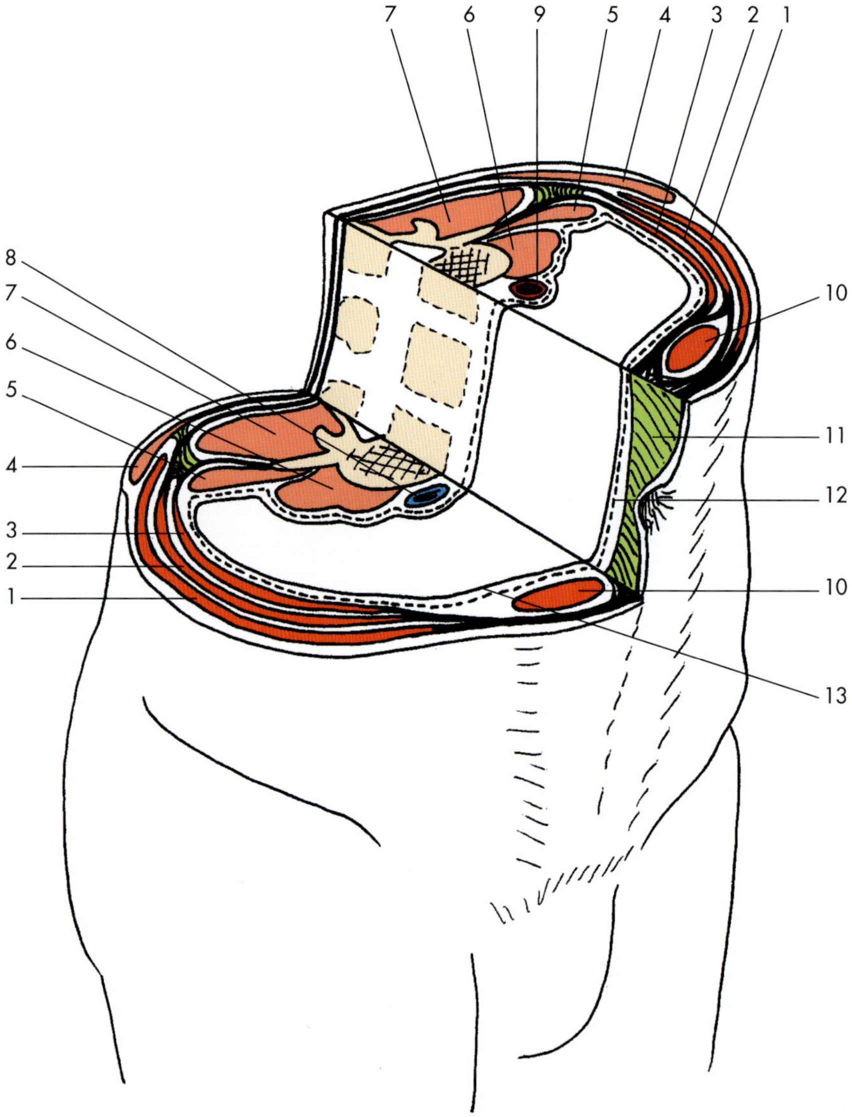

Fascia endothoracique (fig. 4-11)

C'est la membrane qui recouvre le feuillet pariétal de la plèvre, équivalent du fascia transversalis à l'abdomen, du fascia iliaca au grand bassin, du fascia pelvien viscéral au petit bassin. Il est plus important à la partie supérieure (suspension des dômes pleuraux). Il s'insère aux pourtours thoraciques supérieur et inférieur et est suspendu au rachis par les ligaments vertébro-pleuraux et costo-pleural.

Au niveau lombo-abdominal

Fascia transversalis

C'est une grande enveloppe fibreuse qui sépare le péritoine, en profondeur, des aponévroses musculaires, en superficie (fig. 4-12). Ce fascia est très faible à la moitié supérieure de l'abdomen et, au contraire, important à sa moitié inférieure. Il s'étend du pourtour inférieur du thorax à la crête iliaque et au ligament inguinal qu'il contribue à former. Par le canal inguinal, il se prolonge autour du cordon spermatique.

Aponévroses des abdominaux

Elles correspondent aux insertions antérieures de ces muscles (fig. 4-12).

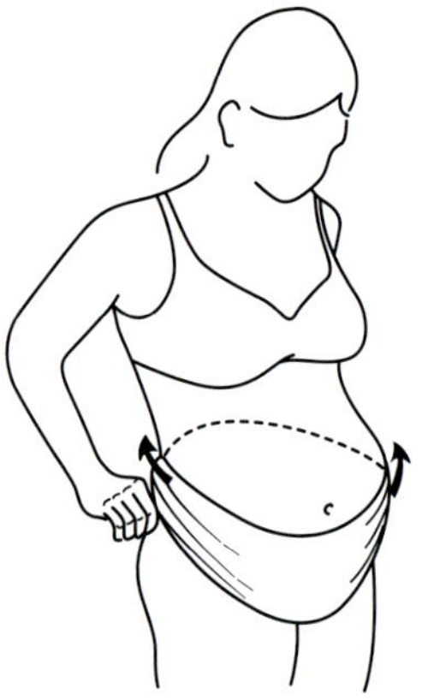

▶ **4-13**

Rôle mécanique de portion inférieure de la gaine des droits : comparaison fonctionnelle.

▶ **4-15**

Ligne blanche.

1. Gaine des droits
2. Pli ombilical médial
3. Ombilic
4. Portion rubanée
5. Droit
6. Transverse
7. Oblique interne
8. Oblique externe

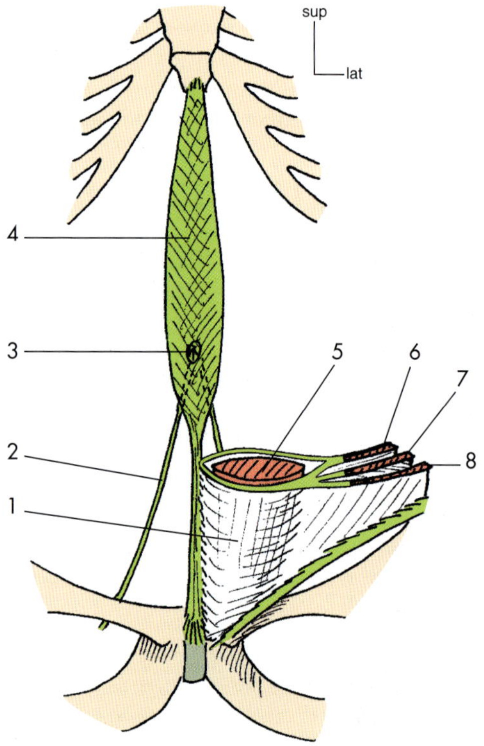

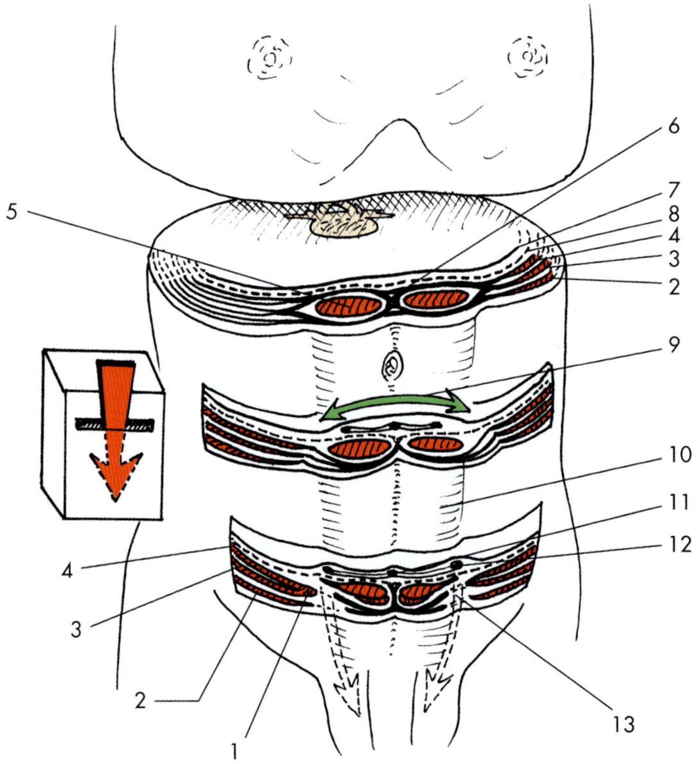

▶ **4-14**

Ligne blanche et aponévroses abdominales.

1. Tendon conjoint
2. Obturateur externe
3. Obturateur interne
4. Transverse
5. Droit de l'abdomen
6. Ligne blanche
7. Péritoine
8. Fascia transversalis
9. Ligne arquée
10. Gaine des droits
11. L. ombilical médian
12. L. ombilical médial
13. Canal inguinal

Gaine des droits

Elle forme un manchon aponévrotique qui contient les droits. Elle s'étend de l'insertion thoracique à l'insertion pubienne de ces muscles. À la partie inférieure, c'est-à-dire en dessous de la **ligne arquée** (*cf.* fig. 3-100 et 3-102), elle est recouverte par la réunion des aponévroses des autres abdominaux (*cf.* chapitre 3). Ce renfort inférieur forme une sous-ventrière fonctionnelle, comparable à la bande de tissu que mettent parfois les femmes en fin de grossesse lorsque l'abdomen est très proéminent, bande qui est nouée derrière la taille (fig. 4-13).

Aponévrose du transverse

Sa partie postérieure assure l'insertion sur les vertèbres lombales, elle est en rapport avec l'aponévrose lombo-sacrale par la charnière lombo-sacrale (*cf.* ci-dessous). Sa partie antérieure délimite la **ligne semi-lunaire** (légèrement concave en avant) avec les fibres charnues. Sa terminaison médiane, qui s'étend du xiphoïde au pubis, se fait en arrière des droits, aux 2/3 supérieurs, et en avant d'eux, au tiers inférieur. Cette démarcation des fibres, se portant vers l'avant, forme la ligne arquée[9] et répond, en profondeur, au ligament interfovéolaire[10]. Les fibres inférieures se mêlent à celles de l'oblique interne pour former le tendon conjoint (*cf.* chapitre 3).

Aponévrose de l'oblique interne

Elle correspond à la partie antérosupérieure de la terminaison, c'est-à-dire entre le dernier cartilage costal, la ligne blanche et une ligne latérale légèrement concave en dehors et en bas. Cette aponévrose passe également en avant de la gaine des droits au tiers inférieur de l'abdomen. Les fibres inférieures se mêlent à celles du transverse pour former le tendon conjoint (*cf.* chapitre 3).

Aponévrose de l'oblique externe

Elle occupe la partie antéro-inférieure du muscle. Sa ligne de démarcation avec les fibres charnues forme un angle musculaire orthogonal ouvert en haut et en dehors. Au tiers inférieur de l'abdomen, elle passe également en avant de la gaine des droits.

Ligne blanche

Située sur la ligne médiane de l'abdomen, c'est la réunion et l'entrecroisement des aponévroses des abdominaux[11]. Elle est différente dans ses portions supra- et infra-ombilicales. Au-dessus de l'ombilic, elle est large et occupée par l'union des aponévroses (fig. 4-14 et 4-15). En dessous, elle est mince et ne sépare que légèrement les corps des muscles droits et des pyramidaux.

[9] Ancienne arcade de Douglas.

[10] Ancien ligament de Hesselbach.

[11] C'est une localisation de points faibles de la paroi abdominale (hernies).

▶ **4-16**

Charnière aponévrotique lombaire.

1. Vertèbre lombale
2. Carré des lombes
3. Fascia transversalis
4. Transverse
5. Oblique interne
6. Oblique externe
7. Grand dorsal
8. Charnière aponévrotique
9. DPI
10. Aponévrose du grand dorsal
11. Érecteurs du rachis

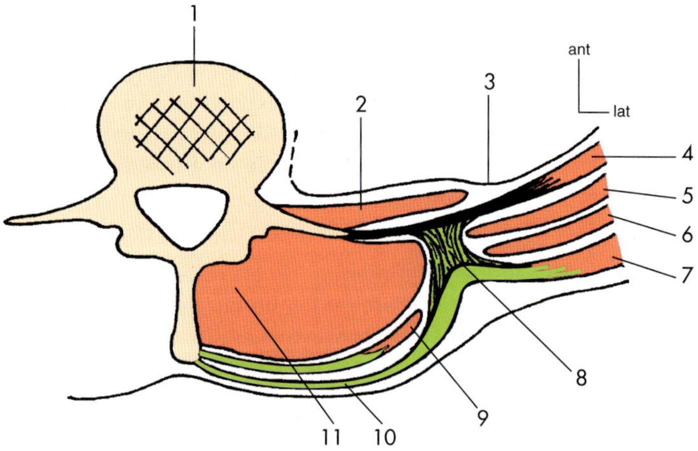

▶ **4-17**

Fascia iliaca.

1. Psoas
2. Carré des lombes
3. Fascia transversalis
4. Iliaque
5. Fascia iliaca
6. Bandelette iliopectinée
7. Ligament inguinal

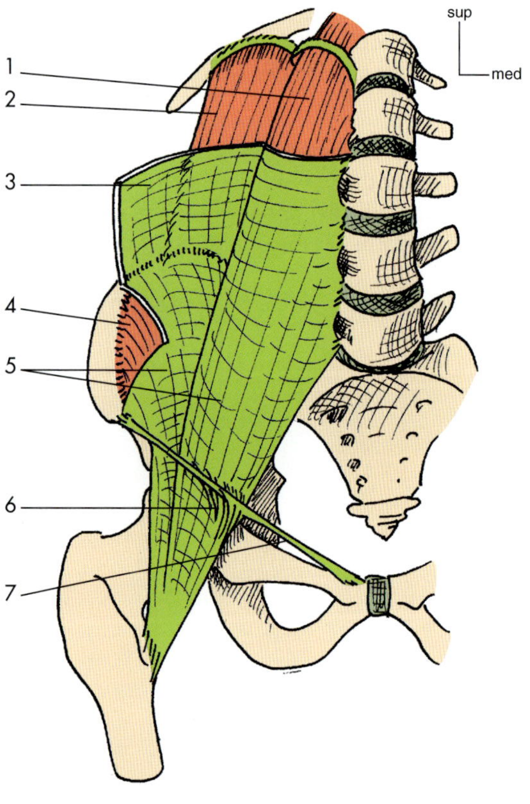

Aponévrose lombo-sacrale (ou aponévrose du grand dorsal)

C'est une très puissante couche aponévrotique, en forme de losange, étendue entre le rachis thoracique inférieur, en haut, et la crête sacrale médiane, en bas. Latéralement, les fibres aponévrotiques s'arrêtent selon une ligne oblique en bas et en dehors (démarrage des fibres charnues du muscle) et rejoignent la crête iliaque. Elles assurent un important rôle de plaquage des muscles érecteurs du rachis contre celui-ci, notamment lors des efforts de soulevé de charges (*cf.* fig. 3-92).

Charnière aponévrotique lombaire

Elle répond au **sillon latéral des lombes** (fig. 4-16), limitant le relief des muscles érecteurs. C'est un **carrefour fibreux vertical** [22] entre l'aponévrose lombo-sacrale et l'aponévrose postérieure du transverse de l'abdomen, reliées par un tractus fibreux. Elle s'étend de la 12e côte à la crête iliaque. Elle participe au plaquage aponévrotique de la portion caudale des érecteurs du rachis (masse commune).

Fascia iliaca

Il est l'équivalent du fascia transversalis de l'abdomen. Il recouvre les muscles psoas et iliaque (fig. 4-17). Il est faible au-dessus de la crête iliaque (psoas) et nettement plus fort ensuite. Il se prolonge jusqu'au petit trochanter, et forme, au passage inguinal, la bandelette iliopectinée (qui sépare le compartiment musculaire de la lacune vasculaire).

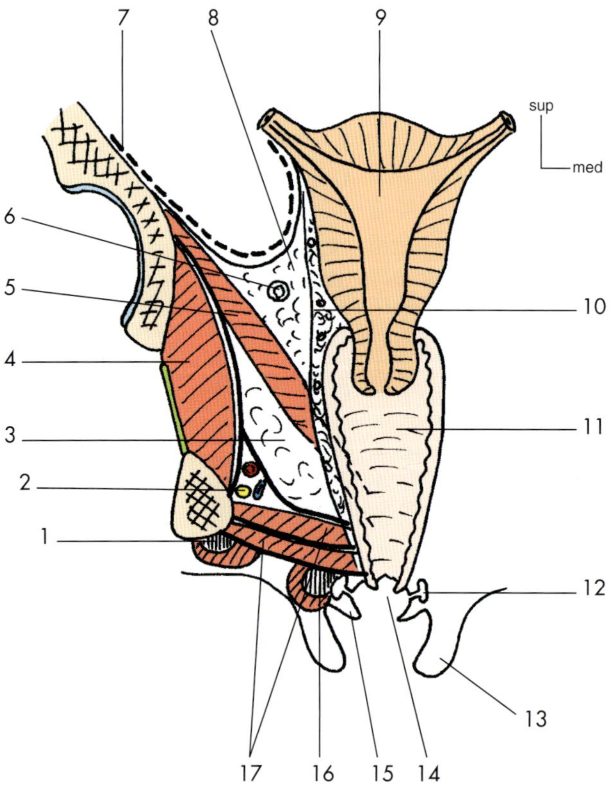

▶ **4-18**

Espaces sous-péritonéaux.

1. Corps caverneux et muscle ischio-caverneux
2. PVN pudendal
3. Fosse ischio-rectale (partie inférieure)
4. Obturateur interne
5. Élévateur de l'anus
6. Uretère
7. Péritoine
8. Partie supérieure de la fosse ischio-rectale (paramètre)
9. Utérus (verticalisé)
10. Fascia utéro-vaginal
11. Vagin (verticalisé)
12. Glande vestibulaire majeure
13. Grande lèvre
14. Vestibule
15. Petite lèvre
16. Corps spongieux et muscle bulbo-spongieux
17. Transverses superficiel et profond du périnée

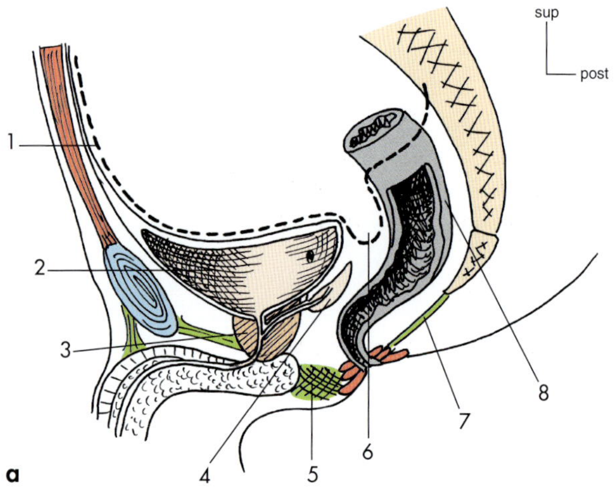

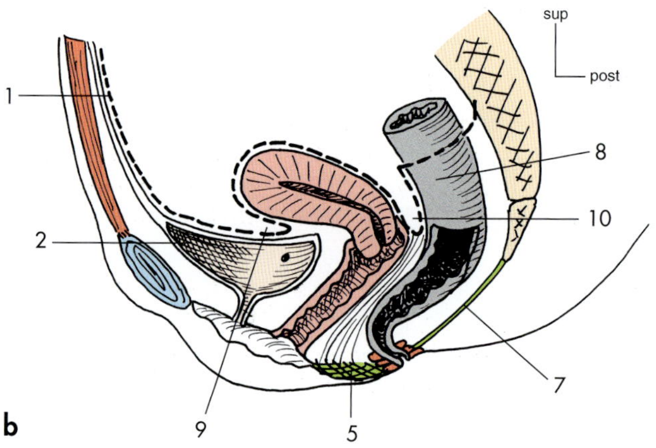

▶ **4-19**

Culs-de-sac péritonéaux masculin (a) et féminin (b).

1. Péritoine
2. Vessie
3. Prostate
4. Vésicule séminale
5. CTP
6. Cul-de-sac recto-vésical
7. Ligament anococcygien
8. Rectum
9. Cul-de-sac vésico-utérin
10. Cul-de-sac recto-utérin

Au niveau pelvien

Le petit bassin est séparé du grand par le détroit supérieur, sur le plan osseux, et par le péritoine, sur le plan fibreux. Les éléments fibreux intéressant le petit bassin sont soit périphériques, soit internes.

Éléments périphériques

- *En avant :* le fascia vésical, qui recouvre la vessie.
- *En dehors et en avant :* l'aponévrose de l'obturateur interne. Épaisse et puissante, elle forme le **fascia obturateur** (partie du fascia pelvien[12] pariétal). Elle s'attache au pourtour de l'insertion du muscle et donne insertion au muscle élévateur de l'anus. Le fascia obturateur se dédouble à sa partie inférieure pour former le **canal pudendal**[13], zone du passage du PVN pudendal (fig. 4-18).
- *En dehors et en arrière :* les aponévroses des muscles piriforme et coccygien, recouvertes par le **fascia pelvien pariétal**.
- *En dessous :* les fascias du périnée et ses renforts (fig. 4-17).
  - **Fascia superficiel du périnée**. Il s'insère sur le pourtour du détroit inférieur, c'est-à-dire sur la partie inférieure de la branche ischio-pubienne, du pubis à l'ischion, correspondant à l'aponévrose du muscle transverse du périnée. En arrière du fascia, le tissu adipeux de la fosse ischio-rectale comble l'espace jusqu'à l'aponévrose fessière, doublé sur les côtés par le bord inférieur du ligament sacro-tubéral et son repli falciforme.
  - **Membrane du périnée**.
  - **Fascia profond du périnée**. Il double la face profonde du muscle transverse profond du périnée. Il ne recouvre pas la partie postérieure (anale).
  - **Ligament transverse du périnée**. Situé à la partie antérieure du diaphragme pelvien, il correspond à la fusion des deux précédents fascias à leur partie antérieure. Il est tendu d'une branche inférieure du pubis au corps du bulbe (*cf.* fig. 3-117).
  - **Centre tendineux du périnée**[14]. C'est une structure centrale extrêmement dense et puissante. Située entre la fente urogénitale et l'anus, elle reçoit les insertions prérectales de l'élévateur de l'anus (*cf.* fig. 3-113 et 3-116).
  - **Ligament anococcygien**[15]. Il unit l'anus au coccyx (*cf.* fig. 3-115, 5-1, 5-2).

Éléments internes

Ils sortent de l'objet de notre propos. Pour mémoire, ce sont :

- *le fascia pelvien viscéral.* C'est le feuillet viscéral de recouvrement des viscères pelviens, il leur est attenant. C'est l'équivalent du fascia iliaca du grand bassin et du transversalis de l'abdomen. En épousant le relief des organes du petit bassin, ce fascia forme des **culs-de-sac** dont les deux principaux sont (fig. 4-19) :
  - le cul-de-sac recto-vésical (chez l'homme) ou recto-utérin (chez la femme)[16],
  - le cul-de-sac vésico-utérin (chez la femme) ;
- chez la femme, le péritoine constitué par le ligament large de l'utérus, qui comprend le mésomètre, le mésosalpynx, le mésovarium et le mésofuniculaire ;

[12] C'est une extension du fascia transversalis recouvrant les viscères.

[13] Ancien canal d'Alcock (nerf pudendal et artère prudentale interne).

[14] Ancien noyau fibreux central (NFC).

[15] Ancien raphé ano-coccygien.

[16] Ancien cul-de-sac de Douglas (chez l'homme comme chez la femme).

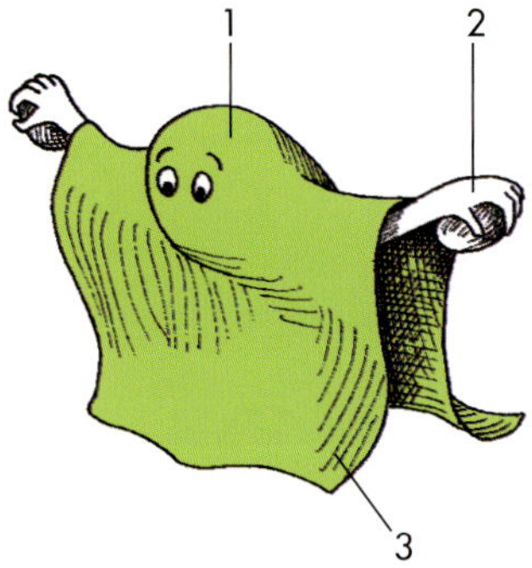

4-20

Caricature montrant la position du ligament large sur l'utérus.

1. Utérus
2. Ovaire et trompes
3. Ligament large

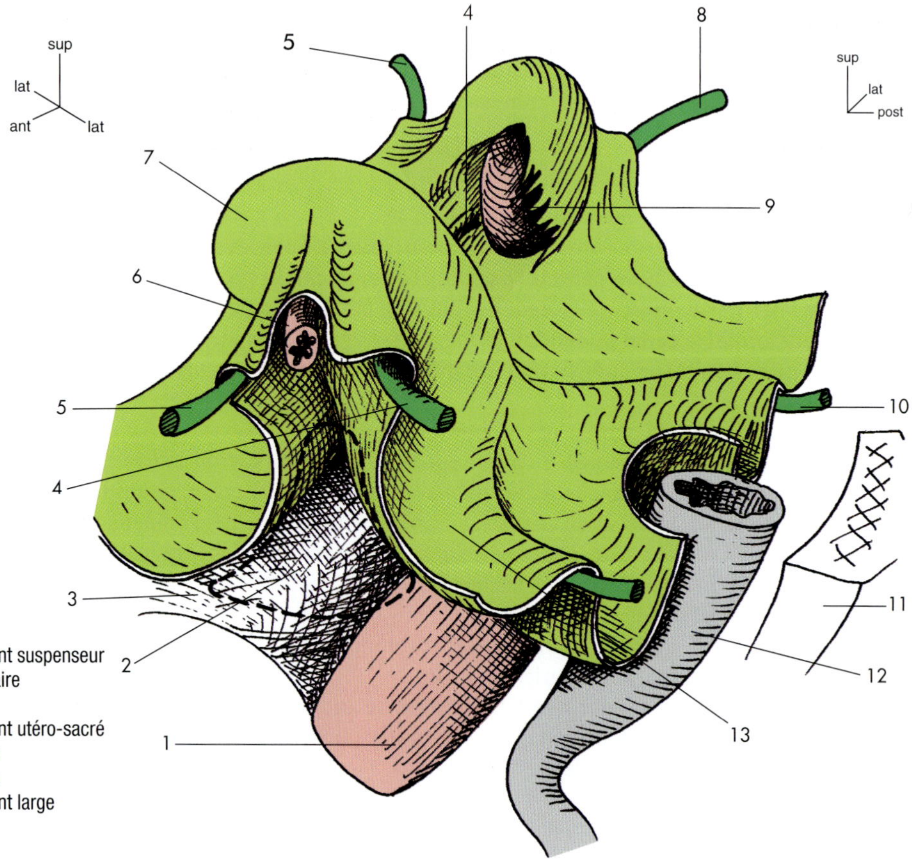

4-21

Ligaments de l'utérus.

1. Vagin
2. Zone du paramètre
3. Vessie
4. Ligament propre de l'ovaire
5. Ligament rond
6. Trompe
7. Utérus
8. Ligament suspenseur de l'ovaire
9. Ovaire
10. Ligament utéro-sacré
11. Sacrum
12. Rectum
13. Ligament large

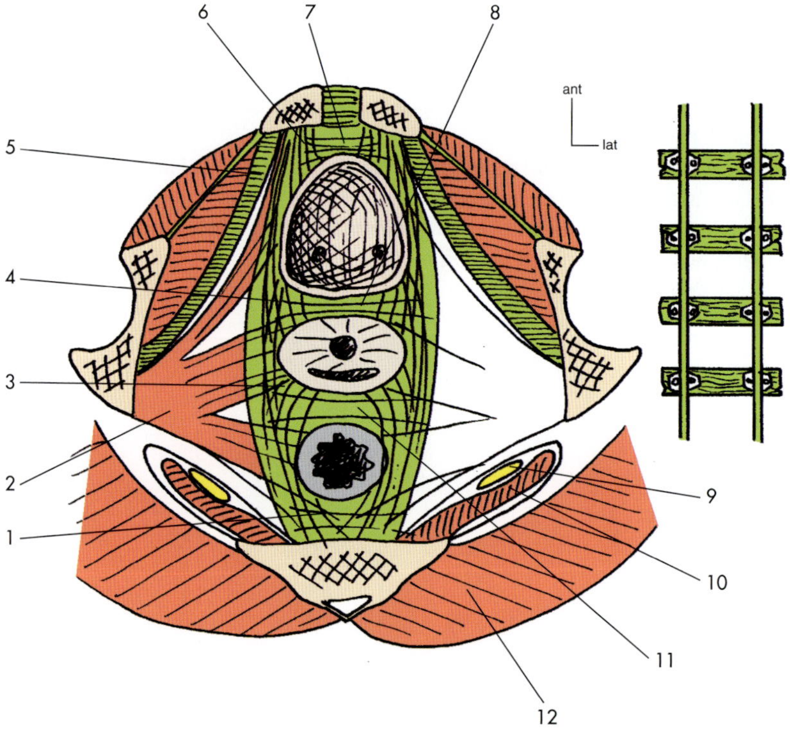

4-22

Lames sacro-recto-génito-pubiennes (architecture en « rail »).

1. Lame-pré-sacrée
2. Élévateur de l'anus
3. Ligament utéro-sacré
4. Ligament vésico-génital
5. Arcade fibreuse de l'élévateur de l'anus
6. Ligament pubo-vésical
7. Ligament transverse du périnée
8. Cul-de-sac vésico-utérin
9. Nerf sciatique
10. Piriforme
11. Cul-de-sac recto-utérin
12. Grand glutéal

- *les ligaments en rapport avec l'utérus* (fig. 4-20 et 4-21). Ce sont le **ligament rond**[17], le **ligament large**[18], le **ligament propre de l'ovaire** (mais pas l'ovaire qui est intrapéritonéal), également les **paramètres**[19], les **ligaments pubo-utérins** et **utéro-sacrés** (fig. 4-22);
- *les ligaments en rapport avec la prostate* : **ligament pubo-prostatique**;
- *les formations fibreuses de la vessie* : **ligament pubo-vésical, pli ombilical médian** (vestige de l'ouraque[20]);

[17] Il est tendu de chaque côté de la partie antérieure de l'utérus au canal inguinal et se terminant sur les grandes lèvres.

[18] C'est une large membrane qui recouvre l'utérus, ses trompes et son ligament rond (fig. 4-20 et 4-21).

[19] Ou paramétrium, c'est tout le tissu cellulaire pelvien sous-péritonéal qui s'étend de chaque côté de l'utérus.

[20] Ouraque : conduit primitif de l'allantoïde (une des 3 annexes de l'embryon), allant de l'apex vésical à l'ombilic.

▶ 4-23

Membrane du périnée.

1. Iléorectal
2. Pubo-rectal
3. Membrane du périnée
4. Symphyse pubienne
5. Urètre
6. Vagin
7. Centre tendineux du périnée
8. Anus
9. Ligament sacrotubéral
10. Ligament anococcygien

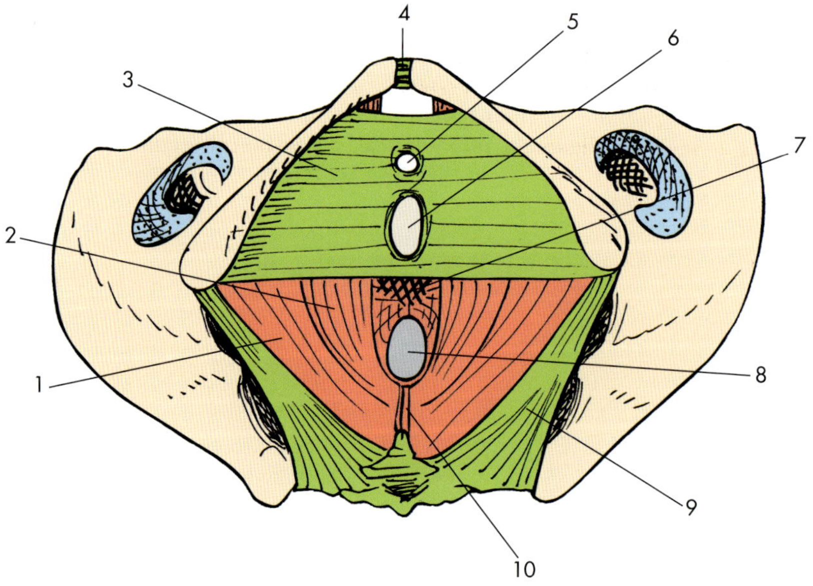

- *les lames sacro-recto-génito-pubiennes* : elles contribuent à donner l'aspect dit du « **rail de chemin de fer** » (fig. 4-22). Celui-ci associe donc des fibres sagittales : pubo-vésicales, pubo-utérines, utéro-sacrées, vésico-génitales, ainsi que des fibres transversales formées par le paramètre et ses différents faisceaux (ailerons) ;
- *la membrane du périnée*, tendue d'une branche ischiopubienne à l'autre (fig. 4.23).

QROC sur l'appareil fibreux

Corrigés p. 379

1. Qu'est-ce que le fascia transversalis ?
2. Qu'est-ce que la galéa ?
3. Qu'est-ce que la charnière aponévrotique lombaire ?
4. Où s'insère le ligament anococcygien ?
5. Qu'est-ce que le centre tendineux du périnée ?
6. Où se situe le sinus caverneux ?
7. Quels sont les rapports de l'aponévrose lombo-sacrale ?

NEUROLOGIE

5

NERFS

5-1

Emplacement schématique des nerfs crâniens à la base du crâne.

I. Nerf olfactif
II. Nerf optique
III. Nerf oculomoteur
IV. Nerf trochléaire
VI. Nerf abducens
V1. Nerf trijumeau, ophtalmique
V2. Nerf trijumeau, maxillaire
V3. Nerf trijumeau, mandibulaire
VII. Nerf facial
VIII. Nerf vestibulo- cochléaire
IX. Nerf glosso-pharyngien
X. Nerf vague
XI. Nerf accessoire
XII. Nerf hypoglosse
a) Lame criblée
b) Canal optique
c) Fissure orbitaire supérieure
d) Foramen rond
e) Foramen ovale
f) Méat acoustique interne
g) Foramen jugulaire
h) Canal du XII
i) Foramen magnum

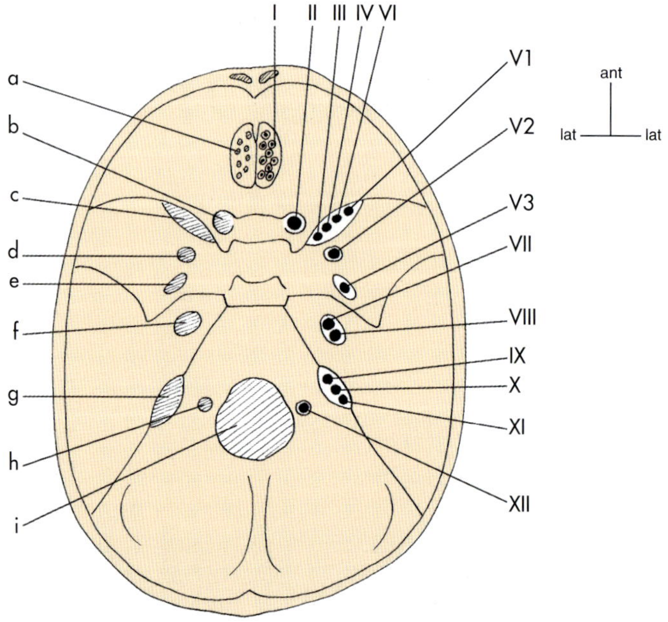

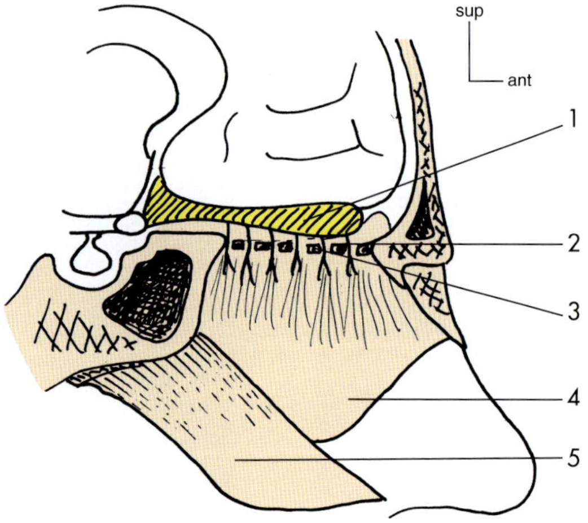

5-2

Nerf olfactif (I).

1. Bulbe olfactif
2. Nerf olfactif
3. Lame criblée de l'ethmoïde
4. Lame perpendiculaire
5. Vomer

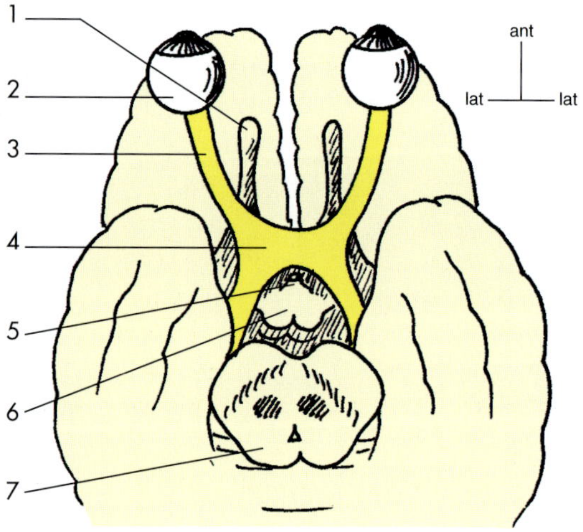

5-3

Nerf optique (II), en vue inférieure.

1. Bulbe olfactif
2. Globe oculaire
3. Nerf optique
4. Chiasma
5. Tige pinéale
6. Colliculus crânial
7. Mésencéphale

Nerfs crâniens

Ils sont au nombre de 12 paires, numérotées en chiffres romains (I, II, III, IV, etc.). Issus de l'encéphale, ces nerfs quittent le crâne par les trous de la base (fig. 5-1 et *cf.* fig. 5-9). Ils possèdent une origine réelle (les noyaux centraux) et une apparente (sortie du crâne). Leur trajet est donc d'abord intracrânien, puis extracrânien. Les initiales de ces nerfs ont toujours fait l'objet de moyens mnémotechniques pour les retenir[1].
Les nerfs crâniens sont de type sensoriel (I, II, VIII), moteur (III, IV, VI, XI, XII) et mixte (V, VII, IX, X). Leur étude relève de la neuro-anatomie. Nous ne mentionnons, ici, qu'un rappel.

n°	I (fig. 5-2)	II (fig. 5-3)	III (fig. 5-4)	IV (fig. 5-4)
nom	**nerf olfactif (O)**	**nerf optique (O)**	**nerf oculomoteur (O)**	**nerf trochléaire (T)**
type	– sensoriel	– sensoriel	– moteur	– moteur
action	– odorat	– vision	– muscles de l'œil[1]	– muscle oblique sup.
composition	– plusieurs filets			
orifice de sortie du crâne	– lame criblée de l'ethmoïde	– canal optique	– fissure orbitaire sup.	– fissure orbitaire sup.
terminaison	– fosses nasales	– orbite : rétine	– orbite : muscles	– orbite : 1 muscle
trajet	– bulbe olfactif (et tractus) – puis perfore la lame criblée	– après chiasma (qui fait suite aux tractus optiques)	– sinus caverneux – fissure orbitaire sup. – anneau tendineux commun[2]	– contourne les pédoncules cérébelleux sup. et cérébral moy. – paroi lat. du sinus caverneux
zone d'influence	– muqueuse nasale	– œil	– muscles droits sup. et inf., droit méd., oblique inf. et élévateur de la paupière sup.	– muscle oblique sup. de l'œil[3]
remarque	– le plus court des nerfs crâniens	– parfois considéré comme une expansion cérébrale et non un nerf	– innerve tous les muscles de l'œil sauf l'oblique sup. (IV) et le droit lat. (VI)[4]	– seul nerf crânien ayant une émergence dorsale

1. Le III contient également des fibres parasympathiques (du complexe nucléaire oculomoteur) assurant des muscles lisses : sphincter de la pupille (iris), muscle ciliaire.
2. Ancien anneau de Zinn.
3. D'où son ancien nom de « pathétique », car sa paralysie dévie le regard vers le haut et le dedans, exprimant ce type d'expression.
4. Plus l'action végétative (parasympathique) sur le sphincter de la pupille et le muscle ciliaire.

[1] « Oh-Oh, Oscar, Ta Thérèse A Fait Vite Grossir son Ventre Avant l'Heure ! » ce qui reprend les initiales de chaque nerf, dans l'ordre.

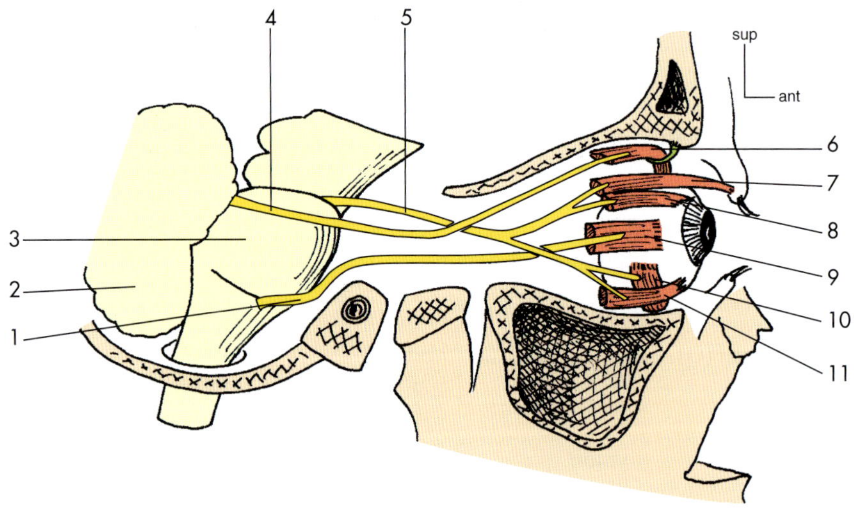

5-4

Nerfs oculomoteur, trochléaire, abducens.

1. Nerf abducens (VI)
2. Cervelet
3. Pont
4. Nerf trochléaire (IV)
5. Nerf oculomoteur (III)
6. Oblique supérieur
7. Élévateur de la paupière supérieure
8. Droit supérieur
9. Droit latéral
10. Oblique inférieur
11. Droit inférieur

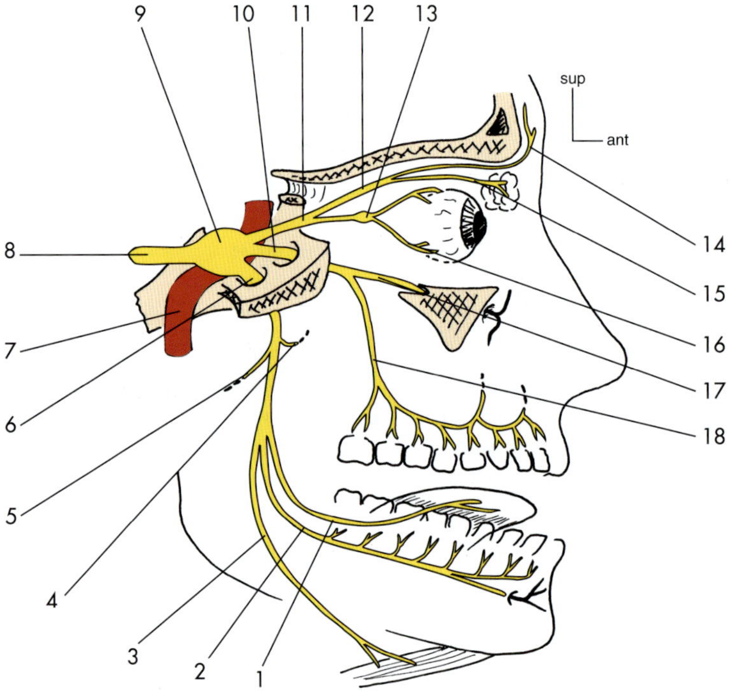

5-5

Nerf trijumeau (V).

1. Nerf lingual
2. Nerf alvéolaire inférieur
3. Nerf du mylo-hyoïdien et ventre antérieur du digastrique
4. Nerfs temporaux profonds
5. Nerf auriculo-temporal
6. Nerf mandibulaire (V3)
7. Artère carotide interne
8. Nerf trijumeau (V)
9. Ganglion trigéminal (Gasser)
10. Nerf maxillaire (V2)
11. Nerf ophtalmique (V1)
12. Nerf frontal
13. Ganglion ciliaire
14. Nerf supra-orbitaire
15. Nerf lacrymal
16. Nerfs ciliaires
17. Nerf infra-orbitaire
18. Nerfs alvéolaires supérieurs

n°	V (fig. 5-5)	VI (fig. 5-4)	VII (et VII bis) (fig. 5-6, *cf.* fig. 5-7)	VIII (fig. 5-8)
nom	**nerf trijumeau (T)**[1]	**nerf abducens (A)**	**nerf facial (F) et nerf intermédiaire**	**nerf vestibulo-cochléaire (V)**
type	– mixte	– moteur	– *moteur* (VII seul) – *mixte* (avec VII bis)	– sensoriel
action		– 1 muscle de l'œil	1) VII : muscles de la face[2] 2) VII bis : sensoriel pour une partie de la langue et les glandes salivaires	– équilibration et audition
composition	– formé de 3 nerfs issus du ganglion trigéminé[3] : 1) **ophtalmique** (V1)[4] 2) **maxillaire** (V2) 3) mandibulaire (V3)		– formé de 2 nerfs : 1) VII ou nerf facial proprement dit (moteur) 2) VII bis, ou nerf de Wrisberg (sensitif)	– formé de 2 nerfs : 1) nerf vestibulaire (équilibration) 2) nerf cochléaire (audition)
orifice de sortie du crâne	V1 : fissure orbitaire V2 : foramen rond V3 : foramen ovale	– fissure orbitaire sup.	– foramen stylo-mastoïdien	– méat acoustique int.
terminaison	1) V1 : région oculaire 2) V2 : région maxillaire 3) V3 : région mandibulaire	– orbite : 1 muscle	1) VII : muscles de la face 2) VII bis : langue	1) nerf vestibulaire : utricule, saccule, canaux semi-circulaires 2) nerf cochléaire : organe spiral (tympan)

▶

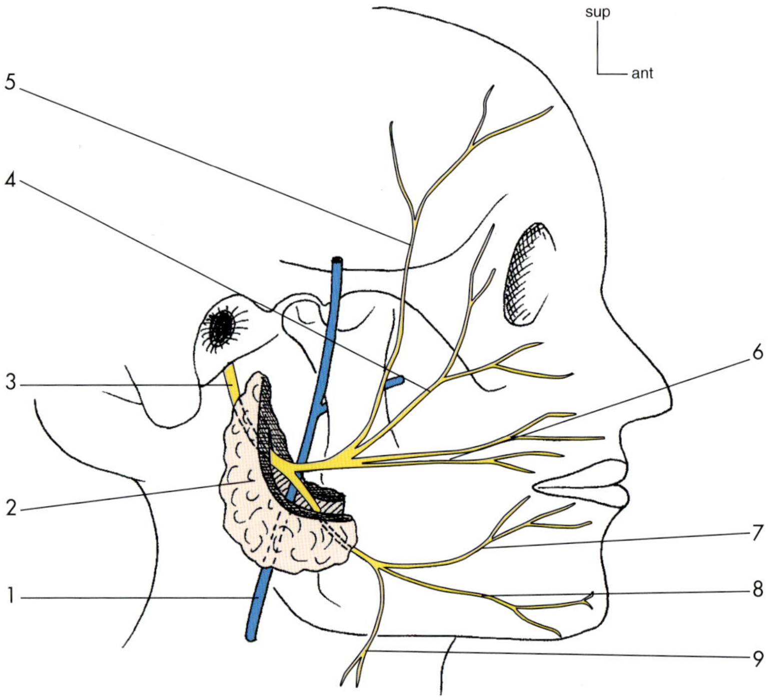

▶ 5-6

Nerf facial (VII).

1. Veine jugulaire externe
2. Parotide
3. Nerf facial (VII)
4. Rameaux zygomatiques
5. Rameaux temporaux
6. Rameaux buccaux supérieurs
7. Rameaux buccaux inférieurs
8. Rameau marginal de la mandibule
9. Rameaux du cou

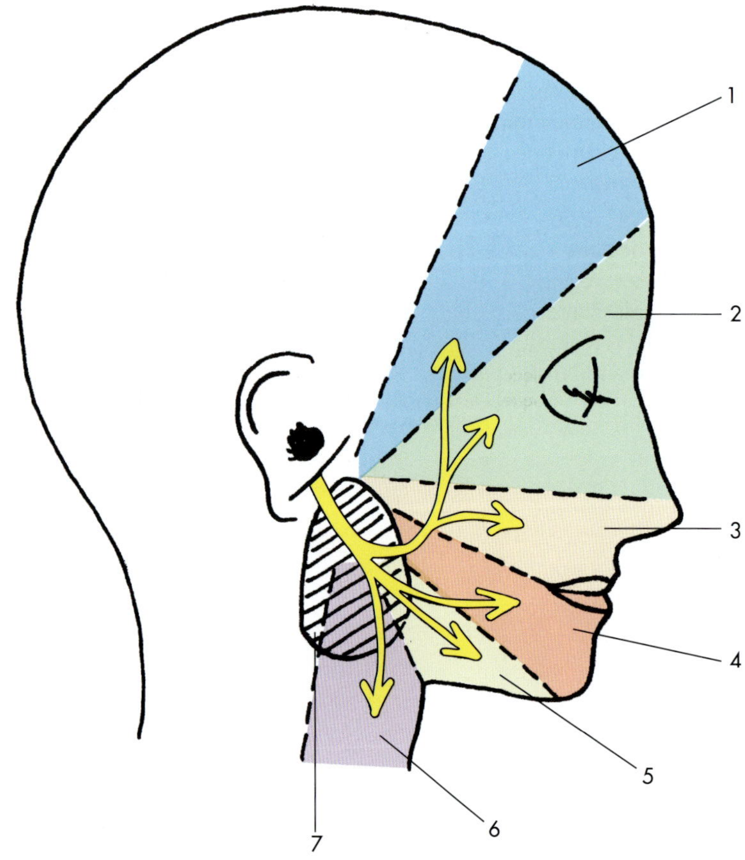

▶ 5-7

Territoire moteur du nerf facial.

1. Temporal
2. Ophtalmique
3. Buccal supérieur
4. Buccal inférieur
5. Mandibulaire
6. Cervical
7. Région parotidienne

n°	V (fig. 5-5)	VI (fig. 5-4)	VII (et VII bis) (fig. 5-6, *cf.* fig. 5-7)	VIII (fig. 5-8)
trajet	– à partir du ganglion trigéminé[5], les 3 branches vont : – en avt/ht dans la fissure orbitaire sup. (V1) – en avt/bas dans la fissure orbitaire inf. (V2) – en bas dans le foramen ovale (V3)	– sinus caverneux – fissure orbitaire sup. – anneau tendineux commun	– méat acoustique int. (avec le nerf cochléaire et les branches du nerf vestibulaire) – passe dans le canal facial (intrapétreux)	– fosse crânienne
zone d'influence	**V1 :** région pariétofrontale et lacrymonasale **V2 :** région infra-orbitaire **V3 :** région temporomandibulaire	– muscle droit lat. de l'œil	– **VII** (moteur) muscles de la face + ventre post. du digastrique et muscle stylohyoïdien[6] – **VII bis** (sensoriel) 2/3 ant. de la langue[7]	– oreille interne
remarque	– le V3 est moteur pour les muscles masticateurs			

1 Doit son nom au fait qu'il se divise en 3 branches.
2 Plus fibres parasympathiques pour la glande lacrymale et les glandes muqueuses des fosses nasales et du palais.
3 Ancien ganglion de Gasser.
4 Ancien nerf ophtalmique de Willis.
5 Dans la fosse trigéminale de la partie pétreuse du temporal.
6 Plus action végétative (parasympathique) sur les glandes lacrymales et muqueuses des fosses nasales et du palais.
7 Plus action végétative (parasympathique) sur les glandes submandibulaire et sublinguale.

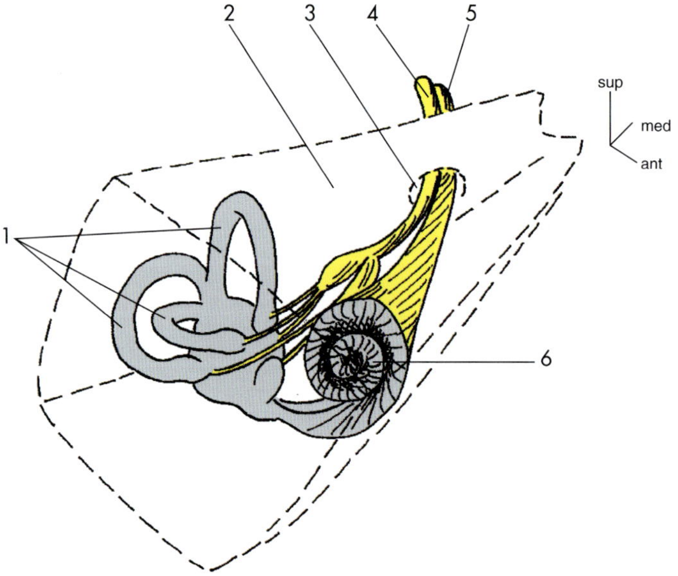

▶ 5-8
Nerf vestibulo-cochléaire (VIII).
1. Conduits semi-circulaires (canaux)
2. Pyramide pétreuse
3. Méat acoustique interne
4. Nerf vestibulaire
5. Nerf cochléaire (auditif)
6. Cochlée

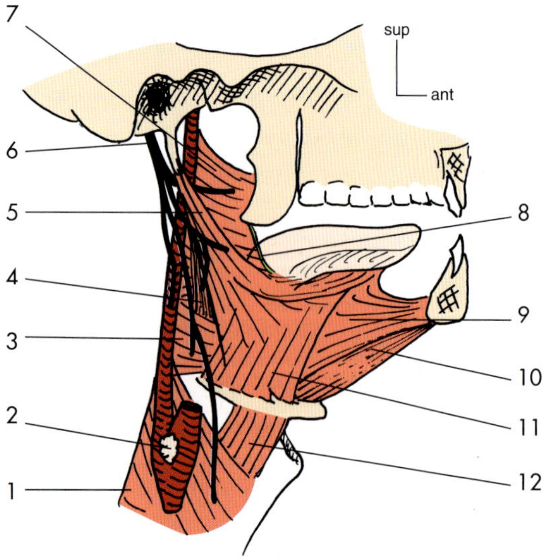

▶ 5-10
Nerf glosso-pharyngien (IX).
1. Constricteur inférieur du pharynx
2. Glomus carotidien
3. Constricteur moyen du pharynx
4. Stylo-pharyngien
5. Stylo-glosse
6. Nerf glosso-pharyngien (IX)
7. Constricteur supérieur du pharynx
8. Raphé ptérygo-mandibulaire
9. Génio-glosse
10. Génio-hyoïdien
11. Hyo-glosse
12. Thyro-hyoïdien

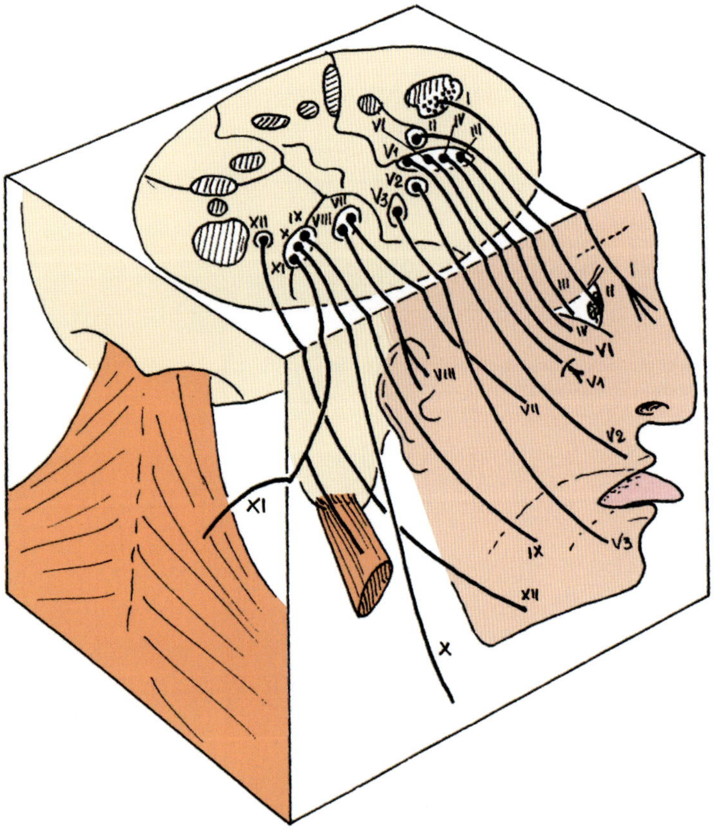

▶ 5-9
Situation des nerfs crâniens : emplacement schématique.

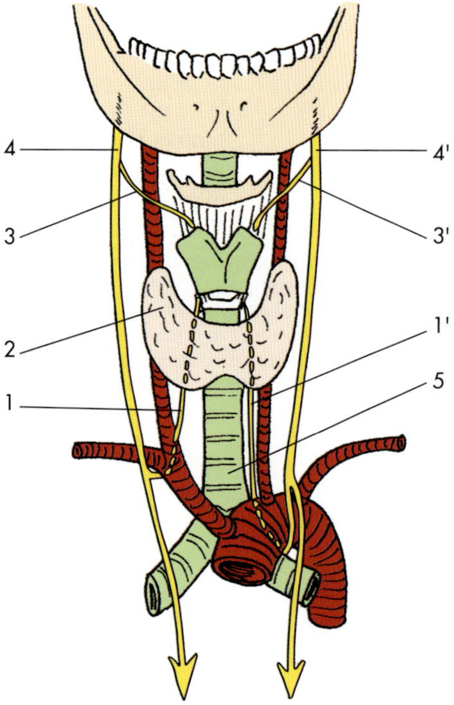

▶ 5-11
Nerf vague (X).
La légende avec ' indique le côté gauche.
1. Nerf récurrent
2. Thyroïde
3. Nerf laryngé supérieur
4. Nerf vague
5. Trachée

n°	IX (fig. 5-10)	X (fig. 5-11)	XI (fig. 5-12)	XII (fig. 5-13)
nom	**nerf glosso-pharyngien (G)**[1]	**nerf vague (V)**[2]	**nerf accessoire (A)**[3]	**nerf hypoglosse (H)**
type	– mixte	– mixte	– moteur	– moteur
action	– moteur pour pharynx[4] – sensoriel pour la langue – végétatif pour la parotide	– moteur pour pharynx, muscles des cordes vocales – sensitif pour pharynx et larynx – végétatif pour les viscères	– 2 muscles du cou (+ partage activité du X sur pharynx et larynx)	– mastication, déglutition, phonation
orifice de sortie du crâne	– foramen jugulaire	– foramen jugulaire	– foramen jugulaire[5]	– canal du XII
composition	– donne le rameau du n. tympanique (plexus tympanique)	– nombreuses collatérales (cervicales, thoraciques, abdominales) et anastomoses	– formé de 2 rameaux, interne et externe	
terminaison	– région de la langue	– plexus cœliaque	1) rameau int. : larynx 2) rameau ext. : muscles sterno-cléido-mastoïdien et trapèze	– langue
trajet	– fosse crânienne post. – foramen jugulaire – espace rétrostylien – région paratonsillaire[6]	– fosse crânienne post. – foramen jugulaire – espace latéropharyngien (dans la gaine carotidienne) – orifice sup. du thorax, puis médiastin	– le rameau int. se dirige vers le larynx – le rameau ext. se dirige vers les muscles périphériques	– fosse crânienne post. – canal du XII (en dh du foramen magnum) – espace rétrostylien – trigone carotidien – trigone submandibulaire

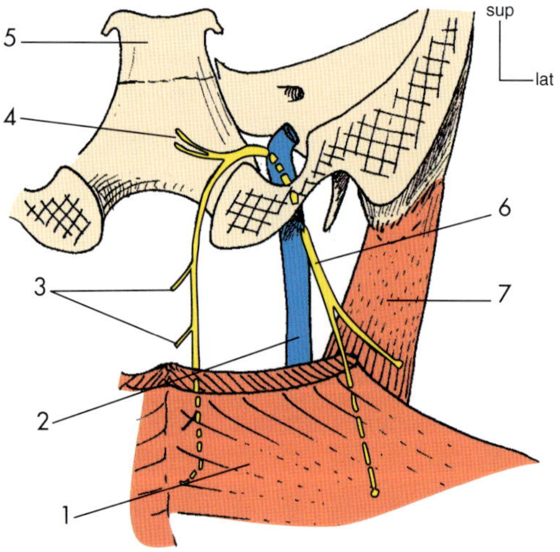

▶ **5-12**

Nerf accessoire (XI).

1. Trapèze
2. Veine jugulaire interne
3. Racines spinales du XI
4. Racines crâniales du XI
5. Dorsum sellae
6. Nerf accessoire (XI)
7. SCM

▶ **5-13**

Nerf hypoglosse (XII).

1. Digastrique
2. Bifurcation carotidienne
3. Thyro-hyoïdien
4. Hyo-glosse
5. Nerf hypoglosse (XII)
6. Génio-glosse
7. Génio-hyoïdien
8. Sterno-hyoïdien

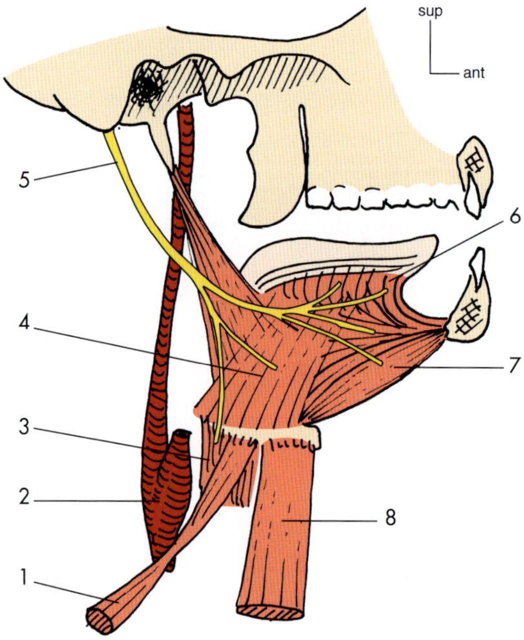

n°	IX (fig. 5-10)	X (fig. 5-11)	XI (fig. 5-12)	XII (fig. 5-13)
zone d'influence	– **moteur** pharynx (déglutition) – **sensitif** – langue et pharynx (partie sup.) – **sensoriel (goût)** tiers post. de la langue – **végétatif**[7] glande parotide	– **moteur** pharynx, muscles des cordes vocales, m. palato-glosse – **sensitif** pharynx (partie inf.), larynx (toux) – **végétatif** viscères	– **moteur** SCM et trapèze – **moteur et sensitif** pharynx et larynx (lié au X)	– **moteur** muscles de la langue (sauf muscle stylo-glosse par le IX et le palato-glosse par le X) et leurs fonctions dans la mastication, déglutition, phonation
remarque	en rapport avec le XII (glomus carotidien)	– le plus long des nerfs crâniens		

1 On retrouve le terme de glosse dans « glossaire », c'est-à-dire explication (du langage).
2 Doit son nom à son trajet extrêmement diversifié. Ancien nerf pneumogastrique.
3 Ancien nerf spinal (à ne pas confondre avec chaque nerf spinal, issu du rachis et anciennement nerf rachidien).
4 Également sensitif pour les régions du pharynx, de la caisse du tympan, 1/3 post. de la langue. Il possède une fonction végétative pour la glande parotide.
5 L'origine est formée de 2 racines, l'une crâniale, l'autre spinale qui entre dans la fosse crânienne post. par le foramen magnum.
6 « Tonsillæ », en latin, désigne les amygdales.
7 Parasympathique.

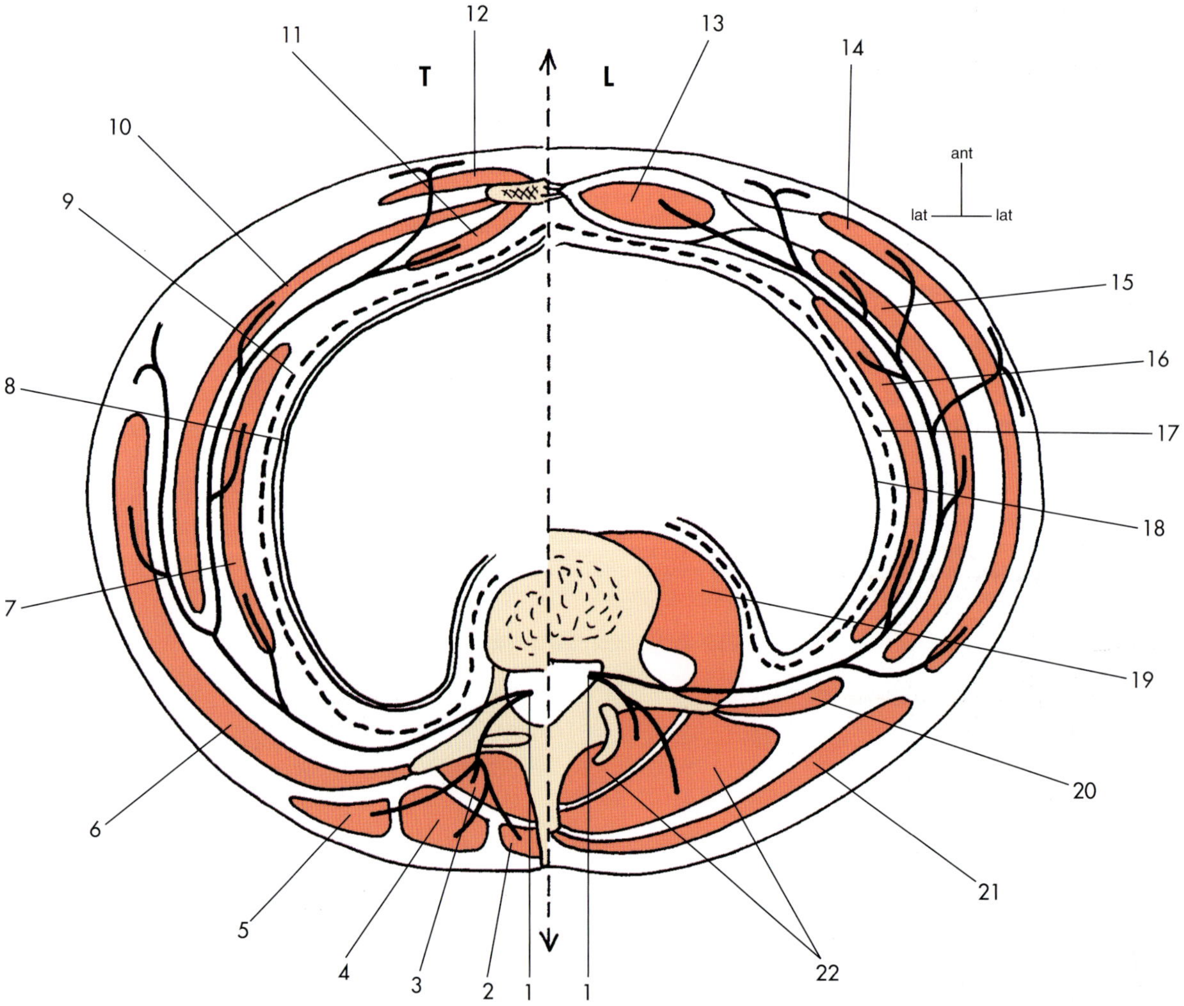

▶ 5-14

Nerfs spinaux, au niveau thoracique (T) et lombal (L).

1. Nerf spinal (branches antérieure et postérieure)
2. Épineux
3. Transversaire épineux
4. Longissimus
5. Iliocostal
6. Intercostal externe
7. Intercostal intime
8. Plèvre
9. Fascia endothoracique
10. Intercostal interne
11. Transverse du thorax
12. Grand pectoral
13. Droit
14. Oblique externe
15. Oblique interne
16. Transverse
17. Fascia transversalis
18. Péritoine
19. Psoas
20. Carré des lombes
21. Grand dorsal
22. Partie caudale des érecteurs du rachis (profond et superficiel)

Nerfs spinaux

Ce sont les racines nerveuses issues de l'axe médullaire. Elles sortent du rachis par les foramens intervertébraux (fig. 5-14). Leur niveau de sortie est d'autant plus décalé vers le bas que l'on descend dans la colonne vertébrale (fig. 5-15). De ce fait, ils ont une origine réelle, médullaire, et une origine apparente, vertébrale[2], plus basse (fig. 5-16).
Ils sont comptés de haut en bas, le 1er nerf cervical (C1) sortant au-dessus de l'atlas. La racine T1 sort en dessous de T1 et ainsi de suite jusqu'en bas. Il existe donc un espace entre C7 et T1 qui se voit attribuer le numéro « C8 », en raison du décalage.
Les nerfs spinaux donnent 2 branches : l'une, antérieure, plus importante, destinée aux structures antérieures, l'autre, postérieure, destinée aux muscles postérieurs et aux téguments dorsaux.

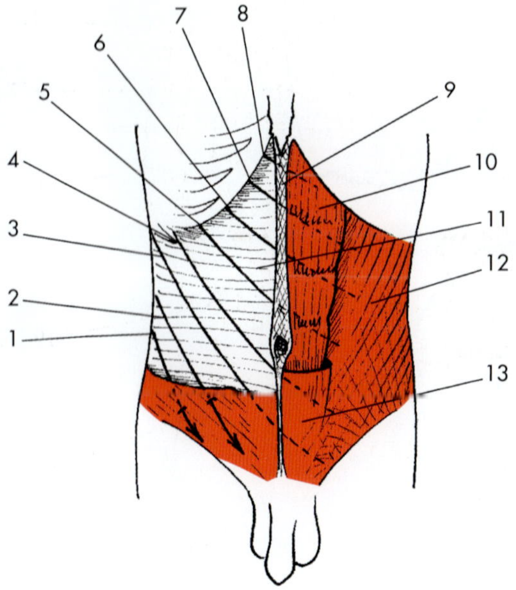

5-15

1. N. ilio-inguinal
2. N. ilio-hypogastrique
3. 12e n. intercostal ou n. subcostal
4. 11[e] n. intercostal
5. 10[e] n. intercostal
6. 9[e] n. intercostal
7. 8[e] n. intercostal
8. 7e n. intercostal
9. Ligne blanche
10. Droit
11. Transverse
12. Oblique ext.
13. Gaine des droits

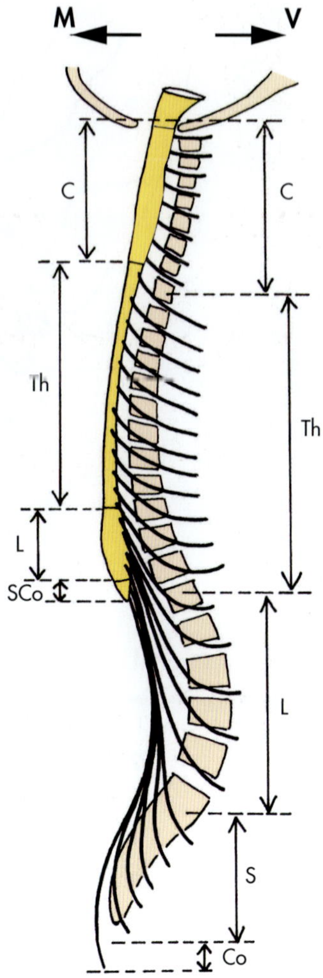

5-16

Décalage entre les niveaux médullaire (M) et vertébral (V).

[2] Cette distinction est importante pour désigner le niveau d'atteinte dans les paraplégies.

PLEXUS DE L'AXE RACHIDIEN

▶ 5-17

Plexus suboccipital.

1. Trapèze supérieur
2. Semi-épineux
3. C2 (Arnold)
4. C3

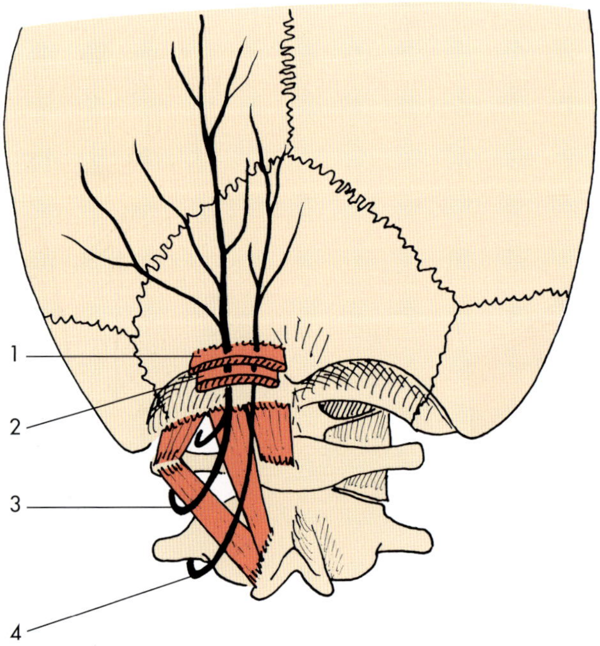

▶ 5-18

Plexus cervical (nerfs issus des branches antérieures).

1. Nerf dorsal de la scapula
2. Nerf phrénique
3. Nerf du trapèze (sensitif)
4. Nerf du droit latéral
5. Nerf du droit antérieur
6. Nerf du génio-hyoïdien
7. Nerf du thyro-hyoïdien
8. Nerf du long de la tête
9. Nerf des longs de la tête et du cou
10. Racine inférieure de l'anse cervicale
11. Racine supérieure de l'anse cervicale
12. Nerf du long du cou
13. Nerfs supra-claviculaires (sensitifs)
14. Nerf supérieur de l'omo-hyoïdien
15. Nerf du sterno-hyoïdien
16. Nerf du sterno-thyroïdien
17. Nerf inférieur de l'omo-hyoïdien
18. Anse cervicale (muscles infra-hyoïdiens)
19. Nerf du scalène antérieur

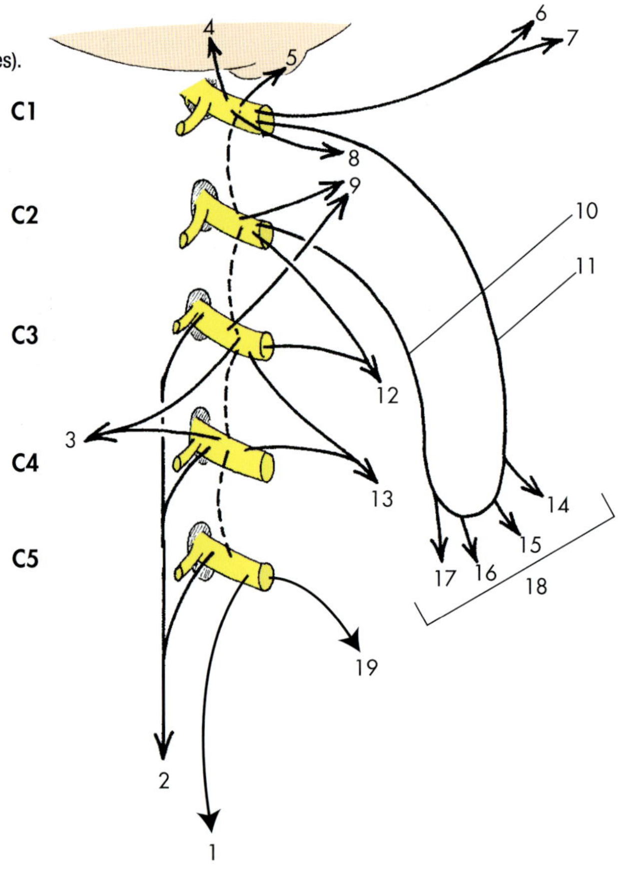

Ils sont constitués par des plexus destinés aux muscles et téguments, ainsi que par des plexus à destinée viscérale (issus du système parasympathique). L'étude de ces derniers n'entre pas dans notre propos (*cf.* fig. 5-21 et 5-22)[3].

- Les premiers sont constitués par quatre plexus. Chacun est formé de racines réunies par des anastomoses :

Nom	Niveau	Territoire
plexus suboccipital (fig. 5-17)	C1, C2, C3 (racines post.)[1]	moteur pour : – muscles suboccipitaux – muscles de la nuque
plexus cervical (fig. 5-18)	C1, C2, C3, C4 (racines ant.)	– moteur pour : – muscles prévertébraux – SCM et trapèze – muscles infra-hyoïdiens – diaphragme (**nerf phrénique**) – rhomboïde et élévateur de la scapula (**nerf dorsal de la scapula**) – rameaux sensitifs (*cf.* tableau des territoires)

[3] Les plexus brachial, lombal et sacral sont traités avec les membres (*cf.* tomes 1 et 2).

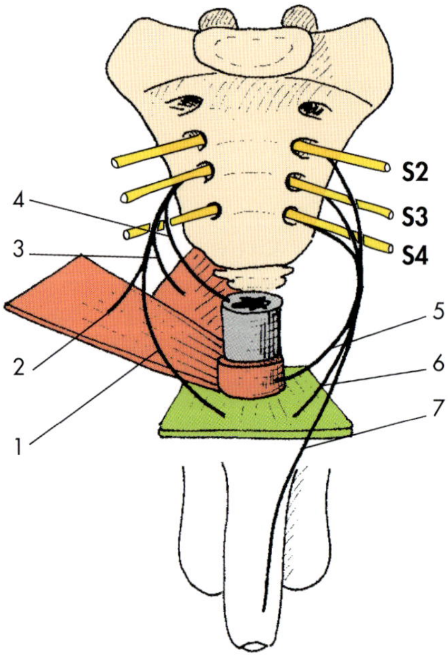

▶ **5-19**

Plexus pudendal.

1. Nerfs érecteurs (splanchniques pelviens)
2. Nerf de l'élévateur de l'anus
3. Nerf du muscle coccygien
4. Nerf rectal caudal
5. Nerf du sphincter anal
6. Nerf des muscles érecteurs et cutanés du périnée
7. Nerf dorsal de la verge (ou clitoris)

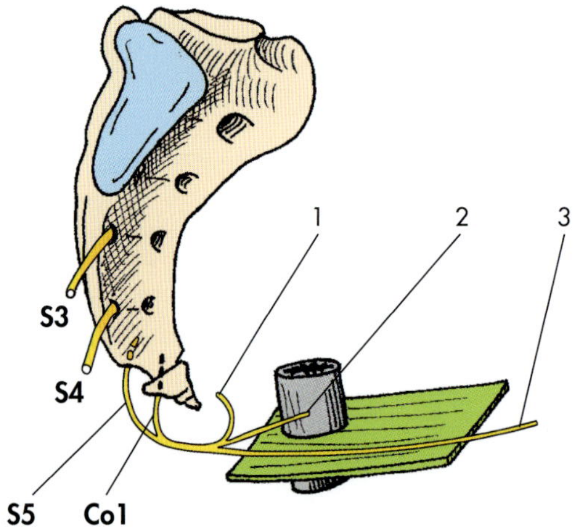

▶ **5-20**

Plexus sacro-coccygien.

1. Nerf sensitif coccygien
2. Nerf rectal caudal
3. Nerfs érecteurs (splanchniques sacraux)

Nom	Niveau	Territoire
plexus pudendal[2] (fig. 5-19)	S2, S3, S4	– de la face ant. du sacrum, il sort du bassin par la grande incisure (foramen infrapiriformien), y rentre par la petite incisure – donne le nerf pudendal (mixte) : pour organes génitaux et muscles du périnée
plexus sacrococcygien (fig. 5-20)	S4, S5, Co	– moteur pour : muscle coccygien – sensitif pour : région ano-coccygienne – rameaux viscéraux (avec le plexus hypogastrique)

[1] C1 : nerf suboccipital ; C2 : nerf grand occipital (Arnold).
[2] Ancien plexus honteux.

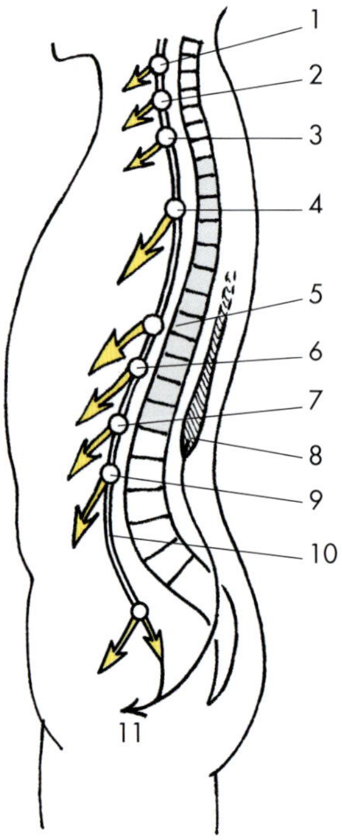

▶ 5-21

Les plexus viscéraux du tronc.

1. Plexus cervical sup.
2. Plexus cervical moy.
3. Plexus cervical inf.
4. Cardio-pulmonaire
5. Cœliaque
6. Mésentérique sup.
7. Testiculaire ou ovarique
8. Centre parasympathique
9. Mésentérique inf.
10. Hypogastrique inf.
11. Nn. splanchniques pelviens

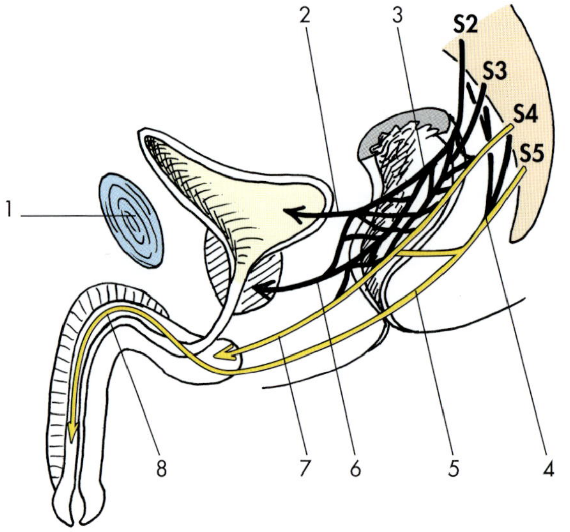

▶ 5-22

Plexus hypogastrique et pudendal.

1. Symphyse pubienne
2. Pédicule crânial
3. Plexus hypogastrique
4. Plexus pudendal
5. Nerf pudendal
6. Pédicule moyen
7. Pédicule caudal
8. Nerf dorsal du pénis

- Les seconds sont principalement, pour mémoire :

Nom	Territoire
plexus cardiaque et pulmonaire (fig. 5-21)	– cœur, pour le 1er; poumons, pour le 2^{e}
plexus cœliaque, mésentériques sup. et inf. (fig. 5-21)	– viscères abdominaux
plexus hypogastrique (sup. et inf.) (fig. 5-22)	– S1 à S4 et ganglions sympathiques – viscères pelviens – le sup. est en regard du promontoire sacré, l'inf. à la partie basse

Ils correspondent aux dermatomes de la tête et du tronc, représentés par le **nerf trijumeau** (5e paire crânienne) et par les **nerfs spinaux**.

TERRITOIRES SENSITIFS CUTANÉS DE LA TÊTE ET DU TRONC

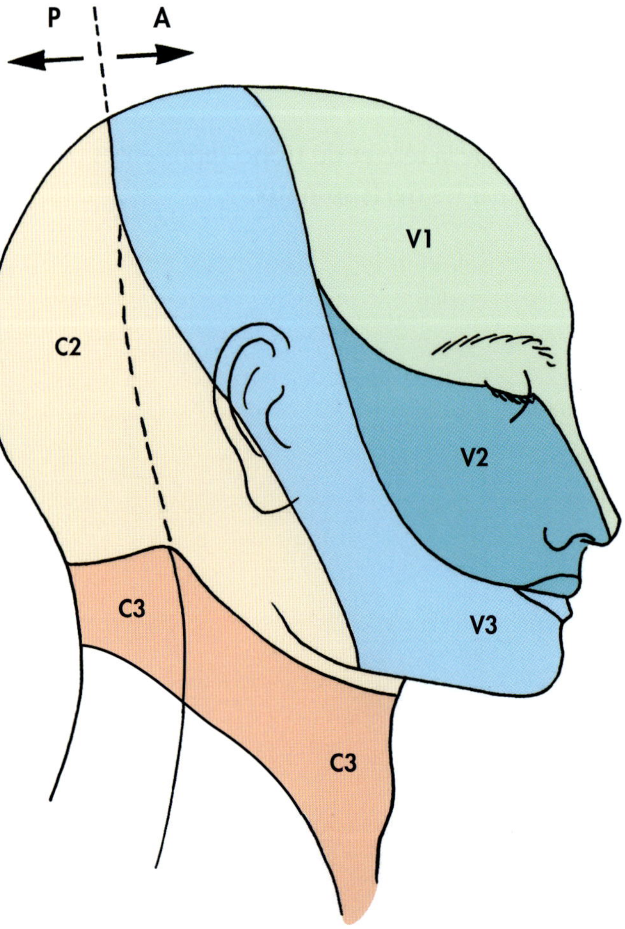

▶ 5-23
Territoires sensitifs de la tête : branches postérieure (P) et antérieure (A) : racines cervicales (C) et branches du trijumeau (V).

Tête

L'innervation antérieure concerne la face, elle est partagée entre les 3 branches du nerf trijumeau (fig. 5-23) :

- **nerf ophtalmique** (V1), pour la partie située au-dessus de la ligne des yeux et la partie antérieure du nez;
- **nerf maxillaire** (V2), pour la région de ce nom;
- **nerf mandibulaire** (V3), pour cette région et remontant sur les tempes et la région pariétale haute.

L'innervation postérieure concerne le crâne, elle est partagée entre les branches postérieures de C2[4], pour la partie supérieure, et de C3, pour la partie postérieure ou occipitale.

[4] C1 n'a pas de rameau cutané.

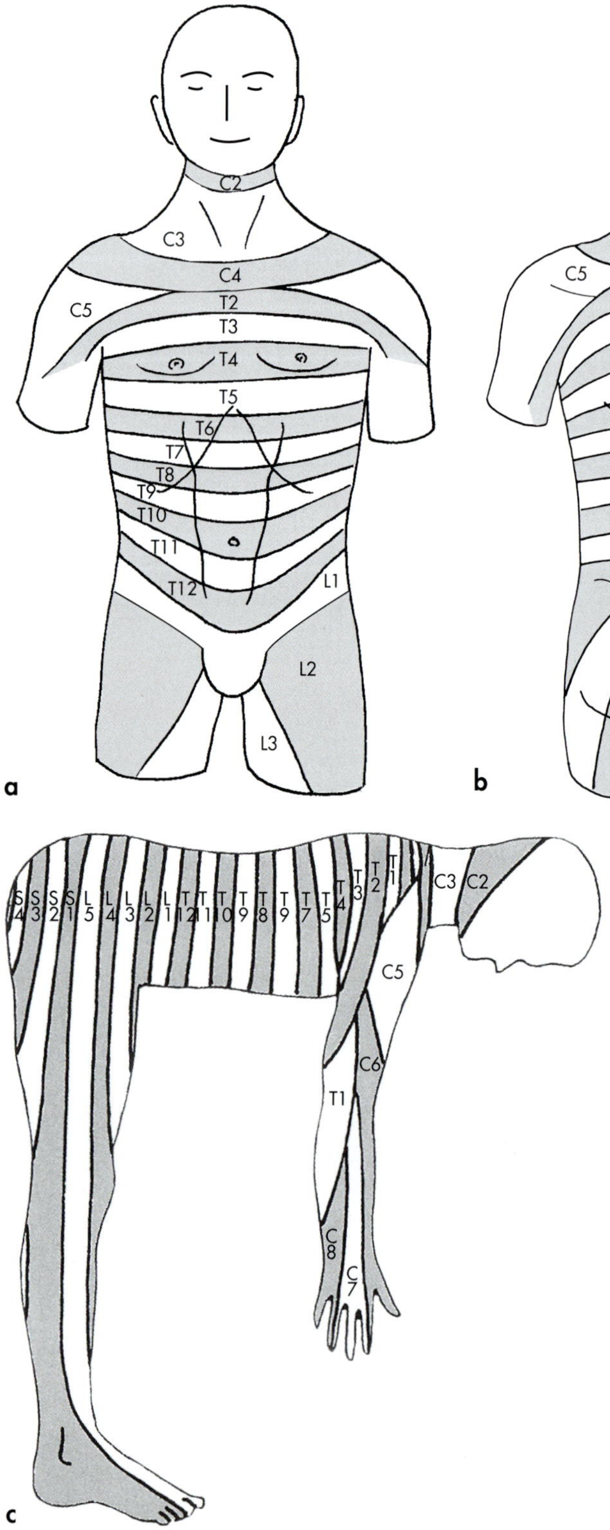

▶ **5-24**

Territoires sensitifs du tronc de face (a) et de dos (b). Disposition annelée des dermatomes sur un sujet en position quadrupédique (c).

▶ **5-25**

Territoires sensitifs de la zone uro-anale.

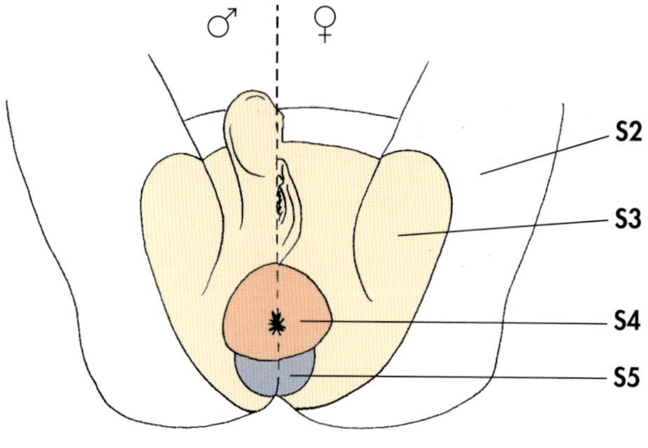

Tronc

L'innervation est partagée de façon métamérique en bandes transversales et parallèles (fig. 5-24). Elle concerne les racines C2 à C5 pour le cou, T2 à L1 pour la face antérieure du tronc et jusqu'à S5 pour la partie postérieure et la région périanale (fig. 5-25).
Les territoires cutanés se succèdent avec de petites particularités liées au développement embryologique du membre supérieur (fig. 5-26). Ainsi, la racine T2 fait suite à C5. La racine T1 envoie une grosse branche pour le membre supérieur (*cf.* tome 2, Plexus brachial) et une très petite pour le thorax, son territoire étant intriqué avec T2. Les niveaux dermatomériques sont d'ailleurs approximatifs et se chevauchent en raison de leurs anastomoses[5]. On peut citer les niveaux :

- T4 : région mamelonnaire ;
- T7 : longeant les derniers cartilages costaux ;
- T10 : région ombilicale ;
- T12 : à mi-chemin entre l'ombilic et le pubis ;
- L1 : région inguinale (nerfs ilio-hypogastrique et ilio-inguinal) ;
- S3 : région génitale ;
- S4 et S5 : région anale.

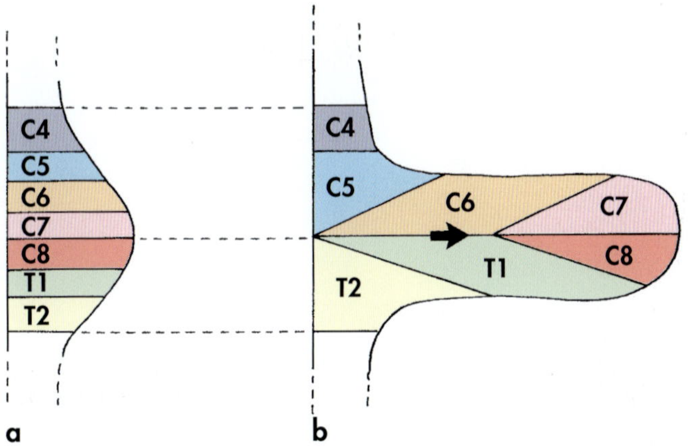

▶ **5-26**
Évolution schématique des territoires sensitifs entre C5 et T2 expliquant la proximité de ces 2 racines au niveau thoracique.
a) Segmentation rachidienne
b) Émergence du membre supérieur

QROC sur la neurologie

Corrigés p. 379

1. Citez le nom des nerfs crâniens.
2. Quelles sont les racines du plexus pudendal ?
3. Citez le nom d'au moins 2 plexus nerveux destinés aux viscères.
4. Quelle racine porte le nom de nerf grand occipital ?

[5] Lazorthes mentionne que la section d'un nerf n'entraîne pas d'anesthésie. Seule celle de 2, ou plus, provoque une anesthésie en bande [23].

6 ANGIOLOGIE

Anatomie de l'appareil locomoteur – Tome 3

ARTÈRES

▶ 6-1

Artères de la tête.
1. Artère subclavière
2. Artère carotide commune
3. Artère carotide externe
4. Artère carotide interne
5. Artère occipitale
6. Artère auriculaire postérieure
7. Artère temporale superficielle
8. Artère maxillaire
9. Artère angulaire
10. Artère labiale supérieure
11. Artère labiale inférieure
12. Artère submentale
13. Artère faciale
14. Artère linguale
15. Artère thyroïdienne supérieure

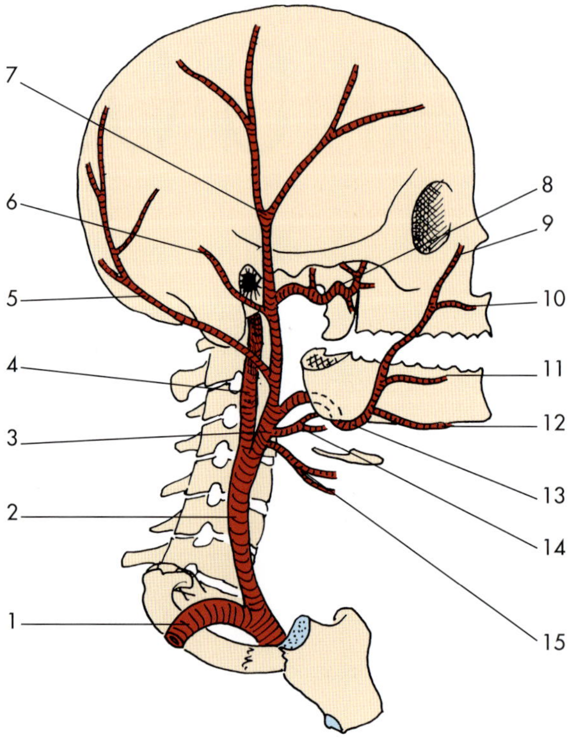

▶ 6-2

Artères de la base du cerveau (vue inférieure).
1. Artère spinale antérieure
2. Artère vertébrale
3. Artère cérébelleuse antéro-inférieure
4. Artères du pont
5. Artère basilaire
6. Artères cérébelleuses supérieures
7. Artère cérébrale postérieure
8. Artère communicante postérieure
9. Artère carotide interne
10. Artère cérébrale moyenne
11. Artère cérébrale antérieure
12. Artère communicante antérieure

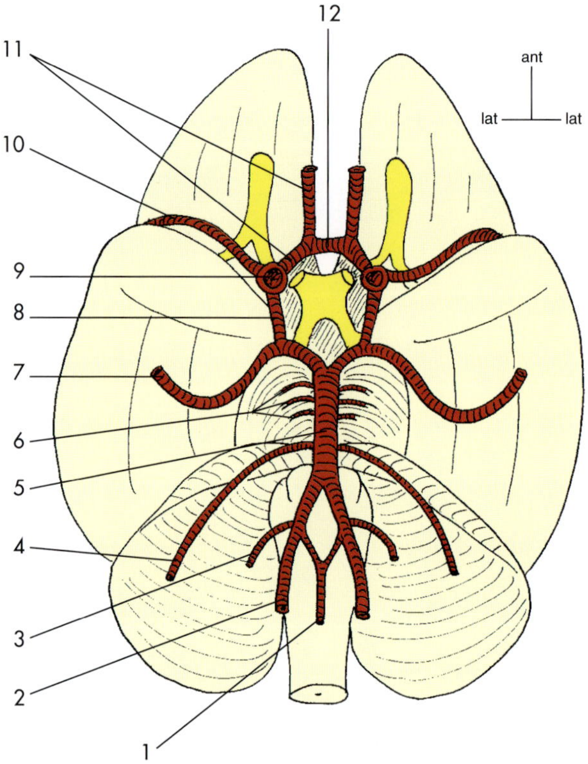

Système artériel de la tête

Il a une origine commune : l'artère subclavière (*cf.* tome 2) issue de la crosse de l'aorte, directement ou indirectement.

Artères carotides

Elles se composent d'un tronc commun et de 2 terminales (fig. 6-1).

Artère carotide commune

Elle est issue de la subclavière, à gauche, et du tronc brachio-céphalique, à droite. C'est un tronc volumineux (près d'un centimètre de diamètre), vertical, qui se termine au niveau du cartilage thyroïdien en 2 branches externe et interne.

Artère carotide externe

C'est la terminale superficielle de la précédente, elle se dirige verticalement en arrière du gonion et est destinée à la face. Elle donne des branches : thyroïdienne supérieure, linguale, pharyngienne ascendante, faciale, occipitale, auriculaire postérieure, parotidiennes, et se termine en artères temporale superficielle et maxillaire.

Artère carotide interne

C'est la terminale profonde de l'artère carotide commune, elle se dirige verticalement vers la base du cerveau. Elle donne un grand nombre de collatérales et se termine en artères méningées antérieure et moyenne.

Artère basilaire

Elle provient de la réunion des 2 artères vertébrales (fig. 6-2), formant avec elle ce que l'on nomme le tronc vertébro-basilaire.

▶ 6-3
Artères cervicales (vue latérale).
1. Artère subclavière
2. Artère dorsale de la scapula
3. Tronc thyro-cervical
4. Artère intercostale suprême
5. Artère transverse du cou
6. Artère cervicale ascendante
7. Artère vertébrale
8. Artère cervicale profonde
9. Artère carotide interne
10. Artère carotide externe
11. Artère carotide commune
12. Artère thyroïdienne inférieure

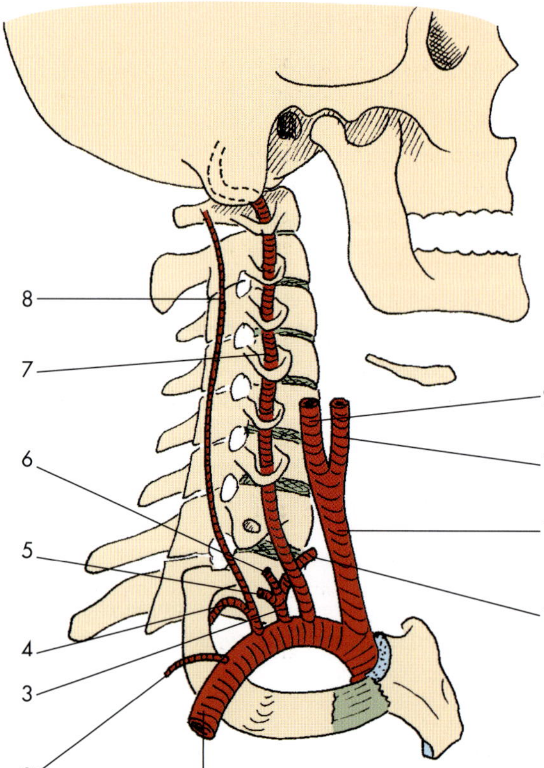

▶ 6-4
Artères du thorax (vue antérieure).
1. VCI
2. Œsophage
3. VCS
4. TBC
5. Trachée
6. Artère carotide commune gauche
7. Artère subclavière gauche
8. Artère œsophagienne supérieure
9. Artères intercostales
10. Artère œsophagienne inférieure
11. Artère aorte thoracique
12. Estomac
13. Artère aorte abdominale

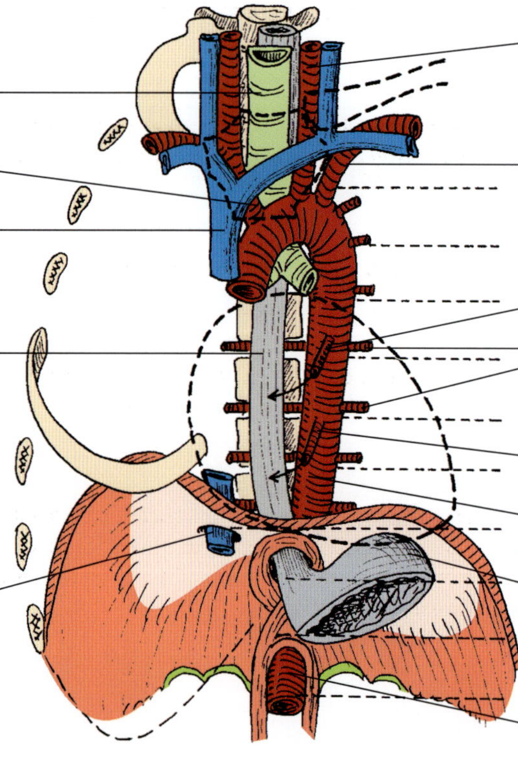

Cercle artériel du cerveau[1]

C'est un cercle anastomotique, situé à la base du cerveau (fig. 6-2) et issu des artères carotides internes et vertébrales. Il assure la vascularisation des centres nerveux supérieurs.
Il est formé de 7 côtés :

- *en avant, de chaque côté* : les artères cérébrales antérieures ;
- *en avant, entre les précédentes* : l'artère communicante antérieure ;
- *latéralement, de chaque côté* : les artères communicantes postérieures[2] ;
- *en arrière, de chaque côté* : les artères cérébrales postérieures, produites par la bifurcation de l'artère basilaire.

Il est alimenté inférieurement :

- *bilatéralement*, par les artères carotides internes droite et gauche ;
- *postérieurement*, par l'artère basilaire (issue de la réunion des 2 artères vertébrales).

Ses trois principales branches terminales sont les artères **cérébrales antérieures**, **moyennes** et **postérieures**.

Système artériel du tronc et du cou

Il est schématiquement représenté par un système axial d'où partent des artères transversales.
Le système axial est composé de 2 parties[3], selon que l'on est au-dessus ou en dessous de la crosse de l'aorte, ce qui sépare le niveau supérieur, cervical (artères vertébrales surtout, mais aussi cervicales ascendante, profonde et superficielle), de l'inférieur (aorte, qui donne les artères intercostales puis lombales).

Artères vertébrales

Elles sont au nombre de 2 (la droite et la gauche). Issues des artères subclavières, elles remontent verticalement vers le rachis cervical (fig. 6-3), qui est convexe en avant et qui, de ce fait, vient à la rencontre de ces artères (trajet prévertébral). Cette rencontre se fait en C6, ce qui exclut le passage des artères vertébrales dans les foramens transversaires de C7[4] (trajet transversaire). Leur trajet n'est pas aussi rectiligne que ne laisserait supposer l'empilement vertébral[5]. Les artères vertébrales quittent l'axe rachidien au-dessus de C1 (trajet atloïde), après avoir fait plusieurs anses. Elles reçoivent les 2 branches de l'artère spinale antérieure[6] et se réunissent pour former l'**artère basilaire** (*cf. supra*).

Artère aorte

L'aorte, la plus grosse artère du corps, quitte le cœur par une crosse, située en regard de T4, puis descend le long du rachis jusqu'au niveau de L4, à la face antéro-gauche des corps vertébraux (fig. 6-4). On lui décrit 4 parties.

Aorte ascendante

C'est un court trajet qui démarre la crosse aortique. Ses collatérales sont les **artères coronaires** droite et gauche.

Arc aortique

En regard de T4, c'est lui qui forme la crosse. Ses collatérales sont le **tronc brachio-céphalique** (qui donne la subclavière et la carotide commune droites), la **carotide commune gauche** et la **subclavière gauche**[7].

Aorte thoracique (fig. 6-4)

Elle descend dans le médiastin postérieur jusqu'au hiatus aortique du diaphragme, situé en regard de T12. Ses collatérales sont : des rameaux bronchiques, œsophagiens, médiastinaux, les artères **phréniques supérieures** et les **artères intercostales** (sauf les 2 premières, nées de l'intercostale suprême, branche du tronc costo-cervical de la subclavière).

[1] Ancien polygone de Willis.
[2] La jonction entre cérébrales ant. et post. est le point de départ de la cérébrale moyenne, c'est aussi la zone d'abouchement de la carotide interne.
[3] Les systèmes pulmonaire et viscéral sortent de l'objet de notre propos.
[4] De plus petite taille que les autres. Seule la veine s'y engage.
[5] D'où la prudence à avoir dans le maniement cervical, surtout chez les sujets aux artères de moins bonne qualité.
[6] Elle chemine dans la fissure antérieure de la moelle.
[7] Une branche inconstante est l'artère thyroïdienne ima, destinée à l'isthme thyroïdien.

▶ 6-5

Artères abdominales (vue antérieure).

1. Artère lombale (5e)
2. Artère ilio-lombaire
3. Artère mésentérique inférieure
4. Artère testiculaire (ou ovarique)
5. VCI
6. Artère rénale droite
7. Tronc cœliaque
8. Artère phrénique droite
9. Nerf X
10. Surrénale gauche
11. Artère rénale gauche
12. Rein gauche
13. Artère mésentérique supérieure
14. Artères lombales (2e, 3e, 4e)
15. Artère sacrale médiane
16. Artère iliaque commune gauche
17. Artère iliaque externe
18. Artère iliaque interne

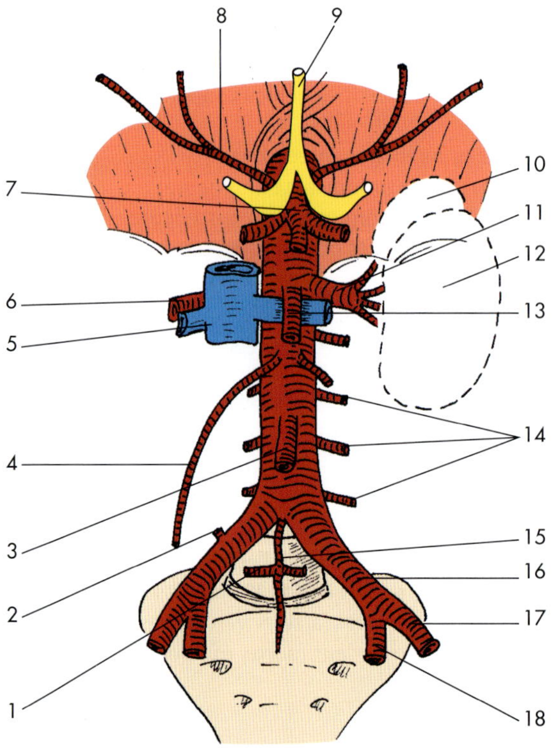

▶ 6-6

Artères médullaires.

1. Artère du renflement lombal (Adamkiewicz)
2. Artère radiculaire antérieure (thoracique)
3. Moelle
4. Artère vertébrale
5. Tronc brachio-céphalique
6. Artère aorte
7. Diaphragme
8. Artère radiculaire antérieure

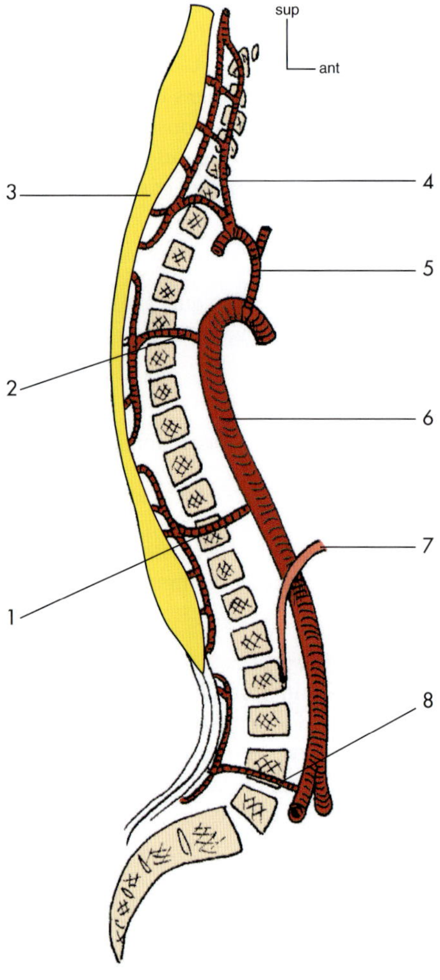

Aorte abdominale (fig. 6-5)

Schématiquement, elle donne des collatérales :

- *pariétales* : **artères phréniques inférieures** (pour le diaphragme) et **artères lombales** (pour la paroi) ;
- *urogénitales* : rénales, testiculaires ou ovariques ;
- *viscérales* : **tronc cœliaque**[8] (pour les viscères situés au-dessus du mésocôlon), **artère mésentérique supérieure** (pour les jéjunum, iléum, cæcum, côlon ascendant et la moitié droite du transverse), **artère surrénale moyenne**, **artère mésentérique inférieure** (pour la moitié gauche du côlon transverse, le descendant, le sigmoïde et le rectum).

L'aorte se termine par 2 volumineuses branches : les **artères iliaques communes** droite et gauche, ainsi que par une branche plus petite : l'artère sacrale médiane (qui descend axialement jusqu'au coccyx).

Branches radiculaires (fig. 6-6)

Ce sont des artères issues des précédentes. Elles pénètrent dans les foramens intervertébraux et donnent des branches antérieures et postérieures. Elles s'étendent aux trois niveaux : cervical (issues des artères vertébrales), thoracique (issues des artères intercostales) et lombal (issues des artères lombales)[9]. Elles s'anastomosent à la périphérie de la moelle pour former les 2 **artères spinales postérieures** et surtout une **antérieure**[10]. Cette dernière est plus volumineuse en haut et en bas, prenant le nom d'artère du renflement cervical et artère du **renflement lombal**[11], leur importance est grande en matière de neurologie.

[8] Il donne 3 branches : artère hépatique commune, artère splénique (ou liénale), artère gastrique gauche.

[9] Le réseau spinal antérieur, le plus important, est réparti en cervical de C1 à T2 (artères s'y rapportant), thoracique de T3 à T7 (il est pauvre, avec une artère née en T4, généralement), lombal de T8 au cône terminal (avec l'artère du renflement lombal née entre T10 et L2). La queue de cheval reçoit des rameaux des artères iliolombaires ou sacrales.

[10] Cheminant entre la moelle et l'axe des corps vertébraux et des disques, cette artère peut être comprimée en cas de protrusion discale ou de chevalet osseux (dû à une fracture-tassement d'un corps vertébral). L'artériographie témoigne alors de la compression médullaire.

[11] Ancienne artère d'Adamkiewicz.

VEINES

▶ 6-7

Veines de la tête et du cou.

1. Veine subclavière
2. Veine jugulaire externe
3. Veine vertébrale
4. Veine jugulaire postérieure
5. Veine occipitale
6. Veine auriculaire postérieure
7. Veine temporale superficielle
8. Veine maxillaire
9. Veine faciale
10. Veine linguale
11. Veine thyroïdienne supérieure
12. Veine thyroïdienne moyenne
13. Veine thyroïdienne inférieure
14. Veine jugulaire antérieure
15. Veine jugulaire interne

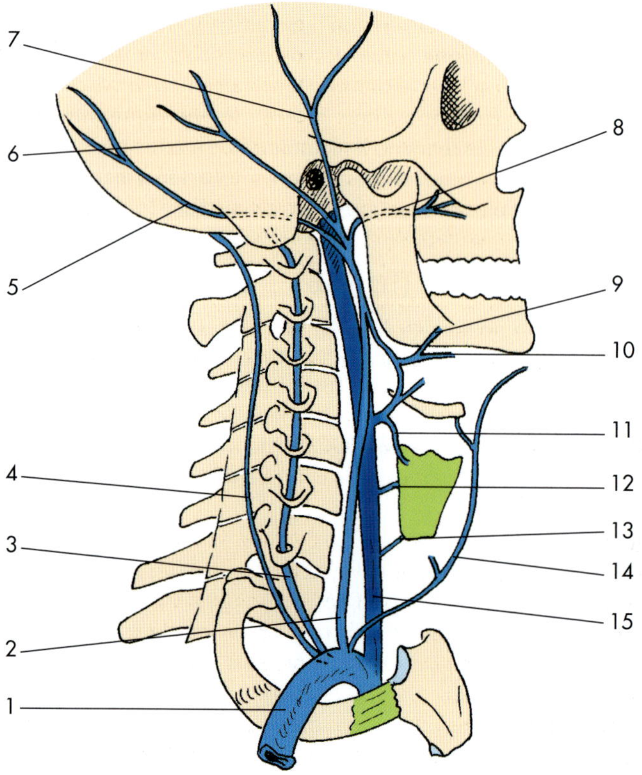

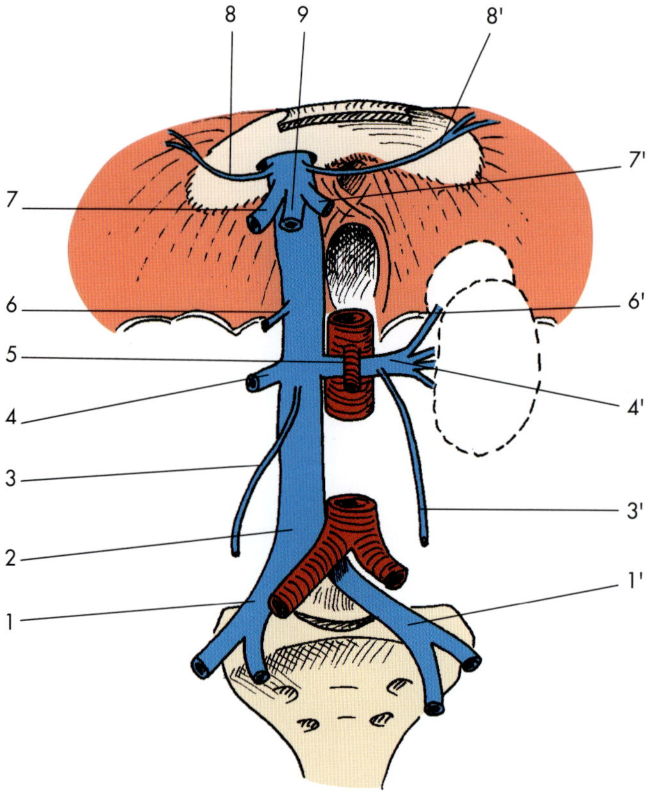

▶ 6-8

Système cave (la mention ' indique la veine gauche).

1. Veine iliaque commune
2. Veine VCI
3. Veine testiculaire/ovarique
4. Veine rénale
5. Artère mésentérique supérieure
6. Veine surrénale
7. Veine hépatique
8. Veine phrénique
9. Veine hépatique moyenne

Système veineux de la tête et du cou

Outre les sinus veineux (*cf.* la tête chapitre 4) et les veines subclavières (*cf.* tome 2), on trouve :

- *les veines jugulaires.* Elles sont au nombre de 4 (fig. 6-7) et se terminent dans la veine subclavière.
  - La jugulaire interne. C'est un gros tronc veineux, faisant suite au sinus sigmoïde et qui draine le sang de la tête et d'une partie du cou. En profondeur du sterno-cléido-mastoïdien et presque verticale, elle longe l'artère carotide interne, puis la carotide commune.
  - La jugulaire externe. Plus petite, elle draine les secteurs superficiels de la tête et du cou. Elle croise superficiellement le sterno-cléido-mastoïdien, elle est oblique en bas et légèrement en arrière.
  - Les jugulaires antérieure et postérieure. Ce sont des veines plus petites, la première est superficielle et descend en superficie du muscle sterno-hyoïdien, l'autre est profonde et descend en arrière de l'artère vertébrale et de la veine cervicale profonde ;
- *les veines vertébrales.* Elles sont satellites de l'artère de même nom (*cf.* Artère vertébrale) ;
- *les veines diploïques et émissaires.* Les premières sont nommées ainsi car siégeant dans le diploé. Elles sont volumineuses. Avalvulées, elles drainent le sang veineux vers la profondeur grâce aux veines émissaires, qui envoient (d'où leur nom) le sang de la périphérie vers la profondeur.

Système veineux du tronc

Système cave

Il est divisé en veines caves supérieure (VCS) et inférieure (VCI) (fig. 6-8). Ces 2 grandes veines sont, directement ou non, reliées par des systèmes de dérivation : un antérieur, avec l'anastomose entre les veines épigastriques supérieure et inférieure, et un postérieur avec le système azygos (*cf.* ci-après).

- La VCS est courte et formée de l'union des veines **brachio-céphaliques** droite et gauche. Elle se jette dans l'atrium droit du cœur. Elle reçoit la crosse de la veine **azygos**.
- La VCI est longue, volumineuse, elle draine le sang des membres inférieurs et des viscères abdominaux. Née de la réunion des veines iliaques communes, elle reçoit les veines : **rénales**, **surrénale** et **testiculaire** (ou ovarique) **droites**[12], **lombales**, **hépatiques** (et hépatiques accessoires) faisant suite au système porte, après le foie, et **phréniques inférieures**.

[12] Les gauches se jettent dans la veine rénale gauche.

6-9

Système azygos (selon Gillot C.).

1. Réseau lombal ascendant
2. Veine en L2 droite
3. Racine azygos médiale
4. Racine azygos latérale
5. Veine azygos
6. Veines intercostales
7. Veine brachio-céphalique
8. Artère subclavière gauche
9. Veine hémi-azygos accessoire
10. Veine hémi-azygos
11. Racine latérale de l'hémi-azygos
12. Racine médiale de l'hémi-azygos
13. Veine en L1 gauche (arc de Lejars)
14. Veine iliaque commune gauche
15. Veine iliaque commune droite

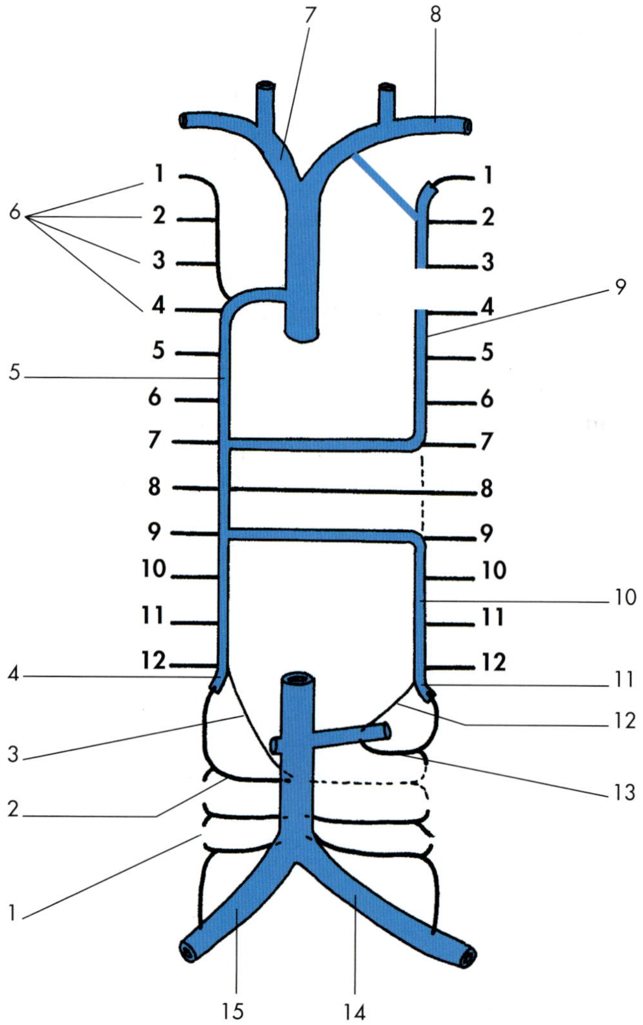

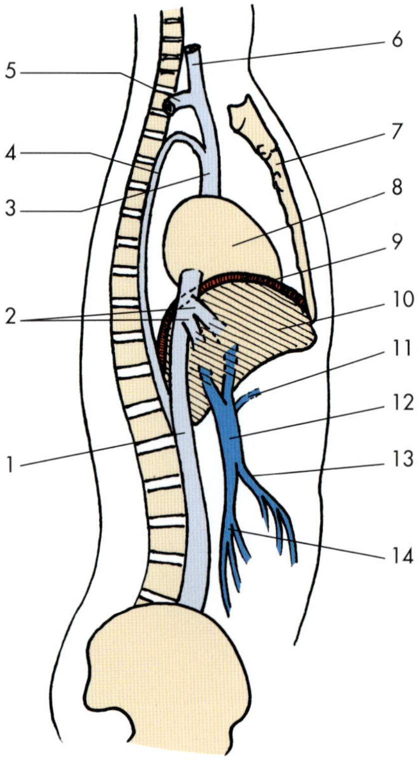

6-10

Les systèmes veineux du tronc.

1. V. cave inf.
2. Vv. hépatiques
3. V. cave sup.
4. V. azygos
5. V. subclavière droite
6. V. jugulaire interne droite
7. Sternum
8. Cœur
9. Diaphragme
10. Foie
11. V. splénique
12. V. porte
13. V. mésentérique sup.
14. V. mésentérique inf.

6-11

La veine porte et ses origines.

1. V. mésentérique sup.
2. V. colique droite
3. V. pancréatico-duodénale inf.
4. V. pancréatico-duodénale sup.
5. V. porte
6. Vv. hépatiques
7. VCI
8. Aorte
9. Œsophage
10. V. gastrique droite
11. V. gastrique gauche
12. V. splénique (liénale)
13. V. mésentérique inf.
14. V. colique gauche
15. Vv. sigmoïdes et recto-sigmoïdes
16. Vv. jéjunales et iléales

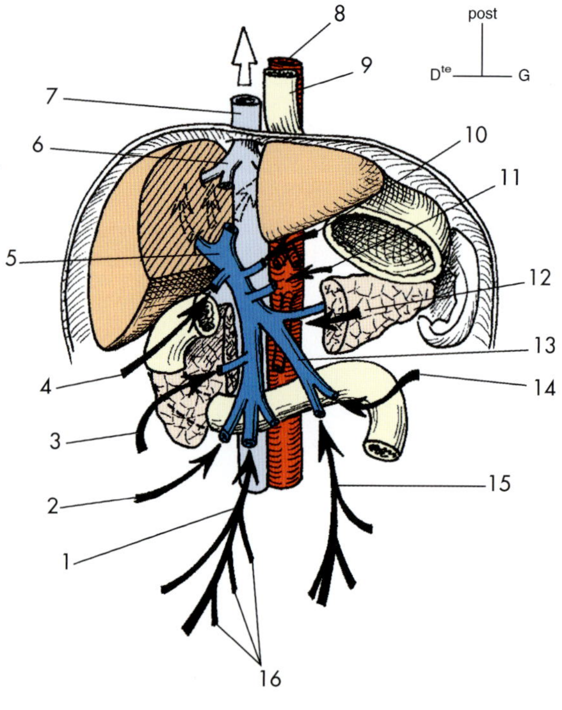

Système azygos

C'est un système de dérivation du système cave (fig. 6-9). Cette veine tient son nom au fait qu'elle est unique[13], située à droite du rachis, bien qu'un circuit gauche lui soit rattaché, sous le nom de veine hémi-azygos.

La veine azygos naît de la « veine en L2 » droite [24] (qui s'anastomose verticalement aux veines lombales, formant la lombale ascendante droite), elle remonte contre le rachis et reçoit les veines **intercostales droites**[14]. En T9, elle reçoit l'**hémi-azygos** (qui draine symétriquement le côté gauche en dessous de cet étage) et en T7 l'**hémi-azygos accessoire** (qui draine symétriquement le côté gauche au-dessus de cet étage)[15]. L'hémi-azygos provient essentiellement de la veine en L1 gauche[16], formant l'arc réno-azygo-lombaire de Lejars.

Système porte

Il sort de notre propos. Pour mémoire, c'est le système qui collecte le sang veineux des **viscères sous-diaphragmatiques** vers le foie[17] (fig. 6-10 et 6-11). La veine porte est issue de la jonction des veines mésentériques supérieure et inférieure ainsi que de la veine splénique (v. liénale). Elle débute en regard de L2 et se termine en 2 branches, droite et gauche, au niveau inférieur du foie. Après les ramifications hépatiques, le réseau se jette dans la veine cave inférieure par les veines hépatiques.

[13] Littéralement, *a-zygos* signifie « sans jumeau », autrement dit unique.

[14] Les 3 premières se jettent dans une veine commune : l'intercostale supérieure droite.

[15] Il existe nombre de variables anastomotiques, notamment la liaison entre l'hémi-azygos accessoire et le tronc brachio-céphalique gauche ou une liaison interazygomatique entre les 2 hémi-azygos.

[16] La racine azygos latérale, la plus grosse, naît de la veine en L2 à droite (la veine en L1 droite est inexistante). La racine latérale de l'hémi-azygos est plus volumineuse que la médiale et naît de la veine en L1 gauche.

[17] Le foie métabolise ou transforme les substances absorbées par le tube digestif.

LYMPHATIQUES

▶ **6-12**

Courants lymphatiques de la tête et du cou.

1. Nœuds satellites de la jugulaire externe
2. Nœuds satellites du nerf accessoire
3. Nœuds occipitaux
4. Nœuds parotidiens
5. Nœuds buccaux
6. Nœuds submandibulaires
7. Nœuds satellites de la jugulaire antérieure
8. Nœuds satellites de la jugulaire interne

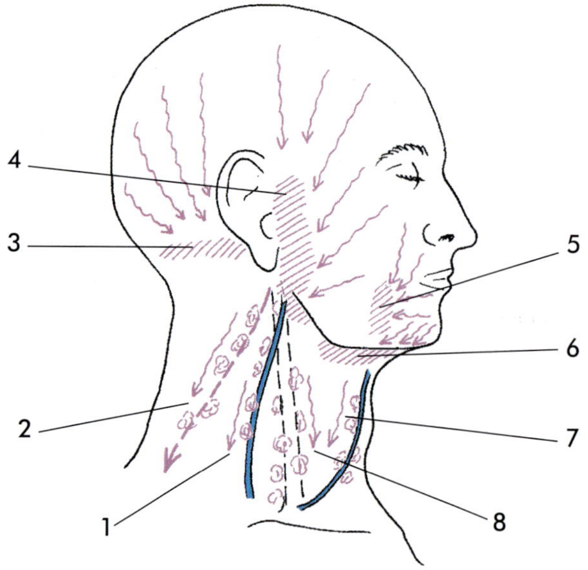

▶ **6-13**

Lymphatiques du tronc.

1. Lymphatiques lombaires droits
2. V. cave sup.
3. V. susclavière droite
4. Abouchement des lymphatiques du MS droit dans l'angle du tronc brachio-céphalique
5. Vv. jugulaires internes
6. Abouchement du canal thoracique dans la v. subclavière gauche
7. Tronc lymphatique susclavier gauche
8. Tronc lymphatique bronchomédiastinal
9. Canal thoracique
10. Lymphatiques intercostaux
11. Conduit phrénique gauche
12. Citerne du chyle
13. Lymphatiques intestinaux

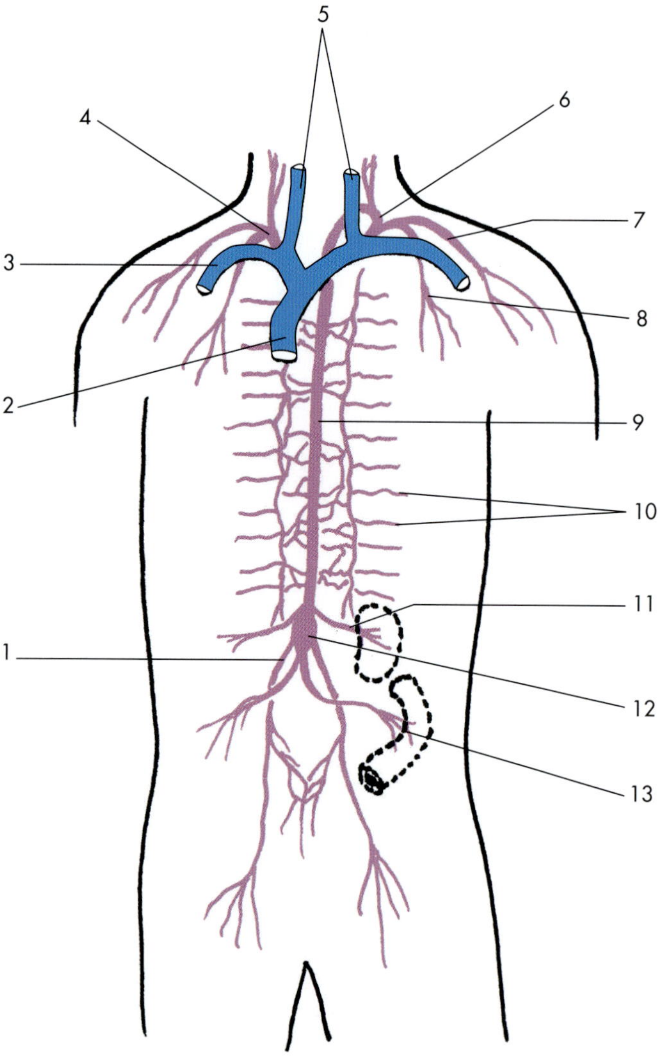

C'est l'un des 2 systèmes de la circulation de retour.

- *Au niveau de la tête,* les vaisseaux drainent vers la jonction cranio-cervicale, avec des nœuds occipitaux, mastoïdiens, parotidiens, faciaux, submentaux et submandibulaires, l'ensemble conduisant aux nœuds cervicaux profonds (fig. 6-12).
- *Au niveau du cou,* les vaisseaux drainent vers des nœuds **cervicaux antérieurs** (superficiels[18] et profonds[19]) et des nœuds **cervicaux latéraux** (superficiels[20] et profonds[21]) (fig. 6-11).
- *Au niveau du tronc,* les vaisseaux lymphatiques longent les paquets vasculaires et possèdent des nœuds répartis autour de certaines zones telles : le petit bassin, l'axe cavo-aortique, le médiastin. L'axe central, nommé **canal thoracique** (fig. 6-13), est issu de la réunion de 3 collecteurs : un tronc intestinal, un tronc lombal droit et un gauche. Ils se réunissent en formant parfois un évasement situé au niveau lombal supérieur (en L1 ou parfois en L2) : la **citerne du chyle**[22]. Ce canal reçoit des canaux lymphatiques d'origine phrénique et intercostale. Il monte verticalement en avant du rachis, puis oblique vers la gauche pour se jeter dans la veine subclavière gauche. De plus, il existe, parallèlement, des voies de suppléance, plus petites (notamment para-œsophagienne et para-cave), ainsi que de nombreuses anastomoses avec le système veineux[23].

[18] Satellites de la veine jugulaire antérieure.

[19] Prélaryngés, thyroïdiens, pré- et paratrachéaux.

[20] Satellites de la veine jugulaire externe.

[21] Satellites du nerf accessoire (XIe paire crânienne).

[22] Ancienne citerne de Pecquet. Cette formation est inconstante, faisant souvent place à de multiples nœuds qui s'abouchent dans le canal thoracique.

[23] Ces faits prennent beaucoup d'importance en cas de lésion du canal thoracique.

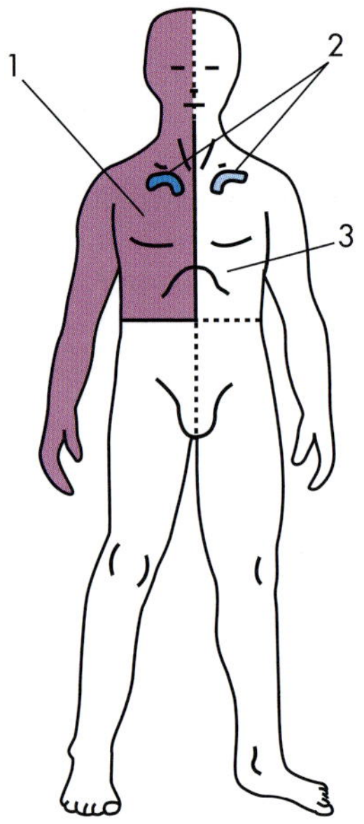

▶ 6-14

Territoires lymphatiques du tronc et des membres.

1. Territoire du MS droit et partie supéro-droite du tronc
2. Veines subclavières
3. Territoire du reste du corps (MS gauche et membres inférieurs)

L'ensemble est grossièrement divisé en 2 territoires (fig. 6-14) :

- *le côté droit du thorax* (jusqu'à la partie supra-ombilicale), qui draine aussi le membre supérieur droit, ainsi que la tête et le cou du côté droit. Ce territoire évacue la lymphe dans la veine subclavière droite ;
- *le côté gauche du thorax*, qui draine aussi les 2 membres inférieurs, l'abdomen, le membre supérieur gauche, la tête et le cou du côté gauche. Ce territoire évacue la lymphe dans la veine subclavière gauche.

QROC sur l'angiologie

Corrigés p. 379–380

1. Qu'est-ce que le système azygos ?
2. Qu'est-ce que le système cave ?
3. Qu'est-ce que le cercle artériel du cerveau ?
4. Donnez le trajet de l'artère vertébrale.
5. Donnez le trajet du canal thoracique.

7

MORPHOLOGIE TOPOGRAPHIE

RÉGION DE LA FACE

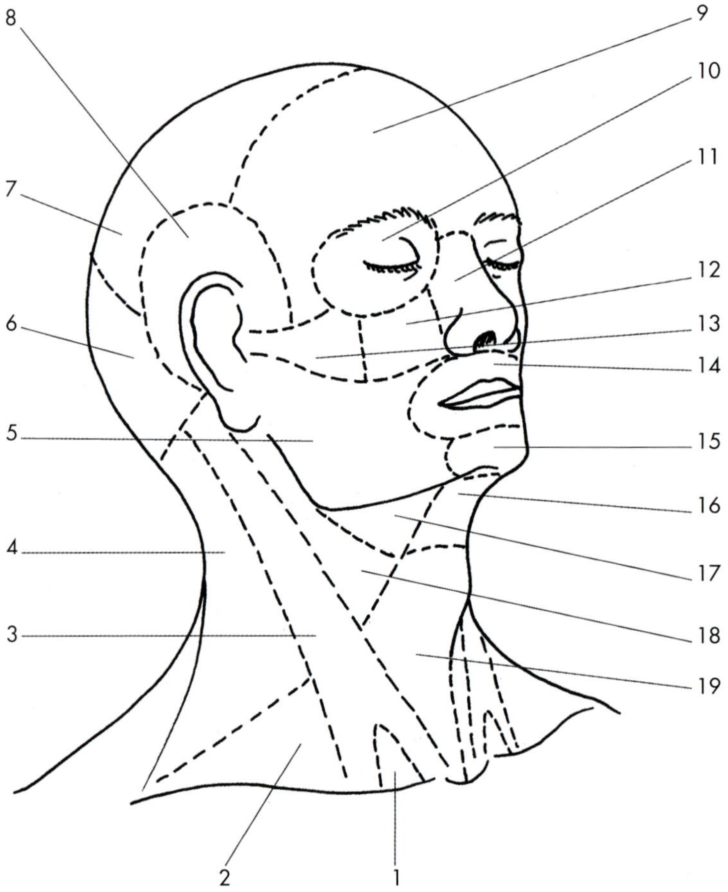

▶ 7-1

Zones morphologiques de la tête et du cou.

1. Petite fosse supra-claviculaire
2. Grande fosse supra-claviculaire
3. Région sterno-cléido-mastoïdienne
4. Région latérale du cou
5. Région buccale
6. Région occipitale
7. Région pariétale
8. Région temporale
9. Région frontale
10. Région orbitaire
11. Région nasale
12. Région infra-orbitaire
13. Région zygomatique
14. Région orale
15. Région mentonnière
16. Trigone submentonnier
17. Trigone submandibulaire
18. Trigone carotidien
19. Trigone musculaire (omo-trachéal)

Définition	
– c'est une zone morphologique	
Situation (fig. 7-1)	
– partie antérieure de la tête	
Forme	
– c'est un relief ostéomusculaire irrégulier – en rapport avec des os sous-cutanés, les orifices qu'ils délimitent, les muscles peauciers et manducateurs	
Limites	
supérieure	– front
inférieure	– pourtour mentonnier
latérales	– région des oreilles
Composition : 9 zones	
zone frontale	– osseuse, convexe en tous sens (notamment le relief bilatéral des éminences frontales[1]), forme le **front** – limitée en bas par les arcades sourcilières et la base du nez
zone nasale	– allongée et saillante sagittalement 1) partie sup. : – osseuse – concave sagittalement et convexe transversalement 2) partie inf. : – cartilagineuse – sagittalement plane, convexe ou concave selon le cas – bordée inférieurement par la saillie des ailes du nez (narines)
zone orbitaire	– circonscrite par le bord osseux de l'orbite (marqué en haut) – le bord sup. répond à l'**arcade sourcilière** et à l'implantation des sourcils – la partie médiale de l'arcade est parfois marquée par une minime dépression palpable : l'émergence du **nerf frontal** (du nerf ophtalmique, V1), palpable – le centre est occupé par le **globe oculaire** recouvert par les paupières
zone infra-orbitaire	– légèrement convexe en tous sens – offre un relief graisseux et musculaire – au centre, on peut palper une minime dépression : l'émergence du **nerf infra-orbitaire** (du nerf maxillaire, V2)
zone zygomatique	– saillante, osseuse – forme le relief de la **pommette**
zone auriculaire	– située entre l'oreille et la région temporale – présente le sillon auriculaire et l'implantation du pavillon de **l'oreille**
zone orale	– circonscrit la **bouche** (muscle orbiculaire de la bouche)
zone buccale	– occupe la **joue** – répond, d'avt en arr., aux muscles zygomatiques, buccinateur, masséter
zone mentonnière	– saillie médiane, située sous la bouche et surplombant le cou – relief musculaire (muscle mentonnier) et graisseux, parfois subdivisé par une fossette chez certains hommes en regard du niveau des molaires, on peut palper une minime dépression : l'émergence du **nerf mentonnier** (du nerf mandibulaire, V3)

[1] Convexités osseuses bilatérales correspondant aux 2 hémifrontaux primitifs et séparées par le méplat de la glabelle.

RÉGION DU CRÂNE

▶ 7-2
Régions du crâne.
1. Frontale
2. Pariétale
3. Occipitale
4. Temporale
5. Nuque

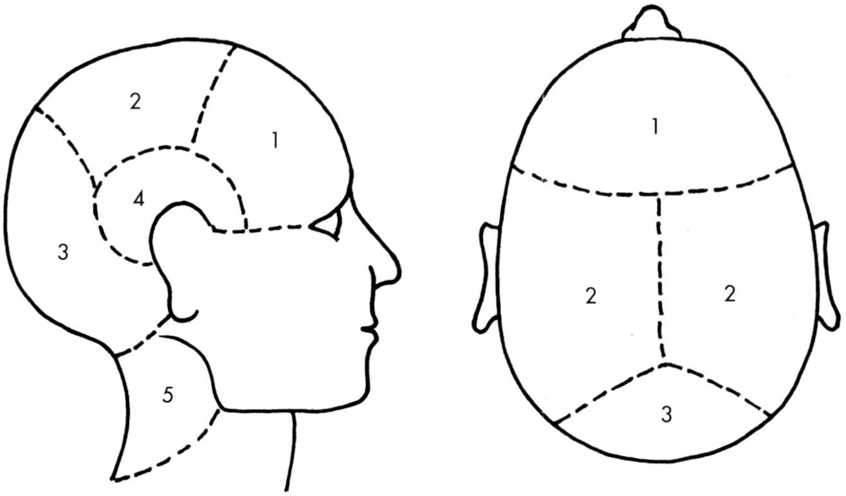

Définition	
– c'est une zone morphologique	
Situation (fig. 7-1 et 7-2)	
– partie supérieure de la tête	
Forme	
– c'est un relief osseux, masqué normalement par les cheveux – convexe en tous sens, plus allongé que large, avec des variables morphologiques	
Limites	
antérieure	– front
postérieure	– nuque
latérales	– régions auriculaires
Composition : 3 régions	
région frontale	– médiane, convexe en tous sens, à la partie tout antérieure – déborde sur la région faciale
région pariétale	– bilatérale, convexe en tous sens – le point le plus élevé du crâne se nomme **vertex** (sommet)
région temporale	– bilatérale, plane, surplombe l'oreille – répond à la fosse temporale : le relief musculaire du **temporal** est visible et palpable en serrant la mâchoire
région occipitale	– médiane, fortement convexe – sa partie moyenne présente une saillie, plus ou moins marquée selon les sujets : la **protubérance occipitale externe** – de part et d'autre de celle-ci partent les lignes nucales supérieures, concaves en bas, qui rejoignent le bord post. du processus mastoïde

RÉGION CERVICALE ANTÉRIEURE

Définition	
– c'est une zone morphologique	
Situation (*cf.* **fig. 7-1)**	
– partie antérieure de la jonction entre tête et thorax	
Forme	
– concave de haut en bas et convexe transversalement, rétrécie à sa partie moyenne – c'est une zone composée de 2 parties : 1) un pan supérieur, **supra-hyoïdien**, presque horizontal 2) un pan inférieur, **infra-hyoïdien**, presque vertical	
Limites	
supérieure	– pourtour mentonnier
inférieure	– clavicules et fourchette sternale
latérales	– bord supérieur du trapèze supérieur
Composition : 8 régions	
trigone submentonnier	– médian – forme le **plancher** de la cavité orale – plat (muscle mylo-hyoïdien) et limité latéralement par le ventre antérieur du digastrique – parfois recouvert d'un fort repli graisseux (« double menton »)
trigone musculaire	– zone médiane du **cartilage thyroïdien**[1] et de la trachée – saillante, située : 1) verticalement : entre l'os hyoïde et la **fourchette sternale** 2) transversalement : entre les muscles omo-hyoïdiens droit et gauche
triangle submandibulaire	– portion étroite et plane – située entre la mandibule, le ventre antérieur du digastrique et la parotide

trigone carotidien	– situé entre la zone précédente et le corps du SCM – zone du pouls carotidien
région sterno-cléido-mastoïdienne	– longue bande étroite répondant au corps musculaire du SCM – dirigée en ht, arr., dh – rendue plus visible et en saillie par la flexion, l'inclinaison homolatérale et la rotation controlatérale par le SCM
petite fosse supra-claviculaire	– située entre les 2 chefs d'insertion basse du SCM – fossette triangulaire à base inf.
grande fosse supra-claviculaire	– située au-dessus de la partie moyenne de la clavicule – dépression triangulaire limitée par : – en bas : la clavicule – en dd : le SCM – en dh : l'omo-hyoïdien
région cervicale latérale	– bande allongée, située entre le SCM en avt, et le trapèze sup. en arr. – subdivisée en 2 secteurs par l'élévateur de la scapula (oblique en ht et en avt) – en haut : splénius de la tête – en bas : les 3 scalènes (croisés superficiellement, en bas, par l'omo-hyoïdien)

[1] Ou « pomme d'Adam ».

RÉGION THORACIQUE POSTÉRIEURE

▶ 7-3

Zones morphologiques du tronc postérieur.
1. Région occipitale
2. Région de la nuque
3. Région interscapulaire
4. Région scapulaire
5. Région infrascapulaire
6. Région lombale
7. Losange lombo-sacral

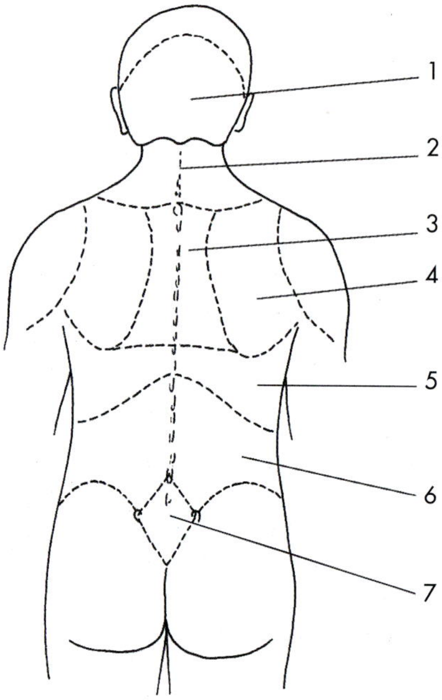

Définition	
– c'est une zone morphologique	
Situation (fig. 7-3)	
– région de la **nuque** (ou postérieure du cou)	
Forme	
– c'est un relief ostéomusculaire – trapézoïdal à grande base inférieure – concave de haut en bas et convexe transversalement	
Limites	
supérieure	– ligne nucale supérieure (de l'occipital)
inférieure	– charnière cervico-thoracique
latérales	– bord sup. du trapèze supérieur
Relief	
– *au milieu :* sillon vertical répondant aux **épineux**, bordé bilatéralement par la saillie musculaire verticale des muscles paravertébraux. En flexion maximale du cou, ces muscles sont plaqués contre le plan profond et le **ligament nucal** peut former un mince relief axial, palpable – *sur les côtés :* relief plus aplati des **trapèzes** sup. droit et gauche – *en bas :* amas cellulograisseux recouvrant C7-T1[1]	

[1] L'excès de graisse provoque une épaisse masse, faisant parler de « bosse de bison ».

RÉGION THORACIQUE POSTÉRIEURE

Définition	
– c'est une zone morphologique	
Situation (fig. 7-3)	
– entre les charnières cervico-thoracique et thoraco-lombale – appelée couramment « dos » (bien que toute la région postérieure du tronc soit dorsale)	
Forme	
– c'est un relief ostéomusculaire	
Limites	
supérieure	– base du cou (épineux de C7)
inférieure	– dernières côtes
latérales	– parties latérales du thorax
Composition : 5 régions	
région scapulaire	– correspond à la scapula et aux reliefs musculaires la recouvrant : – *en haut* : trapèze moyen recouvrant le supra-épineux – *au milieu* : épine de la scapula – *en bas* : infra-épineux (entre trapèze inf. et deltoïde post.) – l'os peut former des saillies marquées lors d'amyotrophies : – *en dd* : bord spinal[1] – *au milieu* : épine – *en bas* : angle inférieur – le relief général peut être modifié par la position de la scapula (enroulement), voire celle du thorax (gibbosité, dans les scolioses)
région infrascapulaire	– comprise entre les zones scapulaire et lombale – marquée par l'obliquité des côtes (en bas et dh), plus ou moins masquée par le relief du grand dorsal (en ht et dh) selon la musculature
région interscapulaire	– occupe la partie thoracique de la zone vertébrale – le relief est charnu si la musculature est développée, et la partie axiale est représentée par un sillon entre les muscles des 2 gouttières paravertébrales – elle peut être le siège de déformations orthopédiques : redressement de courbure, augmentation (cyphose), déviation latérale, rotation[2], etc.
région lombale	– zone rétrécie entre thorax et bassin (partie post. de la taille) – inscrite en courbure concave en arr. (cambrure)

losange lombo-sacral (Michaelis)	– de l'épineux de L4 à l'apex sacral et limité latéralement par les 2 EIPS
région vertébrale	– étendue de l'occiput au sacrum, formée par l'alignement vertical des processus épineux, bordés par les muscles paravertébraux (elle regroupe donc les niveaux nucal, interscapulaire, thoraco-lombal) – elle est axiale frontalement et décrit 3 courbures sagittales : concavité cervicale, convexité thoracique et concavité lombale – une déformation fréquente est l'augmentation de courbure, se nommant lordose (concavité) ou cyphose (convexité), voire une incurvation latérale avec rotation, se nommant scoliose[3] – la charnière cervico-thoracique et la zone lombale sont marquées par une forte présence aponévrotique (trapèze et grand dorsal), visible à la contraction musculaire chez les sujets musclés et minces

[1] L'insuffisance des muscles stabilisateurs de la scapula (rhomboïde, dentelé ant. et trapèze moyen) entraîne ce que l'on nomme des « omoplates décollées ». À différencier de la même saillie, provoquée par un redressement de courbure vertébrale.

[2] La rotation (observée dans les scolioses) entraîne une gibbosité, c'est-à-dire la saillie latérale des arcs costaux d'un côté, qui soulève le relief de la scapula.

[3] Les termes de lordose, cyphose, scoliose, sont, normalement, des termes de pathologie (exagération ou modification des courbures). Le langage courant utilise, à tort, les termes de « lordose physiologique » et « cyphose physiologique » pour nommer les courbures.

RÉGION THORACIQUE ANTÉRIEURE

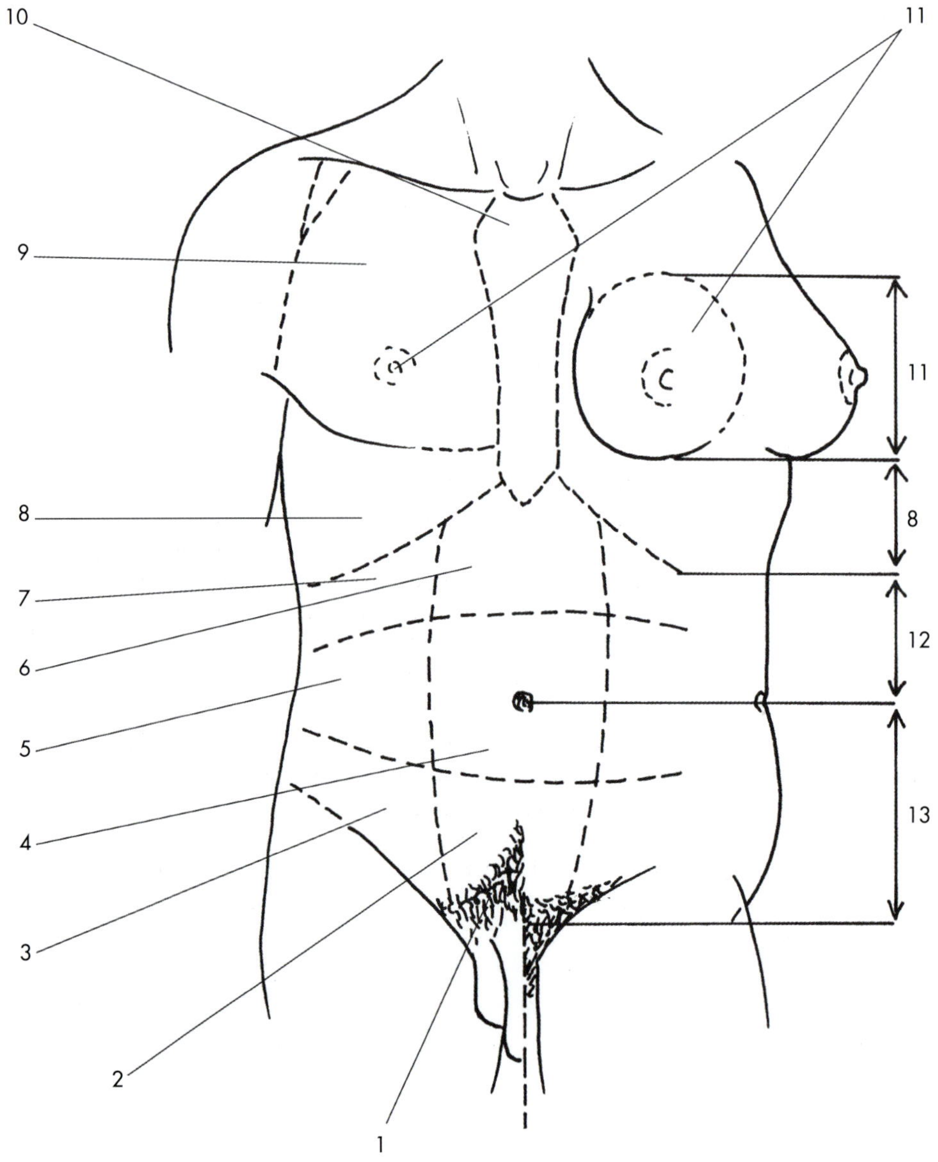

▶ 7-4

Zones morphologiques du tronc antérieur.

1. Pilosités masculine et féminine
2. Région pubienne
3. Région inguinale
4. Région ombilicale
5. Région latérale
6. Épigastre
7. Hypocondre
8. Région inframammaire
9. Région pectorale
10. Région présternale
11. Région mammaire
12. Partie supra-ombilicale
13. Partie infra-ombilicale

Définition	
– c'est une zone morphologique	
Situation (fig. 7-4)	
– partie antérosupérieure du tronc	
Forme	
– c'est un relief ostéomusculaire, auquel il faut ajouter, chez la femme, le volume du sein	
Limites	
supérieure	– clavicule
inférieure	– bord antéro-inf. du thorax
latérales	– partie latérale du thorax
Composition : 4 régions	
région pectorale	– globalement convexe en tous sens – latéralement, on trouve la partie la plus épaisse du **grand pectoral** – médialement, le grand pectoral est moins épais et l'on peut palper (ou voir, selon la musculature ou la maigreur) l'alternance des côtes et des espaces intercostaux
région mammaire	– située au centre de la région pectorale (mamelon) – marquée seulement chez la femme (sein) : occupée par la **glande mammaire** et un volume variable de **graisse** la forme du sein varie selon l'âge, l'imprégnation hormonale (lactation), la typologie particulière et la position du corps
région inframammaire	– séparée du sein par le **sillon** inframammaire – striée par le relief latéral des côtes (en bas et avt) et médialement par celui des cartilages costaux (en ht et avt)[1]
région présternale	– correspond au relief vertical du **sternum** – plane, avec l'os sous-cutané – zone de pilosité chez l'homme – parfois réduite à un sillon intermammaire chez la femme

[1] Une déformation dite « en aileron de Sigaud » est formée par le relèvement des derniers arcs costaux.

TRIANGLE DE LA 8E CÔTE

▶ 7-5

Triangle de la 8e côte.

1. 8e côte
2. Trapèze inférieur
3. Rhomboïde
4. Infra-épineux
5. Grand rond
6. Aponévrose des dentelés et érecteurs du rachis (triangle d'auscultation)
7. Grand dorsal

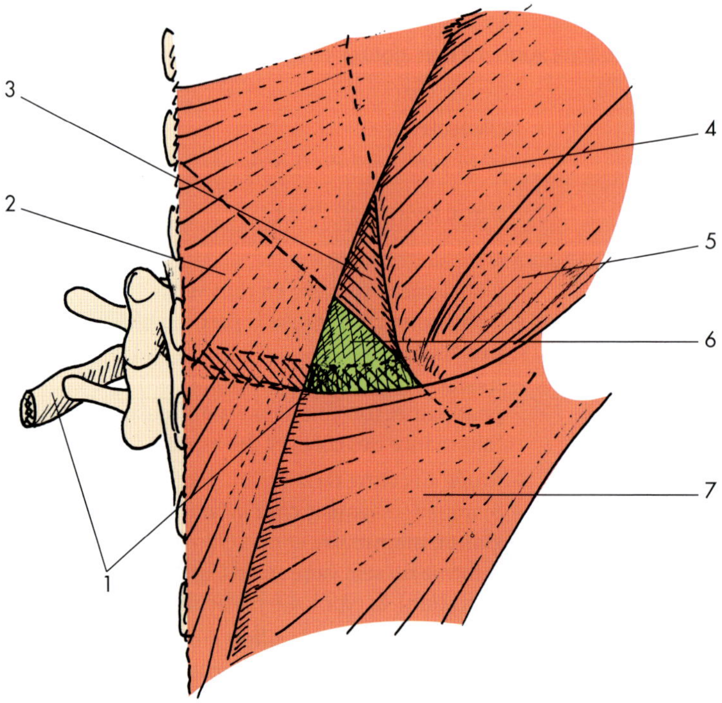

Définition	
– c'est une zone morphologique	
Situation (fig. 7-5)	
– zone interscapulaire inférieure (l'arc post. de la 8e côte se projette à sa partie inf.)	
Forme	
– triangulaire à base inférieure – appelé aussi « **triangle d'auscultation** »	
Description	
limites	– *en ht et dh* : 12e côte – *en ht et dd* : dentelé postéro-inf. – *en bas et dd* : érecteur du rachis – *en bas et dh* : oblique interne – *en profondeur* : fascia transversalis – *en superficie* : grand dorsal
relief	– il est plat, peu perceptible vu son recouvrement par le grand dorsal

TRIANGLE LOMBAL

▶ 7-6
Triangle lombal.
1. Oblique externe
2. Crête iliaque
3. Grand dorsal
4. DPI
5. Érecteurs du rachis
6. Carré des lombes
7. Transverse
8. Oblique interne

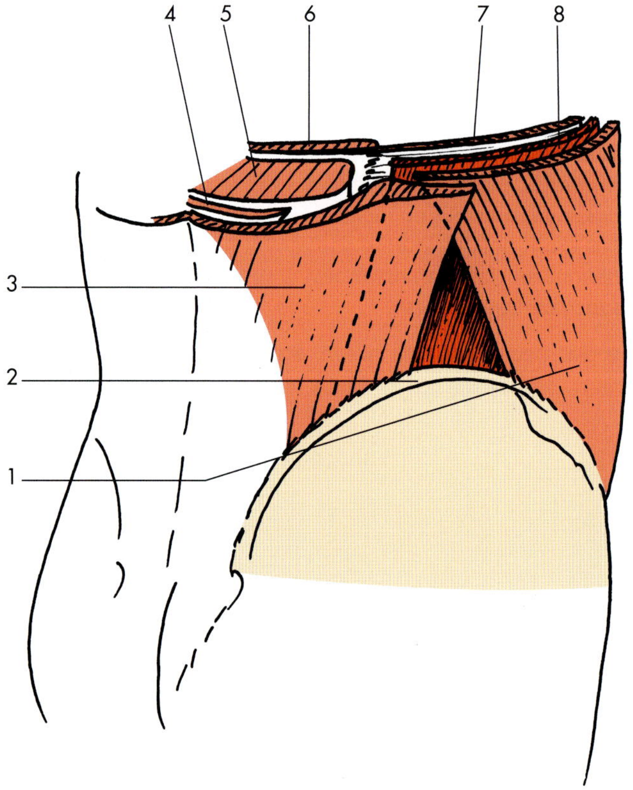

Définition	
– c'est une zone morphologique – ancien « triangle de Jean-Louis Petit »	
Situation (fig. 7-6)	
– partie inférolatérale de la région lombale[1] – appelé aussi « espace lombaire inférieur »	
Forme	
– triangulaire à base coxale	
Description	
limites	– *en ht et dd* : grand dorsal – *en ht et dh* : oblique externe – *en bas* : crête iliaque de l'os coxal – *en profondeur* : oblique interne – *en superficie* : fascia superficiel
relief	– légère déhiscence (souvent masquée par la graisse)

[1] C'est un point faible de la paroi abdominale, bien que peu souvent concerné par les hernies.

QUADRILATÈRE LOMBAL

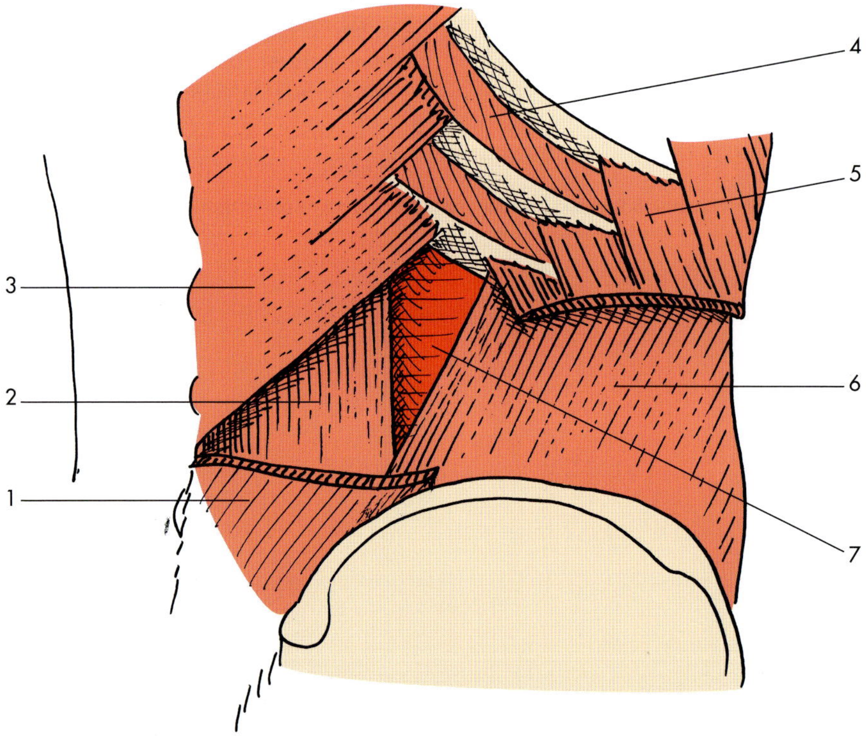

▶ 7-7

Quadrilatère lombal.

1. Grand dorsal
2. Érecteurs du rachis
3. DPI
4. Intercostaux
5. Oblique externe
6. Oblique interne
7. Transverse

Définition	
– c'est une zone morphologique	
Situation (fig. 7-7)	
– en dessous de la 12e côte[1] – appelé aussi « espace lombaire supérieur »	
Forme	
losangique	
Description	
limites	– *en ht et dd* : bord inférieur du trapèze inférieur – *en ht et dh* : bord inférieur du rhomboïde – *en bas* : bord supérieur du grand dorsal – *en profondeur* : érecteurs du rachis – *en superficie* : fascia superficiel
relief	– légère dépression accentuée par la contraction musculaire (sujet s'inclinant vers l'avant, bras en chandelier)

[1] C'est aussi un point faible de la paroi abdominale, peu souvent concerné par les hernies.

LOSANGE LOMBO-SACRAL DE MICHAELIS

▶ 7-8

Losange lombo-sacral.
1. Crête sacrale médiane
2. Fossette sacrale (EIPS)
3. Épineux de L4
4. Sommet du sillon interfessier

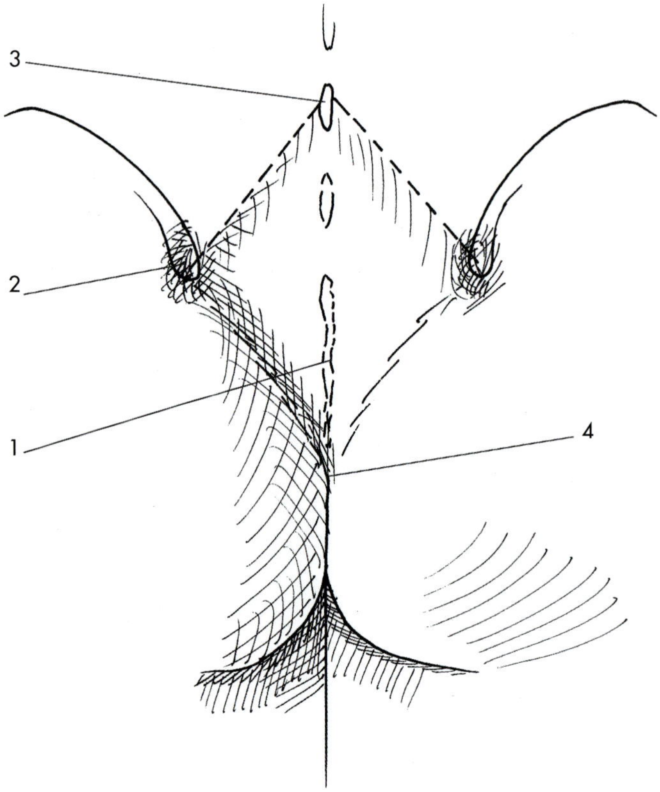

Définition	
– c'est une zone morphologique	
Situation (fig. 7-8)	
– jonction lombo-sacrale	
Forme	
– losange	
Description	
limites	– *en ht* : processus épineux de L4 – *en bas* : crête sacrale médiane (sommet du sillon interfessier) – *en dh* : EIPS
relief	– répond à la masse graisseuse recouvrant l'aponévrose lombo-sacrale – plus ou moins aplati (souvent convexe en tous sens chez la femme)

RÉGION DE L'ABDOMEN

Situation	
– partie antéro-inférieure du tronc	
Forme (*cf.* **fig. 7-4)**	
– c'est un relief musculo-graisseux recouvrant un volume viscéral – la portion supra-ombilicale est plus ou moins plane, l'infra-ombilicale est convexe – le ventre subit des variations de forme avec l'embonpoint (graisse), la distension viscérale, le relâchement musculaire, l'âge, et l'état de grossesse	
Limites	
supérieure	– derniers cartilages costaux
inférieure	– zone inguino-pubienne
latérales	– régions latérales (flancs)

Composition : 9 régions	
1 région épigastrique	– répond à **l'estomac**
1 région ombilicale	– entoure l'ombilic – région de **l'intestin grêle**
1 région pubienne	– région convexe : surtout à sa partie inférieure du fait d'un amas graisseux persistant même dans les états d'amaigrissement : le **mont du pubis**[1] – la pilosité y est présente (plus étalée chez la femme, plus verticale chez l'homme)
2 hypochondres	– région longeant le bord inférieur du thorax – à droite recouvre le **foie**, à gauche la queue du pancréas et la **rate** – à droite, son intersection avec le bord du droit de l'abdomen marque le **point vésiculaire**
2 régions latérales[2]	– marque la taille, zone normalement rétrécie – répond au **côlon** ascendant, à droite, et au descendant, à gauche
2 régions inguinales	– zone triangulaire surplombant le pli de l'aine – recouvre le **canal inguinal** (cf. celui-ci) – c'est un point faible de la paroi abdominale (hernies)

[1] Ancien pénil ou mont de Vénus.

[2] Anciennement : flancs

CANAL INGUINAL

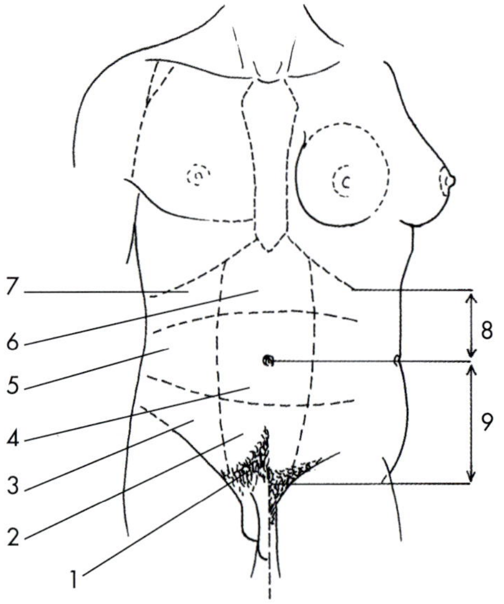

▶ 7-9

Zones morphologiques du tronc antérieur.

1. Pilosités masculine et féminine
2. Région pubienne
3. Région inguinale
4. Région ombilicale
5. Région latérale
6. Épigastre
7. Hypocondre
8. Partie supra-ombilicale
9. Partie infra-ombilicale

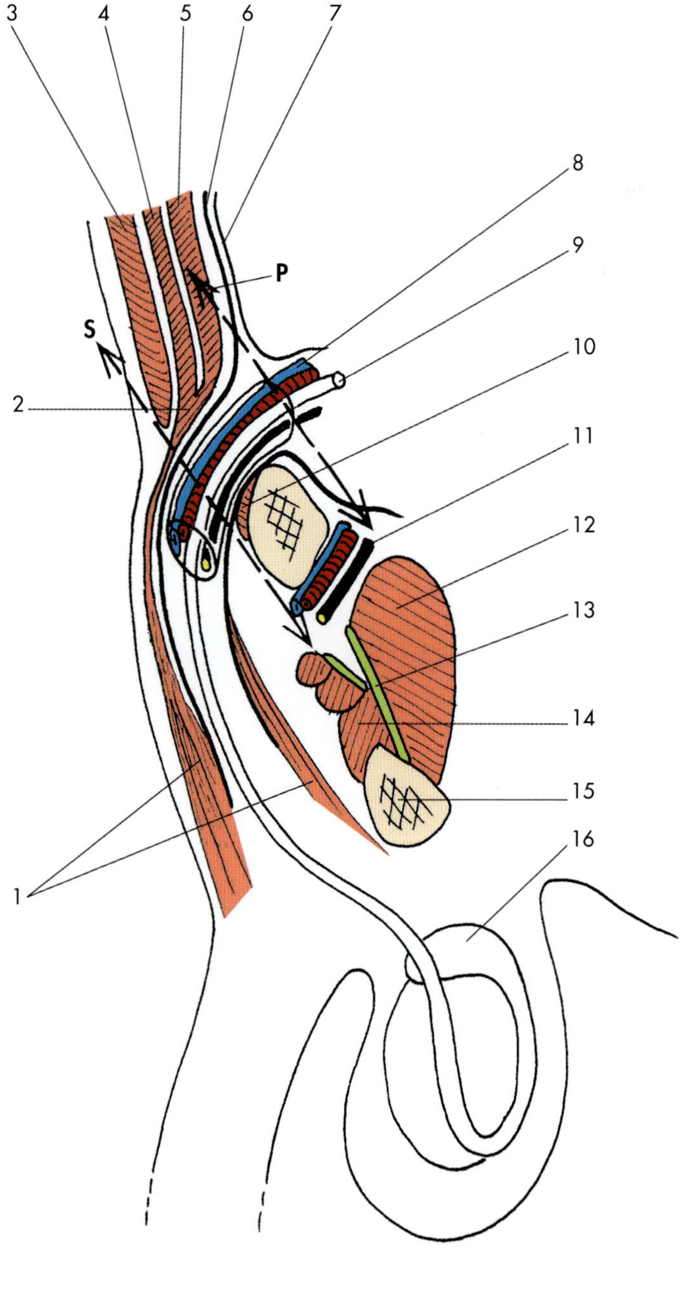

▶ 7-10

Canal inguinal : anneaux superficiel (S) et profond (P).

1. Crémaster
2. Tendon conjoint
3. Oblique externe
4. Oblique interne
5. Transverse
6. Fascia transversalis
7. Péritoine
8. Vaisseaux testiculaires
9. Conduit déférent
10. Pectiné
11. PVN obturateur
12. Obturateur interne
13. MOI
14. Obturateur externe
15. Branche ischio-pubienne
16. Épidydime (tête)

Définition
– c'est une zone topographique
Situation (fig. 7-9, 7-10, 7-11, 7-12 et 7-13)
– partie inféromédiale de la paroi antérieure de l'abdomen
Forme
– canal fibreux traversant la paroi abdominale (fig. 7-9)
– oblique en arr., en ht, en dh
– il est limité par 2 orifices : anneau inguinal superficiel et anneau inguinal profond

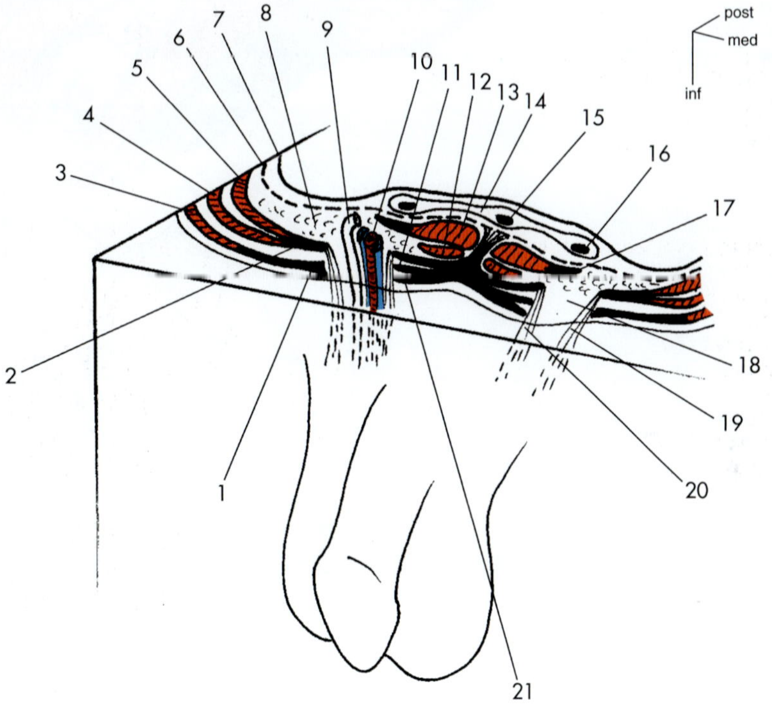

▶ **7-11**

Situation du canal inguinal.

1. Pilier lat.
2. Tendon conjoint
3. Oblique ext.
4. Oblique int.
5. Transverse
6. Fascia transversalis
7. Péritoine
8. Espace cellulograisseux
9. Canal déférent
10. PVN déférent
11. Pilier post.
12. Pyramidal
13. Droit
14. Fascia ombilico-vésical
15. l. ombilical médian (ouraque)
16. l. ombilical médial
17. l. de Henlé
18. Canal inguinal
19. Crémaster faisceau lat.
20. Crémaster faisceau méd.
21. Pilier médial

▶ **7-12**

Orifice superficiel du canal inguinal.

1. Cordon spermatique
2. Crémaster
3. Vaisseaux fémoraux
4. Bandelette iliopectinée
5. Nerf fémoral
6. Iliopsoas
7. Ligament inguinal
8. Oblique externe
9. Oblique interne
10. Transverse
11. Fascia transversalis
12. Tendon conjoint
13. Fibres arciformes (intercrurales)
14. Oblique externe controlatéral

L. Pilier latéral
M. Pilier médial
P. Pilier postérieur

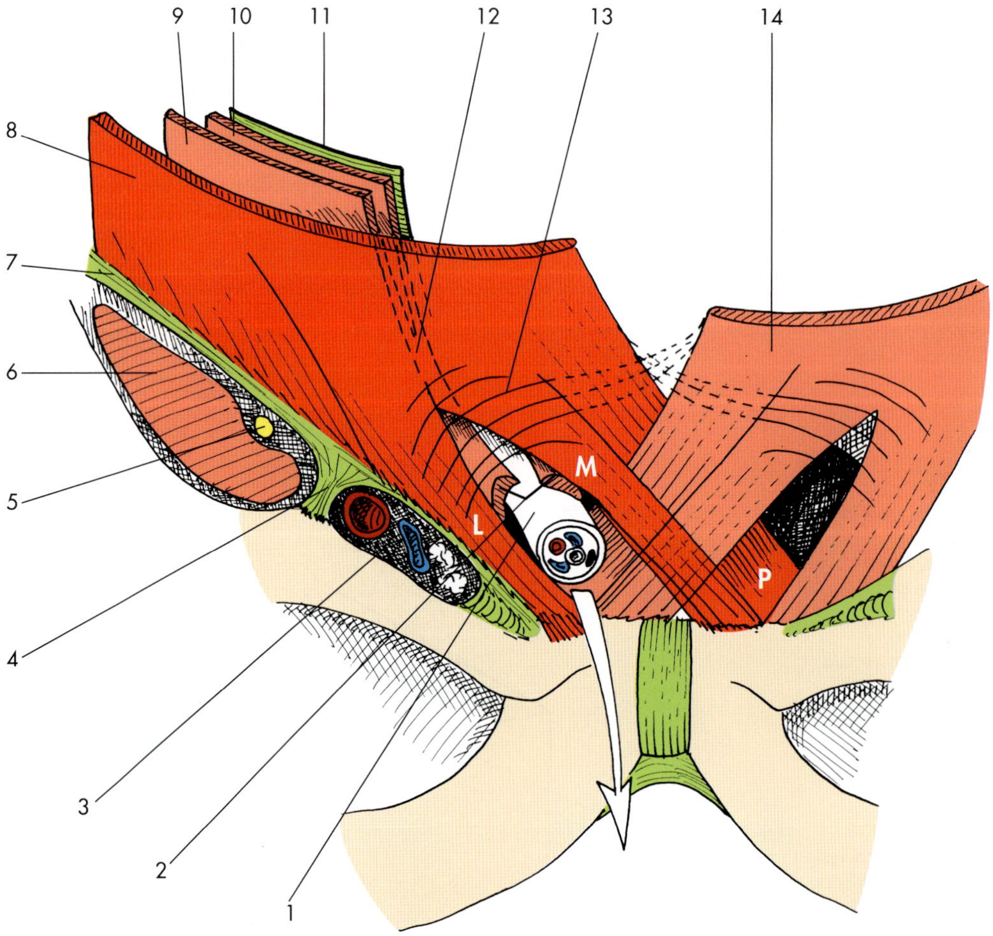

▶ **7-13**

Orifice profond du canal inguinal.

1. PVN obturateur
2. Ligament lacunaire
3. Expansion du ligament lacunaire (ligament de Henlé)
4. Tendon conjoint (faux inguinale)
5. Ligament interfovéolaire
6. Droit
7. Aponévrose des obliques et transverse
8. Fascia transversalis
9. Cordon spermatique
10. Vaisseaux testiculaires
11. Oblique externe
12. Oblique interne
13. Transverse
14. Nerf génito-fémoral
15. Ligament inguinal
16. Crête iliaque
17. Psoas
18. Iliaque
19. Nerf fémoral
20. Bandelette iliopectinée
21. Vaisseaux iliaques externes
22. Conduit déférent
23. MOI

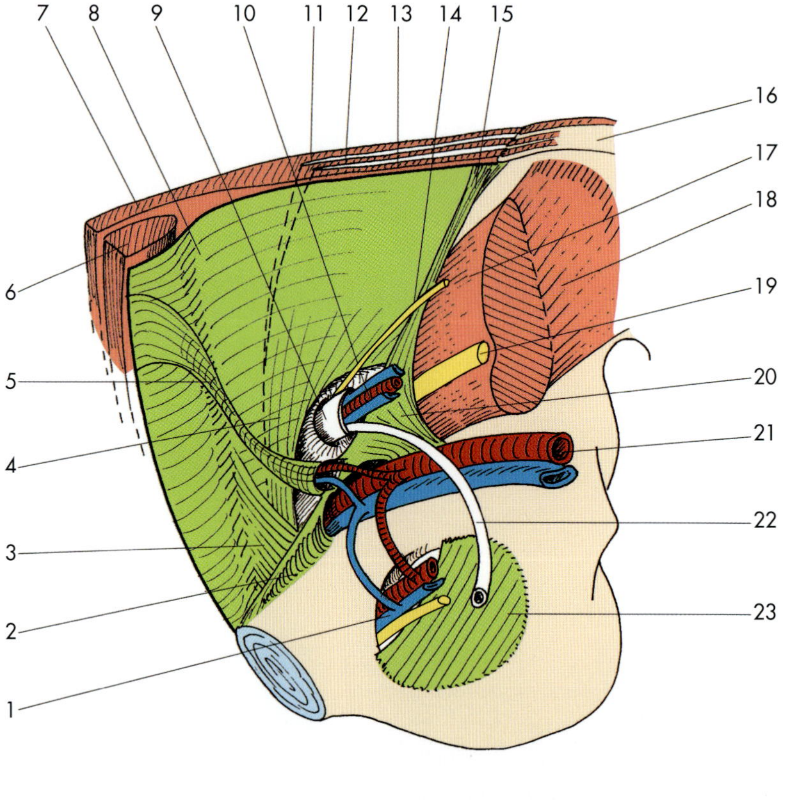

Limites
anneau inguinal superficiel (fig. 7-12)
– *en dh :* – pilier latéral de l'oblique externe
– *en dd :* – pilier médial de l'oblique externe
– *en ht :* – fibres arciformes ou intercrurales (entre les piliers lat. et méd.)
– *en bas :* – pilier postérieur controlatéral
anneau inguinal profond (fig. 7-13)
– *en dh :* – ligament inguinal
– *en dd :* – ligament interfovéolaire[1]
– *en ht :* – tendon conjoint (oblique interne et transverse) ou « faux inguinale »
– *en bas :* – la jonction entre les ligaments interfovéolaire et inguinal[2]
Contenu
– chez l'homme : cordon spermatique et ses vaisseaux
– chez la femme : ligament rond de l'utérus

[1] Ancien ligament de Hesselbach.

[2] L'angle inférieur entre ces 2 structures constitue un point faible abdominal (hernies inguinales), mais le canal inguinal étant plus marqué chez l'homme (cordon spermatique), la hernie à ce niveau est principalement masculine. Le ligament lacunaire envoie une expansion au fascia transversalis nommée ligament de Henlé (le ligament lacunaire proprement dit étant celui de Gimbernat).

RÉGION DU PÉRINÉE

▶ 7-14

Zones morphologiques uro-anales.

1. Région urogénitale
2. Région anale

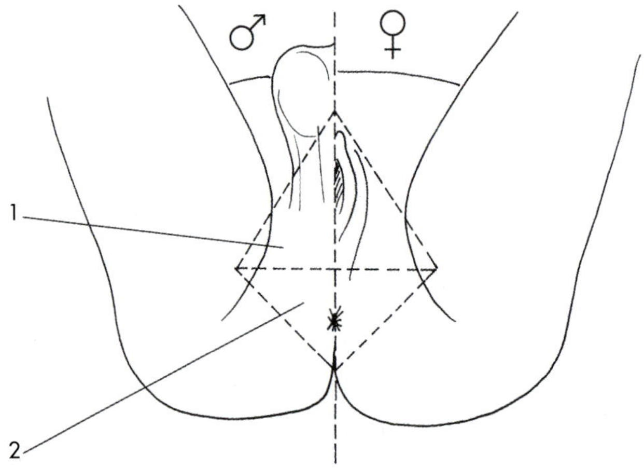

Situation (fig. 7-14)	
– soubassement du tronc (visible en position gynécologique) – recouvre le **détroit inférieur** du bassin	
Forme	
– c'est une zone losangique formée de 2 triangles (ant. et post.) accolés par leur base – convexe sagittalement et encaissée entre la racine des cuisses – c'est la zone uro-génito-anale, marquée par de la pilosité	
Limites	
antérieure	– incisure pubienne
postérieure	– coccyx
latérales	– branches ischio-pubiennes de l'os coxal
Composition : 2 régions	
région urogénitale	– antérieure, triangulaire à sommet pubien – chez l'homme, loge la base du **pénis** – chez la femme, donne ouverture à la **fente urogénitale** et ses lèvres
région anale	– postérieure, triangulaire à sommet coccygien – centrée autour de l'**anus**

QROC sur la morpho-topographie

Corrigés p. 380

1. Qu'est-ce que le losange sacro-lombal de Michaelis ?
2. Citez les différentes régions morphologiques de la face.
3. Citez les différentes régions morphologiques de l'abdomen.
4. Donnez les limites du canal inguinal.
5. Situez le triangle lombal.
6. Décrivez la morphologie du thorax antérieur.
7. De quoi est composée la région du périnée ?

CHRONO-QROC

8

OSTÉOLOGIE

Question : l'essentiel de l'os maxillaire ?		
30"	3'	15'
5 points à dire	**5 points à ajouter**	**5 points à ajouter**
▸ = os de la face	▸ pair	▸ processus frontal : articulé avec os nasal
▸ limite les 3 grosses cavités	▸ articulé avec zygoma, nasal, palatin, maxillaire controlatéral	▸ processus palatin : articulé avec palatin, sépare la fosse nasale correspondante de la cavité orale
▸ supporte les dents sup. (8 alvéoles)	▸ sillon infra-orbitaire : n. de même nom issu de V2 (maxillaire)	▸ processus zygomatique : articulé avec le zygoma
▸ forme de pyramide triangulaire	▸ 3 processus : palatin, zygomatique, frontal	▸ face méd. : présente le début de 2 crêtes (conchale et ethmoïdale)
▸ traversé par 2 sillons : infra-orbitaire et lacrymal	▸ l'intérieur est occupé par un grand sinus (sinus maxillaire)	▸ face ext. : insertion de muscles de la face

Question : l'essentiel de la mandibule ?		
30"	3'	15'
5 points à dire	**5 points à ajouter**	**5 points à ajouter**
▸ = os de la face	▸ composé d'un corps + 3 branches	▸ condyle mandibulaire : ovoïde (bicondylaire) à grand axe oblique en dedans et arr. (seule la partie ant. est encroûtée de cartilage)
▸ seul os mobile de la tête (osselets du tympan exclus)	▸ corps = horizontal, convexe de droite à gauche	▸ coronoïde : processus aplati de dedans en dehors, insertion du temporal
▸ impair et articulé avec le temporal (ATM) et les maxillaires (articulé dentaire)	▸ corps : face ext. donne insertion à quelques mm. de la face	▸ gonion : intersection d'une branche et du corps, insertions du masséter en ext. et du ptérygoïdien méd. en int.
▸ supporte 16 alvéoles dentaires	▸ corps : face int. présente les épines mentonnières (mm. génio-hyoïdien et génio-glosse) et de la crête du mylo-hyoïdien	▸ entre condyle et coronoïde : incisure mandibulaire (PVN massétérin)
▸ insertions mm. masticateurs	▸ branches : présentent 2 processus et les insertions des mm. masticateurs	▸ face ext. du corps présente les 2 foramens mentonniers (émergence du n. xx)

Question : l'essentiel de l'os temporal ?		
30″	3′	15′
5 points à dire	**5 points à ajouter**	**5 points à ajouter**
▸ = os du crâne	▸ écaille : lame sagittale à bord sup. convexe (insertion du temporal)	▸ ATM : ½ ant. de la glène + ½ post. du condyle temporal
▸ comporte 1 partie squameuse + 1 basilaire	▸ pyramide pétreuse : quadrangulaire, creusée par le canal carotidien	▸ rocher : creusé par l'oreille moyenne et l'oreille interne
▸ présente la pyramide pétreuse (ou rocher)	▸ mastoïde : saillie inf., sous-cutanée, insertions du SCM et du digastrique	▸ passage du nerf vestibulo-cochléaire (V)
▸ présente l'ATM	▸ processus zygomatique : dirigé vers l'avant, articulé avec le zygoma	▸ sous la partie pétro-tympanique : processus styloïde (m. stylo-hyoïdien)
▸ présente le processus mastoïde	▸ glène : entre le pore acoustique et le condyle temporal	▸ la partie antéro-inf. du rocher est la partie tympanique de l'os

Question : l'essentiel du sacrum ?		
30″	3′	15′
5 points à dire	**5 points à ajouter**	**5 points à ajouter**
▶ = os à la fois de la ceinture pelvienne et de la colonne vertébrale	▶ face ant. : limite post. du petit bassin + insertion du piriforme	▶ base présente 2 ailes (insertion m. iliaque)
▶ 4 surfaces articulaires	▶ face post. : irrégulière (crêtes + sillons)	▶ partie ant. du plateau = promontoire
▶ = 5 vertèbres soudées	▶ plateau incliné à 40° vers l'avant	▶ face ant. répond au rectum
▶ triangulaire et impair	▶ PAP de S1 = écartés et frontalisés	▶ faces lat. : surfaces auriculaires (L renversé)
▶ insertion des mm. du rachis et de la ceinture pelvienne	▶ articulé avec 2 os coxaux, coccyx et disque avec L5	▶ face post. : – 1 crête médiane terminée par hiatus sacral – 2 crêtes intermédiaires : insertions grand dorsal et GG (aponévrose lombo-sacrale) – sillon sacral : insertions partie caudale érecteurs du rachis – 2 crêtes lat. : insertion ll. ilio-articulaires, sacro-iliaques post., interosseux

Question : l'essentiel des côtes ?		
30″	3′	15′
6 points à dire	**5 points à ajouter**	**5 points à ajouter**
▸ = 12 paires	▸ = 7 vraies côtes + 3 fausses + 2 flottantes (l'ancienne notion de fausse côte est utile à garder)	▸ 1re côte : courte, très incurvée, délimite orifice sup. du thorax, insertion des scalènes ant. et moy. + 2 sillons pour les vaisseaux subclaviers
▸ os plat, allongé (1 corps + 2 extrémités)	▸ extrémité post. : 1 tête + 1 col + 1 tubérosité	▸ 2e côte : type intermédiaire. Insertion scalène post.
▸ extrémité ant. fine, jonction avec cartilage costal (sauf les 2 paires de côtes flottantes)	▸ côte divisée en 3 arcs : ant., moyen (le plus étendu), post.	▸ côtes flottantes : courtes, sans tubérosité costale, articulées avec 1 seule vertèbre
▸ extrémité post. articulée avec 2 vertèbres + 1 disque	▸ bords = insertions mm. intercostaux (ext., int. et intime)	▸ face int. : sillon costal avec insertion intercostal intime + passage PVN intercostal) et diaphragme à la partie inf.
▸ face int. : répond à la plèvre	▸ 1re côte : particulière	▸ face ext. : – en arr. : mm. thoraciques post. (érecteurs) – en avt : mm. ant. (grand pectoral, petit pectoral, dentelé ant., abdo.)
▸ face ext. : insertion muscles		

Question : l'essentiel de L5 ?		
30''	3'	15'
5 points à dire	**4 points à ajouter**	**4 points à ajouter**
▸ = dernière vertèbre mobile	▸ la plus volumineuse	▸ même description éventuelle qu'une lombale type
▸ charnière lombo-sacrale	▸ process. épineux petit, horizontal	▸ corps large et réniforme
▸ cunéiforme sagittalement	▸ process. transverses courts, massifs	▸ sujette au spondylolisthésis
▸ inclinée à 40° en bas, avt	▸ insertion des ll. iliolombaires	▸ sujette à anomalies transitionnelles (sacralisation, etc.)
▸ PAP inf. écartés et frontalisés		

Question : l'essentiel de la vertèbre cervicale ?		
30″	3′	15′
5 points à dire	**5 points à ajouter**	**5 points à ajouter**
▸ = au nombre de 7	▸ uncus sur les bords latéraux du plateau sup.	▸ partie ant-inf. du corps : bec
▸ corps parallélépipédique	▸ biseaux sur les bords latéraux du plateau inf.	▸ pédicules épais dirigés en arr., dehors
▸ uncus sur le plateau sup.	▸ lames larges et peu hautes	▸ processus transverses naissent par 2 racines (1 sur le corps, 1 sur le pédicule)
▸ process. épineux court et bifide	▸ foramen vertébral Δ isocèle	▸ process. épineux Δ à la coupe
▸ processus transverses en avt, dh, bas en gouttière + foramen transversaire	▸ PAP sup. regardent très en ht et ± en arr.	▸ 2 vertèbres particulières : C1 et C2

Question : l'essentiel du sternum ?		
30″	3′	15′
5 points à dire	**5 points à ajouter**	**5 points à ajouter**
▶ = os médian, impair du thorax ant.	▶ manubrium : un bord sup. = fourchette sternale, encadrée par les 2 incisures claviculaires surplombant la 1re incisure costale	▶ angle manubrio-sternal : 170° ouvert en arr.
▶ 3 parties : manubrium, corps, processus xiphoïde	▶ corps mince et aplati, allongé verticalement	▶ angle infra-sternal de Charpy (valeur très variable selon la morphologie)
▶ plat : faces ant., post., et bords latéraux et sup., apex inf.	▶ bords latéraux : 6 incisures costales (2e à la jonction manubriale, 7e à la jonction xiphoïdienne)	▶ corps formé de sternèbres soudées (d'où les 4 crêtes transversales les séparant)
▶ insertions sur manubrium : pour le cou, la tête	▶ xiphoïde : osseux ou cartilagineux, symétrique ou non	▶ précisions sur l'emplacement exact des insertions musculaires…
▶ insertions sur corps et xiphoïde : – corps : pour le thorax et bras – xiphoïde : pour l'abdomen	▶ muscles : – en avt : SCM, grand pectoral, droit de l'abdomen – en arr. : sterno-hyoïdien, sterno-thyroïdien, transverse du thorax, diaphragme	▶ insertions ligamentaires : en face post. les ligaments sterno-péricardiques sup. et inf.

Question : l'essentiel de l'occipital ?		
30"	3'	15'
5 points à dire	**5 points à ajouter**	**5 points à ajouter**
▸ = os plat, médian, impair du crâne	▸ ligne nucale supérieure → mm. superficiels et post. du cou	▸ ligne nucale supérieure → mm. trapèze sup., splénius de la tête, SCM
▸ 2 parties : 1 squameuse + 1 basilaire	▸ ligne nucale inférieure → mm. profonds et post. du cou	▸ ligne nucale inférieure → mm. petit et grand droits postérieurs ▸ autres mm. profonds : droit latéral et droit antérieur s'insèrent sur le pourtour du foramen magnum, l'un sur le côté et l'autre en avant
▸ présente le foramen magnum	▸ entre les 2 lignes nucales → mm. de la couche intermédiaire	▸ entre les 2 lignes nucales → mm. semi-épineux, oblique sup.
▸ face exocrânienne : 2 lignes nucales	▸ entre les 2 lignes nucales sup. = protubérance occipitale externe	▸ s'articule en bas et avant : avec sphénoïde
▸ face endocrânienne : sinus veineux	▸ sous la protubérance occipitale externe : crête vertical pour le ligament nucal	▸ s'articule latéralement : en haut avec les pariétaux, en bas avec les temporaux

Question : l'essentiel de la 1re vertèbre cervicale ?		
30"	3'	15'
5 points à dire	**5 points à ajouter**	**5 points à ajouter**
▸ = vertèbre sans corps, en forme d'anneau	▸ arc ant. : court, convexe en avt	▸ à la face post. de l'arc ant. : surface articulaire trochoïde pour odontoïde
▸ présente 2 arcs, 2 masses latérales et 2 processus transverses	▸ arc post. : long, convexe en arr.	▸ à la face méd. des masses latérales : tubercule d'insertion du l. transverse
▸ pas de disque sus-jacent ni sous-jacent	▸ masses latérales : fossettes sup. = bicondylaire pour occipital	▸ processus transverses longs et unituberculeux
▸ fossettes sup. → occipital et fossettes inf. → C2	▸ masses latérales : fossettes inf. = planes pour C2	▸ l'artère vertébrale issue du foramen transversaire contourne la masse latérale par l'arrière (sillon sur l'arc post.)
▸ le foramen vertébral est grand et divisé en 2 : en avant pour l'odontoïde, en arr. pour la moelle allongée	▸ pas d'épineux	▸ (le corps est désolidarisé de C1 et s'est soudé à C2 sous forme d'odontoïde)

Question : l'essentiel de la 2e vertèbre cervicale ?		
30″	3′	15′
5 points à dire	**5 points à ajouter**	**5 points à ajouter**
▸ ½ sup. = vertèbre atypique	▸ odontoïde : cylindro-conique au centre de la face sup. du corps	▸ odontoïde légèrement incliné vers l'arr. (transmission des contraintes de l'arc ant.)
▸ ½ inf. = cervicale typique	▸ il présente 2 facettes articulaires : une en avant → C1 et une petite en arr. pour le l. transverse	▸ sur l'apex odontoïdien : insertion de ll. suspenseurs (l. de l'apex et ll. alaires)
▸ corps avec odontoïde + 2 surfaces articulaires → C1	▸ les surfaces pour C1 sont ± convexes d'avt en arr. et dans un plan oblique en dh et en bas	▸ bec à la partie antéro-inférieure du corps
▸ pas de disque au-dessus	▸ l'épineux est grand et saillant (palpable facilement)	▸ épineux bifide et transverses unituberculeux avec foramen transversaire
▸ disque en dessous	▸ les PAP inf. sont ceux d'une cervicale normale	▸ foramen vertébral en forme de cœur à pointe post.

ARTHROLOGIE

Question : l'essentiel de la charnière crânio-cervicale ?		
30″	3′	15′
6 points à dire	**5 points à ajouter**	**5 points à ajouter**
▶ = occipital (C0) + C1 + C2	▶ surfaces articulaires : – 2 surfaces pour C0-C1 – 2 surfaces pour C1-C2 – 1 surface pour C1-odontoïde – 1 surface pour odontoïde – l. transverse	▶ C0-C1 : condyles occipitaux (convexes en tous sens, regardent en bas et dh, grand axe oblique en avt et en dd) + fossettes de C1 (concaves en tous sens, regardent en ht et en dh, même grand axe)
▶ aucun disque intervertébral	▶ associe 1 bicondylaire + 1 trochoïde + des surfaces planes	▶ C1-C2 : C1 ± planes dans un plan oblique en bas et en dh + C2 surfaces planes dans le plan frontal, légèrement convexe dans le plan sagittal
▶ = 2 interlignes en X dans le plan frontal	▶ ll. longs (rachis) + l. biarticulaire (C0-C2) + ll. mono-articulaires (C0-C1/C1-C2)	▶ C1-odontoïde : trochoïde modifiée (légèrement convexe verticalement)
▶ = 6 articulations	▶ à distance : le l. nucal	▶ ligaments : – LLA + LLP – membranes C0-C1/C1-C2/C0-C2 – ll. alaires, l. de l'apex – 5 à 6 capsules (pas toujours entre odontoïde et l. transverse)
▶ puissant ensemble ligamentaire	▶ l'ensemble circonscrit l'axe neural	▶ muscles proches = mm sous-occipitaux (petit droit post., grand droit post., obliques sup. et inf., droit lat., droit ant.)
▶ nombreux muscles dont la circonférence des petits mm. sous-occipitaux		

Question : l'essentiel des articulations pelviennes ?		
30″	3′	15′
5 points à dire	**5 points à ajouter**	**5 points à ajouter**
▸ = 2 sacro-iliaques (SI) + symphyse pubienne (SP)	▸ SI : – surface coxale en arr. de la fosse iliaque, 2 segments formant une concavité postérosup. – surface sacrale : face lat. du sacrum en regard de S1 et S2	▸ SI : segment sup. oblique en ht et ± en arr. ; segment inf. oblique en arr. et ± en bas (côté coxal = ancien rail plein de Farabeuf ; côté sacral = ancien rail creux)
▸ types articulaires proches : – SP = symphyse – SI = mi-synoviale/mi-symphyse	▸ SP : grand axe oblique en avt et en ht (femme 30° ; homme 45°)	▸ **ligaments :** – l. interosseux : dans la concavité du L de la surface articulaire – ll. sacro-iliaques post. regroupent plusieurs faisceaux en éventail (de tubérosité iliaque → crête lat. du sacrum) – plan ilio-articulaire (Rouvière) en arr. des précédents (allant sur la crête intermédiaire) 2 petits ll. ant.
▸ SI : surface auriculaire en L renversé, irrégulière	▸ SI : 3 plans ligamentaires postérieurs (interosseux, ll. sacro-iliaques post., plan ilio-articulaire)	▸ **ll. à distance :** – ll. iliolombaires (expansion) – LSE + LST
▸ SP : forme ovalaire, répond au disque symphysaire	▸ SP : disque + l. inf. (arqué du pubis) + post.	▸ **renforts musculaires post. :** – grand glutéal – aponévrose lombo-sacrale – m. iliaque – piriforme
▸ nombreux ll. sacro-iliaques	▸ nombreux renforts musculaires	▸ **renforts musculaires ant. :** – longs adducteurs (entrecroisement) – abdominaux (notamment piliers de l'oblique ext.)

Question : l'essentiel des articulations costales ?		
30″	3′	15′
5 points à dire	**5 points à ajouter**	**6 points à ajouter**
▶ = costo-corporéales (CC), costo-transversaires (CT) ▶ costo-chondro-sternales (CCS)	▶ CC : tête = 2 facettes séparées par 1 crête, chaque vertèbre a une ½ facette ; DIV liaison ligamentaire avec la crête de la tête	▶ **types articulaires postérieures :** – corporéales → surfaces planes – transversaires → – sup. : trochoïdes – inf. : surfaces planes ▶ **types articulaires antérieures :** – costo-chondrales : synchondroses – chondro-sternales : surfaces planes
▶ CC : 1 côte + 2 vertèbres + 1 disque intervertébral (DIV)	▶ CT : facette inf. du tubercule costal et facette ant. de l'apex transversaire	▶ CC ; l. intra-articulaire de la tête costale, l. radié ant. (3 faisceaux → vertèbre sus-jacente, DIV, vertèbre de même n°), l. post.
▶ CT : tubercule costal + process. transverse de même n°	▶ CCS : 7 jonctions propres + 3 réunions des 8e à 10e cartilages au 7e (des articulations interchondrales existent)	▶ CT : ll. costo-transversaire sup., costo-lamellaire, costo-transversaire interosseux, costo-transversaire inf., costo-transversaire lat.
▶ CCS : 1 côte + 1 cartilage + 1 incisure costale du sternum	▶ CCS : les 7 incisures costales sont : 1 sous la clavicule, 1 à la jonction manubrio-sternale, 4 au bord lat. du sternum + 1 à la jonction sterno-xiphoïdienne	▶ CCS : capsules
▶ renforts : ll. costo-vertébraux + mm. thoraciques	▶ CCS : subdivisée en jonction costo-chondrale et articulation chondro-sternale	▶ renforts musculaires : – en arr. : élévateur des côtes, longissimus – en avt : grand pectoral, transverse du thorax

Question : l'essentiel de l'ATM ?		
30"	3'	15'
5 points à dire	**5 points à ajouter**	**5 points à ajouter**
▶ = 4 éléments en présence (temporal, mandibule, disque articulaire, dents)	▶ moyens d'union passifs : – disque et son frein – capsule et synoviale – ll. collatéraux lat. et méd.	▶ la partie ant. de la glène est séparée de la post. par la fissure tympano-squameuse
▶ bicondylaire	▶ moyens d'union actifs : – tendon du ptérygoïdien lat.	▶ capsule lâche et synoviale plus fibreuse que graisseuse)
▶ temporal : moitié ant. de la glène + moitié post. du condyle temporal	▶ mm. moteurs : – temporal, masséter – ptérygoïdiens lat. et méd.	▶ ll. collatéraux : du tubercule de part et d'autre du condyle mandibulaire → bords de la surface temporale
▶ mandibulaire : partie ant. du condyle mandibulaire	▶ mm. innervés par le V3	▶ en ouverture : le ptérygoïdien lat. tracte le disque (ex-ménisque) vers l'avt
▶ disque séparant l'ATM en 2 compartiments	▶ mouvements : ouverture/ fermeture + diduction	▶ ouverture = abaissement + propulsion ▶ fermeture = élévation + rétropulsion

Question : l'essentiel de la sacro-iliaque ?		
30''	3'	15'
5 points à dire	**5 points à ajouter**	**5 points à ajouter**
▸ 2 éléments en présence : sacrum + os coxal	▸ surface de relief irrégulier : – rail plein de Farabeuf côté coxal – rail creux côté sacral	▸ petite branche du L : oblique en ht et un peu en avant ▸ grande branche du L : oblique en arr. et un peu en bas
▸ = mi-symphyse mi -synoviale	▸ capsule + synoviale	▸ l. interosseux : dans la concavité du L (s'insère de part et d'autre), puissant
▸ surface auriculaire en L renversé	▸ ll. ant. faibles	▸ ll. sacro-iliaques post. : 4 faisceaux (1 par vertèbre sacrale), de la tubérosité iliaque → crête sacrale lat.
▸ beaucoup de ligaments post.	▸ ll. post. sur 3 plans	▸ plan ilio-articulaire de Rouvière : en éventail (ouvert en dedans), d'en arr. de la tubérosité iliaque → crête sacrale méd.
▸ mobilité très réduite	▸ ll. à distance : LSE, LST, l. iliolombaires	▸ mm. de maintien : iliaque, piriforme, grand glutéal

Question : l'essentiel d'une articulation inter-vertébrale ?		
30''	3'	15'
5 points à dire	**5 points à ajouter**	**5 points à ajouter**
▸ = 2 ensembles : – intercorporéal – PAP (zygaphophysaire)	▸ intercorporéal : symphyse	▸ annulus : lamelles conjonctives concentriques insérées sur plateaux vertébraux)
▸ intercorporéal : 3 éléments en présence (2 vertèbres + DIV)	▸ DIV : 2 parties (annulus et nucléus)	▸ nucléus : très dense, au centre du DIV (mais plus post.)
▸ PAP : 2 éléments en présence (2 vertèbres)	▸ PAP : surfaces planes (sauf : trochoïdes niveau lombal)	▸ PAP : capsule (avec culs-de-sac antéro-sup. + postéro-inf.) + synoviale (avec inclusions méniscoïdes)
▸ intercorporéal : 2 ll. longs (ant. et post.)	▸ intercorporéal : LLA et LLP s'insèrent sur DIV et partie adjacente des corps vertébraux	▸ ll. jaunes : fortement graisseux ▸ ll. interépineux : spiralé
▸ PAP : ll. = 1 long (supra-épineux) + 2 courts (intervertébraux)	▸ PAP : l. supra-épineux (nucal au niveau cervical), l. interépineux entre les épineux), l. jaune (entre lames)	▸ éléments de renforts : faisceaux musculaires mono-articulaires à la périphérie (court rotateur, inter-transversaire, interépineux)

MYOLOGIE

Question : l'essentiel des muscles abdominaux ?		
30″	3′	15′
5 points à dire	**5 points à ajouter**	**5 points à ajouter**
▸ = 3 grands muscles larges + les droits	▸ m. droit : sternum + 3 arcs costaux moyens (5, 6, 7e) pubis homolatéral + expansions controlatérales	▸ m. droit = polygastrique ▸ mm. obliques = en éventail ▸ m. transverse = large et transversal
▸ forment une ceinture aux fibres entrecroisées	▸ m. oblique ext. : face ext. des arcs costaux inf. → xiphoïde + ligne blanche + versant lat. des 2/3 ant. crête iliaque + l. inguinal	▸ points faibles : du plus important au moins important = – canal inguinal – ligne blanche supra-ombilicale – ombilic – ligne semi-lunaire (de l'oblique int.) – quadrilatère lombal – triangle lombal
▸ cette ceinture présente des points faibles (risque de hernies)	▸ m. oblique int. : sommet des 2/3 ant. de la crête iliaque → bord inf du dernier cartilage costal (10e) + ligne blanche	▸ canal inguinal : son orifice externe passe entre les piliers lat. et méd. de l'oblique ext. (passage du cordon spermatique chez l'homme, l. rond de l'utérus chez la femme)
▸ rôle sur l'expiration, les expulsions abdominales, la stabilité de la région lombale	▸ m. transverse : face int. 6 derniers arcs costaux + processus transverses lombaux + versant int. des 2/3 ant. de la crête iliaque	▸ tendon conjoint : issu des fibres basses de l'oblique int. et du transverse ; donnent naissance au crémaster
▸ innervation thoraco-lombale (T5 à L2)	▸ gaine des droits : – de part et d'autre de la ligne blanche – engaine les droits – plus large et mince à ses 2/3 sup. (en avt : oblique ext. et une partie de l'int. ; en arr. : le transverse et une partie de l'oblique int.) – renforcée à son tiers inf. (passage des 3 muscles larges en avant)	▸ on peut y adjoindre : carré des lombes, pyramidal, crémaster

Question : l'essentiel du diaphragme ?		
30″	3′	15′
5 points à dire	**5 points à ajouter**	**13 points à ajouter**
▸ sépare thorax/abdomen	▸ concave en bas et en avt/2 hémi-coupoles	▸ partie périphérique ± verticale, ▸ partie centrale (CP) ± horizontale (± piston inspirateur)
▸ pourtour thoracique inf. → centre phrénique	▸ insertions : – rachis lombal sup. (piliers principaux) – piliers accessoires – 3 arcades ▸ côtes remontant jusqu'à la 7e → 3 folioles centre phrénique (CP) (ant., droite, gauche)	▸ piliers principaux (L1, L2, L3 à droite ; L1, L2 à gauche) → arcade délimitant hiatus aortique → fibres se croisent sur ligne médiane, circonscrivent hiatus œsophagien, se recroisent pour se terminer dans concavité post. du CP ▸ piliers accessoires (L2) → direct verticalement vers bord post. du CP ▸ arcade méd. psoas (L2 → transverse de L1) ▸ arcade intermédiaire carré des lombes (transverse de L1 → apex C12) ▸ arcade lat. (apex C12 → apex C11) ▸ face int. (partie ant arcs costaux (C : 10 → 7) ▸ face post. xiphoïde ▸ CP avec 2 bandes fibreuses ½ circulaires : – caudale = droite gauche – crâniale = ant. droite (foramen VCI à droite entre bandes crâniale et caudale)
▸ rapports principaux : sinus pleuraux + orifices à travers	▸ rapports : – sinus = latéraux et post. – hiatus aortique, hiatus œsophagien, foramen de la VCI + n. phrénique droit	▸ autres rapports : – sur = poumons et médiastin (cœur) – sous = foie à droite, rate et queue pancréas à gauche, estomac au milieu, reins en arr.
▸ inspirateur principal	▸ + actions d'expulsion abdominale (défécation, miction, accouchement)	▸ + action sur rachis TL (stabilisation) ▸ + action sur masse sanguine (tous les organes riches en sang sont proches du diaphragme)
▸ nn. phréniques droit et gauche (C4)	▸ + aa. phréniques (aorte abdo.), intercostales, thoraciques int.	▸ innervation = haute ! (utile pour paraplégique)

Question : l'essentiel du muscle grand dorsal ?		
30″	3′	15′
5 points à dire	**5 points à ajouter**	**5 points à ajouter**
▸ m. superficiel du dos	▸ l'aponévrose lombo-sacrale s'insère en 2 lignes médiale et latérale du bassin jusqu'à T6	▸ insertions médiales : crête sacrale médiane + processus épineux jusqu'à T6
▸ de la ceinture pelvienne à l'humérus	▸ le tendon du grand dorsal enroule celui du GR	▸ insertions latérales : crête iliaque + indirectement les transverses lombales, par le biais de la jonction aponévrotique du transverse
▸ croise les régions : lombale, postérolat. du thorax, postéro-inf. de la fosse axillaire	▸ se termine dans le sillon bicipital (entre GP et GR)	▸ délimite des zones lombales : triangle + quadrilatère lombaux
▸ innervation haute	▸ innervé par le n. thoraco-dorsal (C6 à C8)	▸ délimite des zones thoraco-axillaires : triangle de la 8e côte + espace axillaire inf.
▸ rétropulseur-abaisseur du bras	▸ m. du paraplégique (béquillage + innervation haute + soutien postéro-inf. du thorax)	▸ épaule : extension, rotat. médiale, adduction, abaissement ▸ bassin : élévation, antéversion

Question : l'essentiel des muscles érecteurs du rachis ?		
30″	3′	15′
5 points à dire	**5 points à ajouter**	**7 points à ajouter**
▸ = 3 muscles paravertébraux longs (poly-articulaires)	▸ recouverts par les dentelés postérosup. et inf., rhomboïdes, trapèze, grand dorsal	▸ épineux = T3 → L3 sauf T10
▸ tendus du bassin ou de la colonne lombale à la région thoracique haute ou la crânio-cervicale	▸ recouvrent le transversaire épineux et les élévateurs des côtes	▸ longissimus chef inf. : – insertions méd. : crête sacrale méd. + épineux lombaux → transverse thoraciques – insertions lat. : crête iliaque + transverses lombales → 8 dernières côtes (processus transverse)
▸ de dd en dh : l'épineux, le longissimus, l'iliocostal	▸ épineux = de T3 à L3 (sauf T10)	▸ longissimus chef moy. = cervico-thoracique
▸ épineux = niveau thoraco-lombal	▸ longissimus : – 1 chef pelvi–lombo-thoracique – 1 chef thoraco-cervical – 1 chef cervico-temporal	▸ longissimus chef sup. = 3 premières thoraciques + 5 dernières cervicales → mastoïde
▸ longissimus et iliocostal = répartis en 3 niveaux en portions lombale, thoracique, cervicale	▸ IC = – 1 chef pelvi-costal – 1 chef sur les 12 côtes – 1 chef des côtes moyennes aux dernières cervicales	▸ iliocostal chef inf. = sacro-pelvis (2 crêtes) → 8 ou 9 dernières côtes
		▸ iliocostal chef moy. = 6 côtes inf. → 6 côtes sup.
		▸ iliocostal chef sup. = 4 côtes moy. → 4 dernières cervicales (processus transverse)

Question : l'essentiel des muscles stabilisateurs de la scapula ?		
30″	3′	15′
3 points à dire	**7 points à ajouter**	**5 points à ajouter**
▸ = mm. tendus de cervico-thorax → scapula	▸ élévateur de la scapula : 4 premières cervicales → angle supéroméd. scapula + bord méd.	▸ l'insertion du grand dorsal est aponévrotiquement constante (même si la partie charnue ne s'y attache pas toujours)
▸ mm. principaux : – élévateur de la scapula – petit et grand rhomboïdes – 2 chefs inf. du trapèze – dentelé antérieur	▸ rhomboïde : C7 à T4 → bord méd. scapula	▸ responsables de la statique scapulo-thoracique et de la dynamique scapulo-humérale (mouvements en amplitude)
▸ mm. accessoires : – grand dorsal – omo-hyoïdien – petit pectoral	▸ trapèze : épineux cervicaux inf. jusqu'à T11 → épine + acromion	▸ mm. travaillant en chaîne
	▸ dentelé antérieur : face ant. près du bord méd. scapula → 10 premières côtes (ou : toutes les côtes sauf les 2 flottantes)	▸ innervations très différentes : – très haute (XI pour le trapèze) – haute (n. thoracique long pour le dentelé antérieur) – plexus brachial pour les autres
	▸ grand dorsal : relais à l'angle inf. de la scapula (tendu de la région lombo-pelvienne → humérus)	▸ le petit pectoral est plus un antépulseur du moignon de l'épaule qu'un stabilisateur
	▸ omo-hyoïdien : bord sup. scapula → os hyoïde	
	▸ petit pectoral : coracoïde → côtes 4 à 6	

Question : l'essentiel du muscle trapèze ?		
30″	3′	15′
5 points à dire	**5 points à ajouter**	**5 points à ajouter**
▸ muscle large et superficiel du dos	▸ faisc. sup. : de la ligne nucale sup. (partie méd.) + premières cervicales → clavicule (tiers lat.)	▸ rapports post. : peau
▸ tendu de la tête et la colonne jusqu'à T11 → ceinture scapulaire	▸ faisc. moy. : des cervicales inf. et thoraciques sup. → épine de la scapula	▸ rapports méd. : trapèze controlatéral
▸ 3 faisceaux : sup., moy., inf.	▸ faisc. inf. : des thoraciques inf. → tubercule trapézien de l'épine de la scapula	▸ action sur la scapula : – faisc. sup. : élévation de la scapula + sonnette lat. – faisc. moy. : add. de la scapula – faisc. inf. : abaissement de la scapula + sonnette lat.
▸ forme triangulaire à base médiale	▸ rapports ant. : mm. du plan moyen (rhomboïdes, DPS), mm. du plan profond (érecteurs)	▸ action sur la colonne : – faisc. sup. : extension, inclinaison homolatérale et rotation controlatérale de la tête – faisc. moy. : translation latérale du rachis – faisc. inf. : élévation du thorax
▸ innervé par le n. accessoire (XI)	▸ rapports latéraux : – en ht : splénius, élévateur de la scapula – en bas : triangle de la 8e côte	▸ assure un plaquage aponévrotique sur charnière cervico-thoracique + le haut du losange aponévrotique lombo-sacral

Question : l'essentiel du muscle longissimus ?		
30''	3'	15'
5 points à dire	**5 points à ajouter**	**5 points à ajouter**
▸ = muscle le plus long du corps (étymologie)	▸ les 3 faisceaux (thoraco-lombal, cervical, céphalique) se chevauchent	▸ rapports en profondeur : m. transversaire épineux et plan ostéo-articulaire
▸ fait partie des érecteurs de la colonne vertébrale	▸ le faisceau thoraco-lombal a des insertions doubles à chaque étage (méd. et lat.)	▸ rapports en superficie : plan des dentelés postérieurs, puis rhomboïde, puis grand dorsal et trapèze
▸ tendu du sacrum/coccyx à l'os temporal	▸ faisceau thoraco-lombal : – insertions médiales thoraco-lombales : crête sacrale médiale + épineux des lombales et transverses des thoraciques – insertions latérales thoraco-lombales : crête iliaque + transverses des lombales et côtes, sauf les 4 premières	▸ muscle érecteur de l'ensemble vertébral + m. des charnières costo-vertébrales
▸ situé entre l'épineux, en dd, et l'iliocostal, en dh	▸ faisceau cervical : des 6 premières thoraciques → 6 dernières cervicales	▸ innervation par les nn. spinaux correspondants
▸ divisé en 3 faisceaux	▸ faisceau céphalique : des dernières cervicales et premières thoraciques → processus mastoïde du temporal	▸ anciens noms : longissimus = ex-long dorsal, faisceau céphalique = ex petit complexus

Question : l'essentiel des muscles de la charnière thoraco-lombale ?		
30''	3'	15'
4 points à dire	**4 points à ajouter**	**4 points à ajouter**
▶ = ceux qui croisent spécialement cette charnière	▶ diaphragme : piliers de L1 à L3 remontant aux arcades fibreuses des côtes flottantes	▶ innervation haute : diaphragme (nn. phréniques C4), grand dorsal (plexus brachial)
▶ mm. ant. : – diaphragme – psoas	▶ psoas : T12 à L4 → fémur	▶ innervation à l'étage : DPI (nerfs spinaux de l'étage)
▶ mm. post. : – DPI – Epineux	▶ DPI : T11 à L3 → 4 dernières côtes	▶ innervation basse : psoas (plexus lombal)
▶ mm. à distance : – autres érecteurs, interépineux, grand dorsal, carré des lombes	▶ épineux : T3 → L3 (sauf T10)	▶ fonctionnellement : ces mm. doivent neutraliser la fréquente tendance à la cyphose basse

Question : l'essentiel des muscles pectoraux ?		
30''	3'	15'
5 points à dire	**3 points à ajouter**	**6 points à ajouter**
▸ = mm. thoraciques ant. et sup.	▸ petit pectoral : coracoïde → côtes 3, 4, 5	▸ innervation petit pectoral : n. pectoral méd. + anastomose (anse) C8, T1
▸ = grand pectoral, petit pectoral, accessoirement subclavier	▸ grand pectoral : humérus (lèvre lat. du sillon bicipital = ¼ sup. du bord ant. de la diaphyse) → clavicule + sternum + 6 premières côtes	▸ innervation grand pectoral : n. pectoral lat. (parfois 2 nn.) + anastomose (anse) C5, C6, C7
▸ tendus de ceinture scapulaire et humérus → thorax ant.	▸ subclavier : tiers moy. de la face inf. clavicule → 1re côte	▸ innervation SC : n. du subclavier, C5 (C6)
▸ situés sur 2 plans		▸ rapports petit pectoral : plexus brachial
▸ innervés par le plexus brachial		▸ rapports grand pectoral : fosse axillaire, glande mammaire
		▸ rapports subclavier : pince costo-claviculaire

Question : l'essentiel des petits muscles sous-occipitaux ?		
30″	3′	15′
5 points à dire	**5 points à ajouter**	**5 points à ajouter**
▸ = petits muscles courts (mono- ou bi-articulaires) circonscrivant le foramen magnum	▸ petit droit post. : de C1 (arc post.) → ligne nucale (tiers méd.)	▸ Oblique inf. : le seul à ne pas aller sur le crâne (C2 → C1)
▸ = PDP, GDP, oblique sup., droit lat., droit ant.	▸ grand droit post. : de C2 (apex épineux) → ligne nucale (tiers moy.)	▸ rapports entre eux : triangle suboccipital de Tillaux
▸ on peut y adjoindre l'oblique inf. (qui ne va pas sur l'occipital)	▸ oblique sup. : de C1 (processus transverse) → ligne nucale (tiers lat.)	▸ rapports superficiels : mm. splénius de la tête, longissimus, semi-épineux de la tête
▸ rôle cybernétique	▸ droit lat. : de C1 (processus transverse) → fosse jugulaire de l'occipital	▸ rapports prof. : les 2 premières articulations cervicales
▸ innervés par les racines C1 et C2 (pour l'oblique inf.)	▸ droit ant. : de C1 (arc ant.) → partie basilaire ant. de l'occipital	▸ action : – statique : action stabilisatrice – dynamique : automatisme oculo-céphalogyre

Question : l'essentiel des muscles masticateurs ?		
30"	3'	15'
5 points à dire	**5 points à ajouter**	**5 points à ajouter**
▸ = 4 principaux + mm. de la langue	▸ temporal : fosse temporale → processus coronoïde de la mandibule	▸ temporal : triangulaire, épais, lame tendineuse intramusculaire
▸ temporal, masséter, ptérygoïdiens lat. et méd.	▸ masséter : arcade zygomatique → face ext. de la branche mandibulaire et gonion	▸ masséter : 2 plans (prof. et superf.)
▸ puissants, au service de l'ATM	▸ ptérygoïdien lat. : processus ptérygoïde du sphénoïde → col du condyle mandibulaire + disque articulaire de l'ATM	▸ ptérygoïdien lat. : 2 faisceaux (1 pour le disque, 1 pour la mandibule)
▸ innervés par la V3	▸ ptérygoïdien méd. : fosse ptérygoïdienne du sphénoïde → face int. du gonion mandibulaire	▸ ptérygoïdien méd. : symétrique au masséter (oblique en bas et arr.)
▸ aidés par des muscles de substitution (ceux de la face, innervés par le VII)	▸ langue : 8 paires de muscles + 1 impair (longitudinal sup.)	▸ langue : innervée par les nn. hypoglosse (XII), glosso-pharyngien (IX) et le VII pour le seul stylo-hyoïdien

Question : l'essentiel des muscles de la face ?		
30"	3'	15'
5 points à dire	**5 points à ajouter**	**5 points à ajouter**
▸ = mm. peauciers	▸ responsables des mimiques (+ phonation + mastication)	▸ orbiculaire de l'œil : large, la partie centrale est divisée en palpébrale sup. et palpébrale inf.
▸ 2 groupes : orbiculaires et radiaires	▸ orbiculaires = circulaires, avec une partie périphérique + une partie centrale en 2 faisceaux	▸ orbiculaire de la bouche : large, la partie centrale est divisée en labiale sup. et labiale inf.
▸ principalement centrés autour des yeux et de la bouche (+ nez et oreilles)	▸ radiaires de l'auricule : 1 ant., 1 sup., 1 post., 1 temporo-pariétal ▸ (peu utilisés chez l'humain)	▸ au nez : abaisseur du septum nasal, nasal (regroupant alaire et transverse du nez), nasolabial
▸ tous innervés par le n. facial (VII)	▸ radiaires de l'œil : triade de défense de l'œil (corrugateur, abaisseur de la tête du sourcil, procérus)	▸ orbiculaires → ferment orifices ▸ radiaires → ouvrent ou déforment orifices
▸ 2 muscles ajoutés car même innervation : épicrânien + platysma	▸ radiaires de la bouche : élévateurs et abaisseurs des lèvres sup. ou inf., et de l'angle de la bouche, grand et petit zygomatiques, risorius et buccinateur	▸ les mm. de la face sont des muscles accessoires de la mastication (muscles dits de substitution)

Question : l'essentiel des muscles inspirateurs ?		
30″	3′	15′
4 points à dire	**5 points à ajouter**	**5 points à ajouter**
▸ = 1 principal (diaphragme) + des accessoires	▸ diaphragme : du pourtour inf. du thorax → centre phrénique	▸ diaphragme, rapports, nerfs : passage de l'aorte, VCI, œsophage ; au-dessus poumons, médiastin et surtout culs-de-sac pleuraux ; en dessous foie, estomac, reins, etc.
▸ énumération : diaphragme, dentelé ant., scalènes, pectoraux, DPS, élévateurs des côtes, ± intercostal ext.	▸ dentelé ant. : des 10 premières côtes → bord médial de la scapula	▸ dentelé ant., rapports, nerfs : l'espace de glissement scapulo-serrato-thoracique et la fosse axillaire
▸ les principaux ont une innervation haute (diaphragme, dentelé ant., et même pectoraux et scalènes)	▸ scalènes : des 2 premières côtes → transverses cervicales	▸ scalènes, rapports, nerfs : essentiellement le défilé des scalènes (entre ant. et moy.) où passent les racines du plexus brachial et l'artère subclavière
▸ répartis sur la paroi inférieure de la cage thoracique (diaphragme) ou à sa périphérie (les autres) ▸ (les scalènes sont 3 : ant., moy., post.)	▸ pectoraux : de la partie antérosupérieure du thorax → épaule (scapula ou humérus)	▸ pectoraux, rapports, nerfs : fosse axillaire et éventuellement glande mammaire
	▸ DPS : du rachis → premières côtes ▸ élévateurs des côtes d'une vertèbre sus-jacente → côte sous-jacente	▸ DPS et élévateurs des côtes, rapports : – DPS charnières cervico-thoracique – élévateurs des côtes aux charnières costo-vertébrales

Question : l'essentiel des muscles du périnée ?		
30"	3'	15'
5 points à dire	**6 points à ajouter**	**7 points à ajouter**
▸ = plancher périnéal ou diaphragme pelvien	▸ élévateur de l'anus : du pubis + aponévrose de l'obturateur int. + épine → pourtour anal (en avt + en arr.)	▸ élévateur de l'anus : 2 faisceaux → pubo-rectal + iliorectal ▸ élévateur de l'anus : en rapport avec obturateur int., fosse ischio-rectale, CTP, l. anococcygien, vessie (prostate)
▸ ferment le détroit inf.	▸ transverse du périnée : branche ischio-pubienne → CTP	▸ transverse du périnée : en rapport avec canal pudendal
▸ = élévateur de l'anus, transverse du périnée, coccygien, ischio-caverneux, bulbo-spongieux, sphincter anal	▸ coccygien : épine sciatique → bord lat. du sacrum et du coccyx	▸ coccygien : en rapport avec LSE, n. pudendal
▸ innervés par plexus pudendal, S2 à S4	▸ ischio-caverneux : branche ischio-pubienne → racine de la verge/clitoris (corps caverneux)	▸ ischio-caverneux : en rapport avec corps caverneux
▸ en rapport avec les organes recto-uro-génitaux	▸ bulbo-spongieux : CTP → corps spongieux (verge/clitoris)	▸ bulbo-spongieux : en rapport avec corps spongieux, fente urogénitale (femme), ligne médiane (homme)
	▸ sphincter anal : périphérie anale	▸ sphincter anal : 3 faisceaux superposés ; en rapport avec CTP et l. anococcygien

MORPHOLOGIE – TOPOGRAPHIE

Question : l'essentiel du petit bassin ?		
30''	3'	15'
4 points à dire	**4 points à ajouter**	**4 points à ajouter**
▸ partie inf. de l'enceinte pelvienne	▸ limite inf. : membranes et ligaments du périnée et mm. inf. (transverses superf. et prof., sphincter anal, ischio-caverneux, bulbo-spongieux)	▸ c'est une zone non péritonisée
▸ situé entre le détroit sup. (en ht) et le détroit inf. (en bas)	▸ limites lat. : aponévrose de l'obturateur int. et pourtour int. du foramen obturé, LSE et LST, m. coccygien, fosses ischio-rectales	▸ contenu ant. (homme) : vessie et prostate, parties pelvienne et rétro-vésicale du conduit déférent, vésicules séminales
▸ limité par le pubis, le pourtour int. des foramens obturés, les ligaments sacro-épineux et sacro-tubéral et le sacrum	▸ limite ant. : symphyse pubienne et corps des 2 pubis	▸ contenu ant. (femme) : vessie, vagin, utérus, trompes utérines et ovaires
▸ contient les organes recto-uro-génitaux	▸ limite post. : face ant. du sacrum et du coccyx	▸ contenu post. : rectum et ses culs-de-sac

Question : l'essentiel des nerfs crâniens ?

30″	3′	15′
12 points à dire	**17 points à ajouter**	**19 points à ajouter**
▸ I **O**lfactif	▸ odorat	▸ lame criblée ethmoïde ▸ nerf crânien le plus court
▸ II **O**ptique	▸ vision	▸ chiasma optique ▸ canal optique
▸ III **O**culomoteur	▸ mm. de l'œil	▸ fissure orbitaire sup. ▸ sauf 2 muscles (droit lat. et oblique sup.)
▸ IV **T**rochléaire	▸ m. oblique sup. de l'œil	▸ fissure optique sup.
▸ V **T**rijumeau	▸ 3 branches ▸ sensibilité face, motricité mastication	▸ V1 ophtalmique : fissure orbitaire sup. ▸ V2 maxillaire : foramen rond ▸ V3 mandibulaire : foramen ovale
▸ VI **A**bducens	▸ m. droit lat. de l'œil	▸ fissure orbitaire sup.
▸ VII **F**acial	▸ VII : mm. de la face ▸ VII bis : sensibilité langue + glandes salivaires	▸ foramen stylo-mastoïdien
▸ VIII **V**estibulo-cochléaire	▸ équilibration + audition	▸ méat acoustique int.
▸ IX **G**losso-pharyngien	▸ moteur pharynx + sensibilité langue	▸ foramen jugulaire
▸ X **V**ague	▸ moteur pharynx, cordes vocales ▸ sensibilité pharynx, larynx ▸ végétatif viscères	▸ foramen jugulaire ▸ nerf crânien le plus long
▸ XI **A**ccessoire	▸ moteur SCM-trapèze ▸ sensibilité pharynx, larynx	▸ foramen jugulaire
▸ XII **H**ypoglosse	▸ mm. langue	▸ sauf stylo-glosse (IX) et palato-glosse (X) ▸ canal du XII

Mnémotechnie : « Oh Oh Oscar Ta Thérèse A Fait Vite Grossir son Ventre Avant l'Heure ! »

9

CORRIGÉS DES QROC

Anatomie de l'appareil locomoteur – Tome 3

Ostéologie

Vertèbres

1. Obliques en dehors et généralement en arrière (sauf niveau cervical).
2. Ils regardent en arrière et en haut (en dedans pour les lombales).
3. Corps massif, cunéiforme et incliné vers l'avant, transverses courts et trapus (triangulaires à base médiale), épineux horizontal, court et plus petit, lames larges et PAP inf. écartés et frontalisés.
4. Jusqu'à L1/L2 : la moelle et ses enveloppes, ainsi qu'un riche réseau veineux. À partir de L2 : la queue de cheval.
5. Deux masses latérales, deux arcs (ant. et post.), deux processus transverses.
6. En deux demi-vertèbres : une inférieure, cervicale classique, une supérieure originale (odontoïde encadré par les surfaces supérieures).
7. Foramen vertébral : moelle et ses enveloppes. Foramen intervertébral : nerf spinal de l'étage (et petits éléments vasculaires). Foramen transversaire : artère et veine vertébrales (pas d'artère pour C7).

Sacrum et coccyx

1. La crête médiane correspond à la fusion des épineux sacraux, la crête intermédiaire à celle des processus articulaires postérieurs, la latérale à celle des processus transverses.
2. Face antérieure : piriforme ; face postérieure : grand dorsal, grand fessier, partie caudale des érecteurs du rachis ; bords latéraux : grand fessier et coccygien.
3. Elle est triangulaire à sommet inférieur incurvé en bas et en avant. On la divise en 2 moitiés : une supérieure, large, qui présente la surface articulaire pour l'os coxal, une inférieure, effilée, qui présente des insertions musculo-ligamentaires.
4. Le corps de S1 regarde en haut et en avant. Les PAP de S1 regardent en arrière, en dedans et un peu en haut. Les surfaces auriculaires regardent en dehors et légèrement en arrière et en bas, la surface pour le coccyx : en bas et en avant.
5. Les ligaments sacro-coccygiens (post. et lat.), les prolongements des LSE et LST, le ligament ano-coccygien.
6. Elle est étendue transversalement, située dans un plan oblique en bas et en avant et présente 3 parties : une médiane (pour le corps de S1, le canal sacral et les PAP) et 2 latérales (les ailes).
7. Le promontoire.

Côtes

1. Courbures d'enroulement (selon les faces), de cisaillement (selon les bords), de torsion (selon l'axe).
2. En un corps et 2 extrémités (la postérieure elle-même divisée en tête, col et tubercule).
3. Surface de la tête (en forme dièdre) et surface du tubercule (pour le transverse). L'extrémité antérieure reçoit l'insertion du cartilage (synchondrose).
4. Il longe le bord inf. de la face interne de la côte, surtout visible à la moitié postérieure. Il livre passage au PVN intercostal, il est bordé par les insertions des intercostaux : interne à son bord inf. et intime à son bord sup.
5. Ligaments de la tête (intra-articulaire, ant., post.), ligaments postérieurs (costo-transversaire sup., costolamellaire, costo-transversaire, costo-transversaire lat., costo-transversaire inf.).

Sternum

1. Triangulaire à base sup. Base épaisse supportant les 2 incisures claviculaires. Bords recevant les 2 premières incisures costales. Insertions des SCM, grand pectoral, sterno-hyoïdien et sterno-thyroïdien.
2. SCM, grand pectoral, droit de l'abdomen, sterno-hyoïdien, sterno-thyroïdien, transverse du thorax, diaphragme.
3. Avec la clavicule : ligaments ant., post., et sup. Avec les côtes, les petites capsules n'offrent pas de ligaments dignes de ce nom. Avec le cœur : ligaments sterno-péricardiques sup. et inf. En bas : insertion de la ligne blanche.
4. Incisure claviculaire : en dh/ht ; incisures costales : en dh ; les jonctions entre manubrium et corps ou corps et xiphoïde ne sont généralement pas prises en compte, leur interligne est horizontal.
5. C'est l'angle manubrio-sternal (170°).

Os hyoïde

1. Les grandes et petites cornes.
2. Omo-hyoïdien, sterno-hyoïdien.
3. En regard de C4, en avant, il encadre la trachée.

Crâne

1. Au niveau du crâne, c'est l'ensemble du diploé et des lames int. et ext. du péricrâne.
2. Frontal (base), ethmoïde, sphénoïde, temporal (rocher), occipital (base).
3. Mandibule, maxillaire, zygoma, nasal, lacrymal, vomer, palatin, cornet inf.
4. Parties squameuse, pétro-tympanique, mastoïdienne.
5. C'est la face sup. du corps du sphénoïde (entre processus clinoïdes ant. et post.).
6. Sinus frontaux, maxillaires, ethmoïdaux, sphénoïdaux.
7. Sur son versant sup. : muscle épicrânien, sur la ligne, de dedans en dehors : trapèze sup., puis SCM.
8. 7 : sphénoïde, lacrymal, palatin, ethmoïde, zygomatique, maxillaire, frontal.
9. Foramens de la lame criblée (I), canal optique (II), fissure orbitaire sup. (III, VI, V1), foramen rond (V2), foramen ovale (V3), pore acoustique int. (VII et VII bis, VIII), foramen jugulaire (IX, X, XI), canal du nerf hypoglosse (XII).
10. Mandibule, frontal, vomer, ethmoïde, sphénoïde, occipital.

Arthrologie

1. Les ligaments sectionnés par une coupe entre l'occipital et l'atlas sont : LLA, membrane occipito-atloïdienne ant., les 3 faisceaux des ligaments alaires et de l'apex de l'odontoïde (indirectement), partie sup. du faisceau longitudinal du ligament cruciforme, membrana tectoria, LLP, membrane occipito-atloïdienne post., ligament nucal.
2. Facette ant. de l'odontoïde : en avant ; facette post. de l'odontoïde : en arr. ; PAP sup. : en ht et dh ; PAP inf. en avant et en bas.
3. Facette ant. de l'odontoïde avec facette de l'arc ant. de C1 ; PAP sup. de C2 avec fossette inf. des masses latérales de C1.
4. Ligaments costo-transversaire sup., costo-transversaire, costo-transversaire lat., costo-transversaire inf.
5. Elle concerne 2 plateaux vertébraux adjacents et leur disque intervertébral (fibrocartilage biconvexe avec un anneau fibreux et un noyau). Comme moyens d'union, elle possède le disque, le LLA et le LLP qui sont des ligaments étendus sur l'ensemble du rachis.
6. C'est une articulation mi-synoviale/mi-symphyse (la réponse « à synoviale » est cependant acceptable). Elle est composée de 2 segments (surf. auriculaire) au relief irrégulier et situés dans un plan oblique en bas et en dedans en même temps qu'en avant et en dehors. Elle possède de solides ligaments postérieurs, pas de muscles moteurs.
7. C'est une zone charnière entre un segment mobile et un segment rigide (vertèbres soudées), elle est située dans un plan oblique en avant et en bas (risque de glissement antérieur), possède les mêmes ligaments que les autres jonctions intervertébrales avec, en plus, les ligaments iliolombaires (reliant L4, L5 avec l'os coxal et chacun ayant 2 faisceaux : un coxal et un pour la capsule).
8. Le fibrocartilage symphysaire, les ligaments (principalement l'antérieur et l'inférieur), les expansions des droits, des longs adducteurs, les piliers méd. et post. des obliques externes.
9. Deux articulations entre corps et manubrium corps et xiphoïde, plus les 2 articulations sterno-claviculaires et les 7 paires d'articulations avec les cartilages costaux.
10. L'ATM est un bicondylaire avec fibrocartilage intercalé (disque). Il faut ajouter la participation de l'articulé dentaire. Son disque est caractéristique par l'insertion du ptérygoïdien latéral à sa partie ant. De plus, la surface temporale est sinueuse : moitié ant. de la fosse mandibulaire et moitié post. du condyle temporal.

Myologie

Muscles du crâne

1. Ils sont circulaires, larges et ferment les orifices qu'ils entourent (œil, bouche).
2. Auriculaires, temporo-pariétal, corrugateur, abaisseur du sourcil, procérus, nasal, nasolabial, abaisseur du septum nasal, buccinateur, risorius, élévateur de la lèvre sup., abaisseur de la lèvre inf., élévateur de l'angle de la bouche, abaisseur de l'angle de la bouche, petit et grand zygomatiques, mentonnier.

3. Le nerf facial (VII).
4. Le chef frontal du muscle épicrânien.
5. Par un de ses faisceaux, il s'insère sur le disque articulaire de l'ATM.
6. Le nerf mandibulaire (V3), du nerf trijumeau.
7. Longitudinal sup., transverse de la langue, génio-glosse, longitudinal inf., hyo-glosse, stylo-glosse, palatoglosse, constricteur sup. du pharynx.
8. Sur le sphénoïde (dans l'angle dièdre formé par les 2 lames du processus ptérygoïde) et sur la mandibule (à la face interne du gonion).

Muscles du cou

1. Ventre post. : nerf facial (VII). Ventre ant. : nerf trijumeau (V3, mandibulaire).
2. Les nerfs spinaux cervicaux, entre le scalène moy. et l'antérieur, ainsi que l'artère subclavière à leur portion basse.
3. Il est plaqué à la face ant. du rachis cervical, incluant la charnière cervico-thoracique. Il est composé de 3 faisceaux : un longitudinal et 2 obliques.
4. De C1 à l'occipital : droit ant. (C1 → en avant du foramen magnum), post. droit (C1 → ligne nucale inf.), oblique sup. (C1 → ligne nucale inf.), droit lat. (C1 → processus jugulaire). De C2 à C1 : oblique inf.
5. Omo-hyoïdien, sterno-hyoïdien, sterno-thyroïdien, thyro-hyoïdien.
6. Élévateurs de l'os hyoïde, déglutition, ouverture de la bouche.
7. Il est postéro-latéral au niveau cervical, entre la base du crâne et les vertèbres cervicales.
8. Au niveau du cou : flexion, inclinaison homolatérale, rotation controlatérale (et légère extension sous-occipitale). Au niveau du thorax : inspirateur accessoire.
9. Scapula : angle supéro-méd. et bord spinal au-dessus de l'épine. Rachis : processus transverses de C1 à C4.
10. Le platysma.

Muscles du thorax

1. Origine périphérique au pourtour inf. du thorax, soit : le rachis (piliers principaux sur L1, L2, L3 à droite, L1, L2 à gauche : piliers accessoires sur L2), les 3 arcades (méd. ou du psoas, du corps de L2 au transverse de L1; intermédiaire ou du carré des lombes, du transverse de L1 à la 12e côte; latérale de la 12e à la 11e côte), les digitations des arcs costaux 7, 8, 9 et 10, le processus xiphoïde. La terminaison se fait au bord périphérique des 3 folioles du centre phrénique.
2. Origine sur les 10 premières côtes (face ext., partie ant.) dont une arcade entre les 2 premières. Terminaison sur la scapula (face ant., le long du bord méd., insertion évasée à ses extrémités).
3. Il est situé en face interne de la jonction du sternum et des dernières côtes (verrou de stabilité de cette partie souple). Origine sur le sternum (partie basse de la face int.), terminaison en face int. des côtes 3 à 6. Il est aplati et en éventail.
4. Nerfs phréniques droit et gauche (racines C4).
5. C'est le plexus brachial (en arrière de lui).
6. C'est un petit muscle suspenseur tendu d'un processus transverse à la côte sous-jacente. Il y a en 12 paires.
7. Insertion haute : lèvre sup. du sillon costal. Insertion basse : bord sup. de la côte sous-jacente, versant interne.
8. Nerf thoracique long (racine C5, C6).
9. Les sinus pleuraux (ou culs-de-sac). Ils sont latéraux et postérieurs.
10. Humérus mobile : adducteur, rotateur méd., fléchisseur pour le faisceau sup., abaisseur pour l'inf. Thorax mobile : inspirateur accessoire.

Muscles des plans moyen, profond et superficiel

1. Nerf accessoire (IX, paire crânienne) (le nerf du trapèze issu de C3 est purement proprioceptif).
2. En superficie : muscles superficiels (selon l'étage : DPS et DPI, rhomboïde, trapèze, grand dorsal). En profondeur : plan ostéo-articulaire (articulations costo-transversaires). En dedans : l'épineux. En dehors : l'iliocostal.
3. C'est le seul muscle qui relie les ceintures pelvienne et scapulaire. Avec son innervation haute (cervicale) c'est « le » muscle du paraplégique. C'est une large plaque aponévrotique lombo-pelvienne qui converge vers le haut, le dehors et l'avant, pour se terminer à la partie sup. de la diaphyse humérale.

4. C'est un muscle profond des gouttières paravertébrales. Il est composé de plusieurs faisceaux répartis en rotateurs (court et long) et multifides (court et long). Schématiquement, chaque vertèbre envoie des faisceaux aux 4 vertèbres sous-jacentes.
5. Nerf du grand dorsal (racines C6 à C8).
6. De T3 à L3, sauf sur T10, sur les processus épineux.

Muscles abdominaux

1. En éventail, obliques en bas, en dedans et en avant.
2. En avant : l'oblique externe et la peau (aux 2/3 sup.) plus l'aponévrose des transverse et oblique int. (au tiers inf.). En arr. : le fascia transversalis, le péritoine, les viscères et l'aponévrose du transverse aux 2/3 sup.
3. Origine (basse) : crête iliaque (2/3 ant.) et ligament inguinal (tiers lat.). Terminaison (haute) : 3 dernières côtes (et dernier cartilage), ligne blanche, tendon conjoint.
4. Nerf génito-fémoral (racine L2).
5. Il occupe la partie postérieure de l'abdomen, fixé au rachis lombal et tendu entre la 12e côte et la crête iliaque.
6. Par rapport au thorax, c'est l'inspirateur principal. Par rapport à l'abdomen, c'est le muscle des expulsions (défécation, miction, accouchement). Par rapport au rachis, il contribue à le stabiliser lors des efforts en inspiration.
7. C'est la réunion des fibres les plus basses du transverse et de l'oblique interne. Elles donnent naissance aux 2 faisceaux du crémaster.
8. Muscles du tronc à innervation haute
   - trapèze n. accessoire (XIe paire crânienne)
   - SCM n. accessoires (XIe paire crânienne)
   - diaphragme les 2 nerfs phréniques droit et gauche (C4)
   - rhomboïde n. dorsal de la scapula (C5)
   - grand dorsal n. thoraco-dorsal (C6 à C8)
   - dentelé antérieur n. thoracique long (C5, C6)
   - crémaster n. génito-fémoral (L2)

Appareil fibreux

1. C'est, au niveau abdominal, la membrane séparant le péritoine, en profondeur, des aponévroses musculaires (en superficie).
2. C'est la lame aponévrotique recouvrant la calvaria (plaquée sur le crâne).
3. C'est la jonction fibreuse située au bord latéral de la partie caudale des érecteurs du rachis (masse commune) entre l'aponévrose du grand dorsal et l'aponévrose du transverse de l'abdomen.
4. Comme son nom l'indique : ligament tendu de l'apex coccygien à la partie post. de l'anus.
5. C'est la partie fibreuse et centrale (située entre l'anus et la zone génitale) qui reçoit la terminaison des fibres tendineuses des muscles périnéaux prérectaux.
6. C'est la loge dure-mérienne située en regard de la face latérale du corps du sphénoïde (passage de l'artère carotide int. et lacs veineux).
7. En superficie : la peau. En profondeur : les muscles érecteurs du rachis, le DPI.

Neurologie

1. Au nombre de 12 paires, ce sont les nerfs : olfactif (I), optique (II), oculomoteur (III), trochléaire (IV), trijumeau (V), abducens (VI), facial (VII) auquel on ajoute le nerf intermédiaire (VII bis), vestibulo-cochléaire (VIII), glosso-pharyngien (IX), vague (X), accessoire (XI), hypoglosse (XII).
2. S2, S3, S4.
3. Plexus cardiaque et pulmonaire, cœliaque, mésentériques sup. et inf., hypogastrique.
4. La racine C2.

Angiologie

1. C'est un système veineux de dérivation du système cave. Il longe latéralement le rachis. Il comprend la veine azygos (située à droite), la veine hémi-azygos (à gauche) et son accessoire.
2. C'est le système veineux qui draine le sang veineux des membres sup. et la tête (cave sup.) et des membres inf. (cave inf.) vers le cœur.

3. C'est un cercle anastomotique qui encadre la base du cerveau et qui assure la vascularisation des centres nerveux supérieurs. Il est issu des carotides internes et de l'artère basilaire.
4. Il est grossièrement vertical, issu des artères subclavières et traversant les foramens intertransversaires des vertèbres cervicales (sauf C7) avant de rejoindre le cercle artériel du cerveau.
5. Il est vertical et prévertébral. Il naît des collecteurs intestinaux et lombaires (citerne du chyle), et se jette dans la veine subclavière gauche.

Morpho-topographie

1. C'est une région morphologique située à la charnière lombo-sacrale. Elle est délimitée par l'épineux de L4, en haut, la crête sacrale médiane, en bas, et par les 2 EIPS sur les côtés.
2. Ce sont les zones : frontale, nasale, orbitaire, infra-orbitaire, zygomatique, auriculaire, orale, buccale, mentonnière.
3. 3 régions impaires, de haut en bas : épigastre, région ombilicale, région pubienne. 3 régions paires, de haut en bas : hypocondre, région latérale, région inguinale.
4. Limites internes : en dh, ligament inguinal ; en dd, ligament interfovéolaire ; en ht, tendon conjoint ; en bas, jonction entre ligament interfovéolaire et ligament inguinal. Limites externes : en dh, pilier lat. ; en dd, pilier méd. ; en ht, fibres arciformes ; en bas, pilier post. controlatéral.
5. Au niveau inféro-latéral de la région lombale, au contact de la crête iliaque.
6. Elle comprend 4 zones : pectorale (relief du grand pectoral), mammaire (relief du sein chez la femme), inframammaire (sillon inframammaire et relief des dernières côtes plus ou moins masqué par les muscles dentelé ant. et oblique ext.), présternale (plane, os sous-cutané).
7. 2 régions : urogénitale et anale.

ANNEXES

DISSECTION

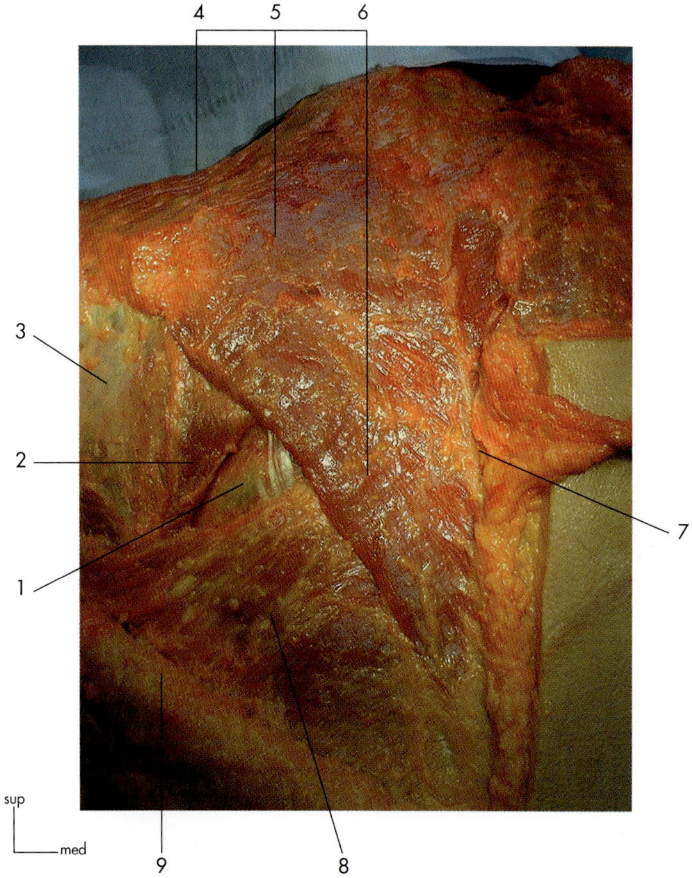

▶ Annexe-1

Plan musculaire thoracique superficiel.

1. Triangle de la 8e côte
2. Rhomboïde
3. Scapula
4. Trapèze supérieur
5. Trapèze moyen
6. Trapèze inférieur
7. Axe vertébral
8. Grand dorsal
9. Revêtement cutané (récliné)

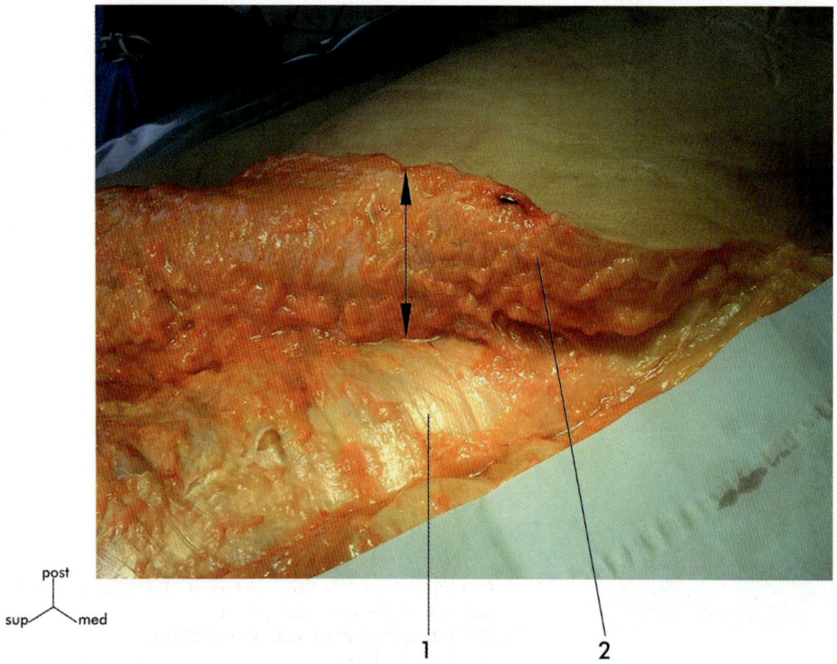

▶ Annexe-2

Épaisseur de la peau lombaire basse.

1. Aponévrose du grand dorsal
2. Couche cellulograisseuse.

Les téguments sont sectionnés perpendiculairement et non relevés ; la coupe montre l'épaisseur de la couche graisseuse chez un sujet moyen (flèche).

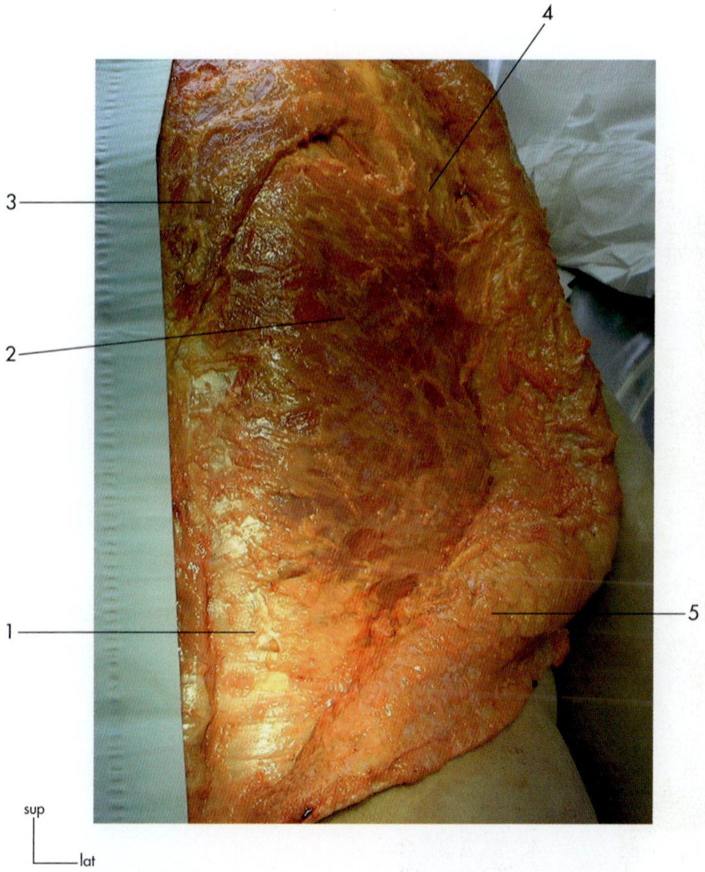

▶ **Annexe-3**

Grand dorsal.

1. Partie aponévrotique du grand dorsal (losange)
2. Partie charnue du grand dorsal
3. Trapèze inférieur
4. Angle inférieur de la scapula
5. Téguments (réclinés)

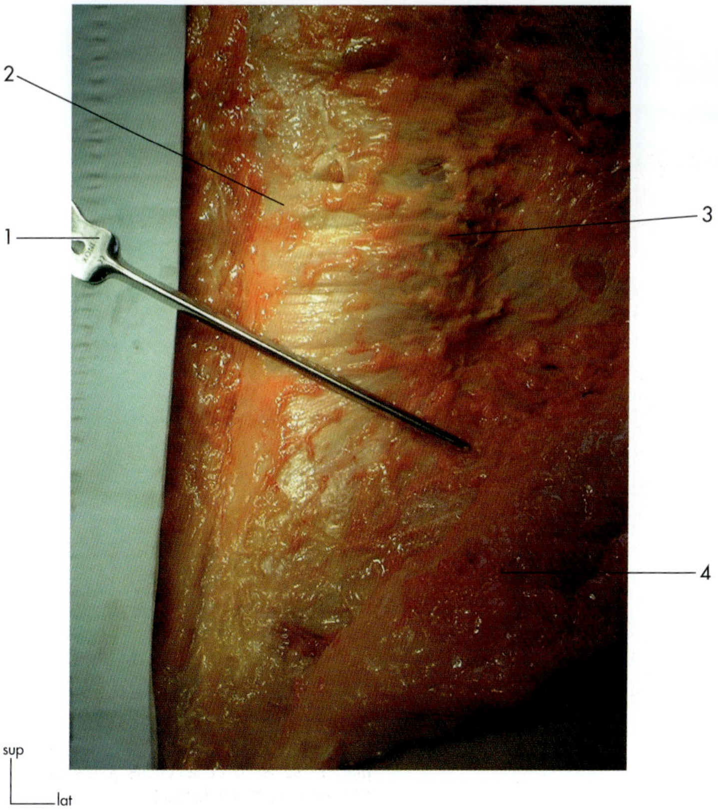

▶ **Annexe-4**

Aponévrose du grand dorsal.

1. Sonde pointée sur l'EIPS
2. Aponévrose du grand dorsal (noter sa direction transversale et le plaquage des érecteurs sous-jacents)
3. Charnière aponévrotique lombaire (adhérence)
4. Téguments (réclinés)

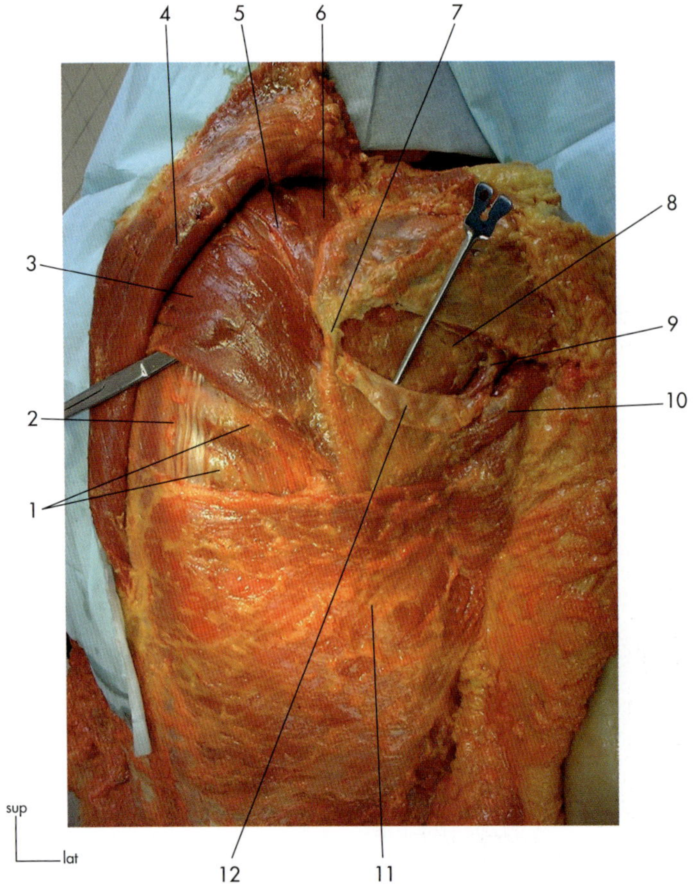

▶ **Annexe-5**

Plan postérieur moyen.

1. Côtes
2. Érecteurs du rachis
3. Grand rhomboïde
4. Trapèze (récliné)
5. Petit rhomboïde
6. Élévateur de la scapula
7. Bord spinal de la scapula
8. Infra-épineux
9. Petit rond
10. Grand rond
11. Grand dorsal
12. Aponévrose de l'infra-épineux

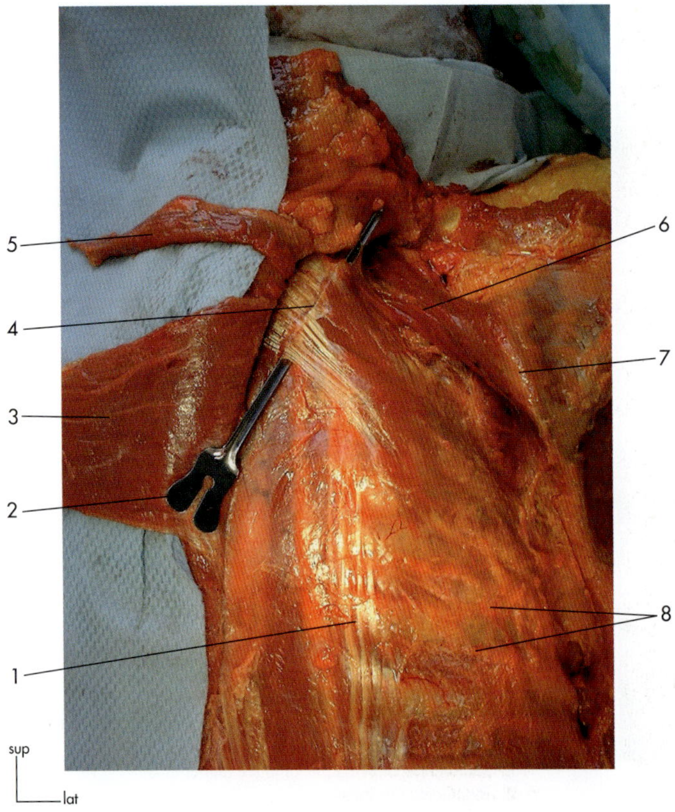

▶ **Annexe-6**

Plan du dentelé postérosupérieur (DPS), trapèze réséqué.

1. Érecteurs du rachis
2. Sonde glissée sous le DPS
3. Grand rhomboïde (récliné)
4. DPS
5. Petit rhomboïde (récliné)
6. Élévateur de la scapula
7. Bord spinal de la scapula
8. Côtes

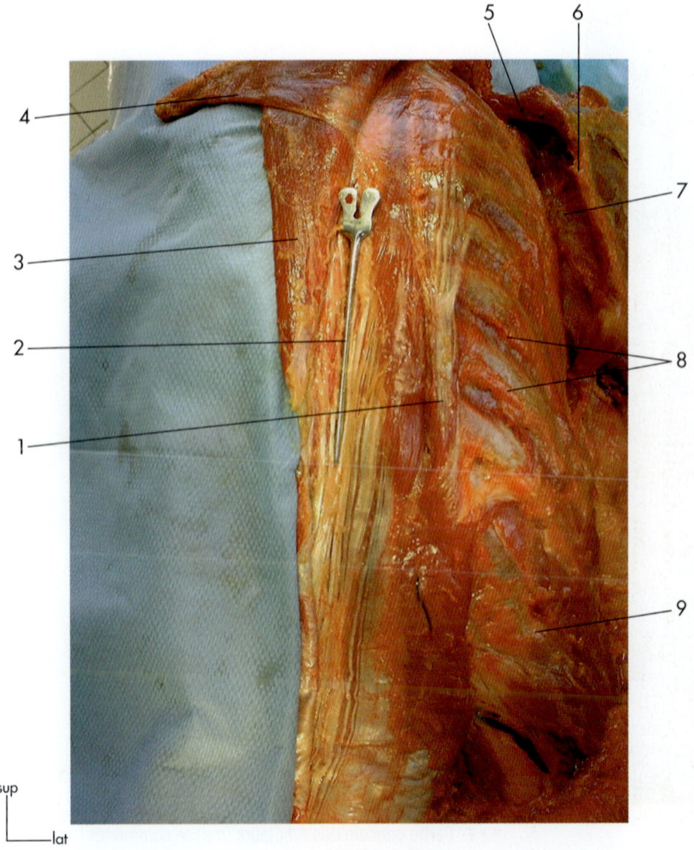

▶ **Annexe-7**

Plan profond : érecteurs du rachis.

1. Iliocostal
2. Sonde placée sur le longissimus
3. Face profonde du trapèze (récliné)
4. Rhomboïde (récliné)
5. Élévateur de la scapula
6. Bord spinal de la scapula
7. Dentelé antérieur
8. Intercostaux
9. Oblique externe

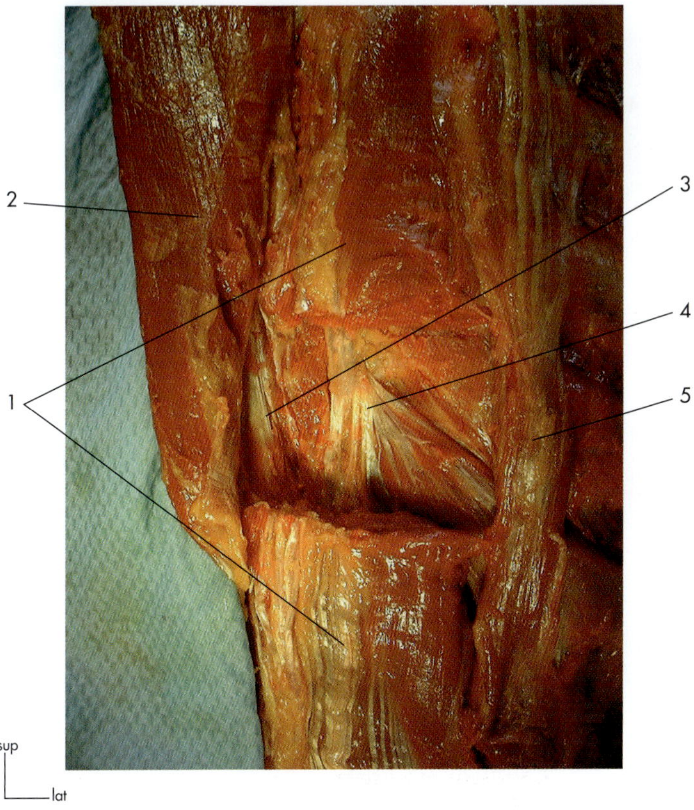

▶ **Annexe-8**

Érecteurs profonds du rachis.

1. Longissimus (sectionné pour voir le plan profond)
2. Face profonde du trapèze (récliné)
3. Transversaire épineux
4. Élévateur des côtes
5. Iliocostal

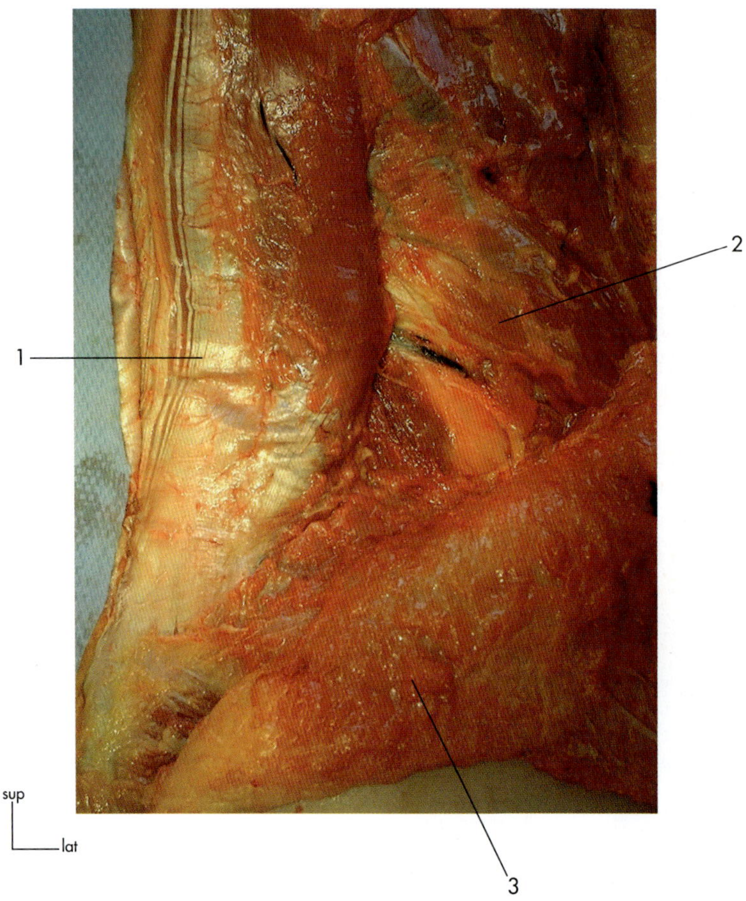

▶ **Annexe-9**

Partie caudale des érecteurs du rachis.

1. Partie caudale des érecteurs (masse commune)
2. Oblique externe
3. Aponévrose du grand dorsal (réclinée)

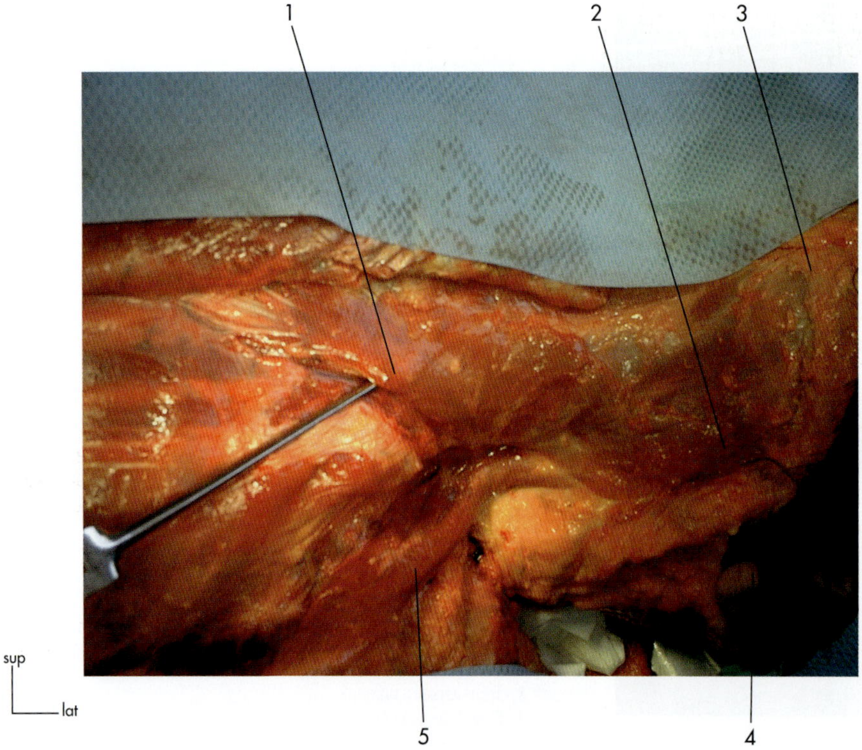

▶ **Annexe-10**

Splénius.

1. Splénius du cou
2. Splénius de la tête
3. Crâne
4. Oreille droite
5. Élévateur de la scapula

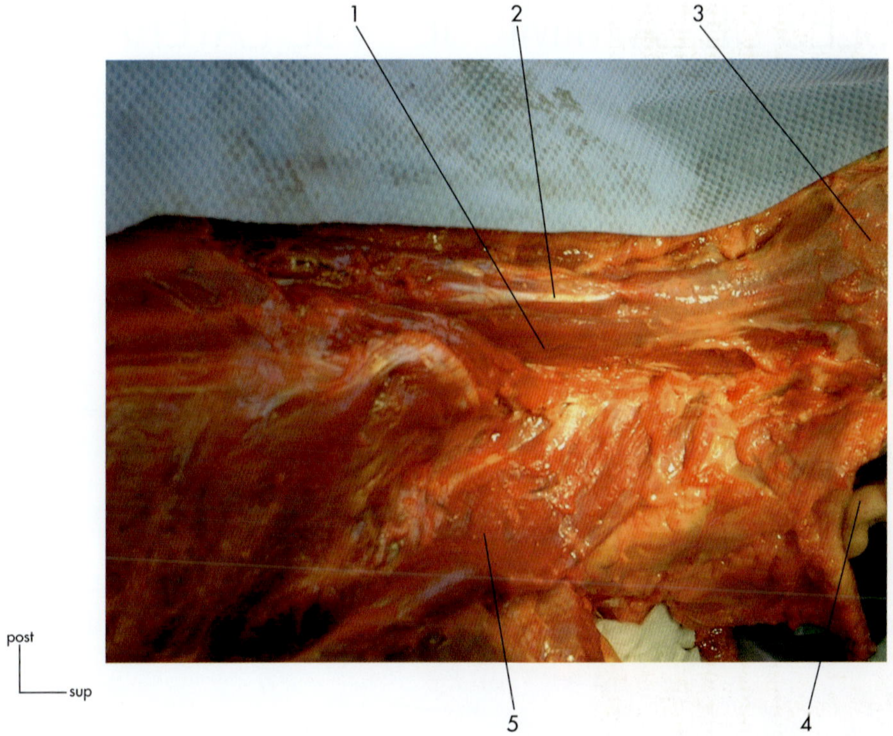

▶ **Annexe-11**

Semi-épineux de la tête.

1. Semi-épineux
2. Tendon intermédiaire du semi-épineux
3. Crâne
4. Oreille droite
5. Élevateur de la scapula

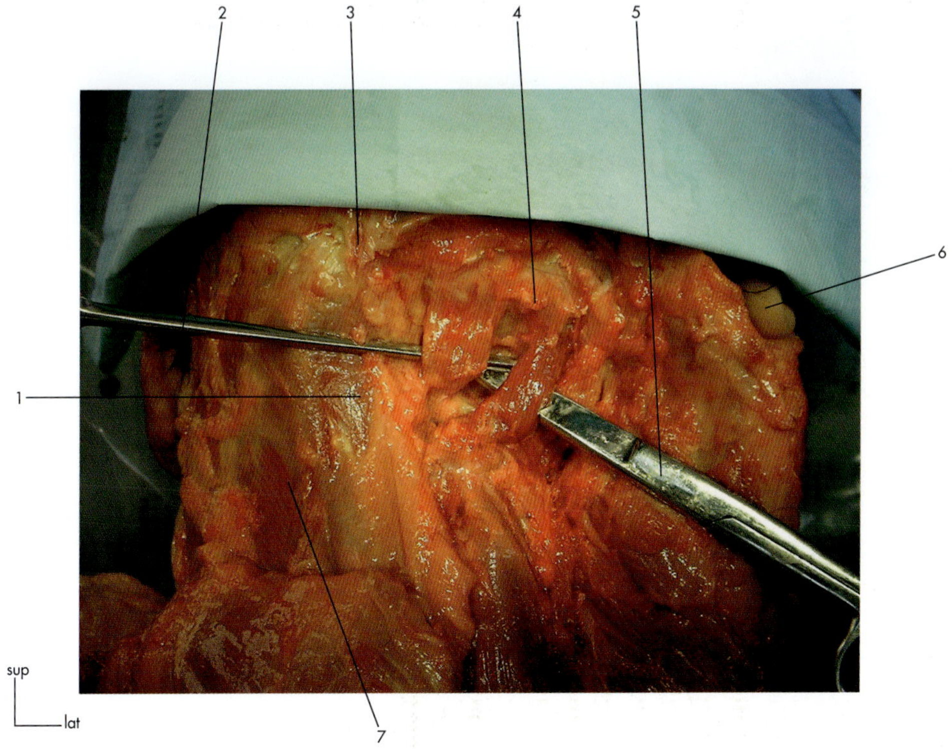

▶ **Annexe-12**

Petits muscles de la nuque.

1. Sonde glissée sous le petit droit
2. Protubérance occipitale externe
3. Ligne nucale inférieure
4. Ciseaux glissés sous le grand droit
5. Oreille droite
6. Splénius de la tête (gauche)
7. Semi-épineux de la tête (gauche)

MUSCLES DE LA MIMIQUE : VUE LATÉRALE

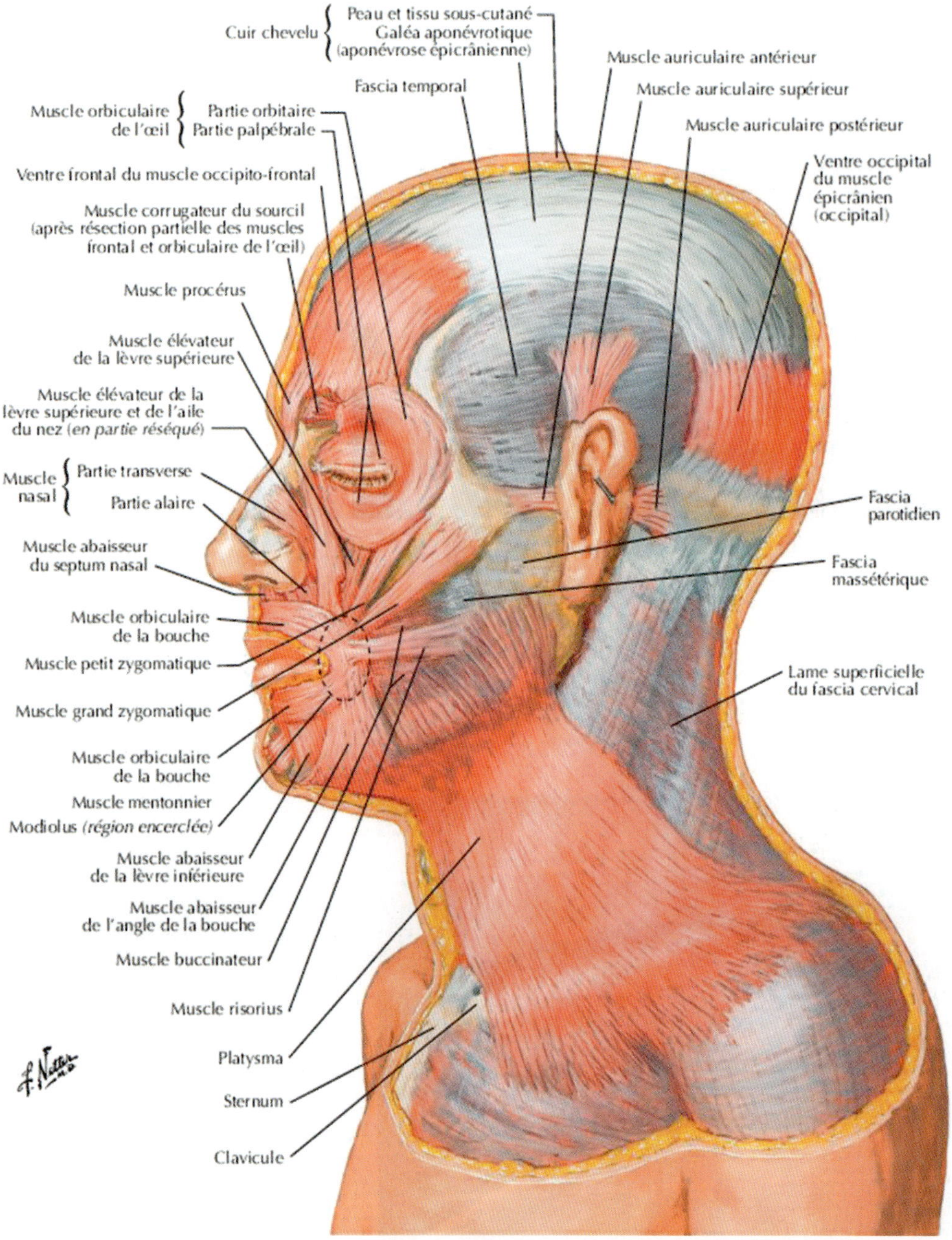

MUSCLES SCALÈNES ET PRÉVERTÉBRAUX

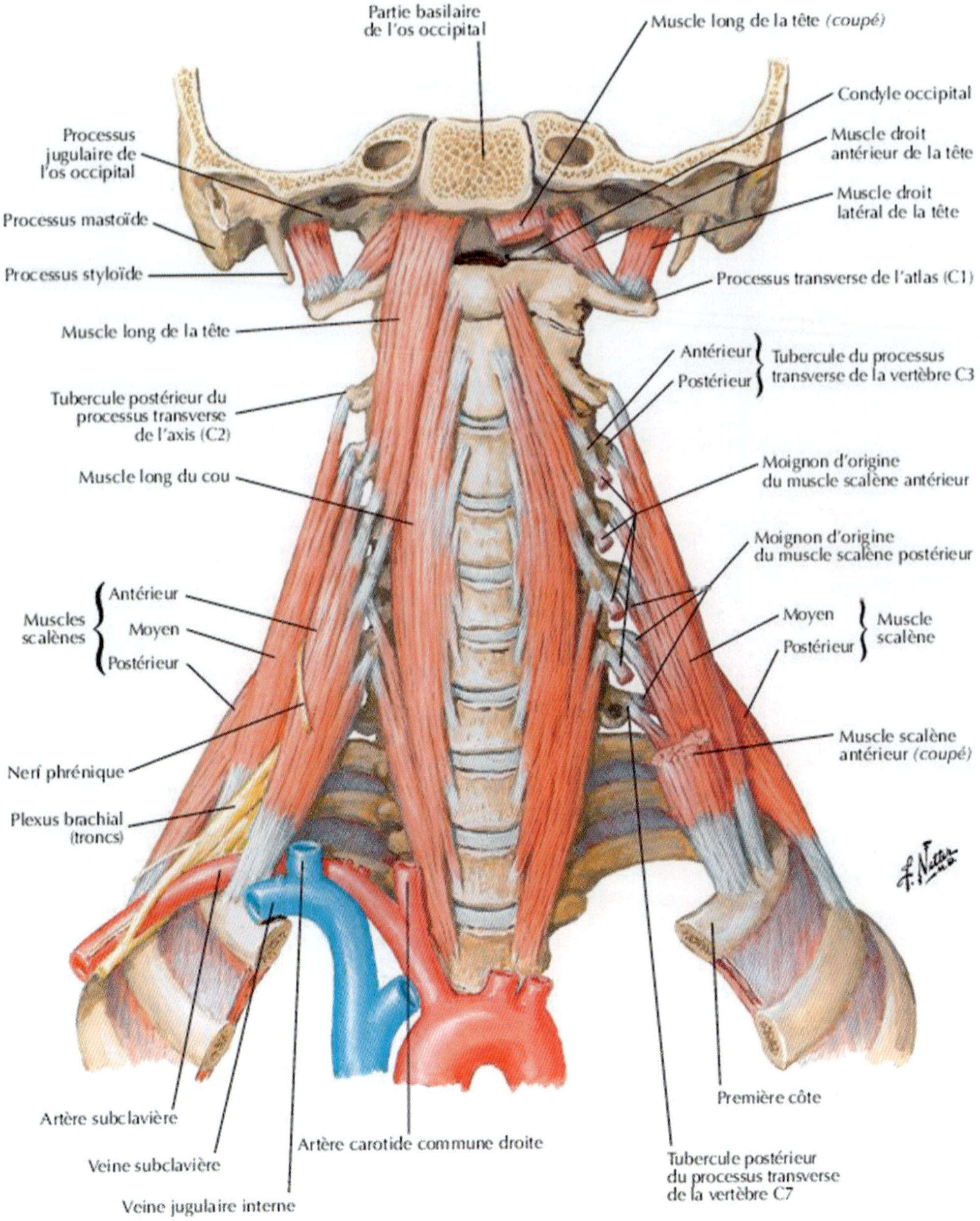

MUSCLES DU DOS : COUCHES INTERMÉDIAIRES

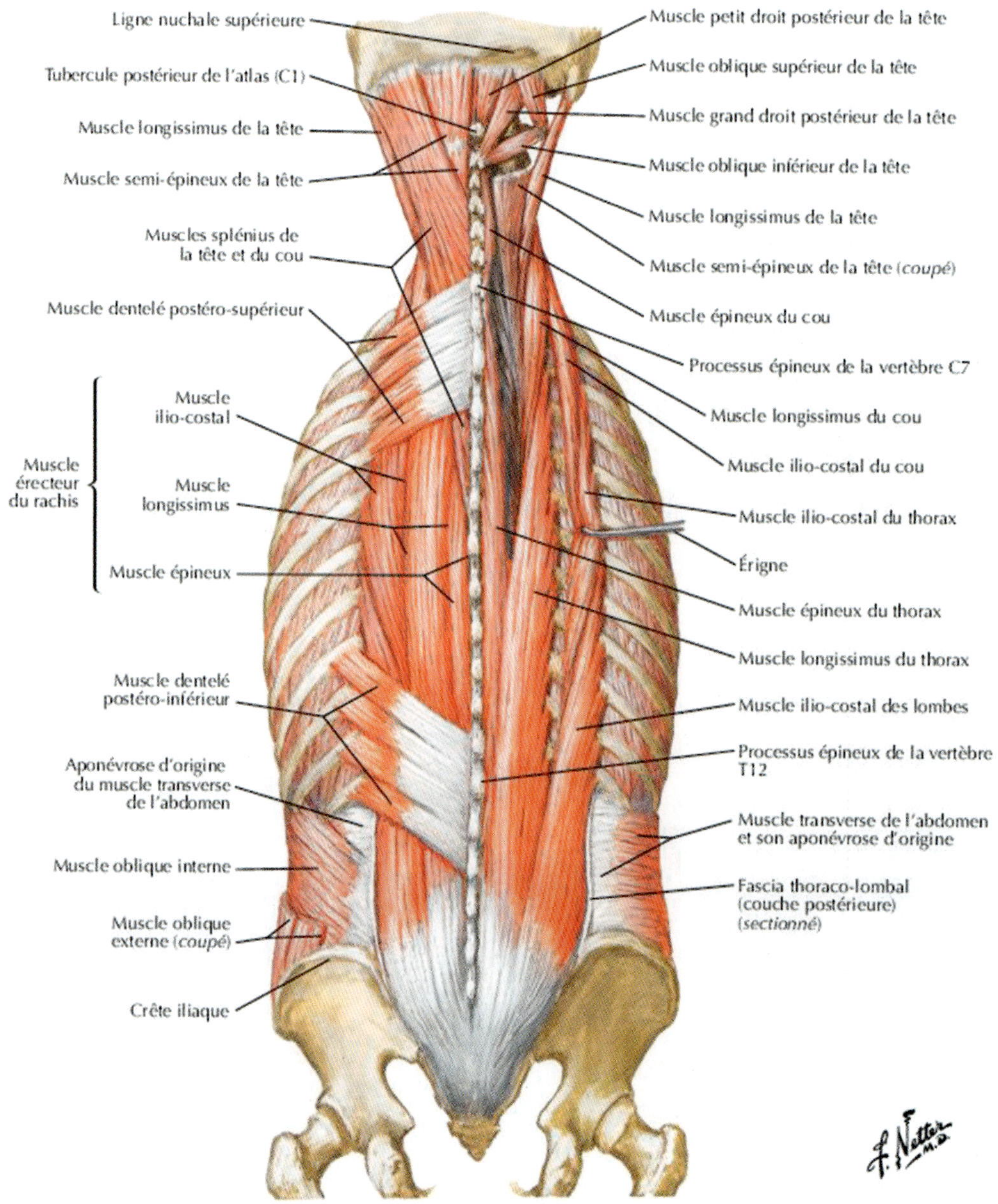

MUSCLES DU DOS : COUCHES PROFONDES

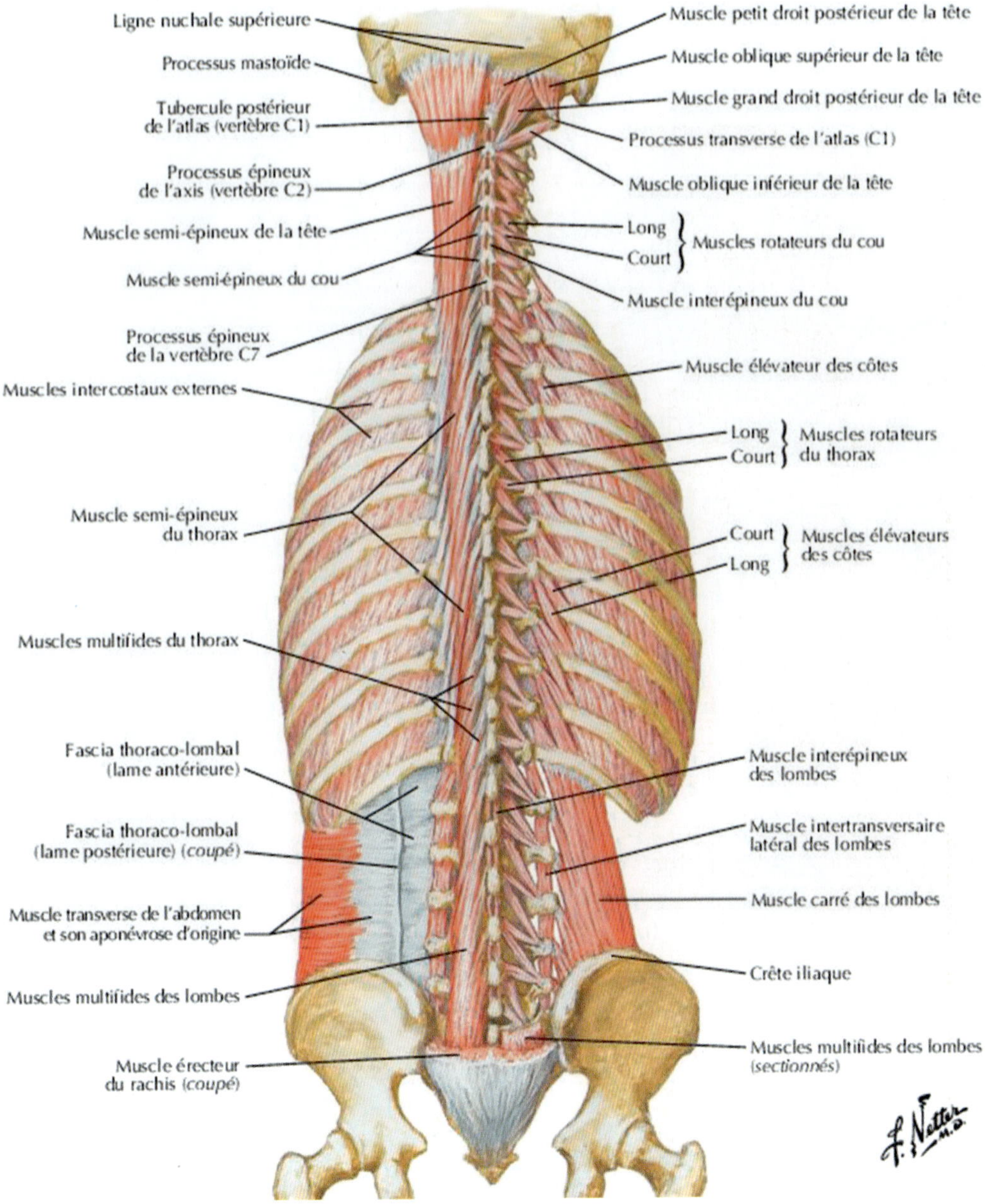

TRIANGLE SUBOCCIPITAL

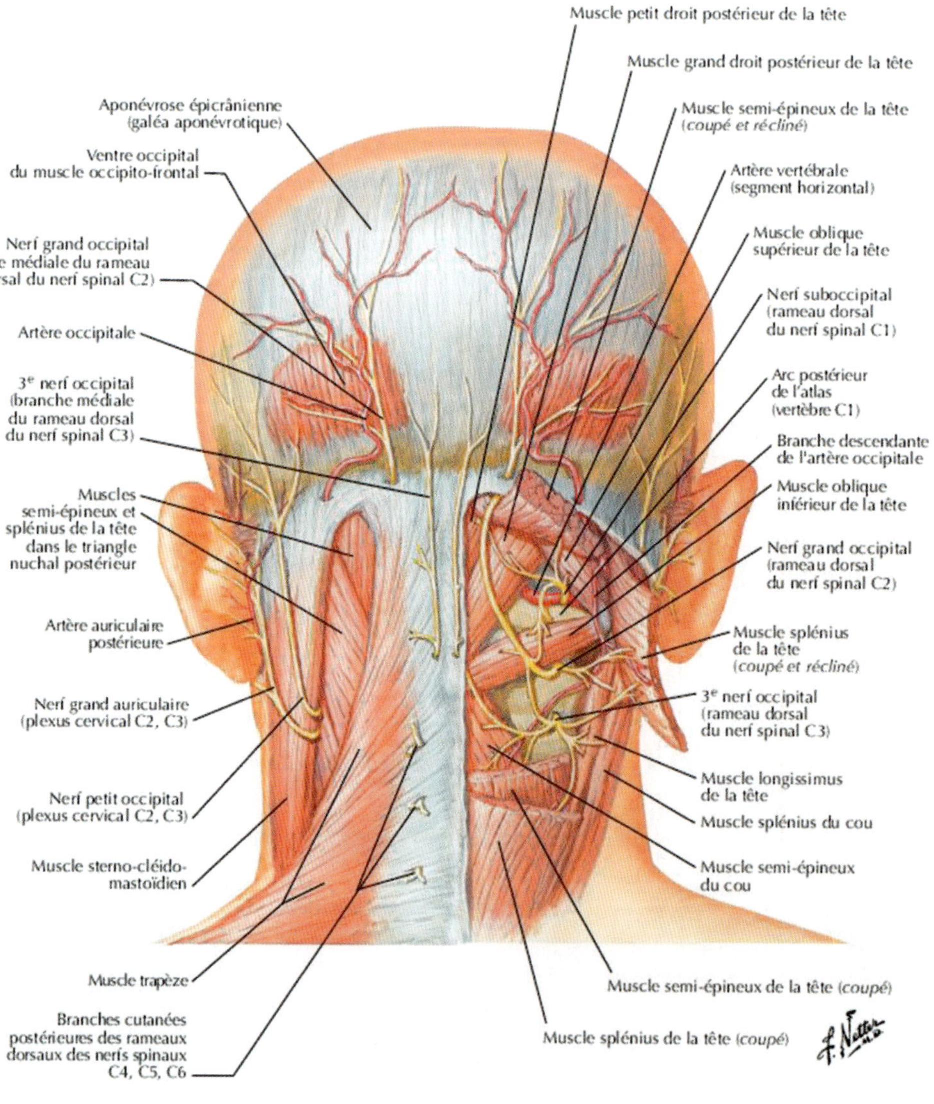

MUSCLES DU DOS : COUCHE SUPERFICIELLE

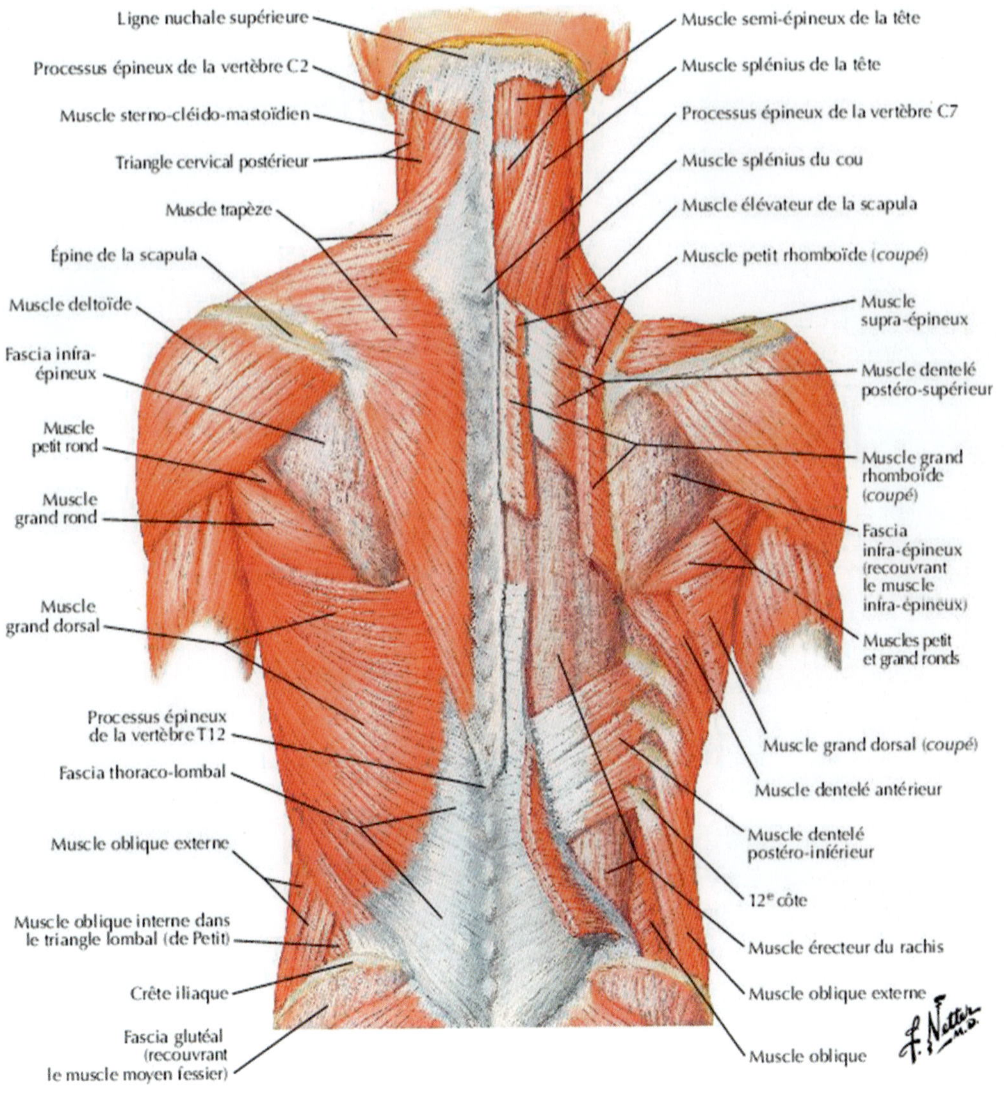

PAROI ABDOMINALE ANTÉRIEURE : DISSECTION INTERMÉDIAIRE

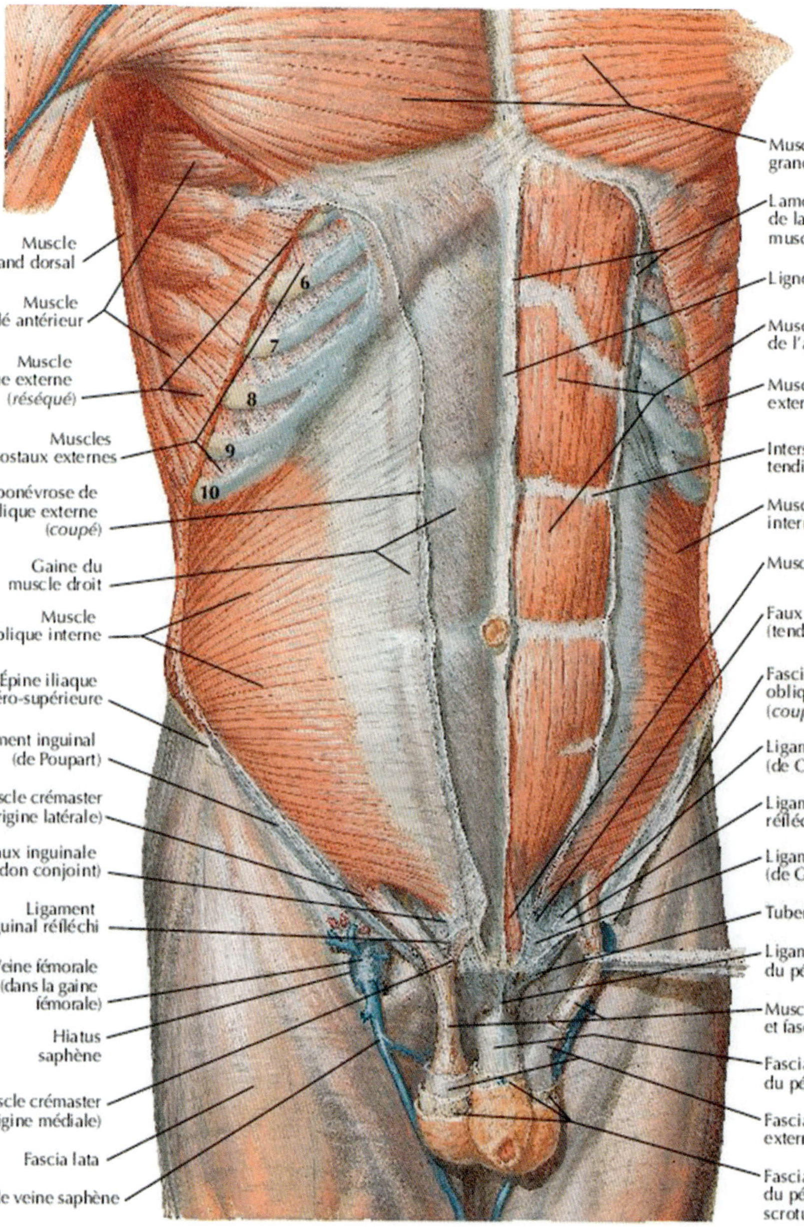

PAROI ABDOMINALE POSTÉROLATÉRALE

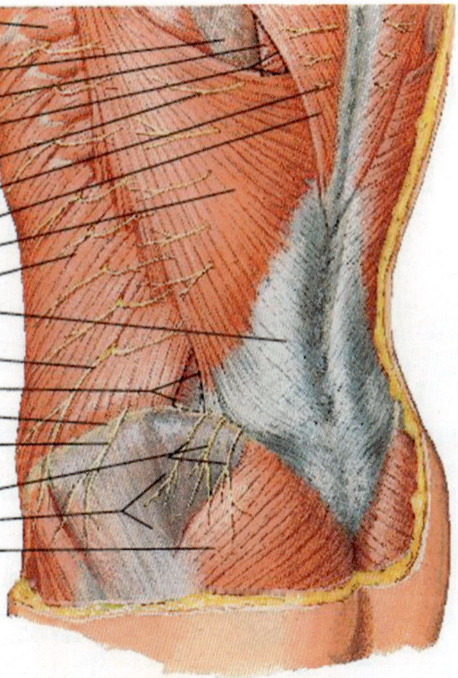

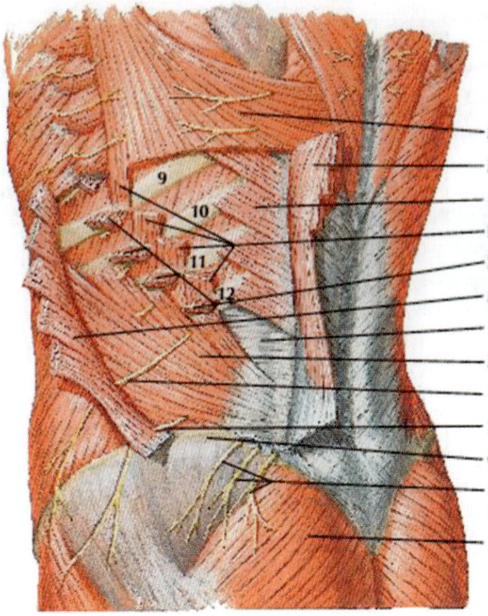

PAROI ABDOMINALE POSTÉRIEURE : VUE INTERNE

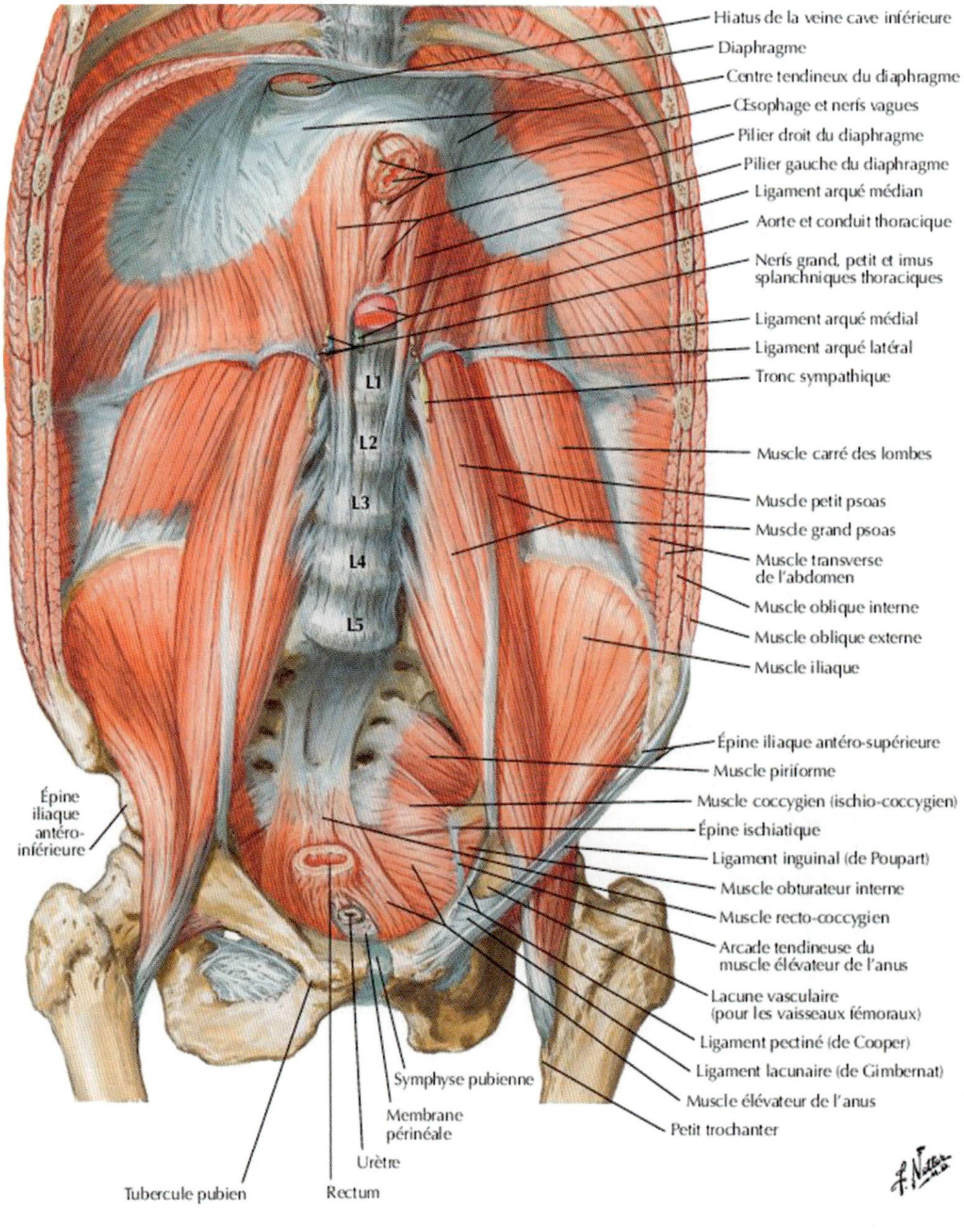

DIAPHRAGME PELVIEN MASCULIN

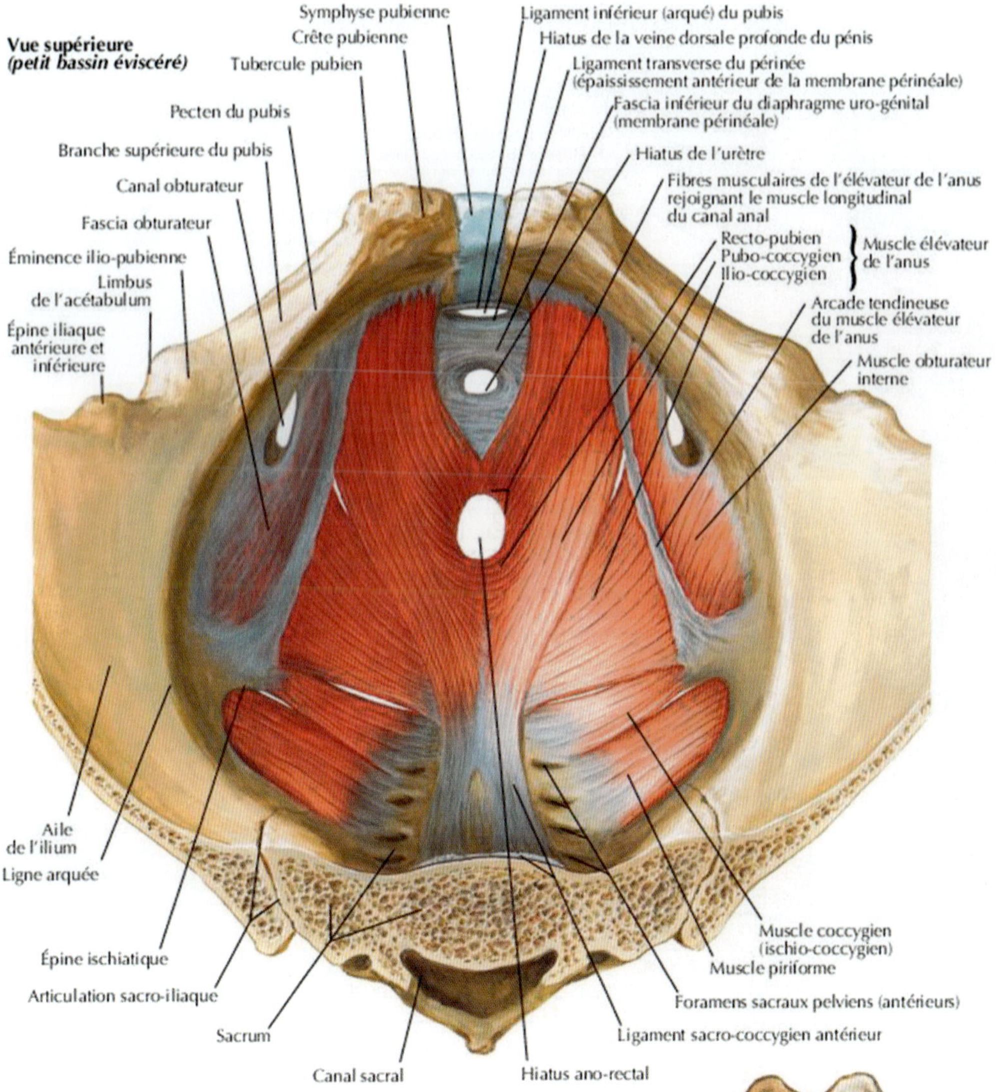

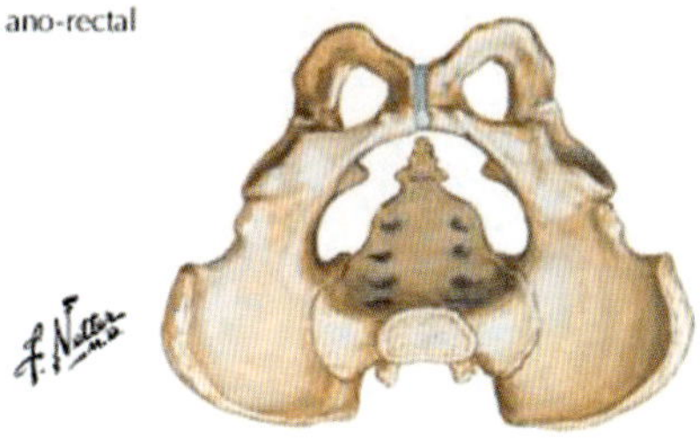

MUSCLE SPHINCTER EXTERNE DE L'ANUS : VUES PÉRINÉALES

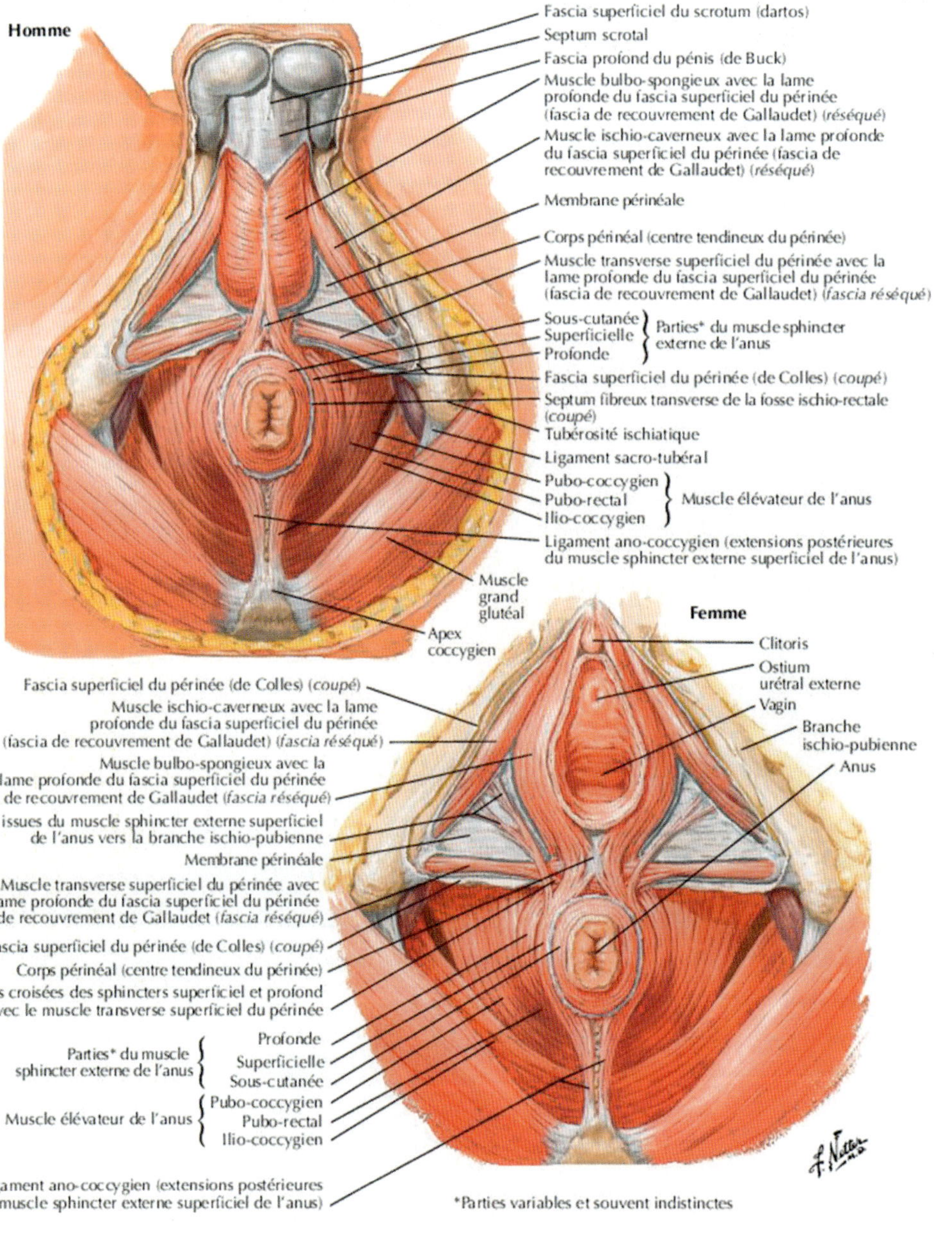

*Parties variables et souvent indistinctes

BIBLIOGRAPHIE

Pour en savoir plus

Chevallier JM. Anatomie de l'appareil locomoteur. Paris : Médecine-Sciences Flammarion ; 1998.

Chevrel JP. Anatomie clinique. Collection des membres du Collège Médical Français des Professeurs d'Anatomie, tomes 1, 2, 3 et 4. Paris : Springer-Verlag ; 1991a.

Feneis H. Répertoire illustré d'anatomie humaine (basé sur la nomenclature internationale). Paris : MEDSI ; 1986.

Kamina P. Collection d'anatomie (tomes 1 à 11). Paris : Maloine ; 1990a.

Kamina P. Petit dictionnaire d'anatomie, d'embryologie et d'histologie (nomina anatomica). Paris : Maloine ; 1990b.

Kenesi C. Atlas d'anatomie clinique. Paris : Masson ; 1981.

Moreaux A. Cours élémentaire de dessin d'anatomie du squelette. In : 3e édition Paris : Doin ; 1960.

Olivier G. Les nouveaux termes anatomiques (lexique conforme à la PNA). Paris : Vigot ; 1959.

Paturet G. Traité d'anatomie humaine, tome 2 : La tête et le tronc. Paris : Masson ; 1951a.

Netter F. Atlas d'anatomie humaine. In : 4e édition Paris : Masson ; 2007.

Rouviere H. Anatomie humaine, descriptive et topographique. Paris : Masson ; 1970.

Winckler G. Manuel d'anatomie topographique et fonctionnelle. Paris : Masson ; 1964.

Nouveaux dossiers d'anatomie PCEM. Thoiry : Heures de France ; 1994.

Références

[1] Runge M. Le rachis : aspect scanographique normal. Ann Kinésithér 1987 ; 14(7-8) : 363–5.

[2] Aaron C, Gillot C. Muscle psoas et courbures lombaires. Bull. de l'association des anat. Toulouse 1962 ; 161–9.

[3] Singer KP. Mode de transition dans l'orientation des surfaces articulaires à la jonction thotaco-lombaire. Ann Kinésithér 1989 ; 16(1-2) : 15–9.

[4] Speicher-Fenigstein A. Morphologie des apophyses articulaires postérieures lombaires et retentissement sur la fonction rotatoire. Ann Kinésithér 1986 ; 13(6) : 289–94.

[5] Mayoux-Benhamou MA, Revel M. Disque intervertébral et structures voisines de la colonne lombaire : anatomie, physiologie, biomécanique. Encycl Méd Chir (Paris) – Appareil locomoteur 1994 ; 4 15-840-A-10.

[6] Runge M. Radio-anatomie du rachis lombaire. Ann Kinésithér 1987 ; 14(7-8) : 355–61.

[7] Revel M. Canal lombaire étroit et canal lombaire rétrécis. Ann Kinésithér 1989 ; 16(1-2) : 47–51.

[8] Leroux S, Robert R, Armstrong O, et al. La structure osseuse du sacrum. Communication à la Sociétété Anatomique de Paris. 23 janvier 1998.

[9] Couly G, Dautrey J. Les fibro-chondro-malacies temporo-mandibulaires. Bases physiologiques. Classification nosologique et évolutive. Spongialisation. Rev Stomatol Chir Maxillofac 1982 ; 83(2/3) : 91–9.

[10] Paturet G. Traité d'anatomie humaine, tome 2 : La tête et le tronc. In : Paris : Masson ; 1951. p. 82.

[11] Mayoux-Benhamou M, Revel M. Disque intervertébral et structures voisines de la colonne lombaire : anatomie, physiologie, biomécanique. In : Encycl Méd Chir (Paris) – Appareil locomoteur. 1994 15-840-A-10, 1994.

[12] Vanneuville G, Josue JJ, Guillot M, et al. Anatomie de la charnière lombo-sacrée. Cahiers de Kinésithérapie. Paris : Masson ; sept-oct 1975n° 56.

[13] Runge M. Aspects radiologiques des articulations sacro-iliaques de l'adulte. Ann Kinésithér 1987 ; 14(9) : 439–42.

[14] Maestro M, Berthe A. Approche biomécanique de la charnière cranio-rachidienne. Ann Kinésithér 1985 ; 12(9) : 401–16.

[15] Hislop H, Montgomery J. Le bilan musculaire de Daniels et Worthingham. In : 6e édition Paris : Masson ; 2000.

[16] Winckler G. La structure du muscle transversaire épineux chez l'homme. In : Archives d'anatomie, d'histologie et d'embryologie. 1938. p. 271.

[17] Iida I, Viel E, Iwasaki T, et al. Activité électromyographique des muscles superficiels et profonds du dos. Ann Kinésithér 1978 ; 5 : 283–96.

[18] Ledouble AF. Traité des variations du système musculaire de l'homme. Paris : Schleider frères ; 1897.

[19] Peninou G, Dufour M. Le serratus posterior et superior. Entretiens de Bichat. Paris : Expansion ; 2001.

[20] Chevrel JP. Anatomie clinique. In : Le tronc. Collection des membres du Collège Médical Français des Professeurs d'Anatomie. Paris : Springer-Verlag ; 1991. p. 123.

[21] Paturet G. Traité d'anatomie humaine, tome 2 : La tête et le tronc. In : Paris : Masson ; 1951. p. 757.

[22] Paturet G. Traité d'anatomie humaine, tome 2 : La tête et le tronc. In : Paris : Masson ; 1951. p. 908.

[23] Lazorthes G. Le système nerveux périphérique. Description, systématisation, exploration. Paris : Masson ; 1971.

[24] Gillot C, Singer B. La veine en L2. Arch Anat Pathol 1974 ; 22(4) : 307–10.

Index

Elsevier Masson S.A.S - 62, rue Camille-Desmoulins
92442 Issy-les-Moulineaux Cedex
Dépôt Légal : mai 2017

Retirage mars 2018

Imprimé en Italie par Printer Trento